Jessica Groß
Kinderwunsch und Sterilität

Reihe »Forschung Psychosozial«

Jessica Groß

Kinderwunsch und Sterilität

Zur Motivation des Kinderwunsches bei
Sterilitätspatientinnen

Psychosozial-Verlag

Die Umschlagabbildung von U. Köstering, „Sehnsucht nach Frühling", ist in der Werkstatt für Sei-
denmalerei der Lebenshilfe Gießen entstanden.
Interessenten für das Original und zahlreiche weitere wunderschöne Arbeiten können sich dorthin
wenden:

Reha-Werkstatt Gießen
Silk and Art
Siemensstr. 4
35394 Gießen
Tel.: 0641/9 75 09-13
Fax: 0641/9 75 09-20

Dissertation der Humboldt-Universität, Berlin

Bibliografische Information der Deutschen Nationalbibliothek
Die Deutsche Nationalbibliothek verzeichnet diese Publikation
in der Deutschen Nationalbibliografie; detaillierte bibliografische Daten
sind im Internet über http://dnb.d-nb.de abrufbar.

Originalausgabe
© 1999 Psychosozial-Verlag
E-Mail: info@psychosozial-verlag.de
www.psychosozial-verlag.de
Umschlaggestaltung: Ateliers Warminski, Büdingen
Umschlagabbildung: U. Köstering, „Sehnsucht nach Frühling"
ISBN 978-3-932133-71-8

Inhaltsübersicht

Inhaltsverzeichnis

1 Einleitung

Die Reproduktionsmedizin gewinnt zunehmende Bedeutung in der medizinischen Forschung und Praxis. Sie unterscheidet sich von anderen Gebieten der Medizin, denn: »Im Gegensatz zu Krankheiten im klassisch medizinischen Sinne handelt es sich beim unerfüllten Kinderwunsch nicht um ein somatisches Leiden. Ungewollte Kinderlosigkeit ist in der Regel nicht verbunden mit Schmerzen oder der Einschränkung vitaler Funktionen« (Hölzle 1990, S.1). Andere Krankheitsbilder gehen mit subjektivem Leiden einher, dies ist bei Fertilisationshindernissen nicht per se der Fall, sondern es entsteht erst durch den Wunsch, ein Kind zu bekommen. Die Indikation für ärztliches Handeln ergibt sich also auf durchaus ungewöhnliche Art und Weise lediglich durch den Wunsch der Patienten und Patientinnen. Versteht sich das ärztliches Handeln nicht als bloße Dienstleistung, ist die Frage nach der Kinderwunschmotivation berechtigt.

Petersen (1987) hat darauf hingewiesen, daß ärztliche Handlungen sich nicht durch Naturvorgänge legitimieren lassen – denn »ärztliches Handeln bedarf einer solchen moralischen Rechtfertigung, die vor dem Forum des öffentlichen und gesellschaftlichen Bewußtseins Bestand haben muß« (S.101). Neben diesen ethischen Erwägungen spielt die Frage nach der Motivation des Kinderwunsches bei Sterilitätspatientinnen im Rahmen der Therapie eine wichtige Rolle. Strauß (1997) definiert die Abklärung der Kinderwunschmotivation als Aufgabe der psychologischen Betreuung bei ungewollter Kinderlosigkeit.

In vielen theoretischen psychosomatischen Arbeiten und empirischen Untersuchungen zur ungewollten Kinderlosigkeit ist die Frage der Motivation des Kinderwunsches angesprochen worden. Bisher findet sich jedoch in der psychosomatischen Forschung keine umfassende Auseinandersetzung mit der Kinderwunschmotivation. Diese Forschungslücke soll mit der vorliegenden Arbeit geschlossen werden.

13

Um die Frage nach der Motivation des Kinderwunsches beantworten zu können, ist es zunächst notwendig, sich Klarheit darüber zu verschaffen, wie dieser Begriff verstanden wird. Dafür muß der Kontext interdisziplinärer Forschungsergebnisse einbezogen werden. Die vorliegende Arbeit gliedert sich daher in zwei Teile. Im ersten Teil wird mit Hilfe einer Literaturanalyse, die historische, biologische, psychoanalytische, psychosomatische und sozialwissenschaftliche Aspekte thematisiert, eine Begriffsdefiniton des Kinderwunsches erarbeitet. Ferner wird im Literaturteil der Arbeit auf den gesellschaftlichen Kontext des Problems der ungewollten Kinderlosigkeit eingegangen und der Wissensstand psychosomatischer Forschungen zur Steriliät dargelegt. Im zweiten Teil wird eine empirische Forschungsarbeit vorgelegt. Diese Arbeit beschäftigt sich erstens mit der Frage nach besonderen Kinderwunschmotivationen bei unterschiedlichen Sterilitätsursachen und zweitens mit unterschiedlichen Umgehensweisen bei ungewollter Kinderlosigkeit, worunter auch das Problem des überwertigen Kinderwunsches fällt.

Vielfach wird argumentiert, es sei normal, daß Frauen sich Kinder wünschen. Viele Menschen sehen »den Kinderwunsch als biologisch verankerte, instinktgesicherte Fähigkeit zur Väterlichkeit und Mütterlichkeit, halten ihn außerdem aber für etwas ursprünglich Weibliches« (Frick-Bruder, Schütt 1991, S.15). Diese Ansicht hat nicht nur Bedeutung im Alltagsbewußtsein, sondern fließt auch in die psychosomatische Diskussion ein. Dies zeigt sich in den Veröffentlichungen verschiedener psychosomatischer Wissenschaftler. »Der Wunsch nach einem Kind [stellt sich, J.G.] als ein tief im Wesen und in der Funktion der Frau begründetes Phänomen dar« (Stauber 1988, S.26). Stauber bezieht sich hier auf psychoanalytische Literatur von Freud sowie auf phylogenetische Erwägungen und psychoendokrinologische Untersuchungen von Benedek. Auch Schulz-Ruthenberg (1980) fragt sich in seiner medizinischen Dissertation, ob »ein freiwilliger Verzicht auf Kinder von einer Frau verkraftet werden kann, ohne daß seelische Schäden resultieren« (S.2). Nijs et al. (1986) gehen ebenfalls davon aus, nur besondere Partnerschaften könnten ohne Schaden auf Kinder verzichten. Herms und Kubli (1978) meinen, es »vollendet sich doch in der Mutterschaft das eigentliche ›physiologische Schicksal‹ der Frau« (S.4). In einem Ratgeber für kinderlose Paare formuliert Huber (1991): »Es gehört zu den natürlichsten Dingen unserer Welt, eine Gemeinschaft fürs Leben einzugehen und Kinder zu zeugen«, daher täte der Arzt gut daran, wenn er »kinderlosen Ehepaaren zur Verwirklichung eines ihrer grundlegenden Lebensziele verhilft – ein Argument, das

14

nicht vieler Reflektionen bedarf« (S.17). Wäre der Kinderwunsch das natürliche Resultat einer gesunden menschlichen Entwicklung, würde sich die Frage nach der Motivation tatsächlich erübrigen.

In dieser Arbeit wird vom gegenteiligen Standpunkt ausgegangen. In der heutigen industrialisierten Gesellschaft können weder biologische Fakten noch der Verweis auf Natürlichkeit differenziertes menschliches Verhalten begründen. Allein die Begriffe »natürlich« oder »instinktiv« haben bei genauerer Beleuchtung ihre Tücken. Unter »instinktivem Verhalten versteht man ein nichtgelerntes, fixes, stereotypes Verhaltensmuster. Solches Verhalten wird in einer bestimmten Situation von allen Mitgliedern einer Art gezeigt« (Weiner 1988, S.30). Die freiwillige Kinderlosigkeit hat jedoch in den letzten Jahrzehnten in fast allen Industrieländern zugenommen (Peuckert 1996). Es gibt einen kontinuierlichen Trend zu weniger Kindern in der Ehe: 1899 wurden in Deutschland in einer Ehe durchschnittlich 4,90 Kinder geboren, 1977 waren es nur noch 1,53 (Marschalck 1984, S.158, zitiert nach Dessai 1985). 1992 waren 24% der ledigen und 13% der verheirateten 35-39jährigen deutschen Frauen kinderlos (Peuckert 1996). In einer repräsentativen Umfrage (Marplan Forschungsgesellschaft 1994) gaben in den alten Bundesländern 9,6% der Befragten an, nie einen Kinderwunsch gehabt zu haben, in den neuen Bundesländern betrug diese Zahl fünf Prozent. Wenn es beim gegenwärtigen Verhalten bleibt, werden in den alten Bundesländern in Zukunft 30% aller Frauen und Männer kinderlos bleiben (Peuckert 1996)[1]. Angesichts dieser Zahlen kann beim Wunsch nach Kindern kaum von einem instinktgesicherten, quasi automatischen Verhalten gesprochen werden.

Der Begriff »natürlich« im Sinne von normal bzw. selbstverständlich ist ebenfalls ein Produkt menschlicher Vorstellung, definieren wir durch den Verweis, eine Sache sei »natürlich«, doch nur das, was in einer bestimmten historischen Situation dafür gehalten wird[2]. Im historischen Kapitel dieser Arbeit wird anhand der Entwicklung der Kinderaufzucht und der Mütter-

---

1 Zu den Ursachen der Dispkrepanz zwischen gewünschter und tatsächlicher Kinderlosigkeit vgl. den Abschnitt 2.6.1.
2 »Natürlich« oder »normal« kann auch im Sinne von ubiquitär vorkommend verstanden werden. Dieser Definition liegt nur eine Tatsachenbeschreibung zugrunde, in den oben angeführten Argumenationen wird der Begriff jedoch wertend verstanden, gleichermaßen als Gegenthese zu »widernatürlich«.

lichkeit in vergangenen Jahrhunderten der Frage nachgegangen, welchen Wandlungen Bedürfnisse und Verhaltensweisen, die oft als »natürlich« angesehen werden, unterliegen. Vom Kinderwunsch kann hingegen erst gesprochen werden, seitdem Sexualität und Fortpflanzung voneinander getrennt werden können. Erst dadurch ist es für Frauen möglich, zu entscheiden, ob sie überhaupt Kinder wollen. »Das bedeutet, daß auch die Frage des Kinderwunsches generell als von der weiblichen Natur getrennt gesehen werden kann« (Schmerl, Ziebell 1989, S.40).

Der Wunsch nach Kindern wird heute von Menschen reflektiert, es werden Vor- und Nachteile abgewogen, und bestimmte Motive spielen eine stärkere Rolle als andere. Dieser Reflektionsprozeß könnte bei Sterilitätspatientinnen um so bewußter ablaufen, da das Kind gerade nicht freiwillig und unbesehen in das Leben der Eltern kommt, sondern bewußt entworfen, ja eventuell gezwungen wird (Petersen 1979). »Die Frage nach der Motivation stellt sich natürlich für ein Paar, das sich vergeblich ein Kind wünscht, viel bewußter« (Stauber 1988, S.25)[3]. Denn es unterzieht sich einer Behandlung, die für die Patientinnen und ihre Partner mit vielfältigen Streßmomenten, wie das Warten auf den nächsten Teilerfolg, depressiven Verstimmungen und körperlichen Symptomen, verbunden ist. Dies haben verschiedene Untersuchungen gezeigt (Hölzle 1990, Kentenich 1987).

Lukesch (1983) faßt bisherige Arbeiten zur Kinderwunschmotivation zusammen. Neben bewußtseinsnahen, wie »Wunsch nach Nachkommen, die den Namen erhalten« (22% der Männer einer Repräsentativstudie), »Kinder gehören zur Familie« (28% der Frauen), »Kinder als Erfüllung des Lebens, der Ehe« (18% der Männer, 17% der Frauen, laut Infratest 1972, S.27, zitiert nach Lukesch 1983, S.206), spielen unbewußte Motive eine Rolle, auf die vor allem psychoanalytisch orientierte Autoren aufmerksam gemacht haben. Zu diesen zählen der Wunsch nach Zuwendung und Aufmerksamkeit, Sehnsucht nach einem Objekt für die eigene Zärtlichkeit, Flucht aus Vereinsamung und Entfremdung, Stabilisierung der Partnerbeziehung, Streben

---

3 Welche Problematik es impliziert, diese Motivation zu bewerten, darauf hat auch Petersen (1979) hingewiesen. Denn einerseits sollte der Arzt nach der Motivation fragen, andererseits begibt er sich in den Verdacht der Menschenzüchtung, wenn im Rahmen eines Screenings vor reproduktionsmedizinischen Maßnamen psychisch gesunde von kranken Eltern ausgewählt werden.

nach Dominanz und Kontrolle, Beweis der biologischen Vollwertigkeit und sexuellen Potenz etc. (ebd.).

Stauber geht davon aus, daß »hinter jedem Kinderwunsch (...) auch ein Bedürfnis nach Symbiose, ein Schutz vor fehlender stabiler Objektbeziehung« steckt. »Es scheint eine Art prophylaktischer Abwehr gegenüber Gefühlen der inneren Leere, des Alleingelassenseins und der Enttäuschung zu sein« (Stauber 1986, S.286). Diese Kinderwunschmotive verweisen auf funktionale Anteile des Kinderwunsches. Ob das Vorkommen funktionaler Kinderwunschmotive problematisch ist und als psychosomatische Auffälligkeit angesehen werden sollte oder ob funktionale Anteile bei jedem Kinderwunsch eine Rolle spielen, ist unter Wissenschaftlern umstritten (vgl. 2.4.2).

Die These, besondere Kinderwunschmotive könnten als psychosomatischer Ätiologiefaktor der Sterilität angesehen werden, ist Ausgangspunkt der ersten Fragestellung der empirischen Untersuchung im zweiten Teil dieser Arbeit.

Mittag und Jagenow, die zum Kontrazeptionsverhalten in Abhängigkeit von der Kinderwunschmotivation gearbeitet haben, stellen einen Zusammenhang zwischen ungewollten Schwangerschaften und dem funktionalen Charakter des Wunsches nach einem Kind her. Abschließend folgern sie, daß »in weiteren Untersuchungen zu klären wäre, inwieweit ein Zusammenhang besteht zwischen spezifischen Motivkonstellationen bezüglich des Kinderwunsches einerseits und dem Umgang mit Kontrazeption, dem Verlauf von Schwangerschaft und Wochenbett sowie auch mit ungewollter Kinderlosigkeit andererseits« (Mittag, Jagenow 1984a, S.24). Auch Bents, der eine Untersuchung zum Thema psychosoziale Belastung als Einflußfaktor bei funktioneller Sterilität vorgelegt hat, stellt im Ausblick seiner Arbeit unter anderem Forschungsbedarf zur Bedeutung der Kinderwunschmotivation bei Sterilität fest (Bents 1987).

Die psychosomatische Forschung hat sich eingehend mit der Frage beschäftigt, ob bestimmte Konflikte oder Störungen der Persönlichkeit oder der Paarbeziehung die Ursache von ungewollter Kinderlosigkeit sind. Dabei wurde zunächst das Konzept einer Sterilitätspersönlichkeit entwickelt, und es wurden Forschungsarbeiten vorgelegt, die mit Hilfe unterschiedlicher psychometrischer Tests oder psychoanalytischer Untersuchungen Sterilitätspatientinnen mit zumeist fertilen Kontrollgruppen verglichen (vgl. 2.4.1). Ein Teil der Untersuchungen beschäftigte sich auch mit der Kinderwunschmotivation von Sterilitätspatientinnen.

Schuth et al. (1989) fanden in einer infertilen Untersuchungsgruppe vermehrt neurotische Kinderwunschmotive. Maier-Ziegler (1989) et al. attestierten den untersuchten Kinderwunschpatientinnen funktionale Kinderwunschmotive. Auch Hölzle (1990) bestätigt in ihrer Untersuchung die Hypothese, daß »Sterilitätspatientinnen sich in ihrer Kinderwunschmotivation von Frauen ohne Sterilitätserfahrung deutlich unterscheiden« (Hölzle, 1990, S.143). Dieser Unterschied bezieht sich auf die Intensität des Kinderwunsches, auf die normativen Gleichsetzung von Ehe und Kindern sowie auf das Bedürfnis nach einem Kind als Liebesobjekt und nach Anerkennung durch ein Kind. Ulrich (1994) untersuchte Frauen mit ungewollter Kinderlosigkeit. In der Auswertung ihrer Ergebnisse verglich sie Frauen, die schließlich schwanger geworden waren (g-Gruppe), mit denen, die nicht schwanger geworden waren (ng-Gruppe). In bezug auf die Kinderwunschmotivation ergab sich folgender Unterschied: In der ng-Gruppe sollte ein Kind stärker eine reparative Funktion für die Partnerschaft übernehmen, während der Kinderwunsch der Frauen der g-Gruppe eindeutiger dem Wunsch nach einem realen Kind entspreche. Kapamadzija (1994) verglich sterile und fertile Frauen bezüglich der Kinderwunschmotivation: Bei den sterilen Frauen war der funktionale Charakter des Kinderwunsches stärker ausgeprägt als bei der fertilen Vergleichsgruppe.

Dagegen fanden Lalos et. al. (1985) keine Unterschiede zwischen fertilen und infertilen Frauen in Bezug auf deren Kinderwunschmotivation. Die Erforschung der Kinderwunschmotive sei jedoch trotzdem bedeutsam, denn »an understanding of the motives for why a person or a couple wants children might enable us to help them handle their crisis and find other solutions than parentship« (Lalos et al. 1985, S.481). In der Literatur zeichnen sich also Hinweise darauf ab, daß sich die Kinderwunschmotivation von Sterilitätspatientinnen von der anderer Frauen unterscheidet. Eine vollständige Literaturübersicht findet sich im Kapitel 2.4.2.

Einerseits sind Kontrollgruppen in der wissenschaftlichen Forschung notwendig, andererseits ist der Vergleich von fertilen und infertilen Frauen problematisch. Da fertile Patientinnen die dramatische Erfahrung der Sterilität und das Drängen des Kinderwunsches mitunter gar nicht gemacht haben, kann ein Vergleich leicht fehlerhafte Resultate erbringen. Eine andere Möglichkeit liegt im Vergleich verschiedener Sterilitätsursachen. Dabei spielt die Hypothese, bei funktioneller Sterilität fänden sich vermehrt psychische Auffälligkeiten, eine Rolle.

Die funktionelle Sterilität ist von besonderem Interesse für die Forschung, weil hier am ehesten psychologsiche Bedingungsfaktoren vermutet werden können (Strauß 1991)[4]. Die Häufigkeit der funktionellen Sterilität wird gegenwärtig auf 10-15% geschätzt (ebd.). Es existieren Untersuchungen, die funktionell sterile Patientinnen mit Patientinnen vergleichen, die einen eindeutigen organischen Befund präsentieren. Diese Untersuchungen beziehen sich vor allem auf allgemeine psychologische Charakteristika. Psychische Auffälligkeiten von Patientinnen mit funktioneller Sterilität wurden von zahlreichen Autoren beschrieben: Pasini 1980, Morse, Dennerstein 1985, Brähler, Meyhöfer 1985, Sarrel et al. 1985, Fagan et al. 1986, Martin et al. 1989, Springer-Kremser 1989, Kemeter 1988, 1989, Strauß 1991, Franke 1991, Stauber 1988, 1993, sowie Deragna et al. 1994. Als psychologisch unauffällig beschrieben dagegen nur wenige Autoren Frauen mit funktioneller Sterilität: Seward et al. 1967, Brand 1982a,b, Shatford et al. 1988, Knorre 1984b, 1991, Bernt et al. 1992, 1995. Da die Studien mit sehr unterschiedlichem Design (zu Einzelheiten vgl. 2.4.1.3.3) aufgebaut sind, ist ein Vergleich sicher nicht unproblematisch. Es scheint jedoch berechtigt, bei funktioneller Sterilität psychische Bedingungsfaktoren zu vermuten. Zu den wenigen Arbeiten, die die Kinderwunschmotivation in Bezug zur funktionellen Sterilität setzen, gehört diejenige von Jeker et al. (1988, 1989). Der Autor untersuchte 164 Paare einer Kinderwunschsprechstunde und bewertete deren Kinderwunschmotive mit normal, ambivalent und sehr konfliktiv. Es ergab sich eine signifikante Beziehung zwischen der Steriliätsdiagnose und der Kinderwunschmotivation. Bei den funktionell sterilen Patientinnen fanden sich nur ambivalente und sehr konflikthafte Kinderwunschmotive.

Strauß (1991) entwickelte ein hypothetisches Modell zur Entstehung und Aufrechterhaltung der Sterilität, in das er den Kinderwunschmotivationskonflikt einordnet in die Belastungsbedingungen, die die Fertilität beeinträchtigen können. »Diese Bedingungen können dazu beitragen, daß die Sterilität letztendlich die Folge einer ambivalenten Einstellung zum Kind, einer Störung der Geschlechtsidentität oder einer mit dem Kinderwunsch verbundenen emotionalen Störung darstellt« (Strauß 1991, S.141).

Einerseits finden sich in der hier dargestellten Literatur Hinweise auf die Möglichkeit, daß die Kinderwunschmotivation gerade bei funktioneller

---

4 Die Definition der funktionellen Sterilität ist nicht unproblematisch. Vgl. dazu 2.4.1.3.

Sterilität einen Teil der psychodynamischen Ätiologie ausmachen könnte. Auf der anderen Seite bedeutet die Annahme, eine besondere Kinderwunschmotivation sei die Ursache der Sterilität, auch eine Culpablisierung der Betroffenen. Diese korrespondiert mit einer Reihe von Alltagsklischees, in denen Kinderwunschpatientinnen als psychisch auffällige Persönlichkeiten erscheinen, deren Paarbeziehung zerrüttet sei und die daher ein Kind nur zur Stabilisierung ihrer fatalen Lebenssituation benötigten. In der psychosomatischen Betreuung von Patientinnen mit unerfülltem Kinderwunsch ist es, aufgrund der Nähe, die die professionelle Arbeit auch zum Alltagsbewußtsein hat, notwendig, Hypothesen über Sterilitätspatientinnen besonders sorgfältig zu prüfen.

Um zur Klärung der Frage beizutragen, ob bei funktioneller Sterilität eine besondere Motivation des Kinderwunsches vorliegt, werden in der empirischen Untersuchung dieser Arbeit erstens die Kinderwunschmotive von Patientinnen mit funktioneller Sterilität verglichen mit den Kinderwunschmotiven von Patientinnen, die unter tubarer Sterilität oder einem anderen organisch manifesten Konzeptionshindernis leiden.

Zweitens geht es um die Frage, ob ein Zusammenhang zwischen dem überwertigen oder fixierten Kinderwunsch und einer bestimmten Motivkonstellation oder anderen lebensbiografischen oder persönlichkeitsbezogenen Merkmalen existiert.

Unter einem überwertigen Kinderwunsch wird ein Kinderwunsch verstanden, bei dem Paare eine »Messiaserwartung« (Goldschmidt, de Boor 1976) mit dem gewünschten Kind verbinden. Stauber benennt darüber hinaus massiven Leidensdruck, grenzenlose Risikobereitschaft invasiven Methoden gegenüber, häufiges Agieren im Sinne eines Ärzteverschleißes und eine Arzt-Patienten-Beziehung, die eine »unheilvolle Allianz« zwischen dem Drängen des Paares und der Erfolgsorientiertheit des Arztes darstellt, als Merkmale des überwertigen Kinderwunsches. Die Messiasphantasie, die Hoffnung mit dem erträumten Kind die Schwierigkeiten des eigenen Leben zu lösen, könnte im Zusammenhang mit bestimmten Kinderwunschmotiven stehen. Darauf weisen Überlegungen von Frick-Bruder hin, die den Wunsch nach einem Kind als narzißtische Selbsterweiterung diskutiert. »Das Kind ist Substitut der eigenen, nicht vollzogenen Selbstverwirklichung und wird deshalb um jeden Preis gewünscht« (Frick-Bruder 1989a, S.400). Dieser überwertige Wunsch entwickele sich aus einer nicht gelungenen Verarbeitung der phasenspezifischen narzißtischen Kränkungen der eigenen Kindheit. Narzißtische, depressive und kreative Anteile des Kinderwunsches stammen aus den Entwicklungen der frühen Kindheit. Dabei sei neben dem Erleben guter Mütterlichkeit und Väterlichkeit das Erlernen von Ambivalenzfähigkeit entscheidend. Ist diese Entwicklung gelungen, kann das Kind als autonomes Drittes um seiner selbst willen gewünscht werden und ist nicht Objekt infantiler Allmachtsphantasien oder symbiotischer Sehnsüchte seiner Eltern. Die Ambivalenz, die notwendigerweise mit einem Kinderwunsch verbunden ist, da ein Kind das eigenen Leben und die Partnerschaft positiv, aber auch negativ verändern kann, kann von Paaren mit »krankem« Kinderwunsch nicht zugelassen werden. Der Wunsch wirke dann »präambivalent, dh. einseitig und überwertig« (Frick-Bruder 1992, S.222).

Strauß (1997) fomuliert als wesentliches Ziel psychologischer Maßnahmen bei ungewollter Kinderlosigkeit, »eine mögliche Fixierung auf den Kinderwunsch zu reduzieren und die »Ambiguitätstoleranz« zu fördern« (S.16). In diesem Sinne ist es von therapeutischem Interesse, die Motive, die mit einer Überwertigkeit des Kinderwunsches einhergehen, und die Lebenssituationen der Betroffenen genauer zu evaluieren, um langfristig adäqaute Betreuungskonzepte erarbeiten zu können.

Insgesamt wird das Untersuchungsanliegen dieser Arbeit dem Anspruch Staubers (1991) gerecht, das »Ziel der ärztlichen Beratungen sollte es immer wieder sein, die Motive für den Kinderwunsch zu verstehen und die Überwertigkeit zu problematisieren« (S.23).

Diese Arbeit bezieht sich bewußt nur auf die Situation von Patientinnen. Das Leben mit Kindern sowie der Wunsch, Kinder zu bekommen, unterscheidet sich für Männer und Frauen in dieser Gesellschaft weitgehend. Zum einen ist Mutterschaft für Frauen weiterhin mit konkreten Einschränkungen in der Lebensgestaltung verbunden, zum anderen werden Mädchen und Jungen trotz wesentlicher Veränderungen, die bis heute vorangetrieben worden sind, weiterhin geschlechtsspezifisch sozialisiert. »Denn für Frauen ist das Kind nicht nur ein zusätzlicher Lebensbereich, wie für Männer so oft, eine neue Ergänzung zu Beruf-Partnerschaft-Freizeit. Nein, hier ist ein Einschnitt, der ihr ganzes Leben verändert, oft bis in die letzte Nische des Alltags hinein (...). Hier hat das Kind eine Bedeutung, die unmittelbar, persönlich und hautnah erfahrbar ist. Es berührt die Lebensinteressen, Lebenspläne, Lebenschancen der Frau in vielerlei Form direkt und indirekt, über viele Jahre hinweg« (Beck-Gernsheim 1989, S.11). Schmitz-Köster kommt in ihrer Arbeit über bewußt kinderlose Frauen dann auch zu dem Schluß: »Gleichzeitig wächst aber auch die Einsicht, daß für sie als Frauen jede Entscheidung einen Verzicht auf andere Möglichkeiten einschließt. Ein Kind und ein engagiertes Berufsleben, ein Kind und Unabhängigkeit und Raum für andere Bedürfnisse – das ist hier und heute nicht möglich« (Schmitz-Köster 1987, S.202). Neben diesen konkreten Lebensbedingungen, die sich für Frauen mit Kindern immer noch drastischer ändern als für Männer mit Kindern, ist der Kinderwunsch für Frauen eingebettet in eine Vorstellung über Weiblichkeit und Mütterlichkeit im allgemeinen: »›Mutterschaft‹ – dies eine Wort bezeichnet noch immer den Kern dessen, was qua gesellschaftlicher Definition als Aufgabe und Wesen der Frau gilt. Mit dieser Definition wurden fast alle Frauen in den entscheidenden Jahren des Heranwachsens konfrontiert; sie mögen die Erwartung verinnerlicht oder verdrängt oder bewußt abgelehnt haben; aber in der einen oder anderen Form sind immer Spuren zurückgeblieben« (Beck-Gernsheim 1989, S.105).

Im ersten Teil der Arbeit wird die wesentliche Literatur zum Thema Kinderwunsch referiert und diskutiert. Im ersten Kapitel wird der Kinderwunsch als historisch neues Phänomen beleuchtet und anhand des Gefühls der Mutterliebe gezeigt, wie wandelbar emotionale Einstellungen im Laufe der Geschichte sind. Das zweite Kapitel handelt von anthropologischen und verhaltenswissenschaftlichen Aspekten, um phylogenetischen Einflüssen auf menschliches Verhalten gerecht zu werden. Im dritten Kapitel wird Freuds Theorie zur weiblichen Sexualentwicklung, in dessen Kontext er den weibliche Kinderwunsch herleitet, sowie die psychoanalytische Diskussion darüber zusammengefaßt. Die Ergebnisse psychosomatischer Forschung zum Thema werden ausführlicher im vierten Kapitel dargestellt. Im fünften Kapitel werden unter der Überschrift Sozialwissenschaftliche Aspekte sowohl bevölkerungswissenschaftliche Daten und Schlußfolgerungen als auch Überlegungen zur Geschlechtersozialisation und zur Funktion ideologischer Faktoren zusammengefaßt.

Um dem Phänomen Kinderwunsch gerecht zu werden, ist es notwendig, in einem interdisziplinären Ansatz auch Ergebnisse anderer Fachrichtungen zu würdigen. Der Umfang des Kapitels Literaturübersicht ist daher notwendigerweise größer als bei einer Beschränkung auf medizinische Aspekte. Dies entspricht der Forderung an die Forschung zum Thema Kinderwunsch,

»eine fundierte Integration der Beiträge« (Gloger-Tippelt et al. 1993, S.112) zu leisten.

Im zweiten Teil der Arbeit wird die empirische Untersuchung vorgestellt. Zunächst wird das methodische Vorgehen dargelegt. Dazu gehört ein selbstkonzipiertes halbstrukturiertes Interview zum Kinderwunsch, ein Fragebogen zum Kinderwunsch, der von Diplompsychologin Hölzle erarbeitet wurde, sowie der Giessen-Test, mit dem schon in zahlreichen psychosomatisch orientierten Studien zur Sterilität gearbeitet worden ist. Schließlich werden die Untersuchungsgruppe sowie die Ergebnisse der einzelnen Untersuchungsinstrumente vorgestellt. Zur Darstellung der Interviewergebnisse gehört dabei auch die Präsentation von Kasuistiken. Im Rahmen einer zusammenfassenden Diskussion werden die Resultate der empirischen Untersuchung in den Stand der bisherigen Foschungen zur Psychosomatik der Infertilität eingeordnet.

Im abschließenden Teil der Arbeit wird anhand eines Resümees der Literaturanalyse sowie der empirischen Untersuchungsergebnisse ein Ausblick auf weitere Forschungsfragen sowie auf klinisch relevante Aspekte der psychosomatischen Betreuung von Kinderwunschpatientinnen gegeben.

2 Kontext und Literaturübersicht: Der Kinderwunsch im Spiegel der Wissenschaft

2.1 Historische Aspekte

Der bewußte Kinderwunsch ist ein historisch neues Phänomen. Denn zuverlässige selbstbestimmte Entscheidungen über die eigene Fruchtbarkeit sind erst durch die neuere Medizingeschichte ermöglicht worden. Da sich das eher zufällige Resultat von Sexualität nicht von einem bewußten Bedürfnis unterscheiden läßt, kann man über den Wunsch nach Kindern in früherer Zeit wenig Eindeutiges berichten. »Die Annahme eines natürlichen Kinderwunsches gibt es noch nicht lange. Erst die Aufklärungsphilosophie des 18. Jahrhunderts erhebt ihn zur Gewißheit« (Knieper 1981, S.2).

In diesem Kapitel wird deshalb als Hinweis auf die Frage, ob Kinder im Leben ihrer Eltern begrüßt worden sind, die Geschichte der Mutterliebe und der Pflege und Aufzucht von Kindern dargelegt. Hier tut sich ein dokumentarisches Problem auf, denn »es können immerhin einigermaßen gesicherte Aussagen darüber getroffen werden, wie die Eltern ihre Kinder in der Vergangenheit behandelt haben; weniger sichere Aussagen lassen sich darüber« treffen, inwiefern sie ihre Kinder gewünscht oder nicht gewünscht haben« (Nyssen 1994, S.113).

Es geht um folgende These: Die Mutterliebe, und daraus abgeleitet auch der Wunsch, Kinder zu haben, ist kein historisch konstantes Gefühl, sondern hat sich gemäß sozialer, ökonomischer und individueller Bedingungen über die Jahrhunderte hinweg geändert. Daß Mutterliebe in früheren Gesellschaften nicht die Regel ist und keine gesellschaftliche Norm darstellt, wie wir das aus unserer heutigen Zeit kennen, illustriert folgendes Zitat, welches die familiären Beziehungen in Frankreich im 17. Jahrhundert charakterisiert, die weniger durch Gefühle denn durch Regeln bestimmt waren: »In diesem Zusammenhang überrascht es nicht, daß, während festumschriebene *Leistungen* in bestimmten Rollen gefordert wurden, keine besonderen Gefühle zum Rollenbild gehörten. Mütterliche Liebe zu ihren Kinder war nichts Selbstverständliches. Gousalt ermahnt die bourgeoise Mutter, ihren Kinder dieselbe Fürsorge angedeihen zu lassen wie ihren Bediensteten« (Marvick 1977, S.404), und weiter: »Von Fällen mütterlicher Zurückweisung oder Unfähigkeit, Zuneigung zu empfinden, wird als etwas ganz Selbstverständliches berichtet« (ebd. S.405).

»Die ungewollt kinderlose Ehe galt, soweit man die Kulturgeschichte der Menscheit überblickt, immer als großes Unglück. Von einer gewollten Kinderlosigkeit (...) ist nichts überliefert« (Stauber 1988, S.15), Stauber berichtet von Fruchtbarkeitsriten und der gesellschaftlichen Ausgrenzung von Frauen, die keine Kinder bekommen konnten. Aus der Tatsache, daß unfruchtbare Frauen in früheren Gesellschaften marginalisiert worden sind, kann allerdings nicht auf einen bewußten Kinderwunsch geschlossen werden. Im Mittelalter existierte durchaus gewollte Kinderlosigkeit, ein Beispiel dafür sind die Frauen und Männer, die einem Mönchsorden beitraten (Shahar 1991). Sich einer Klostergemeinschaft anzuschließen, bot vor allem Frauen die Möglichkeit, ein unabhängiges Leben ohne Kinder zu führen, das sie theologischen Aufgaben widmen konnten. Darüber hinaus war Kinderlosigkeit das Ziel des christlichen Sexualpessimismus, denn da die Zeugung von Kindern nur in fleischlicher Sünde möglich war, enthielt, nach Meinung von Theologen, bereits der Kinderwunsch den Willen zur Sünde (Nyssen 1994). Die Ehe wurde demgegenüber als notwendiges Übel betrachtet, da nicht alle Menschen in der Lage wären asketisch zu leben.

Verschiedene Wissenschaftler haben zum Thema Geschichte der Kindheit gearbeitet. Zu den zentralen Werken, die in der historischen Diskussion über die Geschichte der Kindheit weiterhin eine bedeutende Rollen spielen, zählen die Arbeiten des französischen Historikers Ariés und des Psychoanalytikers deMause. Über die Antike liegen kaum Daten vor[5]. Der am besten unter-

---

5 Ein guter Überblick über die Geschichte der Mutterschaft von der Altsteinzeit bis zur Antike bietet Thurer (1995). Ihre Thesen sind angesichts der spärlichen gesicherten Informationen jedoch teilweise spekulativ.

suchte Zeitraum ist das ausgehende Mittelalter und der Beginn der bürgerlichen Gesellschaft, da die bedeutendsten Veränderungen in der Einstellungen zu Kindern aus dieser Zeit datieren. Die ausführlichsten Erkenntnisse stammen aus Frankreich. Die wenigen Forschungen aus anderen europäischen Ländern zeigen, daß dort keine grundlegend anderen Entwicklungen zu verzeichnen sind. Deshalb wird, wenn die Erkenntnisse aus anderen Ländern keine wesentlichen Besonderheiten aufweisen, hauptsächlich auf Frankreich Bezug genommen.

Die Philosophin Badinter faßt ihre Studie über die Geschichte der Mutterliebe folgendermaßen zusammen: »Angesichts des Wandels in der Einstellung der Mütter gelangt man zu der Überzeugung, daß der Mutterinstinkt ein Mythos ist. Auf ein allgemeingültiges und naturnotwendiges Verhalten der Mütter sind wir nicht gestoßen. Wir haben im Gegenteil festgestellt, daß ihre Gefühle in Abhängigkeit von ihrer Bildung, ihren Ambitionen oder Frustrationen äußerst wandlungsfähig sind. Man kommt deshalb nicht an der vielleicht grausamen Schlußfolgerung vorbei, daß die Mutterliebe nur ein Gefühl und als solches wesentlich von den Umständen abhängig ist. Dieses Gefühl kann vorhanden sein oder auch nicht vorhanden sein, es kann auftreten und verschwinden« (Badinter 1981, S.297). Während Badinter hier die Bedingungen des Gefühls Mutterliebe diskutiert, vertritt der Historiker Shorter die These, »Mütterliche Fürsorge für das Kleinkind ist eine Erfindung der Moderne. In der traditionellen Gesellschaft waren die Mütter der Entwicklung und dem Wohlergehen von weniger als zwei Jahre alten Kindern gegenüber gleichgültig« (Shorter 1977, S.196).

Die Entwicklung der Mutterliebe muß auch im Kontext anderer ökonomischer und privater Gepflogenheiten gesehen werden. Duden kommt in ihrer Studie über die Geschichte der Hausarbeit zu folgendem Schluß: »Wir haben gesehen, daß die Frauen der Unterschicht in der gemeinsamen Werkstatt, auf den Feldern, auf der Straße arbeiteten. *Ein* Arbeitsplatz kam dabei nie vor: die Kinderstube. Bis zur Mitte des 18. Jahrhunderts hatte es selbst in den bürgerlichen Schichten eine von der Erwachsenenwelt abgetrennte Sphäre des Kindes nicht gegeben (...). Eine ›Mutterrolle‹ in unserem Verständnis gab es nicht« (Duden 1976, S.133).

Die These, daß es bis zum Beginn der bürgerlichen Gesellschaft keine Kindheit, in dem Sinne einer besonderen Lebens- und Erfahrungswelt für Kinder und einer besonderen Aufmerksamkeit Kindern gegenüber, gegeben habe, vertritt auch der Historiker Ariés. »Die mittelalterliche Gesellschaft, die wir zum Ausgangspunkt gewählt haben, hatte kein Verhältnis zur Kindheit« (Ariés 1978, S.209). Als Belege dafür führt er an, daß Kinder in der mittelalterlichen Kunst nicht als solche dargestellt waren, sondern nur als verkleinerte Erwachsene gemalt wurden, daß es keine spezielle Kinderkleidung gab, sondern die Kinder, nachdem sie den Windeln entwachsen waren, wie die Erwachsenen ihres Standes gekleidet waren, daß Erwachsene und Kinder die gleichen Spiele spielten, daß es zu Anfang des Schulunterrichts keine unterschiedlichen Schulklassen gab, d.h. keine Vorstellung darüber bekannt war, welcher Lehrstoff einer bestimmten Altersgruppe entsprach, daß es keinerlei Elementarunterricht gab, sondern allgemeine Kenntnisse während der Berufspraxis erlernt werden mußten, und schließlich, daß es keine Vorstellung eines besonderen abgeschlossenen Familienlebens gab, was sich auch an mittelalterlichen ikonographischen Dokumenten nachvollziehen läßt.

Der Wissenschaftler deMause, der eine psychogenetische Geschichte der Kindheit nachzeichnet[6], vertritt dagegen die These, es habe in früheren Gesellschaften eben eine besonders grausame Behandlung der Kinder gegeben, was er als Resultat von Projektionen der Erwachsenen auf ihre Kinder interpretiert, die sie als »Toilette« für eigene abgewehrte Gefühle benutzen oder in einer Form von Umkehr-Reaktion in ihrer psychischen Realität zu den eigenen Eltern machen und die Erlebnisse der eigenen Kindheit mit ihnen ausagieren. »Die Geschichte der Kindheit ist ein Alptraum, aus dem wir gerade erst erwachen. Je weiter wir in die Geschichte zurückgehen, desto unzureichender wird die Pflege der Kinder, die Fürsorge für sie, und desto größer die Wahrscheinlichkeit, daß Kinder getötet, ausgesetzt, geschlagen, gequält und sexuell mißbraucht wurden« (deMause 1977, S.12).

Historiker, die von unterschiedlichen Thesen ausgehen, beschreiben doch die gleichen Phänomene, um den Umgang mit Kindern im Mittelalter zu charakterisieren. Ariés meint, es habe keine Vorstellung von Kindheit gegeben, und deMause nimmt an, dieses Verhältnis sei durchaus vorhanden, jedoch besonders grausam geprägt gewesen. Trotz unterschiedlicher Aus-

---

6 Der Argumentation deMause's liegt die Vorstellung zugrunde, die Menscheitsgeschichte mache eine dem individuellen Erwachsenwerden vergleichbaren Reifungsprozeß durch, dessen Stadien an der Behandlung ihrer Kinder abzulesen sind und die ihre Spur in der psychischen Realität der nächsten Generation hinterläßt.

gangsthesen beschreiben beide – und auch andere Historiker – den Kindesmord, die Vernachlässigung und das Aussetzen von Kindern, das Ammenwesen sowie das Weggeben von Kindern, das Wickeln und andere drastische Erziehungsmethoden als Charakteristika der Kindheit im Mittelalter. Nachdem diese Punkte in den folgenden Abschnitten beleuchtet worden sind, wird abschließend die Entstehung der Mutterliebe im Kontext der Kleinfamilie im 17. und 18. Jahrhundert dargestellt und diskutiert.

2.1.1 Kindesmord, Vernachlässigung, Aussetzen

Gemäß der christlichen Doktrin des Mittelalters sollte die Geburt eines Kindes, genauso wie sein Tod, als gottgegeben hingenommen werden, ungeachtet, ob eine Familie weitere Kinder ernähren konnte oder nicht. »Im christlichen System konnte sich die Anpassung der Demographie an die inegalitären Gesellschaftsstrukturen logischerweise nur durch den sehr frühen Tod der armen Kinder und die rasche Unterjochung der überlebenden unter die Grundbesitzer vollziehen« (Flandrin 1978, S.209). In der Realität fanden die Familien jedoch zahlreiche Mittel, die Kinderzahl auf direkte oder indirekte Art zu kontrollieren. Es gibt Hinweise auf den Versuch, eine bewußte »Familienplanung« vorzunehmen. Die Mittel waren dazu neben dem direkten Kindesmord, das Aussetzen von Kindern und eine mangelnde Pflege. Daß es Versuche einer solchen Kontrolle durch Verhütung oder Abtreibung gab, ergibt sich sowohl aus den Dokumenten, die diese Praxis verurteilen als auch aus den Werken, in denen die entsprechenden Mittel, wie Gifte, die zu Aborten führten, Vaginaltampons oder der Koitus interruptus, empfohlen worden. Aber sie waren weitgehend unwirksam, wie sich am Vorkommen anderer Verfahrensweisen zeigt.

»Viele Gründe sprechen dafür, daß offener Kindesmord an legitimen Kindern selten vorkam. Es gab eine viel unschuldigere Methode, die Familiengröße zu bestimmen: nämlich sich einfach nicht aktiv und sinnvoll um das Kind zu kümmern« (Marvick 1977, S.395/6).

Zu den Hinweisen, daß es bestimmte Formen gab, die Nachkommenschaft zu begrenzen, gehört das Zahlenverhältnis von überlebenden Jungen und Mädchen, denn in den oberen sozialen Schichten war mit dem Wunsch nach Kindern im allgemeinen der Wunsch nach Knaben gemeint. Aber auch bei den Armen waren Töchter nicht gern gesehen, eine ernste Lebensbedrohung für sie stellte der Glaube dar, daß die Milch der Frau, die ein Mädchen geboren hatte, sich besonders gut für Jungen eignen würde: »Dies scheint ein Motiv gewesen sein, Mädchen zu verstoßen« (ebd. S.398) Zwischen 1450 und 1750 ist in ganz Europa ein männlicher Geburtenüberschuß zu verzeichnen, der die leichte, biologisch bedingte Überzahl an männlichen Geburten stark übersteigt. Dieses Phänomen war in den Städten weniger stark ausgeprägt. »In den noch nicht industrialisierten Ländern des frühen Europa war die Überlebensrate – und nicht die Geburtenrate – bei Knaben auf dem Land höher; und mit fortschreitender Urbanisierung verschwindet dieses Faktum zunehmend« (ebd. S.398).

Ein erst neuerdings entdecktes Phänomen ist der geduldete Kindesmord, der sich bis Ende des 17. Jahrhunderts hartnäckig gehalten hat. Wahrscheinlich ist der Kindesmord vor dem 16. Jahrhundert nur sporadisch bestraft worden. Auch als er offiziell als Verbrechen bestraft wurde, wurde der Kindesmord meist als Unfall getarnt, wenn die Kinder z.B. in den Betten ihrer Eltern, in denen sie auch schliefen, erstickten. Der Rückgang der Kindersterblichkeit im Laufe des 18. Jahrhunderts ist nicht nur auf hygienische und medizinische Faktoren zurückzuführen, sondern auch auf veränderte moralische Vorstellungen, die den Kindesmord nicht mehr akzeptierten (Ariés 1978).

»Ich glaube, je weiter man in die Geschichte zurückgeht, desto mehr werden gegen Kinder gerichtete Todeswünsche von den Eltern ausagiert« (deMause 1977, S.46). Die Ermordung legitimer sowie illegitimer Kinder war im Altertum Praxis, die Tötung legitimer Kinder ging im Mittelalter nur langsam zurück und die Tötung illegitimer Kinder wurde bis ins 19. Jahrhundert hinein für normal gehalten. Vor allem im Altertum wurden Mädchen ausgesetzt und umgebracht. Daß mehr als ein Mädchen in einer Familie aufgezogen wurde war ungewöhnlich, wie historische Quellen belegen. »Bis zum 4. Jahrhundert n.Chr. galt in Griechenland wie in Rom der Kindesmord weder vor dem Gesetz noch in der öffentlichen Meinung als etwas Unrechtes« (deMause 1977, S.47). Das Zahlenverhältnis zwischen den Geschlechtern im Mittelalter (172 zu 100 im Jahre 1391) ist ein Indikator für den Mord an legitimen Mädchen, illegitime Kinder wurden ohne Rücksicht auf das Geschlecht getötet (ebd.).

Für das Bürgerkind in den italienischen Stadtkulturen zwischen dem 14. und dem 16. Jahrhundert werden ähnliche Feststellungen getroffen, »Der als ›Ersticken‹ getarnte Kindesmord dürfte sehr viel häufiger gewesen sein, als wir es wissen, obwohl es humanere Methoden gab, sich unerwünschter, sei es ehelicher, sei es unehelicher Kinder zu entledigen. Die Findelhäuser nahmen einen nicht abreißenden Strom dieser letzteren auf« (Ross 1977, S.279).

Die katholische Reformbewegung des 17. Jahrhunderts in Frankreich erreichte eine Reduktion der Kindesmorde, »Es wurden Gesetze für die Sicherheit der Neugeborenen erlassen; die Strafen für verborgenen Schwangerschaften und Abtreibungen wurden verschärft. Daß diese Veränderungen dazu beitrugen, die Morde an unehelichen Kindern zu reduzieren, scheint durch die im Laufe des Jahrhunderts rapide steigende Zahl verstoßener Kinder – besonders in Paris und anderen urbanen Zentren – bestätigt zu werden« (Marvick 1977, S.399).

Das Aussetzen von Kindern war ein weiteres Mittel der »Geburtenkontrolle«. Noch Mitte des 19. Jahrhunderts wurden in Frankreich jedes Jahr etwa 33.000 Kinder ausgesetzt. Daß das Aussetzen vor allem mit wirtschaftlichen Zwängen verbunden war, zeigt der Zusammenhang mit der Entwicklung der Getreidepreise: bei höheren Getreidepreise wurden nicht nur junge, sondern auch ältere Kinder ausgesetzt (Shorter 1977).

Die Praxis der Aussetzung steht im Zusammenhang mit der Errichtung von Findelhäusern. Die ersten Findelhäuser wurden im 8. Jahrhundert in Italien gegründet, von dort breiteten sie sich im Laufe des 14. bis 16. Jahrhunderts nach Norden aus. »Die Findelkinder nahmen so Überhand, daß sich bis zur Mitte des 15. Jahrhunderts die meisten größeren Städte Europas zur Einrichtung von Heimen gezwungen sahen, damit die Bürger auf der Straße nicht durch den Anblick ungewollter Kinder belästigt wurden« (Thurer 1995, S.165). Das dritte Findelhaus in Florenz nahm während des 15. Jahrhunderts pro Jahr neunhundert Kinder auf. Die Zustände in den Findelhäusern verschlechterten sich dermaßen, daß der Großteil der Kinder kurz nach der Einlieferung starb. In manchen Häusern betrug die Sterblichkeit über 90 Prozent. Die Reichen setzten vor allem uneheliche Kinder aus, während von der ärmeren Bevölkerung eheliche sowie uneheliche Kinder abgegeben wurden. Teilweise brachten Ammen ihre eigenen Kinder ins Findelhaus.

Der widersprüchliche Umgang mit der Aussetzung von Kindern wird besonders deutlich anhand der *tour*, einem Kasten, in den die Kinder von außen hineingelegt werden konnten und der dann nach innen gedreht wurde. Das ermöglichte den Müttern das anonyme Abgeben der Kinder. Auf der einen Seite wird durch diese Vorrichtung deutlich, daß das Aussetzen als unmoralisch galt, auf der anderen Seite wurde es durch erleichtert (Thurer 1995).

Ein speziellen Beitrag zur Kindesaussetzung leistete die Kirche selbst. Das Konkubinat, eine Einrichtung, die die Aufzucht der unehelichen Kinder ermöglichte, wurde im 16. Jahrhundert in Frankreich von der Kirche vehement angegriffen. »Diese Ächtung der Konkubinate erklärt teilweise, weshalb die Zahl der unehelichen Geburten vom 16. Jahrhundert bis zur Mitte des 18. Jahrhunderts beträchtlich abgenommen hat (...). Doch für die Kinder, die trotz allem außerehelich geboren wurden, waren die Überlebenschancen geringer als in der Vergangenheit« (Flandrin 1978, S.213). Die alleingelassenen Mütter hatten nicht die Mittel, sie aufzuziehen, und wurden selbst von ihrer Familie oder Dorfgemeinschaft geächtet. Dies erklärt die wachsende Anzahl der Findelkinder mitten in der Epoche der Sittenreform.

Neben dem Aussetzen verursachte auch die Vernachlässigung von Kindern sowie deren unsachgemäße Behandlung eine Erhöhung der Kindersterblichkeit. Im zaristischen Rußland war es zum Beispiel Sitte, Kinder zu »Abhärtung« extremer Hitze und Kälte auszusetzen, Dampfbäder für Neugeborene waren üblich, und Säuglinge wurden auch im Winter nackt in ungeheizten Kirchen in kaltem Wasser getauft, eine Zeremonie, die mehrere Stunden dauern konnte und für die das vollständige Eintauchen der Kinder ins Taufbecken notwendig war.

Eine besondere Gleichgültigkeit gegenüber Kindern drückt sich in den Reaktionen der Eltern auf den Tod ihres Kindes aus. »»Ich habe zwei oder drei Kinder im Säuglingsalter verloren, (...) nicht ohne Bedauern, aber doch ohne Verdruß«« (Illick 1977, S.433). Der Tod eines Kindes wird im allgemeinen im monarchistischen Frankreich von Vater und Mutter mit Gleichgültigkeit aufgenommen, die Abwesenheit der Eltern bei der Beerdigung ihrer Kinder ist dafür ein Zeichen (Badinter 1981).

Das offensichtliche Fehlen von Trauer angesichts des Todes eines Kleinkindes unterstreicht das Desinteresse: Bei Begräbnissen von Kindern unter fünf Jahren waren noch im 18. Jahrhundert in manchen französischen Gemeinden die Eltern nicht einmal zugegen. Besonders beim dritten oder vierten Kind betrachtete man den Tod als einen Segen sowohl für das Kind als auch für die Eltern, hierfür werden Zeugnisse aus Bayern von Anfang des 18. Jahrhunderts angeführt (Shorter 1977). In dem vorliegenden Quellenmaterial erscheinen auch Hinweise auf einzelne Fälle, in denen Eltern vom Tod ihrer Kinder betroffen waren, das Gegenteil scheint jedoch die Regel gewesen zu sein.

Resultat der bis hierher skizzierten Behandlung, die von Mord über Aussetzen zu gezielter Vernachlässigung reicht, war eine hohe Kindersterblichkeit[7].

In Frankreich im 17. Jahrhundert lag die »Säuglingssterblichkeit (...) in den meisten Gebieten – auch in normalen Jahren – bei 20 oder 30%. ›Wenn ein Kind den wichtigen Tag seines ersten Geburtstages erlebt, ist der Sieg über den Tod so gut wie gewonnen‹. Die heroischen Mühen, die bei der Pflege mancher Kinder aufgewandt wurden, zeigen, daß es kaum eine Frage des Zufalls war, ob man in diesem Kampf obsiegen würde« (Marvick 1977, S.396). Für England im 17. Jahrhundert werden folgende Zahlen zur Kindersterblichkeit angegeben: in der ersten Hälfte des Jahrhunderts 126 bis 158 pro Tausend, in der zweiten Hälfte 118 bis 147 pro Tausend (Illick 1977). Hunderte von größeren ausgesetzten Kinder wurden im 18. Jahrhundert nach Amerika verschickt, kleinere Kinder wurden für geringes Unterhaltsgeld von den Gemeinden an Pflegefamilien oder Ammen gegeben. Je niedriger die Summe, desto geringer die Überlebenschancen des Kindes – daraus entwickelten sich später die Engelmacherinnen (Thurer 1995).

Die Erhebungen für das zaristische Rußland führen zu noch erschreckenderen Zahlen: »Vielleicht weniger als die Hälfte der Kinder erreichte das Erwachsenenalter (...). Natürlich kann man die hohe Säuglingssterblichkeit teilweise auf solche Ursachen wie unzureichende Ernährung, klimatische Bedingungen, mangelhafte medizinische Versorgung oder die Fesseln der Tradition zurückführen. Doch diese Faktoren allein reichen als Erklärung nicht aus. In Norwegen z.B. betrug die Säuglingssterblichkeit im 19. Jahrhundert nur ein Drittel der russischen, und das trotz des rauheren Klimas. Wichtig ist meiner Meinung nach die Tatsache, daß russische Eltern Kinder und Kinderaufzucht für unwichtig hielten. Zwar mußte man sich um Kinder kümmern, doch im Grunde genommen vernachlässigten die Eltern ihre Kinder, ja waren ihnen gegenüber sogar

---

7 Über Ursache und Wirkung gibt es einen Disput unter den Wissenschaftlern. Ariés vertritt die These, Eltern hätten sich absichtlich emotional von ihren Kindern distanziert, um bei einem wahrscheinlichen frühen Tod nicht zuviel Schmerz zu empfinden. Badinter, wie auch die Forschungsgruppe um deMause begreifen dagegen die hohe Säuglingssterblichkeit als ein Resultat der Vernachlässigung, schlechter Behandlung und mangelnder Sorge. Thurer (1995) sieht die Ursache für Kindesmißhandlung und Vernachlässigung in der Frauenverachtung der Gesellschaft.

feindlich gesonnen. Die Bequemlichkeit der Eltern rangierte vor dem Wohlergehen der Kinder« (Dunn 1977, S.537).

2.1.2 Stillen und Weggeben

»Ein bemerkenswertes Phänomen der europäischen Sozialgeschichte ist die große Zahl von Müttern, die ihre Kleinkinder an weit entfernte Orte schickten, um sie dort von Ammen versorgen zu lassen« (Shorter 1977, S.203). Zwischen dem neunten und 13. Jahrhundert war es noch gebräuchlich, daß die Mütter ihre Kinder säugten, die Frauen der Adelsklasse griffen jedoch in stärkerem Umfang auf Säugammen zurück (McLaughlin 1977). Der Gebrauch von Ammen wurde zu einem Symbol der Vornehmheit und verbreitet sich im Laufe des 17. Jahrhunderts vor allem in Frankreich in sämtlichen Gesellschaftschichten. Bis zum Ende des 16. Jahrhundert hat vor allem die Aristrokratie Ammen, die ins Haus kamen, in Anspruch genommen. Im 17. Jahrhundert breitete sich dieser Brauch auch im Bürgertum aus, um im 18. Jahrhundert in allen Schichten der städtischen Bevölkerung verbreitet zu sein. Vor allem das Verschicken der Kinder wird zu einer allgemeinen Erscheinung. Im 18. Jahrhundert kam es schließlich zu einem Mangel an Ammen. Es wird geschätzt, daß noch 1777 ein Sechstel aller Kleinkinder nach außerhalb gegeben wurde. Zu Zeiten des Ancien Régime war es wahrscheinlich sogar die Mehrzahl. Nur im Großbauerntum war diese Sitte kaum verbreitet, während ärmere Landfrauen Kinder aus der Stadt aufnahmen und ihre eigenen zu einem billigeren Preis, als sie selbst erzielten, zu anderen Ammen gaben. Städtische Mütter haben unabhängig von ihrem Beruf ihre Kinder zu Ammen aufs Land gegeben (Shorter 1977). Meist blieben die Kinder zwei bis fünf Jahre bei einer Amme. Nur der erstgeborene Sohn wurde im Gegensatz zu seinen Geschwistern meist von der Mutter selbst versorgt.

Auch in Italien, England und Amerika war es üblich, die Kinder zu Ammen zu geben. »Diese Praxis [Weggabe an eine Amme, J.G.] wude unerbittlich fortgesetzt – in England und Amerika bis ins 18., in Frankreich bis ins 19. und in Deutschland bis ins 20. Jahrhundert« (deMause 1977, S.59).

Für das Weggeben der Kinder zu Ammen haben verschiedene Gründe eine Rolle gespielt. Neben wirtschaftlichen Notwendigkeiten von arbeitenden Frauen wurde in höheren Gesellschaftsschichten die Ansicht vertreten, daß

Kinder lästig seien. Das Stillen wurde von den Frauen der besseren Gesellschaft meist abgelehnt. Es wurde angenommen, daß es der Mutter körperlich schade, und außerdem war es nicht schicklich. Zudem war es nach den Maßstäben der feinen Gesellschaft nicht chic, den Anschein zu erwecken, sein Kind allzu sehr zu lieben und seine Zeit mit ihm zu vergeuden (Badinter 1981). Eine weitere Rolle spielt die Emanzipation der Frauen, die französischen Aristrokratinnen bildeten in den Pariser Salons die Bewegung der Preziösen, die danach trachteten, mehr Bildung und Kultur zu erlangen und die die Mutterschaft und die Ehe, die mit Abhängigkeiten einhergeht, ablehnten. Diese Haltung äußerte sich im Weggeben der Kinder zu Ammen und später zu Hauslehrern oder ins Internat. Aber auch Bürgersfrauen, die nicht in den Salons der Preziösen verkehrten, hatten in den herrschenden Gesellschaftsschichten weltliche und familiäre Pflichten, die mit dem Stillen im Wettstreit standen. »Ein Kind zu stillen war körperlich und gefühlsmäßig beanspruchend« (Illick 1977, S.430). Eine ökonomische Notwendigkeit stellte es für Frauen von Arbeitern und Handwerkern dar, die eine wichtige Rolle in der Haushaltsökonomie spielten und durch das Stillen eines Säuglings nicht ausfallen konnten. Ein anderer Grund war die mit dem Stillen verbundene sexuelle Abstinenz. »Wie in vielen anderen Gesellschaften meinte man damals, die sexuellen Beziehungen könnten die Milch der Stillenden ›verderben‹, ihr an Fülle nehmen oder sie sogar völlig versiegen lassen, wenn sie das Pech hatte, erneut zu empfangen« (Flandrin 1978, S.236). Da die Kirche der Meinung war, daß den Männern keine längere sexuelle Abstinenz zugemutet werden könnte, sah sie in der Weggabe der Kinder an Ammen einen Ausweg aus dem Dilemma. Der Grund dafür, daß das Kind zur Amme gegeben wurde, anstatt die Amme ins Haus der Familie zu holen, lag wohl an den sozialen Nachteilen, die die Anwesenheit einer Amme im Haus mit sich brachten, da die Anzahl der im Haushalt zu versorgenden Personen sich erhöht hätte und der Raum enger geworden wäre.

Aber es gab auch medizinische Bedenken gegen das Stillen durch die Mutter: Das beste Alter für eine Amme lag nach damaliger Ansicht zwischen 25 und 30 Jahren, das beste Alter für eine Frau, kräftigen männlichen Nachwuchs zu gebären, jedoch zwischen 17 und 25 Jahren. Aus solchen Erwägungen heraus mußte das Stillen durch eine Amme vorteilhaft erscheinen.

Daß das Weggeben der Kinder negative Folgen hatte, war eindeutig. »Eine gute Stillbeziehung war mehr als nur wünschenswert. Sie war lebenswichtig. In einer Zeit, in der die Säuglingssterberate kaum 25% unterschritt und in schlechten Zeiten oft 75% erreichte, hing das Leben eines Neugeborenen am seidenen Faden. Und diese Tatsache war im Bewußtsein der Menschen lebendig« (Marvick 1977, S.372). Trotzdem wurde eine Vielzahl der Kinder zu Ammen weggegeben, wo sie unter unkontrollierten und oft schlechten Bedingungen fern von den Eltern lebten. Die Zustände in den Häusern der Ammen waren meist schlecht, die Wohnungen waren schlecht gelüftet, es war eng, so daß sich mehrere Säuglinge ein Bett teilen mußten, dessen Bettwäsche nur selten gewechselt wurde, und oft lebten die Haustiere wie Schweine, Ziegen und Geflügel mit der Familie im selben Raum. Auch die Landärzte des 19. Jahrhunderts beklagten noch diese schlechten Zustände und machten Nachlässigkeit und Gleichgültigkeit dafür verantwortlich (Shorter 1977).

Ein weiteres Problem war die zu frühe Gewöhnung an feste Nahrung, denn je früher das Kind mit Suppen oder Brot ernährt werden konnte, desto schneller konnte die Amme ein anderes Kind an die Brust nehmen. Für Rußland wird die Annahme berichtet, daß Säuglinge von der fünften Woche an Brotstücke und Buchweizen- oder Gerstengrütze vertragen. Mit zwölf bis 16 Monaten mußte das Kind gewöhnlich die gleiche Nahrung essen wie die Erwachsenen (Dunn 1977). »Auch arme Frauen, die keine Amme bezahlen konnten, stillten ihre Kinder häufig nicht, sondern fütterten sie mit Brei. Der Brauch, Kinder überhaupt nicht mit Muttermilch zu ernähren, was früher vielfältige gesundheitliche Risiken barg, geht bis ins 15. Jahrhundert zurück« (deMause 1977, S.59).

Die geschilderten Zustände schlugen sich in der Säuglingssterblichkeit nieder. In Rouen des 18. Jahrhunderts lag die Sterblichkeit der Kinder, die bei ihren Müttern blieben, bei 19%, die bei Kindern, die zu ländlichen Ammen geschickt wurden, betrug 38%. In Erfurt starben 1870 17% der Kinder, die von ihren Müttern gestillt wurden, bei den Säuglingen, die bei einer Amme lebten, waren es 30% (Shorter 1977). »Es ist also klar (und war es sicher auch den Menschen dieser Zeit), daß die Weggabe eines Kindes an eine Amme die Wahrscheinlichkeit, daß seine Eltern es nie wiedersahen, erheblich vergrößerte« (Shorter 1977, S.210). Die Kinder wurden den Ammen oft mittels sogenannter Besorgerinnen übergeben (Shahar 1991), was heißt, daß die Eltern die zukünftige Amme ihres Kindes nicht persönlich in Augenschein nahmen. Mit der Amme reisten die Kinder aufs Land, eine Reise, die je nach Jahreszeit 5-15% der Kinder nicht überlebten. Die Ammen, die meist hauptberuflich auf dem Land arbeiteten, ernährten das Kind zumeist schlecht, stellten es mittels Narkotika ruhig und wickelten es in feste Tücher, die die Blutzirkulation und die Verdauuung behinderten. Die durchschnittliche Aufenthaltsdauer der Kinder auf dem Land betrug vier Jahre, während derer sich die Eltern eher selten bei der Amme über das Wohlergehen des Kindes erkundigten, oft weil sie weitere Geldforderungen der Amme fürchteten (Badinter 1981). »Klar ist, daß es für jene Eltern, die das Risiko auf sich nahmen und ihre Kinder zu einer Amme gaben, Wichtigeres gab als das Leben ihrer Nachkommenschaft« (Flandrin 1978, S.235). Aber auch zahlreiche emotionale Probleme für die Kinder waren mit der Übergabe an eine Amme verknüpft. Wenn es finanzielle Unstimmigkeiten zwischen ihr und den Eltern gab oder die Amme selbst wieder schwanger wurde, mußten sich die Kinder sogar an mehrere Ammen nacheinander gewöhnen (Shahar 1991). Wenn das Kind nach Hause zurückkehrte, hatte es wiederum große Anpassungsprobleme zu bewältigen (Ross 1977). Auch für die Kinder der Ammen hatte diese Entwicklung negative Folgen »Mit Fortschreiten des [17., J.G.] Jahrhunderts verstießen in der Tat immer mehr Frauen in ländlichen Gebieten ihre Säuglinge, weil sie eine Anstellung als Amme suchten« (Marvick 1977, S.398). Abschließend folgert Badinter (1981) »Eine solche Haltung, die weit bis ins 18. Jahrhundert hinein von der moralischen und gesellschaftlichen Ideologie nicht ernsthaft verurteilt wurde, ist nur mit Desinteresse und Gleichgültigkeit zu erklären.« (ebd., S.112).

Auch wenn das Kind lebend zu seinen Eltern zurückkehrte, begann in vielen Fällen damit keine emotionale Beziehung zwischen ihnen, sondern die Kinder wurden wiederum anderer Betreuung übergeben. Im Mittelalter wurden die Kinder zu Lehrherren in eine fremden Familien gegeben. Dort lebten sie im Status eines Pensionärs, eines Dieners oder eines Lehrlings, was für die damalige Zeit nicht getrennt werden kann. Im Rahmen dieses Lehrverhältnisses sollten die Kinder gute Manieren und einen Beruf erlernen. Die Schule war in der mittelalterlichen Gesellschaft noch die Ausnahme, die Kinder lernten beim Arbeiten mit den Erwachsenen, zu denen sie in Dienst gegeben worden waren. Das Kind wurde also sehr früh aus der Obhut der Familie entlassen. »Die Familie konnte also damals keinen Nährboden für eine tiefe gefühlsmäßige Verbundenheit zwischen Eltern und Kindern abgeben« (Ariés 1978, S.508). Bis zum Alter von sieben Jahren wurde das Kind höherer Gesllschaftschichten einer Gouvernante übergeben, Jungen wurden anschließend einem Hauslehrer anvertraut. In der Zeit, in der das

Kind zu Hause wohnte, waren die Kontakte zwischen Eltern und Kindern meist nur durch Anstandsbesuche geprägt (Badinter 1981). Im Ancien Régime hörte die häusliche Erziehung vor Vollendung des zehnten Lebensjahrs auf, darauf folgte das Kolleg. Einige der Schüler wohnten bei den Eltern, die meisten lebten jedoch getrennt von ihren Familien als Stipendiaten im Kolleg oder bei Bürgersleuten, woraus sich die Internate entwickelten. Seit dem Ende des 18. Jahrhunderts wurde auf den sittlichen und erzieherischen Wert der Einsperrung im Internat viel Wert gelegt. Die Mädchen wurden auf Klosterschulen gegeben, kehrten sie von dort zurück, stand in ihrem Leben unmittelbar die Vermählung bevor.

In den italienischen Familien hatten die Kinder zumindest für kurze Zeit eine Möglichkeit, eine emotionale Beziehung zu ihren Eltern aufzubauen. »Im Alter von zwei und etwa sieben Jahren haben die Kinder beiderlei Geschlechts die Pflege der Mutter besonders ausgeprägt erfahren und darüber eine erste emotionelle Bindung zu ihr hergestellt« (Ross 1977, S.289). Dann wurden sie wieder in die Schule oder ins Kloster weggegeben.

2.1.3 Wickeln

Ein anderer für Kinder unangenehmer und schädlicher Brauch war das feste Einwickeln in Tücher. Es gab verschiedene Methoden, die sich jedoch alle ähnelten. Exemplarisch wird das Wickeln im zaristischen Rußland beschrieben »Die Russen wickelten ihre Kinder mit drei verschiedenen Tüchern (...). Das *izglovnik* oder Kopfband war ein dreieckiges Tuch, in das der Kopf fest eingebunden wurde. Zwei Enden des Tuches wurden hinuntergezogen, über die Brust des Säuglings gekreuzt, dann unter den Armen hindurch nach hinten geführt und schließlich auf dem Rücken verknotet (...). Den Unterleib wickelte man in ein anderes Dreieckstuch, das *podguznik* hieß. Es wurde unter das Gesäß des Kindes geschoben, mit seinen zwei Enden um die Taille gewickelt und dann in der Leistenbeuge hinuntergezogen. Das dritte Ende wurde dann unter dem Hinterteil zwischen den Beinen hindurch bis zum Nabel hochgezogen. Schließlich wurde der Rumpf mitsamt den Armen fest in ein drittes Tuch gewickelt, das *pelenka* hieß (...). Insgesamt wickelte man die Kinder sechs bis zwölf Monate lang« (Dunn 1977, S.538).

Es gab verschiedene Gründe für das Wickeln, einer der wichtigsten war, daß man annahm, Kinder würden ohne das Einwickeln nicht wunschgemäß heranwachsen. Ein zeitgenössisches Essay illustriert dies: »Das Neugeborenen sollte nach den Wünschen seiner Eltern gestaltet werden. Die Aufmerksamkeit richtete sich zuerst auf den Kopf des Säuglings, der, sofern er eine mangelhafte Gestalt aufwies, wie eine Kugel geformt werden sollte, indem man zu beiden Seiten eine kleine Platte als ›Kopfbekleidung‹ anbrachte, die Druck ausüben konnte, ohne ihn zu zerquetschen (...). ›Für den Fall, daß die Arme und Beine krumm sind oder schief stehen, sollen sie mit schmalen Wickeln und eigens zu diesem Zwecke angefertigten passenden Polstern gerade gerichtet werden; so auch, wenn entweder das Rückrat oder der Bauch sich vorwölben (...). Es mußte auf solche Weise gewickelt werden, um seinem kleinen Körper eine gerade Gestalt zu geben, wie es sich für einen Menschen höchst schickt und geziemt, und es daran zu gewöhnen, sich aufrecht zu halten, denn sonst würde es – wie die meisten anderen Lebewesen – sich auf allen vieren bewegen‹« (Illick, J.E. 1977, S.427/28). Außerdem hielt man das Wickeln für eine Schutz, damit der fragile Säugling sich nicht die Glieder ausrenken und sich selbst Schaden zufügen konnte. Drittens war das Wickeln ein Kälteschutz bei schlechtem Wetter. Aber auch schon damals wurden die durch das Wickeln verursachten Unannehmlichkeiten angeprangert: Wundsein, Hautabschürfungen, Flöhe und störende Feststecknadeln. Es gab noch andere negative Auswirkungen. »Das feste Wickeln hatte das Baby oft so steif gemacht, daß es ihm wehtat, wenn man seine Windeln wechselte, was wiederum – wie in einem Teufelskreis – dazu führte, daß das Kindermädchen wenig Lust hatte, die Windeln zu wechseln« (Robertson 1977, S.571).

Das feste Einwickeln, das den Kleinen keine Bewegungen und keinen Hautkontakt ermöglicht, verschwand langsam ab Mitte des 18. Jahrhunderts bei der Mittel- und Oberschicht. Die Hauptbedeutung dieser Veränderung wird neben der bequemeren und gesunderen Bewegungsfreiheit des Kindes darin gesehen daß die Mütter jetzt Spaß am intensiven Kontakt mit dem Kind, an Neckereien und Spielereien mit ihm hatten. Zu Anfang des 19. Jahrhunderts war in ländlichen Gebieten das feste Wickeln noch überall üblich, dort hängten die Mütter ihre Kinder oft in den festverschnürten Windelpacketen an einen Nagel an der Wand, während sie arbeiten gingen (Shorter 1977). Erst um 1850 wurde dieser Brauch bei der Landbevölkerung seltener. Diese Zahlen gelten für Frankreich, während in England diese Sitte schon früher aufgegeben wurde, in Deutschland überlebte sie bis Mitte des 19. Jahrhunderts. Als Ersatz für das feste Einwickeln zum Ruhigstellen der

Kinder etablierten sich im 18. und 19. Jahrhundert die Opiate. Laudanum und Morphium waren in den Apotheken erhältlich und wurden »Mutters Helfer« genannt (Thurer 1995).

2.1.4 Erziehung

Die Geschichte der Kindererziehung entwickelte sich von einem Stadium des Desinteresses und der Abwesenheit von Erziehung zu einer völligen Kontrolle des Kindes. »Solange niemand viel für seine Kinder empfand, konnten sie nach Herzenslust über die Stränge schlagen oder gleichgültigen, nachlässigen Dienstboten überlassen werden. Aber in der frühen Neuzeit war man der Meinung, daß Kinder sorgsame Disziplinierung nötig hätten« (Thurer 1995, S.255).

Ein Beispiel für dieses Desinteresse ist die Sitte, Kinder über lange Zeit alleine zu lassen. Shorter zitiert Berichte von Ärzten, die darüber klagen, welchen Verletzungen unbeaufsichtigte Kleinkinder ausgesetzt sind: Verbrennungen am Herd, Angriffe von Haustieren. »Diese Unaufmerksamkeit in materiellen Dingen könnte allein schon durch wirtschaftliche Zustände erklärt werden, aber die Gründe waren zweifellos vielfältiger. Auch wenn die Eltern bei ihren Kindern waren, können wir nur wenig liebevolle Fürsorge und spielerisches Bestreben, dem Kleinkind bei seiner Entfaltung zu helfen, feststellen, was doch für die moderne Mutter charakteristisch ist« (Shorter 1977, S.200). Dieses Desinteresse hielt im gewöhnlichen Volk sogar bis ins letzte Viertel des 18. Jahrhunderts an.

Diese Haltung wurde abgelöst durch eine absolute Herrschaft und Kontrolle des Kindes, die analog zum politischen Absolutismus der Zeit verstanden werden kann. »Zwischen dem Menschlichen und dem Göttlichen besteht derselbe Abstand wie zwischen dem Tier und dem Menschen. Besser läßt sich die unaufhebbare Verschiedenheit zwischen dem Vater und seinen Kindern nicht ausdrücken (...). Gott, König, Vater und Hirte lenken ihre Geschöpfe, Untertanen, Kinder und Schafe nur durch wachsame Vermittler: die Kirche, die Polizei, die Mutter und den Wachhund« (Badinter 1981, S.25). Diese Erziehung sollte möglichst früh beginnen: »Eltern sollten ihre Herrschaft über ihre Kinder errichten, sobald ›die ersten Zeichen von Vernunft und Verstehen‹ sich bemerkbar machten und ›selbst wenn sie gerade eben von der Milch entwöhnt oder von der Brust genommen sind‹.

40

Jede Gelegenheit sollte genützt werden, ihren Eigenwillen zu zügeln und sie Respekt und Gehorsam zu lehren« (Walzer 1977, S.511). Das väterliche Züchtigungsrecht erlaubte dem Vater im monarchistischen Frankreich z.B., seine ungehorsamen Kinder per Haftbefehl einsperren oder auf die Insel Désirade deportieren zu lassen.

Im zaristischen Rußland wurde im *Domostroj*, ein im 16. Jahrhundert von Klerikern zusammengestellter Ratgeber zur Familienführung, geraten »›Lasse ihm in seiner Jugend nicht seinen Willen, sondern brich sein Rückrat, solange er noch klein ist; sonst wird er sich verhärten und aufhören, dir zu gehorchen‹« (Dunn 1977, S.552) »Der *Domostroj* gab Vätern zum Umgang mit einem Sohn folgende Ratschläge: ›lächle ihn nicht an, spiel nicht mit ihm; bist du schwach in kleinen Dingen, wirst du es später in großen zu büßen haben‹« (ebd. S.546/7).

Kinder zu schlagen war völlig selbstverständlich. Als Schlaginstrumente wurden verschiedene Peitschen, Schaufeln, Rohrstöcke sowie Eisen- und Holzstangen verwendet. Ein besonderes Instrument war die »discipline«, eine Peitsche aus kleinen Ketten. Auch Babys wurden in ihren ersten Tagen geschlagen, damit sie ruhig blieben. Im Mittelalter wurde meist sehr hart und gefährlich geschlagen, erst in der Renaissance wurde geraten, beim Schlagen von Kindern milde zu sein, gerechtfertigte Züchtigung jedoch auch nicht zu unterlassen.

In den Klöstern, die adeligen Familien eine befriedigende Lösung boten, um ihren nicht heiratsfähigen Töchtern und für die militärische Laufbahn nicht geeigneten Söhnen einen Unterhalt zu verschaffen, herrschten rigide Umgangsformen. Zwischen fünf und sieben Jahren wurden die Kindern dem Kloster übergeben. Dort war ihr weiteres Leben von strenger Reglementierung geprägt: die ständige Aufsicht sollte Freundschaft und Vertrautheit mit Gleichaltrigen oder Älteren verhindern. »Die Grundlage der erzieherischen Disziplin bildete das biblische Sprichwort: ›Schone die Rute, und du verdirbst das Kind‹. An der Wende zum 15. Jahrhundert wurde daraus das Sprichwort: ›Wer mit dem Stock sparsam umgeht, haßt sein Kind‹« (Tucker 1977, S.349).

Wo zu anderen Bestrafungsmethoden als dem Schlagen gegriffen wurde, hingen sie oft mit dem Essen zusammen: »Eine der hartherzigsten Maßnahmen in England bestand darin, daß Kindern in einem bestimmten Alter erlaubt wurde, zum Dessert herunterzukommen und im Eßzimmer zu erscheinen, wenn die Erwachsenen gerade ihre zweifellos üppigen Mahlzeiten beendeten. Manchmal wurde den Kindern derselbe reichhaltige Nachtisch zugeteilt wie den Erwachsenen; häufiger aber erhielten sie nur ein Stückchen Apfelsine oder Apfel, oder sie wurden (...) gezwungen, Nüsse für die Gäste zu knacken, ohne selber etwas davon nehmen zu dürfen« (Roberston 1977, S.579).

Die neuen Erziehungsmethoden, die auf dem Hervorrufen von Schuldgefühlen und verinnerlichter Kontrolle basierten, forderten von den Erwachsenen mehr Aufmerksamkeit und eine noch nie dagewesene Wachheit gegenüber den Kindern. »Das neue Interesse in Klöstern und Schulen am Seelenleben der Kinder war totalitär: Körpersprache und auch gesprochenen Worte wurden von den Pädagogen mißbilligt; das Kind sollte danach streben, ruhig zu sein« (Marvick 1977, S.390).

Hinter dieser Praxis stand die Vorstellung, Kinder seien unvollkommen und verdorben. Die theologischen Pädagogen empfahlen den Eltern, kühle Reserviertheit dem Kind gegenüber zu zeigen. Ein Beispiel dafür ist die Schrift von J.L. Vives (1492-1540) »De institutione feminae christianae«, der schreibt, die Mütter verderben ihre Kinder, wenn sie sie mit Wollust stillen. Nur durch eine strenge, asketische Haltung könne die kindliche Seele vor der Sünde gerettet werden. In ähnliche Richtung zielt die Philosophie Descartes, der sagt, die Kindheit sei ein Ort der Schwäche des Geistes und des Irrtums, von dem sich befreit werden müsse. Daß die Gleichgültigkeit durch strenge Behandlung abgelöst wird, wird von einigen Theoretikern als Fortschritt im Sinne eines größeren Interesses am Kind verstanden. »Zwei neue Vorstellungen kommen gleichzeitig auf: die Vorstellung von der Gebrechlichkeit der Kindheit und die von der moralischen Verantwortung der Lehrer« (Ariés 1978, S.364).

Auch im Amerika des 17. Jahrhunderts wurden Eltern davor gewarnt, ihre Autorität dadurch zu untergraben, »›daß Ihr Eure Kinder zu sehr liebt, zumindest manchmal zu vertraut mit ihnen seid und nicht fortwährend Eure gebührende Distanz einhaltet: solche Liebe und Ungezwungenheit erzeugt bei den Kindern Geringschätzigkeit und Mißachtung.‹« (Illick 1977, S.440). Erziehung wurde als notwendig erachtet, um aus Kindern rechtschaffene Menschen zu machen, denn von Natur aus habe das kleine Kind ein schlimmes Gemüt und sei dem Bösen zugeneigt. Daneben existierte auch die Auffassung, kleine Kinder seien von Natur aus unschuldig und müßten daher vor verderblichen Einflüssen durch strenge Kontrolle geschützt werden (Ariés 1978).

42

Anfang des 20. Jahrunderts erlebte die Forderung nach strenger Erziehung, gestützt auf die Wissenschaftlichkeit, einen neuen Aufschwug. John B. Watson veröffentlichte 1928 sein Werk »Die psychische Erziehung im frühen Kindesalter«. Die Sauberkeitserziehung sollte schon mit einem Monat beginnen, und Zärtlichkeit oder Liebkosungen waren verteufelt, da sie durch Verwöhnung zur moralischen Laxheit verführten. Die Schlagworte hießen: Pünktlichkeit, Disziplin und Reinlichkeit (Thurer 1995).

Die bisherigen Ausführungen sollen nicht implizieren, es habe keine Eltern gegeben, die ihre Kinder geliebt und ihnen Zuneigung und Fürsorge entgegengebracht haben. Mutterliebe und Sorge um Kinder, wie sie in unserer heutigen Gesellschaft eine Norm darstellen, wurden jedoch nicht als selbstverständlich angesehen und wurden nicht gesellschaftlich erwartet. »Vor allem wollen wir festhalten, daß in der Zeit, die vor der Mitte des 18. Jahrhundert liegt, die Liebe als ein familiärer und sozialer Wert nicht vorkommt« (Badinter 1981, S.33).

2.1.5 Die Entstehung von Kindheit, Kleinfamilie und Mutterliebe

Das bisher skizzierte Verhalten von Eltern ihren Kindern gegenüber, das sich in Gleichgültigkeit und Desinteresse genauso wie in Vernachlässigung und Brutalität ausdrückte, änderte sich erst nachhaltig im 17. Jahrhundert.

Im 11. und 12. Jahrhundert hatte die Ungeteilheit des Erbes das Leben in der Sippe begünstigt. Mehrere verwandte Familien mußten gemeinsam auf dem ererbten Besitz wirtschaften. Im 13. Jahrhundert änderte sich die Situation durch die neue Form des Geldsystems und die Zunahme der Mobilität von Hab und Gut. Die Sippensolidarität schwand, und die Ungeteilheit des Besitzes wurde aufgegeben (Ariés 1978). Der Aufschwung von Handel und Gewerbe und die damit einhergehende Konzentration von Kapitalien veränderten auch die Familienstruktur. Zunächst entstand die patriarchalische Familie, die unter der Autorität des Vaters als Wirtschaftseinheit fungierte. Ende des 16. Jahrhunderts verlor die Frau endgültig das Recht auf die Mitverwaltung des gemeinsamen Besitzes (Davis 1989). Es entwickelte sich im 16. und 17. Jahrhundert ein neuartiges Bewußtsein für die Grenzen der Familie, die Interessen der unmittelbaren Familie wurden von denen weitläufiger Verwandter differenziert. Im Kontext der Entstehung von urbanen Zentren und einer größeren geographischen Mobilität konnte sich die Kleinfamilie entwickeln. Mit Beginn der Industrialisierung löste die außerfamiliäre Welt der Arbeit sich vom Haus als Produktionsgemeinschaft. Die Rolle des Hausvaters als Patriarch und Schutzpatron des Gesindes sowie der im Haus lebenden weitläufigen Verwandtschaft wurde zunehmend vom Staat übernommen (Beckmann 1981). Erst später entwickelte sich die Gattenfamilie, die sich um das Kind herum gruppierte und in der die Idee emotionaler Zuneigung einen größeren Raum einnahm. Das Ideal der Liebesheirat entstand.

2.1.5.1 Die Organisation des privaten Raums

Die zunehmende Intimität der Familie drückt sich auch in einer neuen Organisation des privaten Raumes aus. Dies läßt sich beispielhaft nachzeichnen durch architektonische Veränderungen in Italien. Die florentinischen Palazzi wurden im Laufe der Renaissance zu einer Welt des Privatlebens umgestaltet (Thurer 1995). Im 13. und 14. Jahrhundert war der Palazzo geprägt durch eine zur Straße hin offenen Loggia, in der sich öffentliches Leben abspielte. Im 15. Jahrhundert waren die Palazzi von der Nachbarschaft losgelöst, und die offene Loggia war geschlossen oder abgeschafft worden. »Den Rückzug der Familie von der Straße, dem Platz und aus dem Gemeinschaftsleben und ihre Einkapselung im Inneren eines Hauses, das gegen Eindringlinge besser gewappnet, für die Intimität besser gerüstet war, habe ich, von überwiegend französischen Quellen ausgehend, für das Ende des 17. und das 18. Jahrhundert angesetzt« (Ariés 1978, S.61). In einem solchermaßen privatisierten Raum entwickelten sich neue Gefühle und Beziehungen innerhalb der Familie und das Verhältnis zwischen Mutter und Kind wurde intimer. Bis ins 17. Jahrhundert hinein existierte keine Trennung zwischen Berufs- und Privatleben, denn innerhalb eines Systems persönlicher Abhängigkeiten in feudalen Strukturen determinierte gesellschaftliche Beliebtheit gleichzeitig den existentiellen Status des einzelnen in der Aristrokratie. Demgegenüber machten die Elendsquartiere der Unterschicht mit ihren Einraumhäusern ein intimes Familienleben unmöglich, so daß die Kinder frühzeitig den beengten Verhältnissen entflohen.

In den großen Häusern der Notabeln enstand im Laufe der Zeit das Familienleben. Diese großen Häuser spielten zunächst eine öffentliche Rolle, da sie ein Treffpunkt für Freunde, Verwandte, Kunden und Protégés waren. Ein ständiger Strom von Besuchern des gesellschaftlichen Lebens bestimmten das Familienleben. Die Räume für Geschäft und Privatleben waren nicht getrennt: man empfing Besucher, schlief, tanzte und arbeitete in den gleichen Zimmern. Ein Gemisch von Geschlechtern und Altersstufen lebte in den Räumen der großen Häuser zusammen. Die Intensität des sozialen Lebens verbot die Isolierung des einzelnen. »Diese ausgeprägte Sozialität stand der Herausbildung des Familiengefühls lange Zeit entgegen, weil keinerlei Intimität aufkommen konnte« (Ariés 1978, S.547). Seit dem 18. Jahrhundert jedoch begann die Familie gegenüber der Gesellschaft eine gewisse Distanz zu beziehen. Die Unabhängigkeit der einzelnen Zimmer wurde durch einen Flur gewährleistet, Schlaf- und Wohnzimmer trennten sich voneinander. Die Nähe zu den Bediensteten löste sich auf, eine neue Erfindung war die Glocke, mit der man nach ihnen läutete. Die Visitenkarte, mit der man einen Besuch ankündigte, demonstrierte, daß es nicht mehr üblich war, unangemeldete Besuche zu jeder Tageszeit zu machen. Die neue Höflichkeit achtete die Intimsphäre des anderen. Die Familie reduzierte sich auf Eltern und Kinder und sonderte sich gegen Freunde, Geschäftsfreunde und Bedienstete ab. Die neu enstandenen Familien wendeten sich von der Gesellschaft ab und den Kinder zu. Aber erst im 18. Jahrhundert griff der Familiensinn auf sämtliche Stände über.

In Frankreich spielten sich diese Veränderungen im Kontext der Revolution ab. Viele Personen wurden durch die revolutionären Unruhen stärker in ihre Häuser getrieben. Gleichzeitig wurden viele religiöse Institutionen, die sich öffentlich um Kindererziehung gekümmert hatten, geschlossen. Das führte zu einer Regeneration im Leben der französischen Oberschicht, da die Kinder nicht mehr hauptsächlich außer Haus erzogen wurden.

2.1.5.2 *Die Erziehung der Frauen zur Mütterlichkeit*

Im letzten Drittel des 18. Jahrhunderts entstandt das Ideal der Mutterliebe. Nach 1760 erscheinen viele Publikationen, in denen die Mütter aufgefordert werden, ihre Kinder zu stillen und sich persönlich um sie zu kümmern. Parallel zu der Entwicklung von mehr Privatheit erforderte es jedoch zahlreiche andere Argumente, um den Frauen ihre Mutterpflichten näherzubringen. Dabei spielte die Ärzteschaft eine bedeutende Rolle. Während Aborte und Totgeburten bisher als gottgewollt hingenommen worden waren, verlagerte sich die Verantwortung zunehmend auf die Frau und ihren Lebenswandel. Eine »ausschweifende Lebensart« wurde den Schwangeren ärztlicherseits verboten (Toppe 1993). Da angenommen wurde, alle emotionalen Aufregungen könnten zu Aborten oder Schädigungen der Kinder führen, forderten die ärztlichen Ratgeber: Schonung, Selbstdisziplin und wenig Aufenhalt in der Öffentlichkeit.

Ein oft angeführtes Argument war die Natur: »In diesem Sinne schlug man den Frauen vor, dem nachzueifern, was ihnen am ähnlichsten sei, was aber nicht wie sie selbst die verheerenden Einflüsse der verdorbenen Gesellschaft erlitten habe. Als gebräuchliche Vorbilder dienten gleichzeitig die Frauen wilder, barbarischer Völker, die Weibchen der Tiere und sogar die Pflanzen!« (Badinter 1981, S.145). Auch bei der Konstruktion der »weiblichen Natur« waren Ärzte maßgeblich beteiligt: »Das Weib ist nämlich bestimmt zu empfangen; die empfangene Frucht bis zur Stunde der Geburt in sich zu erhalten; zu gebären; dem gebornen Kinde die erste Nahrung durch die Brüste zu reichen; dem Säugling Schutz und Pflege zu geben; dem Unmündigen die erste Erziehung zu erteilen« (von Ammon, F.A., 1827, S.2, zitiert nach Toppe 1993). In diesem Zusammenhang ist auch die Idee eines weiblichen Geschlechtscharakters zu verstehen. In zunehmendem Maße wurden bestimmte Eigenschaften den Frauen qua Natur zugeschrieben. An die Stelle von Aussagen über die standesgemäßen Pflichten und Rechte der Frau in bezug auf die Hauswirtschaft traten Definitionen über das natürliche Wesen der Frau, aus der sich ihre Aufgabe zur Mutterschaft ableitete. Diese Zuschreibungen dienten dazu, den Widerspruch zwischen egalitärem Anspruch der bürgerlichen Gesellschaft über die freie Entfaltung der Person und der realen Ausgrenzung von Frauen aus dem öffentlichen Leben zu verschleiern (Toppe 1993).

Zusätzlich versuchte man den Frauen die Annehmlichkeiten der Mutterschaft vor die Augen zu halten. Die Pflichten, sich um das Kind zu kümmern, seien nichts als köstliche Vergnügungen. Rousseau verspricht den Müttern die »Hochachtung und Ehrerbietung der Welt«. Sind diese Verheißungen noch nicht überzeugend, wird den Frauen mit verschiedenen Krankheiten gedroht, die sie erleiden werden, wenn sie ihre Kinder nicht stillen (Badinter 1981).

Auf die Realisierung der neuen Werte hatten folgende Faktoren Einfluß: die soziale Stellung, d.h. die wirtschaftlichen Möglichkeiten der Frauen und die Hoffnung, innerhalb von Familie und Gesellschaft eine lohnendere Rolle einzunehmen. Die Mutter wurde zum Angelpunkt der Familie und erhielt Verfügungsgewalt über Menschen. Damit wurde ihr nach dem Verschwinden des Haushalts als Produktionseinheit in der traditionellen Gesellschaft, in der Frauen aufgrund ihrer wirtschaftlichen Tätigkeit den öffentlichen Raum beanspruchen konnten, einer neuer Bereich zugesprochen, um Achtung, Anerkennung und Selbstbestätigung zu erreichen (Toppe 1993). Mit dieser Entwicklung war jedoch ein realer gesellschaftlicher Machtverlust verbunden. Seit dem 18. Jahrhundert zeichnete sich ein neues Bild der Mutter ab, das geprägt ist von Liebesbeweisen für das Kind. Insgesamt verbrachten die Frauen mehr Zeit mit ihren Kindern, als es noch ihre eigenen Mütter taten. Diese Entwicklung realisierte sich zuerst im mittleren Bürgertum. Die Aristokratinnen hingegen nahmen die neuen Verhaltensweisen als letzte an. Die Mittelschichtsfrau erkannte in der neuen Rolle einen Prestigezuwachs, sie verbesserte ihren persönlichen Status und erlangte eine neue Autorität im Haus. Die Arbeiterin, die Frau des kleinen Handwerkers und die Bäuerin dagegen waren weiterhin darauf angewiesen, ihre Kinder zu Ammen zu geben, um am Erwerbsleben teilnehmen zu können. Diese Praxis wurde bis zu Beginn des 20. Jahrhunderts fortgesetzt, bis die Methoden der Sterilisation die Flaschenernährung ermöglichten und das Ammenwesen verdrängten. Es gab aber weiterhin auch in städtischen wohlhabenden Schichten Frauen, die die Aufgaben der Kindererziehung nicht auf sich nehmen wollten. Sie ließen eine Amme zu sich ins Haus kommen und delegierten die meisten mütterlichen Aufgaben an sie. Die »Nounou« konnte für Kinder begüterter Eltern eine zentralere Stellung einnehmen als die eigene Mutter.

Selbst wenn nicht alle Frauen den neuen Verhaltensweisen nacheiferten, hatten sich doch die herrschenden Werte und Normen geändert, so daß Mütter, die dieser Pflicht nicht nachkamen, sich schuldig fühlten. Die Frauen wurden zunehmend mit dem Leiden und Opfern identifiziert, die sie für ihre neue Rolle gerne auf sich nehmen sollten. Frauen, »die alles in die Mutterschaft investiert haben, weil diese in einem Leben ohne Leidenschaft, Sexualität und Ehrgeiz ihren einzigen ›Trost‹ darstellt« (Badinter 1981, S.199), werden zur gesellschaftlichen Norm. Die Bedeutung von Kindern im Leben von Frauen wird zentral: »Eine kinderlose Frau ist eine Ungeheuerlichkeit; wir sind einzig dazu geschaffen, Mutter zu sein« (Badinter 1981 S.203).

Gleichzeitig verlor der Vater an Bedeutung. »Seine im 17. Jahrhundert noch so große Bedeutung und Autorität gehen zurück, denn mit der Übernahme der Führungsrolle im Hause hat die Mutter sich viele seiner Funktionen angeeignet« (Badinter 1981 S.225). Die Funktion des Vaters beruht nur noch in einer Form von Erziehung, die ihm nicht viel abverlangt. Gleichzeitig übernahm der Staat immer stärker väterliche Aufgaben. Galt der Vater im 17. Jahrhundert noch als Stellvertreter Gottes und Ersatz des Königs in der Familie, dringt der Staat jetzt in Form von Erziehern, Lehrern, Jugendrichtern und Ärzten in die Familie ein. An die Stelle des familiären Patriarchs tritt das Staatspatriarchat.

Seit der zweiten Hälfte des 17. Jahrhunderts bestritten moralistische Erzieher die Legitimität der Bevorzugung des Erstgeborenen in bezug auf Erbe, Ausbildung und Zuwendung. Alle Kinder müßten von ihen Eltern gleichermaßen geliebt und gefördert werden propagieren sie. Das 18. Jahrhundert macht dem Privileg der Erstgeburt dann ein gesetzliches Ende.

Von seiten der Kirche und der Philosophie wurde eine neu entstandene Sorge um Kinder postuliert. Locke stritt für die Abschaffung der Wickelkleider, für die Möglichkeit der Kinder, krabbeln zu können, und für eine größere Aufmerksamkeit ihren Eigenarten gegenüber (Illick 1977). Rousseau, der durch die Veröffentlichung seines Werkes »Emil oder Über die Erziehung« 1762 in Paris einen großen Einfluß ausübte, vertrat die Auffassung, Kinder seien von Natur aus gut und mit der Fähigkeit zur Vernunft ausgestattet. Außerdem vertrat er kindgerechtere Erziehungsmethoden, die mehr Bewegungs- und Entwicklungsfreiheit ermöglichen sollten. Er wendete sich gegen das Wickeln genauso wie gegen die Weggabe der Kinder an Ammen. Mit der Figur »Sophie« malte Rousseau das Bild einer idealen Frau und Mutter, die in ihrem Hausmutterdasein Erfüllung findet. Daß die Mutterschaft zu den naturgegebenen Pflichten der Frau gehört, war für Rousseau ohne Zweifel, die Frauen müßten nur zu diesen Pflichten, von denen sie sich entfremdet hatten, zurückfinden und damit zum Wohl von Familie und Staat beitragen. »Wenn sich jedoch die Mütter dazu verstünden, ihre Kinder selber zu nähren, so werden sich die Sitten von selbst erneuern und die natürlichen Regungen erwachen. Der Staat wird sich wieder bevölkern. Der erste Punkt allein genügt, um alles wieder in Ordnung zu bringen« (Rousseau 1978. S.19). Den Frauen, die sich ihren natürlichen Pflichten nicht weiter entziehen, verspricht er das Glück durch die Liebe der Männer, die Anhänglichkeit der Kinder, die Achtung und den Respekt der Öffentlichkeit sowie dauernde Gesundheit und komplikationslose Niederkünfte.

Die Kirche betonte die Verantwortlichkeit der Eltern für ihre Kinder und griff die Mütter an, die noch nicht bereit waren, ihre Pflichten ernst zu nehmen. Flandrin stellt einen interessanten Zusammenhang zwischen der Bewußtwerdung der Schuld der Eltern, wenn sie ihre Kinder vernachlässigen, und der verringerten Kinderzahl im Laufe der »malthusianischen Revolution«[8] her: Die Menschen würden ihre Nachkommenschaft beschränken, weil sie der Verantwortung ihren Kindern gegenüber, die ihnen nun bewußt gemacht worden ist, entgehen wollten[9].

Doch nicht nur gutes Zureden wurde als Mittel angewandt, um die Frauen von den neuen Werten zu überzeugen: Während des Hexenwahns kamen in Europa zwischen 1500 und 1700 etwa 60.000 bis 200.000 Frauen ums Leben. Besonders verdächtig waren kinderlose Frauen, und für »gut« erachtete Mütter genossen Immunität (Thurer 1995).

2.1.5.3 Das Interesse des Staates an Kindern

Die demographischen Wissenschaftler des 17. Jahrhunderts vertraten die These, daß Frankreich sich entvölkere und die Kindersterblichkeit daher bekämpft werden müsse. Der Status des Kindes änderte sich, denn man sah nicht mehr die Last, die es kurzfristig darstellte, sondern die langfristige Produktivkraft, die es verkörperte. Die absolutistische Politik des 18. Jahrhunderts ging von der Notwendigkeit einer zahlreichen Bevölkerung aus, um über ein starkes Heer und viele steuerzahlende Untertanen zu verfügen (Toppe 1993). Dabei kam es zu einer Koalition zwischen dem Staat und den Medizinern, indem die Ärzte das bevölkerungspolitische Interesse der Herrschenden in konkrete Programme und Handlungsanweisungen übersetzten und dabei ihre eigene gesellschaftliche Position aufwerten konnten. Im Zuge dessen kam es zum Aufbau einer sog. »Medizinischen Polizey« – so wurde seit 1764 in Deutschland die öffentliche Gesundheitsaufsicht benannt.

---

8 Malthus, ein englischer Nationalökonom, der im 18. Jahrhundert einen Zusammenhang zwischen Bevölkerungswachstum und Bodenertrag herstellte und daher eine Verringerung der Nachkommen empfahl. Hier ist der deutliche Rückgang der Geburtenrate gemeint.

9 Flandrin begründete seine Argumentation wie folgt: »Allgemeiner könnte man annehmen, daß viele Ehepaare ihre Fruchtbarkeit einschränkten, weil ihnen die Moralisten der katholischen Reform das ungeheure Ausmaß ihrer Pflichten ihren Kindern gegenüber - moralische, intellektuelle und berufliche Erziehung - verständlich gemacht haben, ohne ihnen hinlängliche Gründe zu liefern, diese Knechtschaft zu akzeptieren« (Flandrin 1978 S.272/3).

In bezug auf die Mutterschaft orientierte man sich an folgenden Richtlinien: »Heiratsverbote für unfruchtbare oder ›mangelhaft ausgestattete‹ Frauen, Weiblichkeitserziehung, Stillvorschriften, (...), Reform der Hebammen-ausbildung, die Einrichtung klinischer Entbindungsanstalten und scharfe Kontrolle unehelich schwangerer Frauen« (Toppe 1993, S.213). Die Frau als Mutter ist damit stärker dem Staat als ihrem Ehemann unterworfen. 1794 wurde die Pflicht der Mütter, ihre Kinder selbst zu stillen, im »Allgemeinen Landrecht für die Preußsichen Staaten« gesetzlich verankert.

In Frankreich fand eine ähnliche Entwicklung statt: »Während des Zeitabschnitts, der von Ludwig XIV. bis zu Napoleon I. reicht, machte sich in Frankreich aufgrund der zahlreichen Kriege bekanntlich die Notwendigkeit bemerkbar, über eine größere Bevölkerungszahl zu verfügen, um den europäischen Koalitionen standhalten zu können. Doch die militärischen Bedürfnisse des Landes stießen auf die ökonomischen Notwendigkeiten. Die jungen Männer, die man in den Krieg schickte, fehlten als Arbeitskräfte in der Landwirtschaft.« (Badinter 1981, S.123). Colbert, der merkantilistische Wirtschaftspolitiker, versuchte die große Zahl »unproduktiver« Menschen zu bekämpfen, er entwickelt Arbeitshäuser für die Armen und befreite Familienväter mit mehr als zehn Kindern von der leibeigenen Steuer. Es wurde der Vorschlag gemacht, die Findelkinder mit der Flasche aufzuziehen, um die französischen Kolonien zu besiedeln. Condorcet in Frankreich und Malthus in England propagierten im 18. Jahrhundert eine Beschränkung der Nachkommenschaft einer Familie, um eine sorgfältigere Aufzucht des einzelnen Kindes zu erreichen und den Lebensstandard zu heben. Gegen 1740 begann in Frankreich in den Städten und einige Jahrzehnte später auch auf dem Land die Fruchtbarkeit der Familien deutlich abzunehmen (Flandrin 1978). Ein Jahrhundert später läßt sich diese Entwicklung auch in anderen europäischen Ländern beobachten. Hier konnte Frankreich aufgrund der ent-christianisierenden Revolutionsgesetze, die Empfängnisverhütung erlaubten, eine Vorreiterrolle spielen. Veränderungen im Geschlechterverhältnis waren wesentlich für diese Entwicklungen. Im Rahmen der neuen Rolle der Frau als schwaches Geschlecht änderten sich auch die ehelichen Beziehungen: der Mann hatte das Recht verloren, seine Frau zu schlagen, um sie zur ehelichen Pflicht zu zwingen. Neben dem Koitus interruptus entwickelte sich daher die Verweigerung der Ehefrau zum Mittel der Geburtenkontrolle (Flandrin 1978). Als neue Methode zur Empfängnisverhütung wurden die Präservative entwickelt.

50

2.1.5.4 Die Bedeutung des Schulunterrichts bei der Entstehung der Kindheit

Trotz der bis hierher beschriebenen Entwicklungen, wie der Entstehung der Kleinfamilie und der Apell an die Mütter, sich besser um ihre Kinder zu kümmern, wurden Kinder erst nach und nach als menschliche Wesen anerkannt, die andere Probleme haben als Erwachsene. Erst eine langsame Entwicklung führte zu einer bewußten Wahrnehmung der Kindheit als besondere und schutzbedürftige Lebensphase. Die im späten 16. Jahrhundert entstandene Literatur über Kinderpflege ist ein Zeichen dafür. Im Laufe der Jahrhunderte enstand eine vorher nicht bekannte eigenständige Lebenswelt für Kinder, was sich in Kunst, Kleidung, Freizeitaktivitäten und vor allem im Schulunterricht zeigt[10].

Erst im 17. Jahrhundert wird im Bürgertum das Wort Kindheit auf seine moderne Bedeutung eingeschränkt. Traditionell wurden alle abhängig Beschäftigten (wie Lakaien, Gesellen und Soldaten) als »Kinder« bezeichnet. In der französischen Sprache fehlte lange ein Wort, um Säuglinge zu benennen, erst im 19. Jahrhundert wird das Wort »baby« aus dem Englischen übernommen und zum französischen »bébé«. In der Kunst tauchen Kinder erst im 13. Jahrhundert in den Darstellungen auf und werden im alltäglichen Leben mitten unter Erwachsenen gezeigt. Im 16. Jahrhundert erst entstanden die ersten Portraits von Kindern. Erst im 17. Jahrhundert wurde das adelige und bürgerliche Kind nicht mehr wie ein Erwachsener gekleidet, und es entwickelte sich eine besondere Kinderkleidung. Dies galt, wie die meisten anderen hier geschilderten Entwicklungen, jedoch nur für Jungen, Mädchen wurden weiterhin wie erwachsene Frauen gekleidet. Auch die Kinder von Bauern und Handwerkern bildeten eine Ausnahme. Während es bis zu Beginn des 17. Jahrhunderts üblich war, daß Erwachsene und Kinder die gleichen Spiele spielten, entstand im Laufe des Jahrhunderts spezielles Kinderspielzeug.

Die Entwicklung des Schulunterrrichts bedeutet einen entscheidenden Schritt in der Abtrennung der Kindheit von der Erwachsenenwelt. Ursprünglich war die Schule kirchlichen Ursprungs und als Lateinschule oder Singschule dafür zuständig, priesterlichen Nachwuchs auszubilden. Ein

---

10 Für die folgenden Angaben zur Entstehung der Kindheit vgl. Ariés 1978.

Elementarunterricht, wie wir ihn heute kennen, fand nicht statt. Durch Privatlehrer wurde der Unterricht nach und nach um die Fächer Grammatik, Rhetorik, Geometrie, Arithmetik und Astronomie erweitert, und die Schule sollte auf ein Studium der Theologie oder der Rechtswissenschaften vorbereiten. Lange herrschte eine völlige Indifferenz dem Alter oder Leistungsstand der Schüler gegenüber vor, Ältere und Jüngere, Fortgeschrittene und Anfänger wurden gemeinsam unterrichtet. Zwischen dem 13. und 15. Jahrhundert entstand das Kolleg. Anfangs als Internat für mittellose Stipendiaten gedacht, die von dort zum Unterricht bei privaten Lehrern gingen, entwickelte es sich mit der Zeit zum Internat, in dem auch der Unterricht stattfand. Erst mit der Zeit setzte sich eine zunehmende Strukturierung des Unterrichts durch, und es enstanden Stundenpläne. Zu Beginn des 17. Jahrhunderts entwickelten sich Schulklassen, die inhaltlich aufeinander folgten, jedoch noch nicht mit einer bestimmten Altersstufe der Schüler korrespondierten. Durch die Schulzeit wurde die frühe Kindheit vom Alter der Schulkinder differenziert, doch »innerhalb der übrigen Schülerschaft bleibt die Vermischung der Altersstufen im 17. und 18. Jarhundert bestehen« (Ariés 1978, S.336). Auch das Alter für den Eintritt in die Schule ist mit etwa fünf bis zehn Jahren variabel. Erst im 18. Jahrhundert entstand die Vorstellung, daß Alter und geistige Fähigkeiten im Zusammenhang stünden, und eine altersentsprechende Abfolge der Schulklassen wurde angestrebt. Im 17. Jahrhundert entstanden sogennante »petites écoles«, die Kinder der Alterstufe fünf bis sieben Jahre von der übrigen Schulzeit trennten und die eine elementare Unterrichtsstufe darstellten. Hier wurde Schreiben, Rechnen und Lesen gelehrt. Dieser Elementarunterricht stellte weiterhin eine Konkurrenz zu professionellen Schreibern und Buchhaltern dar, die ihre Lehrlinge ausbildeten.

Lange noch war die Schule kein Ort der Vorbereitung aufs Berufsleben. »Bis zum Ende des Mittelalters und in vielen Fällen auch darüber hinaus erwarb man vor dem Eintritt in einen Beruf, wie immer der aussehen mochte – ob es nun der des Höflings, des Soldaten, des Verwaltungsbeamten, des Handeltreibenden oder des Arbeiters war, nicht zuvor die zu seiner Ausübung notwendigen Kenntnisse, sondern trat unverzüglich ins Berufsleben ein. Wenn man erst einmal berufstätig war, erwarb man mit Hilfe der Lebens- und Arbeitsgemeinschaft mit bereits berufserfahrenen Erwachsenen die notwendigen Kenntnisse durch die Alltagspraxis« (Ariés 1978, S.289). Dies betraf auch elementare Kenntnisse wie Lesen und Schreiben. Erst langsam entwickelte sich das Kolleg von einem Ort des Studiums Geistlicher und Humanisten zu einem Instrument des berufsvorbereitenden Unterrichts.

Die Reglementierung der Lebensweise im Kolleg war zunächst selbstverwaltet, im 14. und 15. Jahrhundert war die Schule eine Form der Bruderschaft oder freiwillige Vereinigung. Erst Ende des Mittelalters entstand eine autoritäre Hierarchie, die Lehrer wurden von Wissensvermittlern zu Beaufsichtigern der Tugend der Schüler. Während es früher gleichgültig gewesen war, wie die Schüler ihr Leben außerhalb des Unterrichts verbrachten, entwickelte sich nun eine ständige Überwachung der Schüler. Hinter dieser Entwicklung stand die schon unter 2.1.4. beschriebene Vorstellung, Kinder nur mit Härte vor dem moralischen Verderben retten zu können. Das Internat, das im 18. Jahrhundert große Verbreitung gefunden hatte, weil man gerade den erzieherischen Wert der völligen Kontrolle von Kindern, ihre Abkapselung von der übrigen Welt und ihre Disziplinierung schätzte, verlor in der zweiten Hälfte des 19. Jahrhunderts wieder an Bedeutung. Die moderne Familie wollte sich nun nicht mehr von ihren Kindern trennen und übernahm selbst die Aufgabe der moralischen Beaufsichtigung und Erziehung.

Für Kinder jedoch, die die Schule nicht durchliefen, galten noch länger die mittelalterlichen Gepflogenheiten des unmittelbaren Eintritts in die Erwachsenenwelt. Die Schule war nicht unbedingt das Monopol einer Klasse, auch Söhne von Handwerkern und Kaufleuten konnten neben Adeligen eine Schule besuchen, blieb jedoch das Monopol eines Geschlechts. Für Mädchen blieb die Kindheit noch lange sehr kurz, sie genossen nur die allernotwendigste Bildung und wurden nach einer frühen Heirat schnell ins Erwachsenenleben aufgenommen.

2.1.6 Zusammenfassung der historischen Aspekte

In den vorangegangenen Abschnitten wurde gezeigt, wie sich die gesellschaftlichen Normen zur Behandlung von Kindern und die Aufmerksamkeit für sie historisch gewandelt hat. Mutterliebe und Zuneigung zu Kindern, wie wir sie heute kennen und erwarten und die mangels direkter Beweise als ein Hinweis auf den Wunsch nach Kindern gelten können, sind erst mit dem Beginn der bürgerlichen Gesellschaft als soziale Norm entstanden.

Lange Zeit vorher war der Umgang mit Kindern dadurch geprägt, daß sie hauptsächlich als emotionale und ökonomische Last empfunden worden waren. Auf vielfältige Weise hatte man versucht, sie loszuwerden, sei es durch Aussetzung und Kindesmord oder durch Weggabe an eine Amme, eine Praxis, die nicht nur von Desinteresse der Eltern zeugte, sondern auch eine Lebensgefahr für das Kind bedeutete. Die Sitten der Frauen in wohlhabenden Schichten können als besonders bezeichnend für eine emotionale Haltung gelten, da sie weniger ökonomischen Zwängen unterworfen waren als erwerbstätige Frauen. In höheren Schichten wurde die Distanz zwischen Mutter und Kind nach der Rückkehr von der Amme aufrecht erhalten durch Gouvernante, Hauslehrer und die Weggabe der Jungen ins Internat und der Mädchen ins Kloster oder in die frühe Ehe. Weder bestand ein Verständnis für die speziellen Bedürfnisse der Kindheit noch können Hinweise auf ein Interesse an Kindern oder mütterlicher Liebe für Kinder gefunden werden.

Die gesellschaftliche Trendwende, die sich vor allem im 18. Jahrhundert vollzog und ausgelöst wurde von ökonomischen und militärischen Notwendigkeiten sowie durch echte moralische Empörung der aufklärerischen Philosophen, benötigte verschiedene prodagandistische Argumente, um den Müttern einen Sittenwandel näherzubringen. Zu diesen Argumenten zählten Drohungen mit Krankheit sowie mit ewiger Verdammnis, die Verheißung sozialer Aufwertung und der Verweis auf natürliche Vorbilder, wie Pflanzen und Tiere. Vor allem die Ärzte spielten eine wichtige Rolle, indem sie ein pädagogisches Programm vertraten, um den Frauen ihre mütterlichen Pflichten nahezubringen und sie »gemäß ihrer Natur« zur Mutterliebe zu erziehen.

Während im Mittelalter die Familie als Wirtschaftseinheit verstanden worden war, zu der genauso Diener oder Gesellen zählten, entstand das Ideal der Mutterliebe erst langsam inmitten der Gattenfamilie, die sich um die Kinder gruppiert, parallel mit der Entwicklung des privaten Raums. Häuslichkeit gewann eine noch nie dagewesene Wertschätzung, während sich das Erwerbsleben von der Familie trennte.

Die Effekte dieser moralischen Wende zeigten sich sehr deutlich am realen Umgang mit Kindern. Während neben dem Stillen in der französischen Mittelschicht sich im späten 18. Jahrhundert die mütterliche Fürsorge für kleine Kinder insgesamt verbesserte, vollzog sich ein ähnlicher Wandel in den unteren Gesellschaftsschichten erst in den sechziger Jahren des 19. Jahrhunderts. Diese Verbesserung spiegelten sich in einem Rückgang der

Kindersterblichkeit zwischen Ende des 19. Jahrhunderts und den zwanziger Jahren unseres Jahrhunderts wider. »Der Kernpunkt ist, daß diesen Müttern *nichts daran lag*, und darum gingen ihre Kinder in dem furchtbaren Kindermord unter, den die traditionelle Kindererziehung darstellte. Sitte und Tradition und die frostige Emotionalität des Lebens im Ancien régime griffen mit tödlicher Macht zu. Als das Aufwallen des Gefühls diesen Zugriff erschütterte, ging die Kindersterblichkeit rasch zurück, und die Mutterliebe wurde ein Teil der Welt, die uns so vertraut ist« (Shorter, 1977, S.234). Jedoch auch im Laufe unseres Jahrhunderts wandelten sich die Vorstellungen über »gute Mütterlichkeit« mehrfach.

Festgehalten werden soll hier vor allem, in welchem Ausmaß Gefühle, die wir heute als »natürlich« erwarten, historischem Wandel unterworfen sind. Unsere privaten Wünsche und Bedürfnisse scheinen nicht immer in gleicher Weise einer festgelegten Natur zu entspringen, sondern wandeln sich auch gemäß gesellschaftlicher Bedingungen.

2.2 Biologische und anthropologische Aspekte

Die historischen Betrachtungen zum Kinderwunsch haben zahlreiche Veränderungen im Verhalten von Müttern und bei der Kinderaufzucht dokumentiert. Die Frage, ob es biologische Grundlagen von Mutterschaft und Kinderwunsch gibt, die durch gesellschaftliche Veränderungen nur maskiert oder modelliert worden sind, ist damit noch nicht beantwortet. Liegt es in der Natur der Frauen, Kinder haben und für sie sorgen zu wollen? Um diese Frage beantworten zu können, werden im folgenden Kapitel Ergebnisse der biologischen und anthropologischen Forschung zum Thema Kinderwunsch und Mutterschaft dargelegt und diskutiert.

Die Psychoanalytikerin Chehrazi bezeichnet den Kinderwunsch als »ein angeborenes Geschlechtsmerkmal« (Chehrazi 1986, S.314). Diese Frage ist auch insofern bedeutsam, als die Natur der Frau vielfach angeführt wird, um daraus ihre natürliche Bestimmung, respektive ihre natürliche Pflicht abzuleiten (Schmerl, Ziebell 1989). In diesem Kapitel ergeben sich folgende methodische Probleme: Die Humanbiologie stützt sich wesentlich auf die Ergebnisse von Primatenforschung und Kulturvergleichen, der Kinderwunsch setzt jedoch die Trennung von Sexualität und Fortpflanzung voraus, die weder in »primitiven« Kulturen noch in Sozialverbänden von Primaten gegeben ist. Die Annäherung an das Thema gelingt daher nur anhand der Fragen nach einer primären Mütterlichkeit, nach der phylogenetischen Verankerung der Familie und nach der Universalität der Mutterrolle und der Kleinfamilie in verschiedenen Kulturen sowie nach der genetischen Strukturierung von geschlechtsspezifischem Verhalten in bezug auf Kinderwunsch und Mutterschaft.

In der Biologie haben sich vor allem Verhaltenswissenschaftler mit diesen Fragen befaßt. Daher werden Aspekte der Humanethologie vorgestellt, die sich mit Brutpflege, Mutter-Kind-Interaktion sowie mit der Frage nach der Familie und der Mutter-Kind-Dyade befassen. Die Evolutionsforschung spielt eine besondere Rolle, indem sie die Notwendigkeit der Fürsorge für Nachkommen in den Zusammenhang der Entwicklung zum Menschen stellt. Anthropologische Wissenschaftler stützen sich vor allem auf Ergebnisse völkerkundlicher Erfahrungen und stellen Gesellschaften vor, die einen unterschiedlichen Umgang mit Kindern sowie mit Kinderlosigkeit pflegen. Psychoendokrinologische Arbeiten untersuchen den Einfluß pränataler Hormone auf geschlechtsspezifisches Verhalten und Mütterlichkeit. Die Erfahrungen aus dem Kibbuz Experiment, das einen Versuch darstellte, einen radikalen Bruch in der Kindererziehung und der geschlechtsspezifischen Arbeitsteilung zu markieren, sind in unterschiedlicher Hinsicht diskutiert worden. Unter der Fragestellung nach einer präkulturellen Genese des Kinderwunsches werden abschließend die unterschiedlichen Geschichtspunkte zusammengefaßt.

2.2.1 Brutpflege und Mutter-Kind-Interaktion

Die Mutter-Kind-Interaktion unmittelbar nach der Geburt begründet eine enge persönliche Bindung zwischen beiden, die Betreuungsverhalten der Mutter auslöst und Verständigung untereinander ermöglicht. Der menschliche Säugling verfügt über relativ reife Sinne, was ihm hilft, schnell eine persönliche Bindung zur Mutter einzugehen. Die von Bowlby und Ainsworth ausgearbeitete »biologische Bindungstherorie« besagt, daß Mutter und Kind durch evolutionäre Entwicklung aufeinander abgestimmt agieren, um eine Mutter-Kind-Bindung zu etablieren. Dazu gehört Signalverhalten des Kindes wie Schreien, Lächeln und Babbeln, das bewirkt, daß die Mutter zum Kind kommt, und Annäherungsverhalten des Kindes wie Sich-Anklammern und Nachfolgen. In den ersten acht Wochen sind die kindlichen Signale für Bindungsverhalten jedoch ohne Unterscheidung der Figur auf alle Personen der Umgebung gerichtet (Bowlby 1984). Stern (1992) formuliert in bezug auf die sozialen Fähigkeiten des Säuglings, dieser arbeite »mit kraftvoller Zielstrebigkeit auf die Sicherung sozialer Interaktionen hin« (S.49).

Eine wichtige Interaktion ist das Fixieren der Mutter durch den Säugling. Die Neugeborenen bewegen ihre Augen koordiniert in die Richtung einer seitlichen Schallquelle, als wollten sie diese fixieren; dieser Vorgang setzt jedoch kein Sehvermögen voraus, denn er ist auch bei blindgeborenen Kindern zu beobachten. »Entscheidend ist, daß sie so tun, als würden sie die Mutter anschauen. Mütter reagieren auf diese Zuwendung mit stark positven Emotionen« (Eibl-Eibesfeldt 1986, S.250). Eine besondere Rolle spielt der Augenkontakt. Öffnet das Kind die Augen und befriedigt damit das Bedürfnis der Mutter nach Augenkontakt, löst dies gesteigertes zärtliches Verhalten aus (Grossmann 1978 zitiert nach ebd.). Eine ähnliche Funktion hat das spontane Lächeln des Kindes, das zunächst ebensowenig der Mutter persönlich gilt. Anfangs lächeln Neugeborene »im Leerlauf«, dies als endogen bezeichnete Lächeln wird abgelöst vom exogenen Lächeln, welches von verschiedenartigen Reizen, wie z.B. einer stilisierten Augenatrappe ausgelöst werden kann. Es wird jedoch von der Mutter als positiv erlebt und löst bei ihr Zuwendung aus. Erst im zweiten bis dritten Lebensmonat tritt das soziale Lächen auf, das ein wirkliches Erkennen des menschlichen Gesichts voraussetzt (Promp 1990). Neben dem Lächeln gehört das Weinen zu den angeborenen mimischen Ausdrucksbewegungen des Kindes, das Zuwendung der Mutter auslöst. Zu den kindlichen Zuwendungsappellen gehört auch der Kontaktschrei. Der mütterliche Herzschlag, den Kinder schon intrauterin wahrnehmen können, gilt aus Schlüsselreiz zur Abschaltung des Kontakt-schreis. Mütter, egal ob Links- oder Rechtshänderinnen, halten die Kinder auf der linken Seite. Da Erstgebärende, denen ihr Säugling kurz nach der Geburt fortgenommen wurde, diesen Linkstrend nicht aufweisen, wird auf einen Lernvorgang geschlossen (Promp 1990, Morris 1968). Bereits im Alter von drei Monaten können Mutter und Kind nachweislich lautlich miteinander interagieren. Dabei benutzen sie eine in Rhythmus, Betonung, Satzbau, Lautstärke, Geschwindigkeit und Tonhöhe von der Alltagssprache unterschiedliche Sprechweise. Diese Eigenheiten der Babysprache konnten auch in anderen Kulturen nachgewiesen werden. Die um eine Oktave höhere Tonhöhe findet sich z.B. auch bei den Eipo, Buschleuten und den Yanomami (Eibl-Eibesfeldt 1986). Die Stimmfühlung zwischen Mutter und Kind soll eine Vertiefung der Bindung bewirken und dem Kind die Präsenz der Mutter beweisen (Promp 1990).

Babysprache wie auch der Austausch von Zärtlichkeiten findet sich ebenfalls bei Vätern verschiedener Kulturen (Eibl-Eibesfeldt 1986). »Die erste Kontaktaufnahme von Vätern mit ihren Säuglingen erfolgt nach dem gleichen Muster, nach dem die Mütter den Kontakt aufnehmen« (ebd. S.292). Zu dem Ergebnis, daß Väter genauso gut mit dem Säugling interagieren können wie Mütter, kommen auch andere Wissenschaftler: »In allen intuitiven elterlichen Verhaltensanpassungen an die Bedürfnisse des Säuglings (...) sind bis in den mikrostrukturellen Bereich hinein Mütter und Väter praktisch nicht zu unterscheiden« (Papousek 1987, S.46). In einer Literaturübersicht, die Studien über die Ansprechbarkeit von Männern und Frauen durch kleine Kinder zusammenfaßt, kommt Berman (1980) zu dem Schluß, direkt nach der Geburt sei die Zugewandtheit zu dem Neugeborenen von Müttern und Vätern gleich groß. Väter, die die Hauptverantwortung für die Betreuung ihrer Kinder tragen, zeigten in ihrem Verhalten Ähnlichkeiten zu Müttern, die die Hauptbetreuungspersonen waren (Berman 1980). Von seiten der Neugeborenen können manche Eigenschaften der Mutter, wie die Stimme (Locke 1993), von denen anderer Personen unterschieden werden. Diese Fähigkeit steht mit pränataler Stimulation im Zusammenhang. Weibliche Neugeborene können früher zwischen Gesichtern unterscheiden und schauen länger in Gesichter als neugeborene Jungen (Silverman 1987), inwieweit diese Unterschiede biologische Vorraussetzungen oder bereits Ergebnis früher geschlechtsspezifischer Sozialisation sind, ist schwer klärbar. Aufgrund der intensiveren Interaktion mit ihrer Umwelt sind neugeborene Mädchen früher Sozialisationseinflüssen ausgesetzt als Jungen (vgl. auch 2.5.2).

Bestimmte Merkmale von Kindern lösen bei allen Erwachsenen Brutpflegeverhalten aus (angeborener Auslösemechanismus). Dieses Kindchen-Schema besteht aus unterschiedlichen Merkmalen: ein im Verhältnis zum Rumpf großer Kopf, ein überwiegender Hirnschädel mit vorgewölbter Stirn, große, in der Mitte des Schädels liegende Augen, kurze dicke Extremitäten, rundliche Körperform und vorspringende Pausbacken (Eibl-Eibesfeldt 1978). Die Universalität von Brutpflegeverhalten ist ein Hinweis auf seinen angeborenen Charakter. Küssen, zartes Knabbern, Blasen mit aufgesetzten Lippen kommt bei vielen Naturvölkern vor.

Ebenso wie dem Kind Verhaltensmuster angeboren sind, die Betreuung durch die Mutter und andere Pflegepersonen auslösen, verfügen Erwachsene über ein angeborenes Verhaltensrepertoire, um auf den Säugling zu reagieren. Hier können jedoch frühe Konditionierungsvorgänge nicht immer klar von genetisch fixierten Abläufen unterschieden werden. Solch eine Dichotomie würde das Verhalten höherer Organismen auch nur unzureichend beschreiben. Vielmehr greifen genetisch bereitgestellte Verhaltensmuster mit Umwelterfahrungen ineinander. In einer komplexen Umwelt kann adäquates Verhalten nur entwickelt werden, wenn aufgrund von Erfahrungen eine Auswahl aus angeborenen offenen Verhaltensmöglichkeiten getroffen werden kann.

Insbesondere die Periode unmittelbar nach der Geburt ist besonders geeignet, eine enge Mutter-Kind-Bindung zu etablieren, die sich für die weitere Entwicklung des Säuglings als vorteilhaft erweist (Schetelig 1989). Dies ergeben auch Studien über Kreißsaalmanagement. Mütter, die Gelegenheit zu Frühkontakt mit ihren neugeborenen Kindern hatten, zeigen nach einem Monat eine signifikant stärkere emotionale Zuwendung (Klaus et al. 1972). Daraus kann jedoch nicht geschlossen werden, daß es eine bestimmte sensible Phase gibt, in der gleich einem prägungsähnlichen Vorgang die Mutter-Kind-Bindung etabliert wird. In anderen Studien ergab sich kein Hinweis auf eine Beziehung zwischen Frühkontakt und mütterlichem Bindungsverhalten (Svejda et al. 1980). Es gibt auch keine Beweise, daß Mütter, die z.B. durch eine operative Entbindung im Frühkontakt zu ihrem Säugling beeinträchtigt sind, später eine weniger zufriedenstellende Bindung zu ihrem Kind haben (Sluckin et al. 1986). Verschiedene Einflußgrößen wie Schichtzugehörigekit der Mutter und Parität modellieren darüber hinaus die Mutter-Kind-Bindung[11].

Die Annahme, Mutter und Kind würden »von Natur aus« harmonisch miteinander interagieren, spielt eine Rolle im Alltagsbewußtsein und wird

---

11 Mittelschichtsmütter interagieren mit ihrem Neugeborenen eher durch die Stimme als Mütter aus der Arbeiterschicht, die Berührungen bevorzugen. Mütter erstgeborener Kinder widmen dem Füttern oder Stillen mehr Zeit, dominieren diesen Vorgang jedoch auch stärker als mehrgebärende Mütter (Sluckin et al. 1986).

von Wissenschaftlern wie Eibl-Eibesfeldt reproduziert: »In der Mutter-Kind-Dyade lebt altes Säugererbe weiter, stand doch die Mutter-Kind-Familie am Beginn der Entwicklung. Mutter und Kind sind durch eine Reihe von Verhaltensweisen aufeinander abgestimmt, die zum angeborenen Repertoire des Menschen gehören. Insbesondere sind beide darauf vorbereitet, eine starke persönliche Beziehung zu entwickeln« (Eibl-Eibesfeldt 1986, S.296)[12]. Diese Thesen können jedoch so nicht mehr aufrechterhalten werden. Das Säugererbe der Mutter-Kind Beziehung stellt sich komplexer dar, als Eibl-Eibesfeldt glauben machen will:

In sozialen Gruppen gibt es bei vielen Tieren ein Kinderinteresse aller Beteiligten. Bei etwa 120 Säugetierarten beteiligen sich regelmäßig mehr als zwei Tiere an der Pflege einer Brut (Wickler, Seibt 1990). Bei Primaten ist nicht nur eine Mutter-Kind-Beziehung nachzuweisen: Bei den indischen Languren kommt Babysitting durch andere Weibchen vor. Bei den Berberaffen gibt es eine ausgeprägte Betreuung durch Männchen, 40 bis 60% der Tragzeit werden die Jungen nicht von der Mutter, sondern von anderen Männchen herumgetragen (Sommer 1989). In Haremsgruppen, zum Beispiel der Hanuman-Languren, sind Infantizide durch Männchen nach einem Wechsel der Haremshalter beobachtet worden. Diese Infantizide werden im Sinne der Soziobiologie (vgl. Fußnote 13) als männliche Reproduktionsstratgie interpretiert, da die Wartezeit bis zur Insemination der Mutter durch das neue Männchen abgekürzt werden kann. Weibliche Gegenstrategien existieren offenbar nicht (Sommer 1985). Bei vielen Vogelarten wird das Ausbrüten der Eier von Männchen geleistet. Beim Wasserfasan übergibt ein Weibchen sein Gelege an zwei bis vier Männchen. Das Weibchen selbst beteiligt sich nicht an der Brutpflege, sein Fortpflanzungserfolg hängt davon ab, wie viele Männchen es für sich einspannen kann (Wickler, Seibt 1990). Bei der Frage nach dem geschlechtsspezifischen Verhalten von Tierprimaten kommt Kummer (1973) in einer zusammenfassenden Arbeit zu dem Schluß, Männchen seien aggressiver, während Weibchen eher pflegerisch und sozial veranlagt seien. Diese geschlechtsspezifische Komponente stellt jedoch eine Überpolarisierung dar, denn es »verfügt jedes Geschlecht annähernd über das

---

12 Die Positionen von Eibl-Eibesfeldt sind in der internationalen Forschung umstritten, sie spiegeln aber in hervorragenderweise Alltagsklischees wieder und erscheinen daher geeignet, diese zu überprüfen.

gesamte Verhaltenspotential. Rollenwechsel sind schon innerhalb von Minuten bis Stunden möglich« (ebd. S.153). Kummer begründet dies mit der Notwendigkeit regulativer Anpassung, wenn bestimmte Gruppenmitglieder ausfallen.

Insgesamt kann bei Säugetieren kein Fruchtbarkeitstrieb unterschieden werden, die Fortpflanzung ist vielmehr Produkt des Sexualtriebes (Miller 1983). Biologisch abgesicherte Mechanismen, die die Fortpflanzung unterstützen, greifen erst in der Interaktion zwischen Neugeborenen und Erwachsenen. Darüber hinaus sind bei der Entwicklung zum Menschen neben dem phylogenetischen Erbe auch kulturelle Verhaltensweisen bedeutsam, die durch Tradition vermittelt werden. Das Säugererbe ist vielfältig, und es existiert keine eindeutige phylogenetische Verankerung der Mutterrolle.

Warum die gelungene Interaktion mit der Betreuungsperson für das Menschenkind lebenswichtig ist, ergibt sich aus der Evolutionsgeschichte: Die zunehmende Hilflosigkeit des Kindes macht es abhängig vom Betreuungsverhalten der Mutter. Ähnliches Verhalten wird jedoch auch von Vätern und von anderen Erwachsenen gezeigt. Es gibt keinen exlipziten Mutterinstinkt. Die »Monotropie« des Kindes, die bevorzugte Interaktion mit einer bleibenden Bezugsperson, muß sich nicht auf die Mutter beziehen. Daß vom Kind Betreuungsappelle ausgehen, auf die Erwachsene in teilweise vorgezeichneter Form reagieren, scheint das biologisch sicherere System zu sein, um Kinderbetreuung zu gewährleisten.

2.2.2 Evolution und kindliche Abhängigkeit

Der anthropologische Wissenschaftler Campbell diskutiert in seinem Werk »Entwicklung zum Menschen« (1979) die Bedeutung der Evolution für Fortpflanzung und Sozialstruktur. Im Vergleich zu anderen Primaten wird der Säugling des Jetztmenschen in einem außergewöhnlich frühen Ontogenesestadium geboren. Die Knochen seines Körpers sind sehr unvollständig ausgebildet, was geburtsmechanische Vorteile mit sich bringt. Der Durchmesser des knöchernen mütterlichen Beckens stellt die Begrenzung für die Reife, und damit für die Entwicklung des Gehirns des Neugeborenen, dar. Die Unreife des neugeborenen Menschen führt auch dazu, daß postnatale Erfahrung die Hirnfunktion in einem früheren Stadium beeinflussen kann als bei anderen Primatenarten (Campbell 1979).

Im allgemeinen ist es vorteilhaft, wenn neugeborene Lebewesen fähig sind, sobald wie möglich von sich aus wegzulaufen oder sich selbst zu verteidigen. »Unter den nichtmenschlichen Primaten kann sich das Kind zumeist nach wenigen Tagen mit seinen eigenen Händen und Füßen in dem Fell seiner Mutter auf ihrer Bauchseite anklammern« (ebd. S.321). Das hilflose Menschenkind kann sich also nicht entwickeln ohne eine Mutter, die es zu tragen vermag. Nur ein bipedes Lebewesen ist in der Lage, seine Säuglinge überall hin zu tragen, wobei das Kind unfähig ist, sich selber festzuhalten. Das hilflose menschliche Neugeborene und seine haarlose Mutter, an der es sich nicht selbständig festklammern kann, machen den aufrechten Gang notwendig (Alexander, Noonan 1979). »Human attributes, such as length of juvenile life and helplessness of young juveniles, indicate that an increase in the prominence of parental care was one of the most dramatic changes during evolution of the human line« (ebd. S.436). Die menschliche Mutter muß ihr Kind während der Hilflosigkeitsperiode schützen, ernähren und für zwei oder drei Jahre mit sich herumtragen (Campbell 1979).

Menschen verfolgen eine Fortpflanzungsstrategie, die wenig Nachwuchs bei hohem Investment in die einzelnen Nachkommen vorsieht. »Die Evolution hat beim Menschen einen Reproduktionsprozeß ausgelesen, der ihn befähigt, seine Anzahl in der feindlichen Umwelt zu erhalten. Und das nicht durch Massenproduktion, sondern über pränatalen Schutz und postnatale Fürsorge« (ebd. S.317).

Das Überleben ist angesichts der Hilflosigkeit des neugeborenen Menschen nur möglich innerhalb eines sozialen Kontextes. Ist dieser soziale Kontext immer und überall die Familie gewesen und muß sie es notwendigerweise sein? Der nächste Abschnitt wendet sich der Frage zu, inwieweit das biologische Erbe die soziale Form der Familie und die geschlechtsspezifische Arbeitsteilung vorstrukuriert.

2.2.3 Universalität von Ehe und Familie?

Der Ethologe Eibl-Eibesfeldt legt sich bei der Beantwortung dieser Frage fest: »Der Mensch ist biologisch auf sexuelle Dauerpartnerschaft angelegt« (Eibl-Eibesfeldt 1986, S.331) und in einem anderen Werk: »Bemerkenswert ist auf jeden Fall, daß die menschliche Familie sowohl nach Mutter-Kind-

Beziehung als auch nach Ehigkeit und Inzestvermeidung grundsätzlich durch recht spezifische erbliche Disposition angelegt ist. Wir betonen dies, weil immer wieder die Natürlichkeit der Familie in Frage gestellt wird« (Eibl-Eibesfeldt 1978, S.618).

Forschungergebnisse über die biologischen Grundlagen der menschlichen Sozial- und Sexualstruktur widersprechen jedoch dieser Einschätzung. Zunächst eine theoretische Einschränkung: Aus der Tatsache, daß Männchen und Weibchen aller Säugetierspezies unterschiedlich viel Energie in die Herstellung von Keimzellen investieren, ergeben sich verschiedenartige Reproduktionsstrategien. Da Männchen mit geringem energetischen Aufwand unendlich viel Sammenzellen produzieren können, sind sie, um einen hohen Fortpflanzungserfolg zu erzielen, an möglichst vielen Kopulationen interessiert. Weibchen dagegen investieren nicht nur in die größeren Eizellen, sondern leisten zusätzlich durch Schwangerschaft und Stillzeit eine viel größere Vorleistung in die Nachkommen. Da ein einziger Sexualkontakt zur Befruchtung ausreicht, sind Weibchen in bezug auf die Fortpflanzung nicht an möglichst vielen Sexualkontakten interessiert, sondern investieren in die Pflege der Nachkommen. Wenn diese nicht überleben, haben sie ungleich mehr zu verlieren als Männchen, die durch wahllose Befruchtungen eine hohe Reproduktionsrate erreichen können und daher um das limitierende Geschlecht der Weibchen konkurrieren (Trivers 1972). In bezug auf ihren Reproduktionserfolg (und das ist entscheidendes Kriterium in der biologischen Forschung) können männliche Individuen also gar nicht an Dauerpartnerschaft und Treue interessiert sein.

Tatsächlich leben nur etwa 18% aller Primatenarten monogam: »Zu den Konsequenzen der ›sexuellen Selektion‹ gehört, daß die monogame Fortpflanzung die Ausnahme ist« (Sommer 1989, S.138). Am sexuellen Dimorphismus kann teilweise die Sozialstruktur abgelesen werden: Bei einehigen Arten können die Männchen auf massiven Körperbau verzichten, bei polygynen Arten läßt der Auslesedruck starke Männchen entstehen. »Gegenwärtig sind Menschenmänner 5 bis 12 Prozent größer und 20 Prozent schwerer als Frauen. Die Statistik weist uns damit als Säugetier mit ›milder Polygynie‹ aus« (ebd. S.142). Man kann das auch als »fakultative Monogamie« bezeichnen. Insgesamt scheint Sozialstruktur und Paarungsverhalten von Primaten neben dem phylogenetischen Erbe durch ökologische (beim Menschen: ökonomische) Bedingungen bestimmt. Brüllaffen und Hanumanlanguren bilden abhängig von den vorhandenen Lebensbedingungen sowohl Harems- als auch Viel-Männchen-Gruppen. In Nordindien z.B. leben Hanumanlanguren in Harems, während sie in Nepal in Viel-Männchen-Gruppen zu finden sind, Forscher bringen das mit unterschiedlichen Reproduktionsstrategien in Abhängigkeit vom Nahrungsangebot in Zusammenhang (Winkler, Borries 1995). Die Flexibilität zwischen Einehe und Polygynie hat der Mensch mit einigen anderen Primaten gemeinsam: Die Mentawailanguren leben westlich Sumatras auf einigen kleinen Inseln und werden wegen ihres Fleisches und ihres schmucken Haarbüschels gejagt. Von einem bestimmten Jagddruck an bietet die Monogamie Überlebensvorteile, da eine Kleinfamilie sich besser verstecken kann. Aus diesem Grund sind wohl auch die Pageh-Stumpfnasenaffen auf den Mentawai-Inseln sowie die Brazzameerkatzen Afrikas in jüngster Zeit monogam geworden (Sommer 1989). Verschiedene Sozietätenformen ein und derselben Art stellen also Anpassungen an die Umwelt dar. Die bei wenigen Völkern vorkommende Vielmännerei hängt mit bestimmten Wirtschaftsformen zusammen: In Tibet kommt sie bei armen Ackerbauern vor. Die Ernte reicht, wenn die Brüder zusammenbleiben; würden sie jedoch getrennte Familien gründen, könnten sie deren Existenz nicht mehr sichern. Bei den viehzüchtenden Nomaden im Tibet dagegen ist diese Sitte unbekannt, die umherstreifenden Jäger haben an anderen Orten auch Anrecht auf eine andere Frau. »In keinem Fall ist das Sexualleben oder Familienleben ungeregelt. Diese sozialen Beziehungen wechseln, aber nicht etwa beliebig, sondern den jeweiligen Umständen angemesssen« (Wickler 1971, S.146). Daher ist es auch möglich, daß »es innerhalb dessen, was wir ein Volk nennen, zu gleichen Zeiten verschiedene Bedingungen gibt, die bei den Untergruppen oder Volksschichten verschiedene Eheformen begünstigen. Und dasselbe gilt dann wohl auch für das einzelne Individuum, das im Laufe seines Lebens wechselnden Bedingungen unterliegt« (ebd. S.147).

Um zu Aussagen über die Universalität der Familie zu kommen, muß zunächst eine Definition von Familie und Ehe erarbeitet werden. In der Familiensoziologie hat Murdock folgende Definition geliefert: Die Kernfamilie muß stets als selbständige Substruktur identifizierbar sein und folgende Funktionen erfüllen: die sexuelle, die wirtschaftliche und die Fortpflanzungs- sowie Erziehungsfunktion (Murdock 1949). Die Familie hat heute allerdings einen Teil dieser Funktionen an außerfamiläre gesellschaftliche Institutionen abgegeben. Von einer wirschaftlichen Funktion der Familie kann in der Industriegesellschaft kaum noch gesprochen werden. Jedenfalls fungiert die Familie nicht mehr als Wirtschaftseinheit, im Sinne gemeinsamer Produktion und Konsumption von Gütern. Die geschlechtsspezifische Arbeitsteilung impliziert zwar finanzielle Abhängigkeit, die ökonomische Eigenständigkeit der Individuen ist jedoch potentiell möglich. In der neueren Begrifflichkeit der Familiensoziologie wird die eigentliche Funktion der Familie daher auf die Sozialisation der Kinder und den Kulturtransfer zwischen den Generationen reduziert (Eickelpasch 1974). Delaisi de Perseval arbeitet mit folgender Definition: 1. Die Ehepartner sind verschiedenen Geschlechts 2. Der Bund wird nur zwischen Lebenden geschlossen 3. Der Erzeuger der Kinder ist normalerweise auch der Vater 4. Die Familie ist hinsichtlich Wohngemeinschaft und Ökonomie eine Einheit, in der sich auch Erziehung und Erbschaftsregelung abspielt. In ihrer Arbeit über den Umgang mit Kinderlosigkeit in anderen Kulturen kommt sie zu dem Schluß, die ethnologische Erfahrung zeige, daß keines dieser Prinzipien universell sei (Delaisi de Perseval 1986). Als Beispiel werden die Samo in Obervolta angeführt. Dort darf die eheliche Sexualität erst nach der Geburt eines Kindes beginnen. Dieses erstgeborene Kind ist also von einem anderen Mann gezeugt, sein Vater ist aber der legitime Ehemann der Frau. Auch der Umgang mit Kinderlosigkeit sprengt die biologischen Bande der Familie, ein steriler Mann kann die Söhne seines Bruders oder die Kinder seiner Frau, die von einem anderen Mann gezeugt sind, annehmen. Ein anderes Beispiel sind die Nuer in Ostafrika. Dort wird eine sterile Frau als Mann angesehen, sie kann Vieh besitzen und selbst eine Ehefrau nehmen. Für die Fortpflanzung wählt und bezahlt sie dann einen fremden oder versklavten Erzeuger. »In Wirklichkeit ist an der Institution »Familie« außer der körperlichen Beziehung, die Mutter und Kind verbindet (Schwangerschaft, Geburt, Stillen), nichts natürlich, notwendig, biologisch begründet. Und nicht einmal das biologische Band zwischen Mutter und Kind besitzt überall dieselbe Prägnanz« (Delaisi de Perseval 1986, S.178).

Auch die Lovedu in Südafrika haben soziale Möglichkeiten entworfen, um den Mangel Unfruchtbarkeit auszugleichen, ohne daß die betroffene Person oder deren soziale Position geschwächt wird. Frauenheiraten sind in verschiedenen sozialen Variationen möglich. Eine unfruchtbare Frau kann ihr eigenes Einkommen dazu verwenden, ein Mädchen zu heiraten. Sie kann dann ihren Ehemann oder einen anderen Mann aus der gleichen Verwandtschaftsgruppe als biologischen Vater wählen. »Das soziale Geschlecht erhält den Vorrang vor dem biologischen Geschlecht« (Höckner 1988, S.184).

Als klassischer Beleg gegen die These von der Universaliät der Kernfamilie gelten die Nayar in Südwestindien in der Zeit vor der Kolonialisierung durch England (Eickelpasch 1974). Haushaltseinheit war eine in mütterlicher Linie verbundene Blutsverwandtschaftsgruppe. Diese Blutsverwandtschaftsgruppe, *tavari*, bestand aus einer Gruppe von Brüdern und Schwestern, zusammen mit Kindern und Töchterkindern der Schwestern. Mehrere dieser *tavari* bildeten eine *lineage*. Im Abstand von mehreren Jahren veranstaltete die *lineage* eine Zeremonie, in der die geschlechtsreifen Mädchen den Jungen einer benachbarten *lineage* zur Frau gegeben wurden. Durch diese Zeremonie erreichte das Mädchen die formelle Geschlechtsreife und den Status als Frau. Diese Zeremonie kann jedoch nicht als Äquivalent der Ehe betrachtet werden, denn nach der dreitägigen Feier verließ der junge Mann die Frau und sah sie oft nie wieder, da er in sein *tavari* zurückkehrte. Die Frau hatte nun das Recht erworben, sexuelle Beziehungen zu mehreren Männern anderer *lineages* einzugehen, diese Beziehungen hatten förmlichen Charakter und wurden *sambandham*-Beziehungen genannt. Die Kinder, die aus diesen Beziehungen entstanden, mußten formal von ihren Erzeugern anerkannt werden. Mit der Anerkennung der Vaterschaft verbanden sich jedoch keine erzieherischen oder wirtschaftlichen Verpflichtungen. Diese wurden von den Onkeln und älteren Neffen aus dem *tavari* der Mutter übernommen. Der Ritus, der das junge Mädchen zur geschlechtsreifen Frau machte, ging also nicht einher mit sexuellen Ansprüchen, einer gemeinsamen Wohnung oder wirtschaftlicher Kooperation (Eickelpasch 1974). Dies ist nur eine Variation der Strukturierung von Verwandtschaftsbeziehungen in einer matrilinearen Gesellschaft mit Inzestverbot.

Ein anderes Beispiel sind die Ashanti in Ghana. Es handelt sich ebenfalls um eine matrilineare Gesellschaft, in der Männer und Frauen nach der Heirat in der Regel im Haushalt der konsanguinalen Gruppe verbleiben. Teilweise beteiligt sich der Vater an der Erziehung der Kinder, ab einem bestimmten Alter werden sie von ihrem Onkel mütterlicherseits erzogen.

In patrilinearen Gesellschaften hat die Ehe eine größere, vor allem juristische Bedeutung. Damit ist jedoch nicht die Entstehung einer im oben genannten Sinne definierten Kernfamilie verbunden. Als Beispiel kann die traditionelle Familie in China vor der Revolution von 1911 gelten. Dort galt die Frau nach ihrer Heirat nur der Verwandtschaftsgruppe ihres Mannes zugehörig. Neue und unabhängige Kernfamilien entstanden nur in Ausnahmefällen. Die zentrale Verwandtschaftsgruppe war der Drei-Generationen-Haushalt, in dem die Vater-Sohn-Beziehung als wichtigste bedeutsamste innerfamiliäre Beziehung vor der Gattenbeziehung dominierte. Auch in ihrer Funktion der Kindererziehung trat die Kernfamilie hinter der Großfamilie zurück. Also auch dort, wo die Gattenfamilie vorhanden war, trat sie als Handlungs- und Beziehungssystem hinter der konsanguinalen Gruppe zurück (Eickelpasch 1974).

Ein anderes Phänomen kann bei den Huronen in Kanada beobachtet werden: Die Ehe wird als soziale Einrichtung gelebt, in sexuellen Beziehungen herrscht jedoch Promiskuität, und der Vater vererbt Titel und Güter nicht an seine, sondern an die Kinder seiner Schwester. Interpretiert werden kann dies Verhalten im Sinne der Soziobiologie[13]: Da der Mann nicht sicher sein kann, ob die Kinder seiner Frau genetisch tatsächlich ihm zugehörig sind, investiert er besser in die Kinder seiner Schwester, die immerhin zwischen 25 und 12,5 % seiner Gene teilen (Sommer 1989).

»Im interkulturellen Vergleich hat sich die Kernfamilie nicht als urwüchsiges und universales Grundmuster« (Eickelpasch 1974, S.336) erwiesen. Gegen die Natürlichkeit der Monogamie spricht auch die Konstanz ehelicher Untreue. Genetische Analysen in den USA und in Großbritannien haben ergeben, daß etwa 10% der Kinder nicht vom Ehemann der Frau empfangen sein können. Ein interkultureller Vergleich von 133 verschiedenen Ethnien erbrachte, daß in allen Kulturen außereheliche sexuelle Kontakte vorkamen (Small 1993).

Die Familiarisierung des Mannes wird von der Anthropologin Margaret Mead als kulturell entstanden begriffen. Eibl-Eibesfeldt betrachtet sie dagegen als evolutionistisch jung und genetisch abgesichert durch die sexuelle Dauerbereitschaft der Frau. Die sexuelle Physiologie, die beim Menschen unabhänig vom Östrus funktioniert, erlaubt es, das Geschlechts-

---

13 Ziel dieses Theorieansatzes ist es, allgemeingültige Regeln für strategisches soziales Verhalten zu finden. Zentrale Bedeutung kommt hierbei der Erkenntnis zu, daß dasjenige Verhalten von der Selektion begünstigt wird, welches den Reproduktionserfolg eines Individuums optimiert. Diese Herangehensweise ist anstelle des Konzeptes der Arterhaltung in der biologischen Forschung getreten und hat damit Darwins Konzept, das Individuum in den Mittelpunkt der Selektionsmechanismen zu stellen, wieder aufgegriffen.

verhalten »instrumental in den Dienst der Partnerbindung« (Eibl-Eibesfeldt 1986, S.302) zu stellen. Die These, die sexuellen Dauerrezeptivität in Kombination mit der heimlichen Ovulation[14] sei eine Konsequenz der Arbeitsteilung in der Urgesellschaft, vertritt auch Morris (1968): Die Frauen mußten die hilflosen Kinder hüten und sich zur Nahrungsbeschaffung auf das Sammeln von Früchten beschränken. Die stärkeren Männer jagten, benutzten Waffen und arbeiteten dabei zusammen. Wäre jetzt eine Frau offensichtlich östrisch geworden, wäre kein Mann mehr bereit gewesen, das Lager zum Jagen zu verlassen, und die Konkurrenz unter den bewaffneten Kontrahenten hätte tödlich enden können. Um die Konkurrenz zu verringern, entwickelte sich die dauerhafte Paarbindung, die durch die sexuelle Dauerbereitschaft zementiert wurde. Das sorgte auch dafür, daß die Männer ihren Frauen bei der länger dauernden Kinderaufzucht zur Seite standen (Morris 1968).

Es gibt jedoch zahlreiche Befunde, die gegen diese These sprechen. Unter Primaten ist Monogamie nicht an sexuelle Dauerbereitschaft gekoppelt. Dies zeigen die Gibbons, eine monogame Menschenaffenart, deren Weibchen nur alle zwei bis drei Jahre sexuell aktiv sind genauso wie die auf Madagaskar lebenden Indris (Sommer 1989). Es gibt auch einige nichtmenschliche Primatenarten, die die Ovulation nicht deutlich anzeigen, wie die grünen Meerkatzen, die jedoch in Promiskuität leben (Small 1993). Die dem Menschen genetisch am nächsten verwandten Primaten, Schimpansen und Bonobos, legen eine ausgesprochene Promiskuität an den Tag, und die Weibchen kopulieren deutlich häufiger, als dies für die Konzeption erforderlich wäre (ebd.). Es existieren weitere Theorien zur heimlichen Ovulation: Da der Mann nicht mehr erkennen kann, wann eine Frau fruchtbar ist, muß er möglichst oft Verkehr mit ihr haben und auch bei ihr bleiben, um Seitensprünge ihrerseits zu verhindern. Nur so kann er sich der Vaterschaft sicher sein und kümmert sich dann auch um die Aufzucht (Alexander, Noonan 1979). Ein anderer Ansatz besagt, die heimliche Ovulation sei eigentlich an die Adresse der Frauen selbst gerichtet, denn wenn sie um den Befruchtungszeitpunkt wüßten, würden sie wegen der hohen persönlichen Kosten von Geburt und Aufzucht die Kopulation eher vermeiden (Small 1993). Gegen die Funktionalität der Monogamie für die Betreuung der

---

14 Bei den meisten nichtmenschlichen Primaten wird die fruchtbare Phase durch den Östrus sichtbar markiert.

Nachkommen spricht, daß bei vielen Tierarten Monogamie vorkommt, ohne daß überhaupt Brutpflege betrieben wird. Ein Beispiel dafür sind bunte Schmetterlingsfische und Kaiserfische, die dauerhafte Paare bilden, sich jedoch nicht um ihre Nachkommen kümmern (Wickler, Seibt 1990).

Der Anthropologe Campbell begreift elterliche Fürsorge, die das Überleben des Neugeborenen sichert, als kulturell entstanden. Die Familie mit der geschlechtsspezifischen Arbeitsteilung wird als wirtschaftliche Einheit definiert, die das Überleben der Kinder fördert und daher sozial notwendig wurde. »Die menschliche Familie, durch die Ehe verbunden, hat sich als eine wirtschaftliche wie politische Einrichtung erwiesen. Wir können daher annehmen, daß sie sich eher als Anpassung an wirtschaftliche wie politische Bedürfnisse entwickelte als durch die Ausbildung ständiger Paarbindungen« (Campbell 1979, S.352).

Festzuhalten bleibt: Im interkulturellen Vergleich gibt es weder die universale Kernfamilie, in der sich Mutter und Vater in wohnlicher und wirtschaftlicher Einheit um die Sozialisation des Kindes gruppieren, noch können ausreichende Gründe angeführt werden, um die Familie als phylogenetisch verankert zu begreifen.

2.2.4 Ethnologische Befunde

Bei der Frage nach dem Kinderwunsch und der Universalität von Mutter-schaftsverhalten ist, neben dem Kulturvergleich in bezug auf die Familie, vor allem die Bedeutung von Kindern in anderen Kulturen interessant. Aufgrund der weitgehenden Homogenisierung von Lebensformen in den zivilisierten Gesellschaften sind ethnologische Forschungsergebnisse bedeutsam, um zu erfahren, ob Frauen in allen Kulturen mütterlich sind und wie unterschiedlich sich der Umgang mit Kindern in Ethnien gestaltet, die bisher wenig Kontakt zur zivilisierten Welt hatten.

Margaret Mead (1955) faßt die Ergebnisse ihrer Feldforschungen bei sieben verschiedenen Südseevölkern unter der Fragestellung nach Ähn-lichkeiten und Unterschieden im Wesen von Weiblichkeit und Männlichkeit zusammen. Die pazifischen Inseln sind ein Gebiet, in dem Menschengruppen ohne allgemeine politische Form und durch Meer oder Gebirgsketten voneinander getrennt, überraschend verschiedene Lebensformen entwickelt haben.

Bei den Mundugumor sind »die Frauen ebenso selbstsicher und kraftvoll wie die Männer; sie verabscheuen das Austragen und Aufziehen von Kindern« (ebd. S.67/68). Die Kinder werden in harten, dunklen Körben getragen, die ihre Haut kratzen. Die Mütter nähren ihre Kinder im Stehen und stoßen sie fort, sobald sie halbwegs satt sind. »Beide Geschlechter sind unabhängig, feindselig und kräftig; und Knaben und Mädchen gehen als sehr ähnliche Persönlichkeiten [aus der Sozialisation, J.G.] hervor« (ebd. S.115/6). Schwangerschaft und Nähren werden gehaßt und wenn möglich vermieden, die Männer verabscheuen ihre Frauen, wenn sie schwanger sind. Jeder feminine Zug wird in dieser Gesellschaft zum Nachteil.

Anders dagegen die Arapesh, sie »behandeln einen Säugling als ein weiches, verletzliches, kostbares kleines Objekt, das beschützt, genährt, gepflegt werden muß. Nicht nur die Mutter, auch der Vater muß diese übermäßig beschützende Rolle spielen« (ebd. S.80). Ernährung und Fürsorge spielen auch in der Partnerbeziehung eine wichtige Rolle. Beide müssen ihr eigenes Wachstum behüten, damit sie gute Eltern werden und damit eine geschätzte und als aufreibend angesehene Aufgabe erfüllen. Kinder beiderlei Geschlechts werden von den Eltern gleich behandelt, der Unterschied zwischen den Rollen von Vater und Mutter, beide nachsichtig und liebevoll, ist sehr gering.

In Bali wird die Gebärfähigkeit von Frauen und ihre Mütterlichkeit geachtet, das Gesellschaftssystem definiert jedoch auch Lebenswege für Frauen, die keine Kinder bekommen. Einerseits laufen die kleinen Mädchen zwischen drei und fünf Jahren mit absichtlich hervorgestrecktem Bauch umher und die älteren Frauen necken sie mit Rufen, ob sie denn wohl schwanger seien. Sie lernen, daß sie kraft ihrer Geschlechtszugehörigkeit Mutter sein werden, ohne eine besondere Leistung erbringen zu müssen. Andererseits »ist der Zustand der Kinderlosigkeit so in das Leben eingebaut worden, daß er den Sinn einer Wahl verschiedener Lebenswege angenommen hat. Ein Brahmanen-Mädchen kann eine jungfräuliche Priesterin werden – und dann braucht sie nicht zu heiraten – oder sie kann heiraten und später eine Priesterin werden (...). Man kann durch Kinderlosigkeit beinahe die höchste Stellung erlangen, und die Frau, die unverheiratet bleibt, wird als eine die ›den Himmel sucht‹ bezeichnet« (Mead 1955, S.197).

Die Anthropologin Mead, geht davon aus, daß Frauen die Bindung zu Kindern auch verleugnen können. Als Beispiele nennt sie die übliche Kindstötung bei den Natchez-Indianern, die damit ihren sozialen Rang erhöhen können, sowie in der Areois-Gesellschaft des alten Tahiti. Auch Eibl-Eibesfeldt (1986) berichtet vom Infantizid bei den Eipo im Bergland von Neuguinea und bei den Yanomami-Indianern.

Auf der anderen Seite gibt es auch zahlreiche Belege für großzügiges mütterliches Verhalten, wie das sofortige Stillen der Säuglinge. Bei den Buschleuten z.B. betrage die Latenzzeit zwischen dem Weinen des Säuglings und dem Anlegen im Durchschnitt nur sechs Sekunden (Eibl-Eibesfeldt 1986). Die Stillzeit beträgt drei bis vier Jahre und endet, wenn ein Geschwisterkind geboren wird. Eriksons Arbeiten über die Kindheit bei den Indianervölkern Sioux und Yurok kommen zu ähnliche Ergebnissen (Erikson 1971). Bei den Sioux wurden die Säuglinge bei Bedarf gestillt, dabei war es auch gestattet, ausgiebig mit der Brust zu spielen (»Verwöhnungssitten«). Die Stillperiode dauerte drei bis fünf Jahre, vom Ehemann wurde während dieser Zeit sexuelle Abstinenz gefordert. Auch die Frauen der Yurok stillten die Kinder mit Freigebigkeit und Häufigkeit. Geschlechtsverkehr der Eltern war erst wieder erlaubt, wenn das Kind im Krabbelalter war. Diese sexuelle Abstinez sicherte das Überleben der Kinder, indem es die ausreichende Ernährung durch die Muttermilch ermöglichte, bevor das nächste Geschwisterkind geboren wurde. »Die kindliche Entwicklung wird von den Erwachsenen mit Geduld und Vergnügen beobachtet« (ebd. S.154).

Wenn im interkulturellen Vergleich Ähnlichkeiten sowie Unterschiede in der Haltung gegenüber Kindern gefunden werden können, stellt sich die Frage nach einer physiologischen Basis dieses Verhaltens. Existieren genetische oder hormonelle Einflüsse, die mütterliches Verhalten prädiktieren? Diese Frage ist das Thema des nächsten Abschnittes.

2.2.5 Psychoendokrinologische Befunde

Die Psychoanalytikerin Therese Benedek hat umfangreiche Arbeiten zum Zusammenhang zwischen endokrinologischen und psychoanalytischen Befunden veröffentlicht, die jedoch aus der Anfangszeit der endokrinologischen Forschung datieren. In ihren Arbeiten beschreibt sie eine Parallelität zwischen dem hormonellen Zyklus der Frau und ihrem psychischen Befinden, da »die emotionale Manifestation des Sexualtriebes ebenso wie die Fortpflanzungsfunktion selbst durch Keimdrüsenhormone angeregt werden« (Benedek 1971, S.180). Um die Zeit des Follikelsprunges erreiche die Frau »die höchste Stufe der psychosexuellen Integration, das heißt der biologischen und emotionalen Bereitschaft zu Empfängis« (ebd. S.181). Die Progesteronphase wird als Vorbereitung auf die Mutterschaft zusammengefaßt. In dieser Zeit fänden sich im psychoanalytischen Material Phantasien über Kinderkriegen und Kinderpflege. Zum Zeitpunkt der Menstruationsblutung stelle sich eine stärkere depressive Stimmung ein, die mit dem Hormonabfall in Zusammenhang gebracht werden kann, wobei jedoch auch festgestellt werden kann, »daß das entsprechende psychologische Material sich als Bedauern über das Mißlingen der Schwangerschaft deuten läßt« (ebd. S.183). Zusammenfassend folgert sie: »Durch die zyklische Wiederholung der Vorbereitung auf die Mutterschaft und durch die Erfüllung dieser Triebansprüche erreicht die Frau ihre sexuelle Reifung ebenso wie die Vollendung ihrer Persönlichkeitsentwicklung« (ebd. S.189). Bedeutsam bei der als Fehlentwicklung interpretierten Kinderlosigkeit sei die seelische Ökonomie der Frauen, die von Ich-Trieben stärker beherrscht waren als von der primären emotionalen Befriedigung der Mütterlichkeit. Durch die Integration psychodynamischer Tendenzen, die zum Zeitpunkt der Ovulation auftritt, könne die instinktive Genese von Mütterlichkeit ausgemacht werden, so daß es berechtigt sei, in wissenschaftlicher Begrifflichkeit vom Mutterinstinkt zu sprechen (Benedek 1974). Grundlage für diese Äußerungen ist eine klassische Arbeit von Benedek und Rubenstein aus dem Jahre 1939, in der Material aus psychoanalytischen Therapien bestimmten Zyklusphasen zugeordnet wurde.

In den Arbeiten von Benedek sind wichtige Grundannahmen für das Zusammenwirken von Psyche und Endokrinium formuliert, ihre unilinearen Aussagen über den Zusammenhang von Mütterlichkeit und Hormonwirkung sind jedoch problematisch. Da aktuelle Autoren immer noch auf diese Arbeiten Bezug nehmen (Stauber 1988), werden sie hier trotz ihrer frühen Datierung behandelt.

Unbestritten können psychische Wirkungen von Sexualhormonen ausgemacht werden, wie zum Beispiel Depression und Libidoverminderung durch Gestagene (Lauritzen 1988). Bei Patientinnen mit Prämenstruellem Syndrom sowie einer Vergleichsgruppe konnte eine Beziehung zwischen hormonellem Zyklus, Stimmung und körperlichen Beeinträchtigungen nachgewiesen werden (Sanders et al. 1983). Der Zusammenhang zwischen hormonellem Zyklus und Kinderwunsch bei Benedek erscheint jedoch konstruiert.

Appelt und Strauß folgern in einer Übersichtsarbeit zur Psychoendo-krinologie der weiblichen Sexualität: »Der Überblick zeigt, daß insbesondere sexuelle Veränderungen im Kontext natürlicher hormoneller Veränderungen (wie des Menstruationszyklus, der Schwangerschaft und Stillzeit oder der Menopause) eher durch psychosoziale Faktoren bedingt sind (...). Alles in allem ist aber das gegenwärtige Wissen über die Psychoendokrinologie der weiblichen Sexualität äußerst begrenzt« (Appelt, Strauß 1986, S.11). In einer eigenen Untersuchung über körperliche Befindlichkeit und Sexualität im Verlauf des Menstruationszyklus fanden sie prämenstruell genauso häufig schlechte wie gute psychische Befindlichkeiten, spezifische Zeitpunkte mit verändertem Verlangen nach Sexualität wurde bei der Hälfte der Probandin-nen (n=14) gefunden, diese signifikanten Phasenunterschiede waren jedoch bei allen Frauen unterschiedlich und korrelierten somit nicht mit einer einheitlichen Zyklusphase (ebd).

Asso kommt in ihrer Übersichtsarbeit zum Mentstruationszyklus zu dem Schluß, es fände sich ein Anstieg sexuellen Aktivität zum Zeitpunkt der Ovulation sowie prämenstruell und am Ende der Mentstruationsblutung (Asso 1983).

Schreiner-Engel et al. (1981) identifizierten 32 Arbeiten, die einen Anstieg des sexuellen Verhaltens zu einem bestimmten Zeitpunkt des Zyklus ausmachten, acht davon zum Zeitpunkt der Ovulation, 17 prämenstruell, 18 postmenstruell und vier während der Menstruation. In einer eigenen Untersuchung (n=30) zeigte sich keine signifikante Veränderung der subjektiven sexuellen Erregbarkeit während des Zyklus. Jedoch änderte sich die physiologische sexuelle Ansprechbarkeit (gemessen anhand der Vaginal-durchblutung): Es zeigte sich ein Anstieg in der Follikel- sowie in der Lutealphase und kein Anstieg zum Zeitpunkt der Ovulation. Eine andere Studie zu dieser Frage kommt zu dem Schluß: »There was no evidenve of a periovulatory increase in sexual interest or activity« (Bancroft et al. 1983, S.509), stattdessen wurde ein Anstieg der sexuellen Aktivität prä- und postmenstruell gefunden.

Ein Zusammenhang zwischen Östrogenen und sexuellem Verhalten, wie ihn Benedek vermutete, konnte jeodch auch in anderen Studien nicht nachgewiesen werden (Übersicht in Strauß, Appelt 1988). Auch in bezug auf die Menopause scheinen soziale Variablen eine größere Rolle zu spielen als der Östrogenspiegel. Als Hinweis auf erhöhte sexuelle Bereitschaft zum Zeitpunkt der Ovulation könnten Befunde deuten, die auf eine gesteigerte sensorische Wahrnehmung während der Ovulation hinweisen (Asso 1983). In vier Studien zum Zusammenhang zwischen Trauminhalten und Zyklus, konnten nur in einer die Befunde Benedeks bestätigt werden, daß sich zur Zeit der Ovulation gehäuft Mutterschaftssymbole und prämenstruell Träume mit regressivem Inhalt finden (Strauß, Appelt 1988). Zur Frage nach Hormonen und geschlechtsspezifischem Verhalten ist eine Untersuchung erwähnenswert, die Frauen mit dem Syndrom der polyzystischen Ovarien (PCO-Syndrom), die signifikant erhöhte Testosteronwerte aufwiesen, auch in bezug auf Maskuliniät/Feminität befragte, worin sich keine Unterschiede zu einer Kontrollgruppe ergaben (Lundberg et al. 1983).

Neben diesen Aktivierungseffekten von Hormonen sind organisierende bzw. Entwicklungseffekte von Hormonen, die ihre Wirkung erst nach längerer Zeit zeigen, von Bedeutung.

Zu diesem Thema haben Money und Ehrhardt (1975) gearbeitet, die klinisches Material unter der Fragestellung nach anlagebedingten oder umweltbeeinflußten Ursachen der psychosexuellen Differenzierung ausgewertet haben. Dabei geht es jedoch nicht um eine strenge Dichotomie, sondern um das Herausarbeiten eines Interaktionsmodells. In diesem Zusammenhang sind vor allem die Erkenntnisse über den Einfluß von pränatalen Hormonen interessant.

Die Verhaltenseffekte von pränatalen Hormonen konnten an Mädchen mit gestageninduziertem Hermaphroditismus untersucht werden, deren Mütter in den fünfziger Jahren wegen Abortus imminens mit synthetischen Gestagenen behandelt wurden, die Strukturähnlichkeiten mit Androgenen aufwiesen (z.B. 19-Nor-Testosteron-Derivate), was zu Virilisierungserscheinungen bei Feten führte. Auch an frühbehandelten Mädchen mit Adrenogenitalem Syndrom (AGS)[15], die pränatal erhöhten Androgendosen ausgesetzt waren, was ebenfalls zur Vermännlichung führte, konnten diese Effekte studiert werden. Nach einer medikamentösen Frühbehandlung der AGS-Mädchen mit Cortison und einer chirurgischen Korrektur der Genitalien wurden die

---

15 Aufgrund eines Enzymdefekts (in der Mehrzahl der Fälle 21-Hydroxylasemangel) kann in der Nebennierenrinde nicht ausreichend Cortison gebildet werden, kompensatorisch kommt es zu einer vermehrten Bildung von Androgenen, was bei Jungen zu Pubertas praecox und bei Mädchen zu Virilisierungserscheinungen führt.

Mädchen als Mädchen aufgezogen, so daß sich die isolierte Wirkung pränataler Hormone unabhängig vom Erziehungsgeschlecht untersuchen ließ. Als Untersuchungskollektiv dienten zehn Mädchen mit gestageninduziertem Hermaphroditismus, 15 frühbehandelte Mädchen mit AGS und eine Kontrollgruppe von 25 normalen Mädchen. Neun der zehn Mädchen mit gestageninduziertem Hermaphroditismus und elf der 15 Mädchen mit AGS hielten sich für einen Tomboy (»Wildfang«). In der Kontrollgruppe bezeichneten sich signifikant weniger Mädchen als Tomboy. Die fetal androgensierten Mädchen beider Gruppen übertrumpften die Mädchen der Kontrollgruppe in ihrer Vorliebe für aktive Sport- und Spielarten. Interessant sind besonders die Ergebnisse in bezug auf Mutterschaftsverhalten: Die fetal androgensierten Mädchen unterscheiden sich hinsichtlich der Bevorzugung von Autos, Gewehren und anderem »Jungenspielzeug« gegenüber Puppen signifikant von der Kontrollgruppe. Die Mädchen mit AGS haben weniger Lust zur Babypflege und weniger Lust, als Babysitter zu arbeiten, als die der Kontrollgruppe. »Alle Kontrollmädchen sind sich darüber im klaren, daß sie später schwanger und Mütter von kleinen Babies werden wollen. Demgegenüber gibt ein Drittel der Mädchen mit dem androgenitalen Syndrom an, es vorzuziehen, keine Kinder zu haben. Die übrigen Mädchen mit diesem Syndrom und die zehn Mädchen mit der fetalen Androgenisierung durch Gestagene, lehnen die Idee, Kinder zu haben, zwar nicht ab, ihre Einstellung dazu ist aber ziemlich sachlich und prosaisch, und die Vorstellung von Mutterschaft und Ehe begeistert sie viel weniger als die Kontrollmädchen« (Money, Erhardt 1975, S.105). »Der Mehrzahl der fetal androgensierten Mädchen ist die spätere berufliche Karriere wichtiger oder genauso wichtig wie Ehe und Haushalt. Bei den Kontrollmädchen dagegen ist die Ehe das wichtigste Zukunftsziel; sie hat klare Priorität vor der beruflichen Karriere« (ebd. S.106).

Eine Nachuntersuchung der genannten Mädchen mit gestageninduziertem Hermaphroditismus konnte bei sechs von ihnen Informationen zum Kinderkriegen einholen: Vier wollten in absehbarer Zeit Kinder bekommen, eine war Mutter von zwei Kindern, eine andere war noch unentschlossen (Money, Mathews 1982). Diese Befunde scheinen die Ergebnisse in bezug auf mütterliches Verhalten zu relativieren. Die Effekte fetaler Androgenisierung bei frühbehandelten Mädchen mit AGS, die weniger Interesse zeigen, mit Puppenspiel die Hausfrauen- und Mutterrolle einzuüben, und die stattdessen mehr körperlich aktives Spielverhalten außer Haus zeigten als Kontrollgruppen, konnte in anderen Studien jedoch bestätigt werden (Ehrhardt, Meyer-Bahlburg 1981). In einer ausführlichen Literaturanalyse konnten Collaer und Hines (1995) die beschriebenen Befunde im wesentlichen bestätigen: Eine Reihe von Untersuchungen hatte Hinweise darauf erbracht, daß AGS-Mädchen sich weniger für weibliches Spielzeug interessierten und weniger Interesse hatten, später einmal Kinder zu bekommen.

Bei Untersuchungen mit Turner-Frauen und Patienten mit den Syndrom der Androgenresistenz wurden keine Auffälligkeiten in bezug auf geschlechtsspezifisches Verhalten festgestellt. Das genetische sowie das Keimdrüsengeschlecht scheinen also keinen Einfluß auf die psychosexuelle Differenzierung zu haben, wenn das Erziehungsgeschlecht klar weiblich ist, während pränatal verabreichte Androgene einen maskulinisierenden Effekt auf späteres geschlechtsspezifisches Verhalten zu haben scheinen. Dabei erweist sich jedoch nur der Zusammenhang zwischen der pränatalen Wirkung von Androgenen und geschlechtspezifischem Spielverhalten sowie aggressivem Verhalten als konstanter Befund (Meyer-Bahlburg 1980, Collaer, Hines 1995). Befunde an körperlich vergleichbaren Hermaphroditen mit unterschiedlichem Erziehungsgeschlecht belegen andererseits eindeutig die schwerwiegende Bedeutung des Erziehungsgeschlechts für die Geschlechtsidentität. »Die vergleichenden Fallgeschichten von Hermaphroditen gleicher Diagnose, aber unterschiedlicher Geschlechtsidentität widerlegen die Annahme, daß Geschlechtsidentität durch die Chromosomen (XX oder XY) vorbestimmt wird. Die Fallgeschichten sprechen auch gegen die Annahme, daß die Geschlechtsidentität automatisch durch die pränatalen Hormone bestimmt wird (...). Die durch pränatale Hormone gesetzten Verhaltensdispositionen interagieren mit sozialen Einflüssen, die die Geschlechtsidentität formen« (Money, Ehrhardt 1975, S.163). Money diskutiert in diesem Zusammenhang die Hypothese, daß pränatal verabreichte Hormone eine hemmende Wirkung auf neuronale Mechanismen, die Mutterschaftsverhalten steuern, ausüben. Eine genauere Identifizierung dieser neuronalen Mechansimen gelang jedoch bisher nicht.

Slijper (1984) stellt in einer Arbeit jedoch die Frage, ob das Tomboy-Verhalten der Mädchen mit AGS nicht im Kontext elterlichen Verhaltens zu erklären sei, die die virilisierten Genitalien ihrer Kinder erleben und mit verändertem Erziehungsmustern reagierten. Zusätzlich wirft er die Frage auf, ob das Wildfang-Verhalten der Kinder nicht als Reaktion auf chronische Krankheit interpretiert werden kann anstatt als Hormoneffekt. Bei Kindern mit anderen chronischen Erkrankungen ist als Kompensation ihrer Insuffizienz-Gefühle ein besonders auffällig-lärmendes Verhalten bekannt. In der hier besprochenen Untersuchung wurden Mädchen mit AGS und Mädchen mit Diabetes mellitus untersucht, die beide zu jungenhaftem Verhalten neigten (Slijper 1984). Auch Collear und Hines (1995) fassen in ihrer Literaturübersicht verschiedene Arbeiten zusammen, die für alternative Erklärungen, wie Reaktionen auf eine chronische Erkrankung und wiederholte Genitaloperationen, Effekte der Cortision-Medikation und Effekte von Selbstzweifeln und Zweifeln der Eltern an der Geschlechtsidentität, sprechen.

Andere Untersuchungen unterstützen die These, daß eine Effekt pränatal verabreichter Hormone auf geschlechtsspezifisches Verhalten vorhanden ist. Mädchen, deren Mütter in der Schwangerschaft mit Medroxyprogesteron-acetat (MPA) behandelt wurden, zeigten in einer Studie weniger Tomboy-Verhalten und mehr Interesse an femininer Kleidung als eine Kontrollgruppe (Ehrhardt, Meyer-Bahlburg 1981). Auch Collaer und Hines (1995) finden in ihrer Literaturanalyse Hinweise, auf jungenhaftes Spielverhalten und jungenhafte Interessen von Mädchen, die pränatal androgenwirksamen Gestagenen ausgesetzt waren. Bei Jungen, die pränatal einem Androgen-ähnlichem syntetischem Progesteron ausgesetzt waren, konnte im Vergleich zu ihren unbehandelten Brüdern ein verstärkt männliches Verhalten nach-gewiesen werden (Reinisch, Sanders 1984). Appelt und Strauß schlußfolgern in ihrer Übersichtsarbeit: »Androgenwirksame Gestagene scheinen einen Maskulinisierungseffekt auf Mädchen zu haben, während Progesteron und MPA eher die gegenteilige Wirkung zu haben scheinen. Da jedoch diese Auswirkungen minimal sind, muß davor gewarnt werden, die Verhaltens-auffälligkeiten einzig auf die Wirkung von Sexualsteroiden zurückzuführen« (Appelt, Strauß 1988, S.40).

Auf der einen Seite können Hinweise für den Einfluß pränataler Andro-gene auf geschlechtgspezifische Verhaltenskomponenten, wie Puppenspiel und die Vorstellung, später Kinder haben zu wollen, ausgemacht werden, auf der anderen Seite sind unilineare Aussagen über diese Zusammenhänge nicht möglich. Erziehungseinflüsse spielen bei der Entwicklung geschlechts-spezifischen Verhaltens immer eine Rolle. Von verschiedenen Theoretikern sind die Erfahrungen des Kibbuz-Experiments angeführt worden, um zu be-weisen, wie resistent die biologischen Grundlagen gegenüber Umwelt-einflüssen seien. Diese Schlußfolgerungen sind jedoch umstritten.

2.2.6 Exkurs: Das Kibbuz-Experiment

Als Argument gegen eine lediglich kulturelle Determination von geschlechtsspezifischen psychologischen Unterschieden werden gern die Erfahrungen der Kibbuz-Bewegung angeführt. In den frühen Gemeinschafts-siedlungen in Isreal wurde versucht, einen radikal egalitären Ansatz im gesellschaftlichen Leben umzusetzen. Die Kinderaufzucht war kommunal geregelt, d.h. die Kinder lebten nicht im Haushalt ihrer Eltern, sondern im Kinderhaus. Geschlechtsspezifische Erziehung sollte bewußt vermieden werden. Verwaltung und politisches Leben waren demokratisch organisiert, und die gleichberechtigte Beteiligung von Frauen war sowohl in der Produktion als auch in der organisatorischen Leitung angestrebt. In der zweiten Generation kam es zu Veränderungen im Leben des Kibbuz, die die vorgestellten Ansprüche modifizierten. Es war ein Rückzug der Frauen aus der Berufstätigkeit, eine Aufwertung der Familie im Vergleich zum Kollektiv und eine stärkere Hinwendung zur intimen Beziehung zwischen Eltern und Kindern auszumachen, die sich u.a. darin ausdrückte, daß Kinder verstärkt bei den Eltern anstatt im Kinderhaus übernachteten. Vielfach wird diese Entwicklung als Beweis angeführt, daß geschlechtsspezifische Arbeitsteilung mit der typischen Mutterrolle originär von Frauen gewollt wird und somit keinen gesellschaftlichen Determinanten unterliegt. »Mit dieser Rückbesin-nung auf die traditionelle Frauenrolle geht eine generelle Aufwertung des spezifisch Weiblichen einher« (Eibl-Eibesfeldt 1986, S.361). Ob diese Interpretation als zutreffende Erklärung akzeptiert werden kann, muß in Frage gestellt werden.

Fand tatsächlich eine Abwendung von der Utopie statt, oder hat sich vielmehr eine Reaktion auf die als weniger befriedigend erlebte Realität vollzogen? »The ideal of sexual equality has been far from reality even in the earlier days of the kibbutz« (Beit-Hallahmi, Rabin 1977, S.539), so beschreiben andere Autoren die gesellschaftliche Wirklichkeit des Kibbuz. Bei den Dienstleistungsberufen (Küche, Wäscherei), in denen die Frauen vor allem tätig waren, handelte es sich zumeist um wenig interessante Routinetätigkeiten, die Hinwendung zur Familie kann also als Versuch betrachtet werden, mehr persönliche Befriedigung zu erleben. Tatsächlich indizieren Daten einen Zusammenhang zwischen Unzufriedenheit von Frauen in Dienstleistungsberufen und größerer Familienorientiertheit (ebd., sowie Parker, Parker 1981). Unter dem ökonomischen Druck der Anfangstage der

Kibbuzbewegung war es für Frauen nicht leicht, neue Tätigkeitsbereiche zu erobern. Da Männer bereits über technologische Kompetenzen verfügten, erschien es wirtschaftlicher, Frauen mit eher traditionellen Aufgaben zu betrauen. Ein neuerdings stärkerer Bezug auf Familie wird jedoch auch bei Männern nachgewiesen, es handelt sich also nicht um ein spezifisch weibliches Phänomen. Diese Umorientierung ist auch im Zusammenhang mit der Kibbuz-Geschichte zu verstehen. Zu Beginn des Kibbuz' diente das überschaubare Kollektiv als familiäre Orientierung und Schicksalsgemeinschaft, denn es mußte ums gemeinsame Überleben gekämpft werden. Mit wachsender Größe und ökonomischem Reichtum wurde das persönliche und familiäre Wohlergehen zunehmend höher bewertet. Die Hinwendung zur Familienorientiertheit im Kibbuz stellt sich als ein Teil eines allgemeinen Trends in Richtung eines weniger Ideologie dominierten Lebens dar. Dies ist auch im Zusammenhang mit der gesamtgesellschaftlichen Situation Isreals zu interpretieren, das eine Aufwertung konservativer Ideen erlebt und zudem eine pronatalistische Politik betreibt.

Zusammenfassend können die Erfahrungen der Kibbuz-Bewegung als komplexes Geschehen zwischen ideologischem Aufbruch, sozialen Notwendigkeiten und psychologischen Reaktionen der Betroffenen interpretiert werden. Monokausale Interpretationen, die den Triumph der weiblichen Natur über den Versuch einer ideologischen Manipulation feiern, beruhen mehr auf Glaubensfragen als auf wissenschaftlichen Erkenntnissen. Der anthropologische Wissenschaftler Spiro, der viel über die Kibbuz-Erfahrungen gearbeitet hat, interpretiert seine Ergebnisse mit dem Verweis auf »präkulturelle« Determinanten im Zusammenhang mit Weiblichkeit, Kinderwunsch und Familialisierung.

2.2.7 Zur präkulturellen Genese von Kinderwunsch und Mütterlichkeit

Spiro interpretiert die »konterrevolutionären« Veränderungen im Kibbuz als Ausdruck von präkulturellen Dispositionen (Spiro 1987). Zur Entwicklung des Begriffes »präkulturell« kommt er, da die beschriebenen Veränderungen im Leben des Kibbuz seiner Ansicht nach nicht ausreichend mit sozialen oder kulturellen Begründungen erklärt werden können. Als wichtiges präkulturelles Bedürfnis wird hier das weibliche Bedürfnis nach Elternschaft (»female parenting need«) angeführt. Als biologische Grundlage für dieses

Bedürfnis verweist Sprio neben »psychobiologischen« Begründungen, unter denen er die psychoanalytischen Theorien von Erikson und Freud faßt (siehe Kapitel 2.3), auf genetische Determinanten. Als solche benennt Spiro das Ergebnis der biologischen Evolution, da eine enge Mutter-Kind-Bindung zu einem evolutionistischen Anpassungsvorteil wurde.

Auf den Zusammenhang zwischen Mutterschaftsverhalten und Evolution verweist auch Lerner (1991). Zur Entstehung der geschlechtsspezifischen Arbeitsteilung untersuchte sie Jäger-und-Sammler-Gesellschaften im Paläolithikum (Altsteinzeit) und frühen Neolithikum (Jungsteinzeit). Die erste Form der Arbeitsteilung, daß Frauen das Bemuttern übernahmen, ergab sich aus ihrer Fähigkeit zum Stillen und war notwendig für das Überleben der Gruppe. Daraus hat es sich wahrscheinlich ergeben, daß Frauen diejenigen Tätigkeiten übernahmen, die sich mit der Betreuung von Kleinkindern vereinbaren ließen. »So scheint die erste geschlechtsspezifische Arbeitsteilung, derzufolge die Männer die Großwildjagd übernahmen und Kinder und Frauen die kleinen Tiere jagten und Nahrungsmittel sammelten, sich aus den biologischen Unterschieden zwischen den Geschlechtern ergeben zu haben« (Lerner 1991, S.65). Aus dieser biologisch determinierten Situation wurde mit der Zeit eine kulturell geschaffene und verstärkte Struktur. Daß Frauen die Arbeiten der Mutterschaft übernahmen, war also vorerst funktional für das Überleben der Gruppe und damit ein Ergebnis der natürlichen Selektion. Denn selektiert wird automatisch alles, was zu hohem Fortpflanzungserfolg und Überleben der Nachkommen führt. Mütterliches Verhalten entspricht damit einer bestimmten biologischen Notwendigkeit und hat wenig mit Selbstlosigkeit oder verklärter Mutterliebe zu tun: Brutpflegende Individuen investieren in Nachkommen, die von zwei Erzeugern stammen. Für das brutpflegende Individuum entstehen Optimierungsprobleme, wenn es während der Kinderaufzucht keine weiteren eigenen Nachkommen zeugen kann. Bei zwei Elternteilen kann also derjenige profitieren, der die Brutpflege auf den anderen Partner abwälzt. »Bei allen Säugetieren hat das Männchen die besseren Gelegenheiten zu desertieren und seinen Geschlechtspartner damit auszunutzen« (Wickler, Seibt 1990, S.166). Der Selektionsdruck, viele Nachkommen zu zeugen, führt auch zu einem Interessenkonflikt zwischen Mutter und Kind: Mütter müssen daran interessiert sein, nur die notwendigste Zeit in Brutpflege zu investieren, während Kinder mehr Pflege für ihr eigenes Aufwachsen beanspruchen (parent-offspring-conflict). Bei Pavianen führt das zu rüden Konflikten beim Abstillen (ebd. sowie Sommer 1989).

Die Entwicklung von Abhängigkeiten zwischen den Geschlechtern und zwischen Eltern und Kindern kann als Voraussetzung für die Entstehung der Familie verstanden werden. Gruppenlebende Tiere und Menschen werden im allgemeinen darauf selektioniert, soziale Verhaltensweisen zu beherrschen und soziale Rollen zu verteilen. Die kulturelle Entwicklung des Menschen bedeutet jedoch gerade eine Emanzipation von unmittelbarem selektivem Druck. »Die Geschichte der Zivilisation ist die Geschichte von Männern und Frauen, die sich aus einem Zustand der Not, der hilflosen Abhängigkeit von der Natur, herausarbeiten zu Freiheit und einer zunehmenden Naturbeherrschung« (Lerner 1991, S.77).

Ist die menschliche Evolution aber überhaupt auf biologisches und damit fortpflanzungsabhängiges Verhalten zu reduzieren? Evolutionsbiologen haben ein Modell der kulturellen Evolution ausgearbeitet, das mit anderen sich replizierenden Strukturen als Genen arbeitet: den Memen. Biologische und kulturelle Evolution haben dieser Theorie zufolge analoge Strukturmerkmale. Als Beispiele für Meme werden »Melodien, Gedanken, Schlagworte, Kleidermode, die Art, Töpfe zu machen oder Bögen zu bauen« (Dawkins 1978, S.227) genannt, die sich von Gehirn zu Gehirn verbreiten, so wie Keimzellen sich von Körper zu Körper vermehren. »Wenn wir einmal sterben, können wir zwei Dinge hinter uns zurücklassen: Gene und Meme (...). Unsere Gene mögen unsterblich sein, aber die Sammlung von Genen, die jeder einzelne von uns darstellt, muß zwangsläufig auseinanderbröckeln (...). Wir sollten Unsterblichkeit nicht in der Fortpflanzung suchen« (ebd. S.235).

Hier wird also von biologischer Seite aus ein Modell entwickelt, das menschliches Verhalten nicht nur am Fortpflanzungserfolg mißt. Kinderlosigkeit könnte sogar ein besonders vorteilhaftes Verhalten sein: »Könnte es nicht sein, daß von zeitraubender Kinderaufzucht befreite Personen besonders geeignete Verbreiter von Memen sind?« (Sommer 1990, S.152).

2.2.8 Zusammenfassung der biologischen Aspekte

Insgesamt können nur wenig gesicherte Befunde zur Frage nach der biologischen Verankerung des weiblichen Kinderwunsches und zum Mutterschaftsverhalten von Frauen vorgebracht werden. Dazu zählen die Mechanismen der Mutter-Kind-Interaktion, wie Bindungsverhalten des Kindes und adäquate mütterliche Reaktionen, die das Überleben der Kinder sichern und damit gleichzeitig zur Erhöhung der Fortpflanzungsrate der Frau führen. Beide haben also ein biologisches Interesse am Gelingen dieser Interaktion. Signalverhalten des Kindes, um Betreuung auszulösen, ist zunächst nicht unbedingt an die Mutter adressiert, sondern an beliebige Betreuungspersonen. Väter können genau wie Mütter eine gelungene Interaktion mit Säuglingen aufbauen. Es gibt keinen Mutterinstinkt. Psychoendokrinologische Befunde deuten darauf hin, daß das pränatale Fehlen von Androgenen bedeutsam für Mutterschaftsverhalten sein könnte. Neben diesen beiden Punkten, der Mutter-Kind-Interaktion sowie der pränatalen Hormonwirkungen, die im Kontext der bereits formulierten Einschränkungen bewertet werden müssen, lassen sich keine weiteren biologischen Verankerungen der Mutterrolle und des Kinderwunsches ausmachen. Im interkulturellen Vergleich ergeben sich Unterschiede im Mutterschaftsverhalten, die Kernfamilie ist nicht universell, und weder Mutterschaftsverhalten noch Kleinfamilie können als phylogenetisch verankert verstanden werden.

Um das Entstehen von sozialen Rollen und der geschlechtsspezifischen Arbeitsteilung zu verstehen, sind die Selektionsvorteile, die sich aufgrund der Laktation für Gruppen ergaben, in denen Frauen Mutterschaftsfunktionen übernahmen, entscheidend. Diese Entwicklung kann als präkultureller Ursprung der Mutterrolle bezeichnet werden. Die Tatsache, daß bestimmtes Verhalten zu bestimmten Zeiten ein Selektionsvorteil bedeutete, hat keinerlei Beweiskraft für die Frage, inwiefern dieses Verhalten ein Bedürfnis oder ein Wunsch der Individuen war. Eine präkulturelle Verankerung menschlichen Verhaltens ist nicht gleichzusetzen mit einer genetischen Fixierung, denn notwendige Weiterentwicklungen sind gerade von der vielfältigen Rekombination der Gene abhängig.

Durch kulturelle Normen, die im Rahmen von Traditionen übermittelt werden, ist Mutterschaftsverhalten schließlich als orginär weiblich festgelgt worden. Eine wichtige Rolle bei dieser Festlegung spielt der Verweis auf die Natürlichkeit. Dieser Verweis hat nichts mehr mit Biologie zu tun, sondern hat verschleiernde Funktion, indem Gegenbenheiten als natürlich und damit unveränderlich dargestellt werden. Genau so wie im Laufe der Kulturgeschichte soziale Rollen ausgefeilt, aber auch verändert wurden, ensteht letztendlich der Kinderwunsch erst durch die kulturelle Errungenschaft der Geburtenkontrolle und des Bewußtseins um den Zusammenhang zwischen Sexualität und Fortpflanzung. Der Kinderwunsch selbst kann also nicht also biologisch verankert betrachtet werden.

In bezug auf die Verteilung von sozialen Rollen existiert auch in Primatengesellschaften eine Variabilität. Kummer führt dazu zusammenfassend aus: »Der Preis für diese hohe Regulationsfähigkeit ist, daß ein gegebenes Individuum in einer Lebensphase oder sogar während eines ganzen Lebens nur einen Teil seines Verhaltenspotentials verwirklichen kann« (Kummer 1973, S.153). Es geht also um eine »Entscheidung«, deren Ergebnis bei Primaten abhängig von Lebensbedingungen, bzw. von Selektion, ist, die beim Menschen jedoch die Qualität echter Wahlfreiheit gewonnen hat. Das heißt nicht, menschliche Entscheidungen seien unabhängig von Lebensbedingungen. In gleichem Maße wie Kultur Rollenvostellungen tradiert, stellen technologische Innovationen eine geringere Abhängigkeit von natürlichen Lebensbedingungen und damit mehr Wahlfreiheit her.

Vielfach werden aus den hier angegebenen biologischen Begründungen für Mutterschaftsverhalten unzulässige Schlüsse für die heutige Gesellschaft gezogen. Das macht es oft schwer, zwischen wissenschaftlichen Argumentationen und konstruierten Dogmen zu unterscheiden. Ein Beispiel dafür ist die Arbeit von Rudolph (1980), der Geschlechterrollen als endogen verankert begreift und dafür die »soziale Affinität« von Frauen verantwortlich macht. Als Ursache verweist der Biologe hier auf »endogene Grundlagen der Psyche« (ebd. S.187), die er in Hormonwirkungen sieht. Die einzigen relativ durchgängigen Geschlechtsunterschiede, die mit pränataler Androgenwirkung in Zusammenhang gebracht werden können, sind jedoch die Disposition zu aggressivem Verhalten sowie geschlechtsspezifisches Spielverhalten (vgl. 2.2.5. sowie Tillmann 1989)[16]. Der weibliche Kinderwunsch selbst ist kein angeborenes Geschlechtsmerkmal, »für die Beschreibung des weiblichen Geschlechtstypus als analgemäßig auf ›Hingabe- und Liebesfähigkeit, Einfühlungsvermögen, Lebensnähe etc.‹ (...) ausgerichtet, [gibt es, J.G.] keinerlei wissenschaftliche Belege« (Tillmann 1989, S.52).

---

16 In der Diskussion um Geschlechtsunterschiede muß generell berücksichtigt werden, daß die Unterschiede innerhalb eines Geschlechts größer sind als die Unterschiede zwischen den Geschlechtern (Lytton, Romney 1991). Es zeigen sich Geschlechtsunterschiede in bezug auf mathematische Fähigkeiten, räumliches Vorstellungsvermögen und Sprache. Diese Ergebnisse sind jedoch uneinheitlich und darüber hinaus fehlt ein biologisches Korrelat, um von biologischen Unterschieden sprechen zu können.

Wenn beim Kinderwunsch und bei der Mutterrolle nicht von biologisch verankertem Verhalten gesprochen werden kann, bleibt die Frage nach der Rolle von psychischen Trieben offen. Das nächste Kapitel behandelt daher psychische Faktoren und die Rolle der Psychonanalyse. Dabei geht es auch um die Funktion, die psychoanalytische Argumentationen teilweise bei der Postulation einer »natürlichen Weiblichkeit« gespielt haben.

2.3 Psychoanalytische Aspekte

In der Diskussion um den Kinderwunsch sowie um die psychische Verarbeitung von Fertilitätsvorgängen spielt die psychoanalytische Theorie eine zentrale Rolle. Vielfach wird der weibliche Kinderwunsch als notwendiger Bestandteil der reifen Sexualentwicklung begriffen. Dabei wird häufig auf die Konzepte Sigmund Freuds als Begründer der Psychoanalyse verwiesen. Freud leitet den Kinderwunsch der Frau vom Penisneid ab. Die Auseinandersetzung um den Penisneid wird daher in diesem Kapitel breiten Raum einnehmen. Die Darstellungen verschiedener Theorien fallen teilweise umfassender aus, da es nicht möglich ist, vom weiblichen Kinderwunsch zu sprechen, ohne die damit verbundenen Konzepte über die psychosexuelle Entwicklung von Frauen und die Entstehung von Geschlechtsrollen anzusprechen. Dabei fokussiert die Darstellung verschiedener psychoanalytischer Modelle auf die Frage: Ist der Kinderwunsch und das Bedürfnis nach Mutterschaft triebhaft in der Entwicklung der weiblichen Geschlechtsidentität verankert?

Freuds Postulate über die Sexualität der Frau sind bereits seinerzeit in der Psychoanalyse kontrovers diskutiert worden. In diesem Kapitels wird untersucht, inwieweit die Konzepte Freuds vom weiblichen Kinderwunsch heute noch Gültigkeit haben. Desweiteren geht es darum, in Anlehnung an neuere psychoanalytische Ansätze, herauszuarbeiten, was es im Leben von Menschen bedeuten kann, Kinder zu bekommen und inwiefern diese Möglichkeiten abhängig sind von gesellschaftlichen Rahmenbedingungen, die unser Unbewußtes strukturieren – und umgekehrt. Dabei werden kritische Beiträge aus der innerpsychoanalytischen Diskussion, Konzepte der Objektbeziehungstheorie, der feministischen psychonalytischen Theorie sowie poststrukturalistische und ideologiekritische psychoanalytische Ansätze diskutiert.

2.3.1 Der Kinderwunsch im Kontext der weiblichen Sexualentwicklung bei Freud

Zentral in der Freudschen Argumentation ist die These vom phallischen sexuellen Monismus beider Geschlechter bis zum Eintritt des Mädchens in den Kastrationskomplex. »Die frühen Phasen der Libidoentwicklung scheinen beide Geschlechter in gleicher Weise durchzumachen« (Freud 1932, S. 125), die Annahme, daß der kleine Junge und das kleine Mädchen die orale, anale und phallische Phase gleichartig erleben und körperliche oder psychische Charakteristika selten ganz eindeutig männlich oder weiblich sind, hat zur Bisexualitätsthese geführt. Freud bezieht sich in diesem Zusammenhang auch auf embryologische Fakten, denen zufolge sich männliche und weibliche Sexualorgane aus einer einzigen Anlage entwickeln. Die These der infantilen Bisexualität ist als Begriff jedoch irreführend, denn gemeint ist sexueller Monismus: »Wir müssen nun anerkennen, das kleine Mädchen sei ein kleiner Mann« (ebd. S. 126). Basis für diese Annahme ist die Definition der Klitoris als männliches Organ (verkümmerter Penis), daher werde die phallische Phase von beiden Geschlechtern mit dem Penis bzw. der Klitoris als erogene Zone identisch erlebt. Die Vagina dagegen, das nach Freud eigentlich weibliche Organ, bleibe bis zur Pubertät für beide Geschlechter unbekannt. Erst die Entdeckung des anatomischen Geschlechtsunterschieds leitet den Kastrationskomplex sowie die Ödipussituation und damit die Differenzierung der psychosexuellen Entwicklung ein. Zunächst ist der Knabe der Meinung, alle Menschen besäßen einen Penis (Freud 1905), die Entdeckung des Geschlechtsunterschiedes löst in ihm Kastrationsangst aus: Er befürchtet vom Vater kastriert zu werden, mit dem er um die Mutter rivalisiert. Doch die Kastrationsangst befreit ihn gleichsam aus dem Ödipuskomplex, er erkennt die Autorität des Vaters an, und durch die Identifikation mit dem Aggressor entwickelt sich sein Über-ich[17].

---

17 Die Darstellung der Freudschen Theorie der infantilen Sexualentwicklung ist notwendigerweise stichwortartig. Nur die Eckpunkte der weiblichen Sexualentwicklung, die im Zusammenhang mit dem Kinderwunsch stehen, werden ausführlicher behandelt. Die Entwicklung des Jungen wurde nur dort dargestellt, wo sie für das Verständnis der weiblichen Entwicklung nötig ist. Eine gute Zusammenfassung des Freudschen Konzepts sowie der zeitgenössischen Diskussion, findet sich bei Chasseguet-Smirgel (1975).

Für das Mädchen postuliert Freud eine umgekehrte Entwicklung: »Während der Ödipuskkomplex des Knaben am Kastrationskomplex zugrunde geht, wird der des Mädchens durch den Kastrationskomplex ermöglicht und eingeleitet« (Freud 1925, S.264). Die Entdeckung des anatomischen Geschlechtsunterschiedes leitet beim Mädchen den Penisneid ein, der die Basis für zwei grundlegende Entwicklungen der weiblichen Sexualität darstellt: der Wechsel des Liebesobjekts von der Mutter zum Vater und der Wechsel der erogenen Zone von der Klitoris zur Vagina. Zunächst hat das Mädchen analog zum Jungen die Mutter als Liebesobjekt, die die zentrale Person während aller Phasen der kindlichen Entwicklung ist und die durch Pflegehandlungen die Genitalregion der Kinder reizt und Lustempfindungen auslöst. Ebenfalls analog zum Knaben entwickelt das Mädchen eine aktive Klitorissexualität.

Die eigentliche weibliche Entwicklung wird nach Freud erst in der phallischen Phase durch den Penisneid eingeleitet. Das Mädchen »bemerkt den auffällig sichtbaren, groß angelegten Penis eines Bruders oder Gespielen, erkennt ihn sofort als überlegenes Gegenstück seines eigenen kleinen und versteckten Organs und ist von da an dem Penisneid verfallen« (ebd. S.260). Aus diesem Neid entwickelt sich beim Mädchen die Entwertung der Weiblichkeit, die die Mutter mit einbezieht, die schließlich auch nicht über den ersehnten Penis verfügt. Zusätzlich hat die Mutter es in den Augen des Mädchens versäumt, es mit suffizienten Genitalien auszustatten. Diese Entwicklung begründet die Abwendung von der Mutter als Liebesobjekt und damit den Objektwechsel (Freud 1931). Gleichzeitig gibt das Mädchen aufgrund der narzistischen Kränkung die Klitorismasturbation auf, da sie die Konkurrenz mit dem überlegenen Knaben vermeiden will. Die Vagina als passiv-rezeptives Lustorgan wird jedoch erst in der Pubertät entdeckt. Aus dieser Situation kann sich dann der Männlichkeitskomplex entwickeln, der sich in der Hoffnung ausdrückt, doch noch einen Penis zu bekommen und ein Junge zu werden. Oder das Mädchen verleugnet die Tatsache ihres Penismangels und benimmt sich, als ob es ein Mann wäre – eine andere Spielart des Männlichkeitskomplexes. Die weibliche genitale Sexualität kann erst entstehen, wenn das Mädchen die narzistische Wunde und das Minderwertigkeitsgefühl anerkennt, was in folgender Entwicklung gipfelt: »Es gibt den Wunsch nach dem Penis auf, um den Wunsch nach einem Kinde an die Stelle zu setzen und nimmt in dieser Absicht den Vater zum Liebesobjekt« (Freud 1925, S.264).

2.3.1.1 Diskussion

An dieser zentralen These sind einige Tatsachen bemerkenswert, die auch in der psychoanalytischen Bewegung Diskussionen auslösten. Erstens entwickelt sich Freuds Theorie zufolge die Weiblichkeit und damit auch der Kinderwunsch erst sekundär, gleichsam auf Umwegen. Dieser Punkt wurde vor allem von der Londoner Schule und von Horney aufgegriffen, die im Unterschied zu Freud eine biologisch genuine Weiblichkeit postulieren (2.3.2). Die These vom phallischen Monismus bedeutet im Grunde eine Verleugnung des Geschlechtsunterschieds, in dem der Frau ein eigenes Genitale abgesprochen wird (vgl. zur Abwehrfunktion 2.3.5.5).

Zweitens entwickelt sich nach Freud die weibliche Heterosexualität erst durch den Kinderwunsch: Das Mädchen wendet sich in der Absicht, ein Kind von ihm zu bekommen, dem Vater zu.

Aus der hier beschriebenen weiblichen psychosexuellen Entwicklung zieht Freud noch weitergehende Schlüsse, die hier nur am Rande erwähnt werden: Da der Ödipuskomplex des Mädchens erst durch den Kastrationskomplex eingeleitet wird, entfalle das Motiv für seinen Untergang. Die Folge davon ist ein weniger stark ausgeprägtes Über-ich bei Frauen (Freud 1925).

2.3.2 Die »frühe« Diskussion um die weibliche Sexualentwicklung

Die wesentliche Kontroverse spielte sich seinerzeit zwischen der »Wiener Schule« um Freud und der als »Londoner Schule« bezeichneten Gruppe ab, die vor allem aus Melanie Klein und Ernest Jones bestand. Eine weitere Kritikerin Freuds war Karen Horney, die den Positionen der »Londoner Schule« nahestand. Als Vertreterin der freudianischen Sichtweise ist insbesondere Helene Deutsch zu nennen.

2.3.2.1 Die Position der »Londoner Schule«

Den wesentliche Dissens zur Theorie Freuds benennt Jones im folgenden Punkt: »Meiner Ansicht nach entwickelt sich die Weiblichkeit fortschreitend aus dem Antrieb einer triebhaften Konstitution« (Jones 1935, S.341). Diese Position entwickelt er im Widerspruch zu der Annahme, daß die Weiblichkeit des Mädchens das Resultat des Penisneids ist. Klein spricht in Abgrenzung zu Freud vom frühen Ödipuskomplex in der Mitte des ersten Lebensjahres des Kindes (Klein 1960). Das Mädchen hat dem Vater gegenüber aufnehmende genitale Bedürfnisse, die rezeptive Tendenz dieser Libido-postion behält das Mädchen aus der oralen Phase bei (Klein 1927). Gleichzeitig entwickelt das Mädchen, aufgrund der ambivalenten Beziehung zur Mutterbrust, sadistische Wünsche gegenüber der Mutter: Das Kind liebt die gute nährende Brust und haßt die böse versagende Brust. Da es die Ambivalenz dieser Gefühle noch nicht anders ertragen kann, resultiert ein Spaltungsprozeß (Klein 1958). Das Mädchen will das beneidete Körperinnere der Mutter zerstören, das mit guten nährenden Objekten (Milch, Penis) angefüllt ist. Gleichzeitig entwickelt es Ängste, aus Rache für seine sadistischen Phantasien selbst zerstört zu werden.

Dieser Theorie zufolge empfindet das Mädchen schon früh eine echte feminine Liebe zum Vater. In diesem Sinne spricht Jones vom primären, natürlichen Peniswunsch des Mädchen, der in der femininen Bestrebung besteht, sich den Penis eines Mannes einzuverleiben – erst auf oralem, später auf vaginalem Weg (Jones 1935). »Dieser Wunsch scheint uns direkt zu dem Wunsch nach einem Kind zu führen, dem normalen Wunsch, einen Penis zu empfangen und ihn in ein Kind zu verwandeln« (ebd. S.338). Die Kausalität ist hier im Vergleich zur Sichtweise Freuds also gerade umgekehrt. Der Wunsch, sich den Penis des Vaters durch den Koitus anzueignen oder von ihm ein Kind zu bekommen, wird frustriert, erst dadurch entsteht der Wunsch nach einem eigenen Penis (Jones 1927).

Mit zunehmender Reifung und der Anpassung an die Realität können die ambivalenten Konflikte besser ertragen werden, und das introjizierte Elternimago nährt sich dem Bild der realen Eltern an. Die Anpassungs-leistungen des Ichs ermöglichen dem Mädchen, den Ödipuskomplex auf dem Weg der femininen Entwicklung zu verlassen.

2.3.2.2 *Karen Horney*

Die Theorien Horneys sind denen der »Londoner Schule« ähnlich, sie führt jedoch einige zentrale Punkte weiter aus. Zunächst postuliert Horney einen primären Penisneid, dem drei sachliche Ursachen zugrunde liegen: Erstens ist der Penis ein geeigneteres Organ, um die Harnerotik auszuleben. Zweitens darf der Junge beim Urinieren seiner Sexualneugierde freien Lauf lassen, er kann den Penis ansehen und ihn zur Schau stellen, und drittens bietet das

Urinieren dem Knaben die Möglichkeit zu ungestrafter Onanie. Der primäre Penisneid des Mädchens ist also ein berechtigter Neid auf Vergünstigungen, die der Knabe erfährt (Horney 1923).

Von diesem primären Penisneid wird der Männlichkeitskomplex der Frau unterschieden. Diesem Männlichkeitskomplex liegen laut Horney verdrängte Empfindungen in Beziehung zum Vater zugrunde. Analog zu Jones und Klein spricht Horney von primären libidinösen Wünschen des Mädchens dem Vater gegenüber (primäre Heterosexualität). Diese infantilen Wünsche werden jedoch vom Vater enttäuscht. Das Mädchen fühlt sich vom Vater betrogen und ist wütend auf ihn. Dies führt zur Ablehnung der weiblichen Rolle und zum Männlichkeitskomplex. Bekommt die Mutter ein Kind vom Vater, äußert sich die verdrängte Eifersucht des Mädchens auf die Mutter im Penisneid. In bezug auf die Analyse einer Patientin folgert Horney, »daß der Penisneid zurückging auf einen Neid auf das Kind, das die Mutter und nicht sie vom Vater bekommen hatte, und daß er erst vom Kinde auf den Penis verschoben war« (ebd. S.20). Horney geht davon aus, daß das Mädchen schon früh vaginale Sensationen verspürt und ein instinktives Wissen um die Sexualorgane und ihre Funktion besitzt (Horney 1933). Analog drängten seine phallischen Impulse den Jungen instinktiv dazu, eine komplementäre Körperöffnung beim anderen Geschlecht zu suchen (Horney 1932). Beide Geschlechter verdrängen jedoch dieses frühe Wissen um die Vagina wieder: »Das Mädchen will aufgrund seiner biologischen Natur empfangen, in sich aufnehmen; es fühlt oder weiß, daß sein Genitale zu klein ist für den väterlichen Phallus, und muß darum auf ihre eigenen genitalen Wünsche mit direkter Angst reagieren, mit der Angst nämlich, daß die Erfüllung seiner Wünsche ihm oder seinem Genitale Zerstörung bringen würde. Der Knabe dagegen, der fühlt oder instinktiv abschätzt, daß sein Penis viel zu klein ist für das mütterliche Genitale, reagiert mit der Angst, nicht zu genügen, abgewiesen, ausgelacht zu werden« (ebd. S.90). Daraus ergibt sich bei beiden Geschlechtern die Verleugnung des frühen Wissens um die Vagina. Der kleine Junge wehrt die Bedrohung seines Selbstgefühls als erwachsener Mann ab, indem er die Minderwertigkeit der Frau postuliert.

Horney kritisiert die Postion Freuds, indem sie fragt, wie denn orginär weibliche Wünsche, wie der Wunsch nach Mutterschaft und die Hetero-sexualität, sich aus ursprünglich phallischen Antrieben ableiten sollen. Sie argumentiert, daß, wenn die Entwicklung zur Weiblichkeit sich tatsächlich so kompliziert aus anfänglich männlichen Einstellungen heraus herleitete, es eine größere Anzahl weiblicher Homosexueller geben müßte und bei der gesunden Frau mehr Schwierigkeiten bei Menstruation, Schwangerschaft und Geburt auftreten müßten. Dagegen setzt Horney ein Konzept genuin biologisch begründeter Weiblichkeit. Den Kinderwunsch begreift Horney als »primär tief im Biologischen triebhaft verankert« (Horney 1931, S.80). Sie begreift die Mutterschaft mit Schwangerschaft, Entbindung, Stillen und Säuglingspflege als bisher unterschätzte weibliche Lustquellen (Horney 1926). Diese physiologische Überlegenheit der Frau spiegele sich im männlichen Neid auf Schwangerschaft, Gebären und Mutterschaft sowie auf die Brüste und das Stillen wieder. Das männliche Dogma der Minderwertigkeit der Frau entlarvt Horney als Äußerungsform des Fruchtbarkeitsneides[18].

2.3.2.3 Helene Deutsch

Deutsch kann mit ihren Interpretationen der weiblichen Sexualentwicklung klar als Freudianerin eingeschätzt werden. An einigen zentralen Punkten hat sie jedoch Freuds Sichtweise ergänzt und ausgebaut. Auch Deutsch spricht von der phallischen Phase, in der das Mädchen, wie der Junge, aktive Triebziele verfolgt. Das Mädchen wird sich jedoch noch vor der Entdeckung des anatomischen Geschlechtsunterschiedes bewußt, daß die Klitoris ein minderwertiges Organ ist. Das Mädchen bleibt daher in der phallischen Phase »organlos«, da die kleine und rudimentäre Klitoris nur ein unzureichendes Organ für die aktive Triebbefriedigung ist. Das Mädchen gibt daher die Klitorismasturbation auf. Die Impulse, die ein aktives Organ verlangen, werden aufgegeben, und die gehemmte Aktivität wandelt sich in Passivität. Doch dem Mädchen fehlt auch das passiv-rezeptive Organ, da sie von der Vagina noch nichts weiß (die weiblichen Organe Vagina und Uterus bleiben für die Frau bis zum Zeitpunkt ihrer Funktion in der Fortpflanzung unentdeckt). Diese doppelte »Organlosigkeit« bezeichnet Deutsch als genitales Trauma. Den Penisneid versteht sie nur als Äußerung des genitalen Traumas, denn die Entdeckung des anatomischen Geschlechtsunterschiedes bestätigt dem Mädchen nur den bereits innerlich empfundenen Mangel (Deutsch 1959). Der zweite zentrale Begriff ist der des weiblichen Masochismus, für

---

18 Der Gedanke vom männlichen Gebärneid ist vielfach wieder aufgegriffen worden, z.B. Lerner 1974, Olivier 1988.

dessen Entstehung im Gegensatz zur Passivität nicht biologische, sondern erzieherische Ursachen angeführt werden. »Auf die Aggressionen wird um des Geliebtseinwollens verzichtet. Bei diesem Verzicht müssen die nicht aktiv verbrauchten, aggressiven Kräfte untergebracht werden und verleihen dem passiven Geliebtwerden einen masochistischen Charakter« (Deutsch 1959, S.230). Der weibliche Masochismus erfüllt seine Funktion in der Fortpflanzung. Die Frau muß das individuelle Streben nach Lust mit den Interessen der Art, die mit Schmerz verbunden sind, vereinbaren: Dies gelingt nur, indem dem Schmerz selbst der Charakter der Lust zugesprochen wird. Das masochistische Erleben der Sexualität und der Geburt stellen also eine Realitätsanpassung dar, und auch der Kinderwunsch bekommt in diesem Zusammenhang masochistischen Charakter. Das Mädchen entwickelt die Idee des inneren Penis, der vermißte äußerliche Besitz wird zum phantasierten Körperorgan, dem später die Rolle eines Kindes zukommt (Deutsch 1954). Nur die Mutterschaft ermöglicht der Frau eine mit ihrem Wesen im Einklang stehende Aktivität: »Das Dasein der Frau wird erst dann zu einer vollen, mit Aktivität verbundenen Realität, wenn sie Mutter geworden ist. Bis dahin ist alles an ihr, was weiblich ist – das physiologische und das psychische – passiv, rezeptiv« (Deutsch 1959, S.125). Die Passivität und den Masochismus begreift Deutsch als zentrale Punkte der weiblichen Sexualentwicklung, die ihre Vollendung in der Mütterlichkeit findet.

2.3.2.4 *Edith Jacobssohn, Ruth Brunswick, Jeanne Lampl-de Groot*

Die im folgenden skizzierten Theoretikerinnen betonen besonders die Bedeutung der Mutter für die psychosexuelle Entwicklung des Mädchens. Dieser Ansatz ist später teilweise wieder aufgegriffen worden (vgl.2.3.5.3).

Jacobssohn (1933, 1937) ergänzt die Sichtweise Freuds um einen prägenitalen und präödipalen der Mutter geltenden Kinderwunsch. Das kleine Mädchen entwickelt im Rahmen der narzißtischen-ambivalenten Mutterbeziehung einen der Mutter geltenden Schwangerschaftsneid. Introjektionswünsche dem Leibesinneren der Mutter gegenüber verschmelzen mit Gravidätsphantasien des Mädchens. Sie empfindet oral-sadistische Einverleibungswünsche gegenüber dem Kind im Mutterleib.

Auch Brunswick (1940) datiert den Kinderwunsch vor der Entstehung des Penisneides: Bei beiden Geschlechtern handelt es sich um den Wunsch, das zu besitzen, was die omnipotente Mutter besitzt: nämlich ein Baby. In der analen Phase entwickelt sich eine zweite Wurzel des Kinderwunsches: das Bedürfnis, ein Kind von der Mutter zu bekommen, als passives Empfinden, sowie der Wunsch, der Mutter ein Kind zu schenken, als die aktive Kehrseite davon. Die Entdeckung des Geschlechtsunterschieds ist insofern von Bedeutung, als dem Mädchen klar wird, daß sie ohne Penis die Mutter nicht gewinnen kann. Der Kinderwunsch im Zusammenhang mit dem Penisneid müsse eher als Realitätsanpassung verstanden werden: Der unmögliche Wunsch, mit der Mutter ein Kind zu haben, wird zugunsten des Möglichen aufgegeben. Der Kinderwunsch verschmilzt mit dem Penis- wunsch. Denn im Koitus erfüllt sich der Wunsch, passiv den Penis zu empfangen und gleichzeitig ein Kind bekommen zu können.

Lampl-de Groot (1927) mißt der Mutterbeziehung ebenfalls große Bedeutung zu. In der Ödipussituation will das Mädchen genau wie der Junge die Mutter erobern und den als Rivalen erlebten Vater beseitigen. Bei der Entdeckung des anatomischen Geschlechtsunterschiedes glaubt das Mäd- chen, einmal einen Penis gehabt zu haben, der ihm aber als Strafe für das verbotene Liebesverlangen nach der Mutter genommen worden sei. Der Kastrationskomplex entsteht also erst aus dem negativen Ödipuskomplex. Genau wie der Junge muß das Mädchen auf die Liebessehnsucht zur Mutter verzichten und wendet sich daraufhin mit dem Vater zu. Der Vater, der ehemalige Rivale, wird zum Liebesobjekt gewählt, um den verlorenge- gangenen Penis durch ein Kind von ihm zu ersetzen.

2.3.2.5 Diskussion

Freuds Sichtweise der weiblichen Sexualentwicklung war bereits seinerzeit heftig umstritten. Die Diskussion ist jedoch damals nicht weitergeführt worden: Die Positionen der Londoner Schule und die Arbeiten Horneys wurden weitgehend ignoriert. Odes Fliegel weist als Erklärung für die damalige mangelnde Bereitschaft zur Kontroverse auf Freuds Krebs- erkrankung und die drohende Aufsplitterung der psychoanalytischen Bewegung hin (Odes Fliegel 1975).

Besonders die Londoner Schule und Horney lehnten die Idee des kleinen Mädchens, das eigentlich ein kleiner Mann ist, ab. Allerdings konnten sie zur Entwicklung der weiblichen Sexualität, der Heterosexualität und des Kinderwunsches nur auf triebhafte biologische Komponenten verweisen. Auf konstitutionelle, in der Biologie liegende Faktoren als Erklärungsmuster zurückzugreifen, erscheint in der psychoanalytischen Diskussion wenig erhellend. Die Arbeit von Deutsch ist interessant, da sie aus weiblicher Perspektive die Theorie Freuds bestätigt. Rohde-Dachser hat dies als komplementärnarzißtische Position bezeichnet: Die Tochter bestätigt symbolisch die narzißtische Auseinandersetzung des Mannes mit der Weiblichkeit (vgl.2.3.5.5).

Dieser Weiblichkeitstheorie kann zudem berechtigt die Frage Horneys gegenübergestellt werden, warum es denn überhaupt so viele »gesunde weibliche« Frauen gibt, wenn der Weg dahin über komplizierte Verzichtsleistungen führt, die erst in der Mutterschaft entschädigt werden. Die Beiträge, die auf die Bedeutung der präödipalen Mutterbindung für die weibliche Sexualentwicklung verweisen und damit die Hinweise in Freuds späteren Schriften aufnehmen, haben einen wichtigen Impuls gegeben, der die weitere Diskussion beeinflußt hat.

2.3.3 Physiologische Grundlagen in der psychoanalytischen Diskussion

Zwei Fragen ergeben sich aus der bisher skizzierten psychoanalytischen Theorie der weiblichen Sexualentwicklung: 1.) Ist die Klitoris ein ursprünglich männliches Organ (These vom phallischen Monismus oder Bisexualitätsthese) und das kleinen Mädchen daher ein kleiner Mann? 2.) Kann ein klitoraler vom vaginalen Orgasmus unterschieden werden, und charakterisiert erst der letztere eine reife Sexualentwicklung (These von der Notwendigkeit des Libidotransfers)?

Mary Jane Sherfey (1966) hat in einem ausführlichen Papier beide Fragen angesichts der Forschungen von Masters und Johnson und embryologischer Erkenntnisse diskutiert. Sie schlußfolgert, daß die Konzepte der Bisexualität, der rigiden Unterscheidung männlicher von weiblicher Sexualität und die Klitoris/Vagina-Transfertheorie verworfen werden müssen, daß die psychoanalytische Theorie in ihrer Gesamtheit jedoch bestehen bleiben sollte. Sherfey liefert jedoch kein neues Konzept der weiblichen Sexualentwicklung, das ohne die von ihr verworfenen Thesen auskommt. In die gleiche Richtung geht eine Arbeit von Stoller, der bisherige psychoanalytische Konzepte auch angesichts der Wertungen »normal« bzw. »gesund« kritisiert und wie Sherfey die Bisexualtätsthese und die Dichotomie des weiblichen Orgasmus ablehnt (Stoller 1973).

Im folgenden werden in Kürze[19] die relevanten embryologischen und sexualphysiologischen Grundlagen dargestellt, die ein Überdenken klassischer psychoanalytischer Konzepte erfordern.

1.) Die embryonale Sexualanlage wird bis zur 8.SSW als indifferent bezeichnet. Unter dem Einfluß von Androgenen differenzieren sich männliche, ohne Hormoneinfluß entwickeln sich weibliche Geschlechtsorgane. Tatsächlich differenziert sich aus dem Genitalhöcker Corpus cavernosum penis bzw. die Klitoris, beide können also als Analoga betrachtet werden, wie dies auch bei anderen Genitalorganen der Fall ist (vgl. Petri, Nevinny-Stickel 1990, Leonhardt 1986). Aus dieser Analogie läßt sich weder schließen, daß die Klitoris ein männliches noch daß der Penis ein weibliches Organ ist.

2.) Masters und Johnson haben erstmalig sexualphysiologische Grundlagenforschung betrieben. Aus detaillierten Beobachtungen der sexuellen Reaktion beim Orgasmus folgern sie, daß es nur einen einzigen weiblichen Orgasmus gibt. »Erlebt eine Frau den Orgasmus als Reaktion auf eine wirksame sexuelle Stimulierung, so reagieren Vagina und Klitoris in übereinstimmenden physiologischen Mustern. Klitoral- und Vaginalorgasmen sind demzufolge keine verschiedenen biologischen Einheiten« (Masters, Johnson 1966, S.70). Es ist dabei gleichgültig, ob eine direkte Stimulation der Klitoris erfolgt oder eine indirekte durch Manipulation des Vestibulum vaginae beim Koitus.

Die psychoanalytische Bewegung hat diese Befunde lange ignoriert und heruntergespielt. Kestenberg hat sich direkt auf die Arbeit Sherfeys bezogen (Kestenberg 1967). Die Rolle der Klitoris bezeichnet sie als Resonanzorgan und Transformator. Obwohl die Klitoris der sinnliche Fokus auch für die reife Frau sein könne, müsse sie, wenn die Frau ihre Weiblichkeit akzeptiert, jedoch aufhören, von der primären erotischen Zone abzulenken und die Vagina als Entladungsorgan zu ersetzen. Kestenberg wirft Sherfey vor, infantile Sexualität nicht von erwachsenem Sexualverhalten zu unterscheiden: Der Mann organisiere im Koitus die volle weibliche genitale Kapazität und ermögliche tiefe genitale Empfindungen. Diese inneren Sensationen seien von orgastischen Kontraktionen, wie sie Masters und Johnson beschriebenen

---

19 Eine erschöpfende Darstellung würde den Rahmen dieses Kapitels sprengen und ist für die Argumentation auch nicht erforderlich.

haben, zu unterscheiden und diesen Untersuchungsmöglichkeiten auch nicht zugänglich.

Dieser Argumentation folgend, wird das Konzept vom vaginalen Orgasmus zum Fetisch. Kestenberg lehnt Ergebnisse der sexualphysiologischen Forschungen als unzureichend ab und ignoriert gleichzeitig die sexuellen Empfindungen von Frauen[20].

In einer Übersichtsarbeit weist Odes Fliegel auf die Tendenz in der Kontroverse um die weibliche Sexualentwicklung hin, alle Versuche zu unternehmen, um Freuds urspüngliche Konzepte zu retten – auch um den Preis der inneren Logik (Odes Fliegel 1982)[21].

Wenn das kleine Mädchen ein vollwertiges feminines Sexualorgan besitzt und der sexuelle Transfer von der Klitoris zur Vagina nicht obligatorisch für die weibliche Sexualiät ist, hat das Konsequenzen für die weitere Entwicklung. Muß das Mädchen dann noch die Klitorismasturbation aufgeben und dem Penisneid verfallen? Was passiert ohne Penisneid mit dem Kinderwunsch? Der Penisneid würde sich nicht mehr schicksalhaft aus der Anatomie[22] ergeben, sondern der klinisch manifeste Penisneid müßte weiter-

---

20 Shere Hite (1977) kommt bei der Auswertung von 3019 Fragebögen zu dem Schluß, daß nur 30% der Frauen einen Orgasmus beim Geschlechtsverkehr erleben. Die geschilderten Emfpindungen sind sehr unterschiedlich, so daß nicht gesagt werden kann, wie viele Frauen, die von Kestenberg beschriebenen innere genitale Sensationen erleben. Der größere Teil der befragten Frauen empfinden den Orgasmus durch direkte klitorale Stimulation jedoch als befriedigender.

21 Inzwischen gilt es als gesichert, daß Mädchen schon im Alter von 14 bis 24 Monaten die eigene Vagina entdecken (Chehrazi 1986) und mütterliche Tendenzen vor Erleben des Kastrationskomplexes an den Tag legen. Auch Kestenberg, die frühe elterliche Gefühle bei beiden Geschlechtern postuliert (2.3.4.1), verlegt Freuds Konzept um einige Jahre nach hinten, um es insgesamt intakt belassen zu können (Odes Fliegel 1982).

22 Es gibt auch neuere Ansätze, die klassische Theorie vom Penisneid zu verfechten. Dabei wird davon ausgegangen, daß mit dem im Vergleich zum weiblichen Genitale größeren und sichtbareren Penis besser exhibitionistische Bedürfnisse befriedigt werden können (Heigl-Evers, Weidenhammer 1988). Dem muß jedoch entgegengehalten werden, daß die Möglichkeit, exhibitionistische Wünsche und Masturbationsbedürfnisse zu befriedigen, abhängig von der Erziehungspraxis ist. Frick-Bruder (1986) weist darauf hin, daß die Wahrnehmung des eigenen Genitales bei Mädchen von der Mutter weniger gefördert wird als bei Jungen. So finden Mütter zum Beispiel leichter Kosenamen für den Penis.

gehend psychoanalytisch untersucht werden. Das Konzept der weiblichen psychosexuellen Entwicklung dagegen muß neu entwickelt werden.

2.3.4 Konzepte vom weiblichen Erleben des »inneren Raums«

Kestenberg und Erikson haben Arbeiten zur weiblichen Sexualentwicklung veröffentlicht, in denen der »innere Raum« eine wichtige Rolle spielt. Damit ist ein weibliches unbewußtes Empfinden der inneren Genitalorgane gemeint, das die psychosexuelle Entwicklung strukturiert.

2.3.4.1 Judith Kestenberg: Kinderwunsch und innere Genitalität

Kestenberg spricht von frühen vaginalen Erregungszuständen des Mädchens, die keine geeignete Entladungsmöglichkeit fänden. Ihre zentrale These lautet, daß die als vage und irritierend erlebte vaginale Erregung das biologische Substrat des Mutterinstinktes ist (Kestenberg 1956). Die nicht entladenden, als unlokalisiert erlebten vaginalen Erregungen werden vom Mädchen nach außen projiziert. Das wichtigste Ersatzobjekt sei dabei die Puppe, die einen Teil des eigenen Selbst und das dem Mädchen fehlende Entladungsorgan repräsentiert. In diesem Kontext entwickelt sich der Kinderwunsch des kleinen Mädchens, da die Repräsentation des inneren Genitales in Produkten des Inneren (Baby) externatisiert wird. Ein Kind phantasiert das Mädchen als »inneren Penis«. Später dient der Penis, wie früher die Puppe, als Projektionsfläche für vaginale Empfindungen. Kestenberg spricht auch vom Penisneid in klassischer Form: Wenn beim Onanieren die Schwellung der Klitoris zurückgehe, entstehe Enttäuschung und Neid auf »das lustspendende, stets vorhandene, stets sichtbare und nie verschwindende Organ – den Penis« (Kestenberg 1979, S.359).

Das frühe intuitive Wissen um die Vagina, das das Mädchen in der Beziehung zu Puppe verarbeitet, ermögliche die intuitive Qualität der Mutterschaft. Laut Kestenberg ist die weibliche sexuelle Erfahrung insgesamt innenorientiert, da die Frau viszerale Sensationen des inneren Genitale erlebe (Kestenberg 1968). Diese innergenitalen Empfindungen lösen aufgrund ihres diffusen Charakters Ängste aus. Die duale Funktion der Vagina bei Sexualität und Fortpflanzung muß integriert werden. Bei dieser Integrations-leistung der weiblichen Sexualität spielt der Mann eine entscheidende Rolle.

Die orgastische Fähigkeit von Frauen entwickelt sich laut Kestenberg mit Hilfe des Mannes als Organisator und Lehrer der weiblichen Sexualität. Die weibliche Integration könne erst als vollendet betrachtet werden, wenn sie die Rolle der Ehefrau und Mutter beinhaltet.

2.3.4.2 *Erik Erikson: der produktive innere Raum als Antithese zum Penisneid*

Ausgehend von Beobachtungen von Kindern beim Spiel mit Bauklötzen und Figuren postuliert Erikson die Wahrnehmung eines inneren Raums bei Mädchen (Erikson 1980). Seine Auswertung von Spielszenen von Mädchen und Jungen zeigte, daß zwei Drittel der Gestaltungen von Mädchen einen inneren Raum darstellten, der von Umfassungen umgeben war, die gelegentlich ein sorgfältig ausgebautes Einganstor enthielten. Im Gegensatz dazu bauten zwei Drittel der Jungen Türme, Szenen, die im Freien spielten, Fassaden mit vorspringenden Teilen und verwendeten sich bewegende Objekte. Erikson interpretiert, daß diese unterschiedlichen Anordnungen der männlichen und weiblichen Körperstruktur entsprechen[23]. Das Gefühl innerer produktiver Potentiale des weiblichen Körpers stellt Erikson dem klassischen psychoanalytischen Penisneid gegenüber: Das fehlende äußere Organ trete zurück hinter der Erfahrung des produktiven Inneren. Als Konsequenz sei nicht mehr der Verzicht auf männliche Aktivitäten gefordert, sondern die sinnvolle Integration des Erlebens der eigenen inneren Genitale in die persönliche Verwirklichung als Frau. Laut Erikson strukturiert die Anatomie nicht nur die physiologischen Funktionen, sondern auch Persönlichkeits-strukturen. Das bedeutet für die Frau ein besonderes Talent in den Modalitäten der Hingabe, des In-sich-Aufnehmens und der zwischen-menschlichen Beteiligung. Diese Fähigkeiten sind eingebettet in einen acht Stufen umfassenden psychosexuellen und psychosozialen Entwicklungsplan (Erikson 1971). Diesem Modell zufolge entwickeln sich emotionale Lei-stungen der menschlichen Persönlichkeit gemäß bestimmter Schritte. In der

---

23 Erikson diskutiert auch eine mögliche sozialen Deutung dieser Befunde. Denn es handelte sich um Kinder im Alter von 10 bis 12, denen bereits geschlechtsspezifische Rollen zugewiesen worden sind und die gelernt haben diese Rollen im sozialen Kontext zu erfüllen. Dieses soziale Deutung weist Erikson jedoch als nicht umfassend genug zurück.

achten Stufe (»zeugende Fähigkeit gegen Stagnation«) dieser Entwicklung verortet Erikson den Kinderwunsch: »Der reife Mensch hat ein Bedürfnis danach, daß man seiner bedarf, und die Reife braucht sowohl die Führung wie die Ermutigung durch das, was sie hervorgebracht hat und für das gesorgt werden muß« (Erikson 1971, S.261). Die Grundtugend dieser Phase sei die Fürsorge, die in der Ethik der Generationsfolge institutionalisiert werde. Der Kinderwunsch als solcher sei noch kein Beweis für die emotionale zeugende Fähigkeit, meint Erikson, doch drohe die Persönlichkeitsverarmung, wenn schöpferische Produktivität nicht entwickelt werden könne.

2.3.4.3 Diskussion

Die beiden hier vorgestellten Theorieansätze, die weibliches Erleben vor allem aus der Physiologie und Anatomie des inneren Raums der Frau ableiten, geben wichtige Anregungen, da diese Herangehensweise den Penisneid als zentralen Angelpunkt der weiblichen Sexualentwicklung entkräftet. Weiblichkeit wird also nicht mehr als Ergebnis eines Mangels analysiert. Kestenberg grenzt sich von Eriksons»innerem Raum« ab, indem sie betont, wie die Frau innere Empfindungen auf Objekte draußen richte. Dadurch »beginnt die Frau sich als Behältnis für Babies oder den Penis zu fühlen« (Kestenberg 1979, S.352). Der weibliche Raum erscheint hier als nicht produktiv, sondern entspricht eher dem Mangelkonzept von Weiblichkeit, denn das Behältnis bleibt passiv und muß von außen angefüllt werden.

Persönlichkeit entwickelt sich in der Auseinandersetzung mit sich selbst und der Umwelt, das Erleben des eigenen Körpers spielt dabei eine wichtige Rolle. Wie die psychische Wahrnehmung der eigenen Anatomie mit Einflüssen des Rollenlernens im gesellschaftlichen Kontext interagiert, ist nicht mit letzter Sicherheit zu klären. Die Herleitung bestimmter emotionaler Eigenschaften aus der Körperlichkeit der Frau ist vor allem dann problematisch, wenn wichtige gefühlsmäßige Fähigkeiten, wie Rücksicht oder Einfühlungsgabe, als geschlechtsspezifisch festgelegt werden. Eriksons Entwicklungsmodell zeigt auf, welche Fähigkeiten das Individuum im Reifungsprozeß erlangen kann. Dieses Acht-Phasen-Konzept ist nicht als starrer, unflexibler Plan gedacht, sondern als Möglichkeit, in bestimmten Lebenskonflikten neue Fähigkeiten zu entwickeln. Die Entwicklung kreativer und schöpferischer Potentiale ist dabei von zentraler Bedeutung, und Kinderkriegen ist eine Möglichkeit, dieses Potential zu entwickeln. Erikson geht jedoch davon aus, daß die schöpferische Fähigkeit in der Regel in eigene Nachkommen münden sollte.

Dieser Argumentation muß gegenübergestellt werden, daß verschiedene Lebensentwürfe Entwicklungsmöglichkeiten bieten und daß Kinder zu zeugen in bestimmten Lebenssituationen auch eine Form von Stagnation sein kann. Inwiefern der Kinderwunsch auch dem Bedürfnis entspringen kann, sich vor Einsamkeit zu schützen, Ausdruck von sozialen und gesellschaftlichen Normen sein kann und dazu dienen kann, kompensatorische Bedürfnisse zu befriedigen, wird ausführlicher im psychosomatischen Kapitel erörtert (2.4.2).

2.3.5 Feminismus und Psychoanalyse[24]

Im folgenden werden verschiedene Wissenschaftlerinnen vorgestellt, die die klassische psychoanalytische Betrachtung der weiblichen Sexualentwicklung und des Kinderwunsches revolutioniert haben. Die Überschrift ist insofern irreführend, als nicht alle genannten Wissenschaftlerinnen Psychoanalytikerinnen sind und sich nicht alle Analytikerinnen als Feministinnen verstehen würden. Feministische Theorie hat jedoch dazu beigetragen, klassische Konzepte zu überdenken, und Analysen der patriarchalen Herrschaft machen sich psychoanalytische Erkenntnisse zunutze. Katharina Liebsch hat drei Ansätze herausgearbeitet, Feminismus mit Psychoanalyse zu verbinden (Liebsch 1994b): der klassische Ansatz, Geschlechtsidentität aus Körpererfahrung zu erklären (anatomischer Geschlechtsunterschied), der Objektbeziehungsansatz, der die Interaktion zwischen Säugling und Mutter in den Vordergrund stellt, und drittens der poststrukturalistische Ansatz, der von sprachwissenschaftlichen Überlegungen ausgeht. Obwohl Überschneidungen existieren, folgt die Darstellung der verschiedenen Theorieansätze dieser Gliederung.

---

24 Liebsch (1994a) macht auf methodischen Probleme aufmerksam, die bei der Synthese einer Wissenschaft, die das Individuum im Blickpunkt hat, mit einem auf Gesellschaftsveränderung ausgerichteten Ansatz, entstehen. Ihrer Meinung nach reflektieren die hier besprochenen Autorinnen das Verhältnis vom Allgemeinen zum Besonderem nicht in ausreichendem Maß.

2.3.5.1 Kritische Beiträge aus der innerpsychoanalytischen Diskussion

Innerhalb der psychoanalytischen Bewegung sind in den sechziger Jahren neue Ansätze entstanden, die Theorie Freuds zur Disposition zu stellen und aufgrund neuerer klinischer Erfahrungen andere Konzepte der psychosexuellen Entwicklung der Frau zu entwickeln. Diesen Ansätzen ist gemeinsam, daß sie, wie auch Freud, von der Anatomie als geschlechtskonstituierendem Faktor ausgehen. Jedoch geht hier die psychoanalytische Fragestellung tiefer und sucht nach innerpsychischen Erklärungen für bisher als selbstverständlich angenommene Reaktionen auf die Entdeckung des anatomischen Geschlechtsunterschieds. Phallischer Monismus und Penisneid werden nicht länger als Erklärungswert angenommen, sondern als erklärungswürdig hinterfragt (Reinke-Körberer 1978). Anstatt davon auszugehen, die Frau sei kastriert und habe daher einen defekten Körper, wird nun gefragt, wie Frauen dazu kommen, ihren Körper als mangelhaft zu erleben. Dieser Ansatz berücksichtigt auch gesellschaftliche Einflüsse, die Annahmen über die Wertigkeit der Geschlechter, transportieren.

Janine Chasseguet-Smirgel zufolge wird dem Penis ein symbolischer Wert zugeschrieben und erst eine Analyse dieses Vorganges erlaubt das Verstehen des Penisneides: Eine der Hauptquellen des Penisneides ist »der Wunsch, das einzige Organ zu besitzen, das die Mutter nicht hat« (Chasseguet-Smirgel 1975, S.807). Beide Geschlechter stehen als Kinder vor der Aufgabe, sich von der allmächtigen Mutter zu befreien, der Junge hat im Vergleich zum Mädchen mit dem Penis einen narzißtischen Vorteil. Genau um diese Möglichkeit, sich der Mutter entgegenzustellen, es ihr zu »zeigen«, beneidet ihn das Mädchen (Chasseguet-Smirgel 1974). Um den Konflikt mit der Mutter durchzuleben, idealisiert das Mädchen das zweite Objekt, den Vater. Es ist laut Chassseguet-Smirgel eine Bedingung des Objektwechsels an das gute zweite Objekt zu glauben, das die Mängel (die Kränkungen, die jedes Kind durch die allmächtige Mutter erlebt) des ersten Objektes ausgleichen soll. Der Vater erscheint der Tochter als letzte Rettung, deswegen muß sie ihn idealisieren und aggressive sowie konkurrierende Tendenzen in der Beziehung zu ihm oder zum Penis verdrängen. Die narzißtische Wunde in der Beziehung zum mütterlichen Objekt versteht Casseguet-Smirgel als conditio humana, ihre Bearbeitung erfolgt jedoch in der patriarchalischen Gesellschaft durch die Entwertung der Weiblichkeit (Casseguet-Smirgel 1975, zitiert nach Reinke-Körberer 1978).

Auch Maria Torok (1974) sieht die Bedeutung des Penisneides in der prädödipalen Mutterbeziehung. Ihr zufolge stellt der Penisneid der Frau das Versprechen an die Mutter dar, nie erwachsen zu werden. Der idealsierte Penis wird als Synonym gebraucht, für die Dinge, die die Frau meint nicht erreichen zu können: Stärke, Initiative, Intelligenz, Unabhängigkeit. Da diese Eigenschaften mit dem männlichen Körper identifiziert werden, wird implizit ausgedrückt, daß die Suche danach vergeblich ist: Die Möglichkeiten, diese Potenzen in sich selbst zu finden, werden damit für genauso unrealistisch gehalten, wie einen anderen Körper zu bekommen. Daß Mädchen versichert im Penisneid der Mutter, daß deren anale und genitale Privilegien unangetastet bleiben. Die Mutter fordert die Kontrolle über die Schließmuskelbeherrschung und mit dem Verbot der Masturbation die Kontrolle über die sexuelle Erregung. Das Mädchen vermeidet, unter Verzicht auf einen Teil ihrer autonomen Identität (»identifikatorische Lücke«), den frontalen Angriff auf das Mutter-Imago. Das Mädchen kann sich laut Torok bei der Loslösung von der mütterlichen Herrschaft nicht auf den Vater stützen, da in dieser Konstellation die Mutter sie wieder als Rivalin bedrohen würde.

Den aus dem Penisneid enstandenen Kinderwunsch begreift Torok als neurotischen Wunsch der Frau:»das Kind-Penis als illusorischen Garanten ihrer Vollkomenheit an seinen Zustand als ewiges Anhängsel zu fesseln« (ebd. S.206). Denn wenn das gewünschte Kind die Rolle des begehrten Penis-Objektes spielen muß und ihre Defekte ausgleichen soll, kann seine Entwicklung von der Mutter nie akzeptiert werden.

Margarete Mitscherlich-Nielsen (1975) betont die Bedeutung der äußeren Realität für die psychische Entwicklung. Der Penisneid des Mädchens ist für sie nicht unabweisbare weibliche Defektgewißheit, sondern Ausdruck der Verarbeitung traumatisierender elterlicher Geringschätzung des Mädchens. Das Selbstwertdefizit entstehe also nur, wenn die Eltern die gesellschaftlich vorgegebene Minderbewertung der Weiblichkeit teilen (Mitscherlich-Nielsen 1978). »Der Phallus, als sicht- und anfaßbares Organ, stellt in unserer Gesellschaft die sichtbare und leicht faßbare Macht und Vorherrschaft des Männlichen dar« (ebd. S.677). Die Entwicklung einer phallischen Phase versteht Mitscherlich-Nielsen als defensive Haltung gegenüber geschlechts-spezifischer Erziehung, die den Jungen bevorzugt. Dem stellt sie die klitorial-vaginale Entwicklungsstufe gegenüber, in der das Mädchen postive ödipale Wünsche in Bezug auf den Vater entwickelt.

Jutta Besch-Cornelius ordnet den Penisneid ein in das Problem, das für beide Geschlechter darin besteht, Allmachtsphantasien aufzugeben und das eigene Geschlecht zu akzeptieren[25]. »Nur wenn das Kind von bestimmten Eigenschaften, Verhaltensweisen oder Erlebnisqualitäten bei dem einen oder anderen Elternteil ausgeschlossen wird, entwickelt es Neid- und Haßgefühle, die es dann, der jeweiligen Entwicklungsphase entsprechend, auf das eigene Körper-Selbst und auf die eigene anatomische Ausstattung bezieht« (Besch-Cornelius 1987, S.38). Auch hier erfolgt also der Verweis auf die Erziehung bei der Entwicklung einer autonomen Sexualität für beide Geschlechter. Besch-Cornelius versteht Schwangerschaft als Umstrukturierung der Ich- und Trieborganisation, also als Anpassungsleistung. In diesem Sinne entwickelt sie ein Modell über fünf Ebenen des Erlebens von Schwangerschaft, Geburt und Stillen. Die narzißtische Ebene ermögliche der Frau eine Verstärkung der libidinösen Besetzung des Selbst und eine Erweiterung des gesamten Lebenssinns. Die eigene Körperlichkeit könne als neue, erweiterte Dimension erlebt werden. Auf der anderen Seite kann auch narzißtische Wut mobilisiert werden, um die Ich-Grenzen aufrechtzuerhalten, die in der Schwangerschaft durch Auflösungsängste bedroht sind. Auf der oralen Ebene werde vor allem das Stillen als Fähigkeit zu spenden erlebt. Gleichzeitig können auch eigene orale Frustrationen auf das Kind projiziert werden, und das Kind kann als oraler Konkurrent erlebt werden. Die Erweiterung der eigenen Autonomie durch die Schwangerschaft als Abgrenzung zur eigenen Mutter kann eine Erfahrung auf der analen Ebene sein. Eine andere mögliche Erfahrung auf der analen Ebene ist die Wiederbelebung des Kampfes um Dominanz. Auf der urethralen Ebene spielt die Schau- und Zeigelust eine besondere Rolle: Die beeindruckenden körperlichen Fähigkeiten und Veränderungen der Schwangerschft werden dabei stolz präsentiert. Schließlich sind auf der sexuell-genitalen Ebene ödipale Konstellationen von besonderer Bedeutung. Die Umwandlung der Zweier- in eine Dreierbeziehung kann dabei ein Reifungsschritt sein, genauso wie infantile Aspekte der Paarbeziehung gerade durch das Kind zementiert werden können. Besch-Cornelius faßt folgende Kinderwunschmotivation zusammen: Der Kinderwunsch wird als »primärer Wunsch angesehen (...), dessen Wurzeln in triebhaften biologischen Schichten des Erlebens, in der

---

25 Dieser Ansatz findet sich auch in der Arbeit von Fast (1991).

frühen Identifizierung mit der präödipalen Mutter sowie in der stufenweisen Fortentwicklung der Geschlechts- und Ich-Identität zu suchen sind« (ebd. S.46). In der Entwicklung ihres Phasenmodells bezieht sich Besch-Cornelius auf die Arbeit Marina Gambaroffs, die ein ähnliches Modell erarbeitet hat.

Gambaroff (1984) begreift nicht die Mutterliebe als einen Trieb, sondern die Fortpflanzung. Triebhaft gesichert sei daher nur die Weitergabe des Lebens, wie dagegen Generativität konzeptualisiert werde, ergebe sich erst aus der indiviuellen psychosexuellen Entwicklung. »Der ›Großen Mutter‹ ist Mutterliebe vollkommen gleichgültig« (ebd. S.183)[26]. Beim emotionalen Erleben von Generativität unterscheidet Gambaroff sieben Stufen: In der archaischen Stufe des Erlebens sei das Bild der »Großen Mutter« präsent, das weibliche Eingebundensein in den Kreislauf des Werdens und Vergehens werde thematisiert, die zweite präobjektale Stufe sei die des Getragenwerdens, die sich selbst und das Kind tragende Schwangere werde vom Mann gehalten, der wiederum durch Identifkation mit dem Kind sich selbst trägt. Die dritte Stufe beinhalte den oralen Aspekt, der als versorgendnährend oder als kannibalisch-verschlingend erlebt werden kann. In der vierten Stufe gehe es um den analen Aspekt, der Phantasien um Festhalten versus Austoßen mobilisiere, in der fünften Stufe können phallische Größenphantasien erlebt werden. Die sechste ödipale Stufe unterteile sich in die Möglichkeit, den Partner oder die Partnerin als inzestuös geliebtes Elternteil zu erleben, die Urszene durch Geschlechtsverkehr in der Schwangerschaft wiederzuerleben oder eigene neidisch-ödipale Anteile auf das Kind zu projizieren, wodurch das Kind zum störenden Eindringling wird. In der siebten Stufe könne der genitale Aspekt erlebt werden: die Möglichkeit sich tief ineinander zu verankern und das werdende Kind als etwas Gemeinsames zu erleben. Gambaroff begreift die Schwangerschaft einer Frau als eine Chance für beide Partner, »mit Hilfe einer im Dienst der Progression stehenden Regression eine Neuorientierung an inneren Objekten und deren Neukonstellation vorzunehmen« (ebd. S.182).

Als Konsequenz der bisher formulierten Einwände gegen die Theorie Freuds hat Irene Fast (1991) den Versuch unternommen, eine neue kohä-

---

26 Diese Argumentation ist widersprüchlich: Wenn es um die Weitergabe des Lebens geht, dann muß die Sorge für die Nachkommen, gerade für Frauen, ein Bestandteil davon sein (vgl. 2.2, insbesondere Trivers 1972).

rente Theorie der Geschlechtsdifferenzierung zu entwerfen. Fast geht davon aus, daß das geschlechtsrelevante Erleben der Kinder zunächst undifferenziert sei und die Erkenntnis des eigenen Geschlechts mit dem Bewußtsein darüber, nicht über die Möglichkeiten des anderen Geschlechts zu verfügen, bei Jungen und Mädchen Verlustgefühle und Neid wecke. Das narzißtische Erleben unbegrenzter Möglichkeiten müsse im Laufe der Entwicklung aufgegeben werden. Zunächst tragen genital lokalisierte Erfahrungen zur Entwicklung eines Körperbildes bei, diese subjektive Erfahrung korrespondiert jedoch nicht automatisch mit der objektiven Geschlechtszugehörigkeit, die erst erlernt wird. Soziale Einflüsse auf die Geschlechtsdifferenzierung nehmen mit der Geburt ihren Anfang. Im Alter von zwei Jahren schließlich sind Kinder in der Lage, sich selbst und andere als männlich oder weiblich wahrzunehmen. Wie stark das Verlustgefühl ist, das mit dem Aufgeben der Vorstellung einer pansexuellen Identität verbunden ist, hängt davon ab, in welchem Maße dem Kind starre oder flexible Geschlechtsrollen vorgelebt werden. Den Penisneid des Mädchens sieht Fast als Reaktion auf die Erkenntnis von Grenzen und als Verlangen nach Unbegrenztheit an. Der Penisneid werde durch den zunehmenden Stellenwert weiblicher Eigenschaften und die Identifikation mit der Mutter überwunden. Im Zusammenhang mit der identifikatorischen Beziehung zur Mutter sei auch der Wunsch zu verstehen, ein Kind vom Vater zu bekommen.

2.3.5.1.1 Diskussion der innerpsychoanalytischen Kritik

Nachdem die Freudschen Konzepte seinerzeit Kritik in der psychoanalytischen Bewegung hervorgerufen hatten, kam es seit dem Ende der dreißiger Jahre zu einem längeren Schweigen über die Fragen der weiblichen psychosexuellen Entwicklung. Erst in den sechziger Jahren ist die Diskussion über Psychoanalyse und Weiblichkeit wieder in Gang gekommen. Dazu hat Chasseguet-Smirgel mit der Herausgabe ihres Sammelbandes einen entscheidenden Beitrag geleistet. Qualitativ neu an ihrer sowie an der Theorie Toroks ist dabei der Ansatz, den Penisneid selbst als Symbol psychoanalytisch zu hinterfragen. Dabei wird einerseits die bisher unterschätzte Bedeutung der präödipalen Mutterbindung deutlich, andererseits wird erstmals herausgearbeitet, welche psychischen Prozesse zur Kooperation der Frauen mit ihrer eigenen Unterdrückung beitragen – der Penis erlangt im Unbewußten der Frauen seine Bedeutung als Symbol einer qua

Biologie nicht zu erreichenden gesellschaftlichen Macht. Genau darin liegt die Sprengkraft der Psychoanalyse für die Frauenbewegung.

Freuds Triebschicksal als Entwicklungsmöglichkeit zu diskutieren, ist auf einer anderen Ebene der erneuernde Ansatz von Gambaroff und Besch-Cornelius. Beide haben die Konzepte Eriksons und Kestenbergs wieder aufgegriffen, Mutterschaft als Potential der Persönlichkeitsentwicklung positiv zu definieren. Dabei ist festzuhalten, daß in Abhängigkeit von der Lebenssituation Aspekte von Kinderwunsch und Schwangerschaft genauso neue Impulse geben wie auch festgefahrene Konflikte zementieren können. Leider ist Besch-Cornelius' Definition der Kinderwunschmotivation genauso umfassend wie nichtssagend. Ist der Kinderwunsch nun primär triebhaft oder entwickelt er sich? Welche Rolle spielen beide Komponenten? Der primär triebhafte Charakter erscheint schwer faßbar, da er nicht näher definiert wird. Daß es hierbei nicht um ein biologisches Substrat gehen kann, ist im Kapitel 2.2. deutlich geworden. Mitscherlich-Nielsen hat wertvolle Pionierarbeit geleistet, indem sie psychoanalytische Konzepte in die Realität gesellschaftlicher Bedingungen einordnete.

Das Unternehmen der Theorie Freuds ein im Ganzen schlüssiges Entwicklungsmodell entgegenzusetzen hat Fast geleistet. Fast begreift dabei die »Existenz subjektiver Definitionen von Männlichkeit und Weiblichkeit als Entwicklungsleistung, nicht als biologische Gegebenheit« (Fast 1991, S.79).

2.3.5.2 *Frauenbewegung und Psychoanalyse*

Von einigen Theoretikerinnen der Frauenbewegung ist das Werk Freuds aufgrund der darin enthaltenen diskriminierenden Äußerungen, wie fehlendes Über-ich oder Schwierigkeiten bei der Entwicklung des Intellekts, grundsätzlich verworfen worden. Insbesondere wird Freud vorgeworfen, die Minderwertigkeit von Frauen zu postulieren und durch Therapie nur die Unterwerfung unter herrschende Normen erreichen zu wollen (Millet 1971). Firestone kritisiert, daß die Psychoanaylse vor allem in den USA für reaktionäre Zwecke mißbracht wurde (Firestone 1975). Die Nichtbeachtung gesellschaftlicher und kultureller Einflüsse bei bei der Entstehung von Männlichkeit und Weiblichkeit ist ein weiterer zentraler Kritikpunkt der Frauenbewegung an Freud.

Carol Hagemann-White (1978) wirft den Kritikerinnen aus der Frauenbewegung zu Recht vor, die Macht des Unbewußten zu unterschätzen.

Firestone z.B. interpretiert den Penisneid des Mädchens als Reaktion auf erlebte Bevorzugung des Jungen: Das Mädchen will den Penis, um ähnliche Vorteile erlangen zu können. Es handelt sich also um einen Vorgang, der bewußtes Abwägen voraussetzt. Tatsächlich wird das eigene Geschlecht jedoch unbewußt aufgrund der erfahrenen Benachteiligung als minderwertig erlebt, so Hagemann-White. Diese Verarbeitung der eigenen Körperlichkeit als Mangel finde früher statt, als Kinder zu rationalem Denken fähig seien. »Die in einer Gesellschaft herrschenden Verhältnisse werden von den in sie hineingeborenen Menschen als Strukturen des menschlichen Lebens schlechthin erfahren und nur spät und mühselig relativiert« (ebd. S.746). Der Phallus wird zum Symbol für die Macht, eigene Wünsche durchsetzen zu können, an der das Mädchen nicht teilhaben kann. So erklärt Hagemann-White das Zustandekommen der Gleichung Kind=Penis als Akzeptanz des Mädchens der eigenen Position in Familie und Gesellschaft. Mit der Schwangerschaft verbinde sich die Hoffnung, doch noch an phallischer Macht teilhaben zu können. Der so skizzierte Kinderwunsch hat also wenig mit dem Bedürfnis, mit Kindern zu leben, zu tun. Die klassisch psychoanalytische Ableitung des Kinderwunsches aus dem Penisneid sei eine männliche Phantasie mit doppelter Funktion: Sie verschleiere die sexuelle Herrschaft des Mannes über die Frau als Naturverhältnis, da er die Mutterrolle als normativ für alle Frauen setzt, und sie hilft dem Mann, seinen Platz in der Welt der Sublimierung zu finden, indem Frauen eigenständige sexuelle Lust, und damit Möglichkeit und Notwendigkeit zur Sublimierung, abgesprochen wird (Hagemann-White 1986).

Eine gänzlich andere Position in der Freud-Rezeption nimmt Juliet Mitchell ein. Sie interpretiert Freud als Sozialisationstheorie: »Daß Freuds Frauenbild pessimitisch war, zeugt weniger von seiner reaktionären Einstellung als von der Situation der Frau« (Mitchell 1985, S.414). Mitchell warnt davor, Freuds Beschreibungen als Vorschriften mißzuverstehen. Sie versteht Freuds Analyse vielmehr als Analyse des Patriarchats und hält dem Vorwurf, Freud habe gesellschaftliche Bedingungen unterschätzt, entgegen: »Die soziale Realität, die er zu erhellen versucht, ist der psychische Niederschlag der gesellschaftlichen Wirklichkeit« (ebd. S.464). Mitchells Ansicht nach hat Freud also lediglich eine korrekte Analyse geleistet: Frauen seien in dieser Gesellschaft minderwertig und kastriert. Es fällt jedoch schwer, Freuds Äußerungen über »die normale gesunde Frau« nicht normativ zu verstehen.

2.3.5.3 Konzepte in Anlehnung an die Objektbeziehungstheorie

Die Objektbeziehungstheorie hat sich in Abgrenzung zur Triebtheorie von Freud entwickelt und analysiert Libido nicht als ungerichtet, sondern in Beziehung zu einem Objekt. Die beiden wichtigen Vertreter der Objektbeziehungstheorie sind Balint und Winnicott. Auf die von ihnen erarbeiteten Theorien beziehen sich verschiedene neuere Ansätze, die vor allem die Rolle der Mutter thematisieren. Die hier folgende Erörterung der Objektbeziehung zwischen Mutter und Kind soll eine Orientierung zum Verständnis der weitergehenden Theorien liefern. Eine erschöpfende Behandlung des gesamten Theorieansatzes kann damit in diesem Rahmen nicht geleistet werden.

Freuds Konzept des primären Narzißmus (der Säugling weiß nichts von seiner Umgebung und erlebt nur Triebspannung oder Triebentladung ohne Bezug zu Objekten) hat Michael Balint die passive Objektliebe entgegengesetzt (Balint, M. 1935). Die allererste Phase des Lebens des Säuglings sei objektgerichtet und durch passive Triebziele gekennzeichnet: »Ich soll geliebt, befriedigt werden, und zwar ohne die kleinste Gegenleistung meinerseits. Dies ist und bleibt das Endziel allen erotischen Strebens« (Balint, M. 1937, S.91). Diese Form der Liebe setze die Übereinstimmung der Bedürfnisse des Subjekts und des Objekts voraus: Es wird als selbstverändlich angenommen, daß die Betreuungsperson das gleiche will wie der Säugling. Ansprüche des Objekts, die den eigenen Bedürfnissen zuwiderlaufen, werden als unerträglich empfunden (paranoide Empfindlichkeit). Narzißmus begreift Balint als sekundäre Reaktionsbildung, wenn die primäre Objektliebe versagt wird.

Alice Balint hat den objektbeziehungstheoretischen Ansatz für die Liebe zwischen Mutter und Kind detaillierter beschrieben (Balint, A. 1939). Der Säugling fordere von der Mutter unbedingte Selbstlosigkeit, Alice Balint nennt das den naiven Egoismus. Da das Kind den Vater später, schon unter der Herrschaft des Realitätssinns, kennenlerne, erlebt es den Vater von Beginn an als Person mit Eigeninteressen, und in Beziehung zu ihm könne sich leichter Aggression und Ambivalenz enwickeln. Für die Beziehung zwischen Mutter und Kind postuliert Alice Balint eine naturgegebene Aufeinanderbezogenheit der gegenseitigen Triebziele, so daß die Mutter, in Verwirklichung ihrer eigenen Triebwünsche nach Kontakt mit dem Kind, dessen Wünsche konfliktfrei befriedigen kann. Dieser Mutualismus der

Bedürfnisbefriedigung präge den besonderen Charakter der Mutter-Kind-Beziehung[27].

Winnicott (1974) diskutiert die erste Objektbeziehung des Kindes vor allem unter dem Aspekt der Abhängigkeit. Für den abhängigen Säugling ist das Gehalten-Werden – gemeint ist ein physischer wie psychischer Vorgang – durch die Mutter zentral wichtig. Erst durch die Fürsorge seiner Mutter werde der Säugling fähig, eine personale Existenz zu entwickeln. Durch die Identifikation mit dem Säugling wisse die Mutter, was dieser fühle, und könne genau das liefern, was der Säugling braucht. Bei dieser lebendigen Anpassung an die Bedürfnisse des Säuglings ist es vor allem wichtig, den Zeitpunkt zu erkennen, zu dem das Kind beginnt, seine Interessen zu äußern. Wenn die Mutter weiterhin die Wünsche des Säuglings erahnt, obwohl er in der Lage ist, Signale zu geben, erlebt das Kind dies als bedrohliche Zauberei und nicht als stabile Objektbeziehung. Mahler hat detaillierte Beobachtungen zum Thema Symbiose und Individuation veröffentlicht (Mahler et al. 1978). Sie geht im Gegensatz zu Balint und Winnicott und analog mit Freud von einer ersten autistischen Phase aus, die der Objektbeziehung zur Mutter vorangehe, macht jedoch die Abhängigkeit der kindlichen Entwicklung von mütterlicher Verfügbarkeit, Zuwendung und Anregung sehr anschaulich und beschreibt den Individuationsprozeß als Separation von der Mutter, wofür die Verinnerlichung der Mutter-Imago eine Voraussetzung ist.

Nancy Chodorow (1994) analysiert die Reproduktion der Mütterlichkeit und will bislang unhinterfragte Tatsachen, wie den weiblichen Kinderwunsch, die Befriedigung, die Frauen durch Mütterlichkeit, erleben und die Hauptverantwortlichkeit von Frauen für die Kinderaufzucht, theoretisch aufklären. Bei ihrer Analyse der frühkindlichen psychologischen Entwicklung bezieht sie sich auf Balint und Winnicott und betont die fundamentale Bedeutung der mütterlichen Fürsorge für die Entstehung eines wahren Selbst des Kindes. Die Mutter ist für den Säugling also im positiven wie im negativen Sinne allmächtig. »Mädchen und Knaben erwarten und vermuten bei Frauen einzigartige Fähigkeiten der Hingabe, Fürsorge und Mütter-

---

27 Diese Darstellung der Mutterliebe wäre vielleicht unter der Überschrift »Mythos« besser plaziert, drückt sie doch eher kindliches idealisiertes Wunschdenken aus, als Analyse einer Beziehung, in der die Mutter als erwachsene Person ungleich mehr Möglichkeiten zur Triebbefriedigung und vor allem partiell andere Interessen als das Kind hat.

lichkeit und verbinden mit Frauen ihre eigenen Ängste vor Regression und Machtlosigkeit« (ebd. S.111). Aus der Erfahrung der frühen Mutter-Kind-Beziehung haben Mädchen und Jungen die Fähigkeit erworben, später ein Kind zu versorgen, indem sie durch Regression symbiotische Fähigkeiten wiedergewinnen können. Warum jedoch gerade Frauen »muttern«, ergibt sich aus der unterschiedlichen weiteren Entwicklung der Kinder im Kontext der traditionellen Familie. Da Mädchen von Erwachsenen gleichen Geschlechts umsorgt werden, empfinden sie sich weniger als Jungen als separate Wesen und entwickeln durchlässigere Ich-Grenzen. Eine verlängerte Symbiose und narzißtische Über-Identifikation ist daher charakteristisch für die Mutter-Tochter-Beziehung. Mütter erleben ihre Töchter als Erweiterung oder Verdoppelung ihres eigenen Selbst, während sie die Beziehung zum Sohn sexualisieren, ihn als männliches Gegenstück erleben und damit seine Verschiedenheit betonen. Die präödipale Mutter-Tochter-Beziehung sei intensiver und dauere länger, da sie nicht in gleichem Maß durch den Ödipus-Komplex zerstört werde. Für Jungen werden durch den Untergang des Ödipus-Komplexes Beziehungsfähigkeiten beschnitten. Durch das Inzest-Verbot wird von ihnen eine drastischere Abkehr von Mutterbeziehung gefordert, die auch deren präödipalen Anteile einschließt. In ihrem Bemühen, sich von der Abhängigkeit und Verschmolzenheit mit der Mutter zu lösen, wende sich auch das Mädchen von der Mutter ab und dem Vater zu. Damit werde jedoch die affektive Beziehung zur Mutter nicht vollständig beendet, da der wenig verfügbare Vater die emotionale Präsenz der Mutter nicht ersetzen könne. Vielmehr trete das Mädchen in eine triadische Beziehungs-konfiguration ein. Für das Mädchen bleiben also Elemente der primären Liebe bestehen, und in der weiteren Entwicklung verdichte sich die Mutterbeziehung durch eine bewußte Geschlechtsrollenidentifikation. Mädchen entwickeln daher ein ausgeprägteres Empathiegefühl. Unter-schiedliche Beziehungspotentiale analysiert Chodorow also als Konsequenz der geschlechtsspezfischen Arbeitsteilung und der Tatsache, daß Frauen die primären Bezugspersonen für Kinder sind. Daraus entwickelt Chodorow auch den weibliche Kinderwunsch. Das Kind vervollständige das Beziehungsdreieck für die Frau. In der Beziehung zum Mann fehle ihr das dritte Element der triadischen Beziehung. Gleichzeitig könne der männliche Partner die emotionalen Bedürfnisse der Frau nicht befriedigen, da er aufgrund seiner eigenen psychischen Geschichte eher auf Abgrenzung denn auf primäre Liebe bedacht sei. In der Beziehung zu ihrem Kind kann die Frau die Symbiose ihrer eigenen Mutter-Kind-Beziehung wiederbeleben. Diese Funktion der Beziehung zum Kind problematisiert Chodorow, da Kindern damit Ersatzfunktionen zugewiesen werden.

Dorothy Dinnerstein (1979) untersucht die Konsequenzen, die es hat, daß Kinder primär von Frauen betreut werden, in Hinblick auf die gesellschaftlich verbreitete Diskriminierung von Frauen. Der männliche Besitzanspruch auf den weiblichen Körper und weibliche Sexualität sieht Dinnerstein als Ergebnis der Säuglingserfahrung: »Die eigenständige sexuelle Impulsivität der Frau wird also gefürchtet, weil sie die erschreckende erotische Abhängigkeit jedes Säuglings von seiner Mutter ins Gedächtnis zurückruft« (ebd. S.88). Da die mütterliche Macht den frühsten und profundesten Prototyp absoluter Macht über den hilflosen Säugling darstellt, fürchten sowohl Männer als auch Frauen weibliche Macht und erleben demgegenüber rationale männliche Herrschaft als erleichternd. Die Mutter hat die Macht, die ersten Schritte zu selbständiger Aktivität zu fördern oder zu verbieten, sie verächtlich zu machen oder zu respektieren. Weiblicher Wille repräsentiert das Zeugnis der ersten und tiefsten Niederlagen und Beschämungen. Da Säuglinge die Mutter als ein omnipotentes Wesen erleben, fällt es der heranwachsenden Frau schwer, sich selbst als genügend erwachsen zu erleben: So mächtig wie die magische Muttergöttin ihrer Kindheit kann sie nie sein. Anstatt als Erwachsene zu erkennen, daß der primäre Elternteil letzlich ein Mitmensch war, werden Frauen nicht mit Subjektivität identifiziert, sondern mit allumfassender Mütterlichkeit. Da kleine Kinder von Frauen fundamental unterstützt worden sind, wird heute vorwiegend von Frauen erwartet, daß sie emotionale Unterstützung für andere, vor allem für Männer, leisten.

Zu den aktuellsten Ansätzen in dieser Diskussion zählt der Beitrag von Jessica Benjamin (1993), die das Zustandekommen von Herrschaftsbeziehungen im Geschlechterverhältnis analysiert. Ihre These zur Interpretation des Penisneides ist: »Die männliche Orientierung des keinen Mädchens, reflektiert in Wirklichkeit den Wunsch von Kindern beiderlei Geschlechts, sich mit dem Vater zu identifizieren, der als Repräsentant der Außenwelt erlebt wird« (ebd. S.99). Das kindliche Bedürfnis, als handelndes Subjekt annerkannt zu werden (Intersubjektivitätstheorie), das Dinge wollen und veranlassen kann, falle zeitlich zusammen mit der psychischen Erkenntnis des Geschlechtsunterschiedes – nämlich zwischen dem zweiten und dritten Lebensjahr. Doch Väter reagieren in der Regel unterschiedlich auf ihre Kinder: Da der Vater den Wunsch des Mädchens, mit ihm in die Welt hinauszutreten (»dem Begehren«), nicht entgegenkommt, spricht Benjamin vom »fehlenden Vater«. »Weil die Identifikation des Mädchens mit dem Vater, wie wir wissen, normalerweise zurückgewiesen wird, ist ihre Liebe meist durch Neid und Unterwürfigkeit vergiftet« (ebd. S.109). Das Scheitern dieser frühen identifikatorischen Liebe führe zu Handlungsunfähigkeit für Frauen, die vor allem auf sexuellem Gebiet durch Passivität und Unterordnung charakterisiert sei. Diese »masochistische« Haltung von Frauen spiegele den Wunsch wider, vom dominierenden Partner anerkannt zu werden und zu stellvertretender Macht zu gelangen. Die Polarisierung der Geschlechtsunterschiede, zwischen beschützender, einengender Mutter und der kalten Außenwelt des Vaters, konstruiere auch die gesellschaftliche Wirklichkeit, in der das Prinzip der Fürsorge in die private Sphäre verwiesen werde. Für Männer biete sich die Möglichkeit, neben Autonomie in der Außenwelt die Abhängigkeit von der Fürsorge durch die Ehefrau und Mutter zuzulassen, denn »die einzige Abhängigkeit, die man gefahrlos eingehen kann, ist die von einer Person, die sich nicht am Kampf aller gegen alle beteiligt, weil sie selbst nicht unabhängig ist« (ebd. S.195). Benjamins Forderung geht in die Richtung der Aufhebung der idealisierten Geschlechts-polarisierung zugunsten einer gegenseitigen Anerkennung als Subjekte, in der Unterschiede und Ähnlichkeiten wahrgenommen werden können[28].

Auch Christiane Olivier (1988) thematisiert das Problem des fehlenden Vaters für das Mädchen. Die Mutter finde in ihrem Sohn ein Sexualobjekt, was diesem erlaubt, eine für sein Begehren befriedigende Beziehung zu seiner Mutter zu erleben. Im Gegensatz dazu bleibt dem Mädchen diese Be-friedigung versagt, denn der Vater, der sie ihm geben könnte, taucht im Kin-derzimmer nicht auf. Das Mädchen fühle sich als sexuelles Wesen daher un-genügend, was zur Konsequenz habe, daß es später seine Weiblichkeit künst-lich herausstellen müsse. Die Identifikation mit der Mutter gelinge dem Mäd-chen nicht, denn deren geschlechtlicher Körper ist von ihrem zu verschieden. Das einzige Sexualmerkmal, über das auch in der Kindheit schon beide ver-

---

28 In diesem Zusammenhang weist Lerner (1974) darauf hin, welchen Vorteil Männer aus den herrschenden Geschlechtsrollenstereotypen ziehen, da diese für sie eine Umkehrung des frühkindlichen Matriarchats darstellen: Die feminine Frau verkörpere die Aspekte der »guten Mutter« (Verständnis, Trost, Nähe, Wärme), verfüge jedoch nicht über die Eigenschaften der omnipotenten Mutter wie Macht, Kontrolle und Dominanz.

fügen, sei die Klitoris, die gerade von der psychoanalytischen Theorie der Frau jedoch nicht zugestanden werde. Das ungenügend gestillte Begehren des Mädchens treffe im Erwachsenenalter auf einen Mann, der sich, um seine Identität erlangen zu können, von der Mutter, also einer Frau, ablösen mußte. Das Dilemma der Geschlechter benennt Olivier also so: »Die Furcht des Mannes, wieder eingeschlossen zu sein, und die Angst der Frau, nicht genügend geliebt-begehrt zu werden, das sind die in der Liebe allgegenwärtigen Konstanten« (ebd. S.150). Die Ausgrenzung der Frau aus der beruflichen Welt hänge mit der Angst des Mannes zusammen, an den Orten seiner Autonomie wieder auf die symbiotische Mutter zu treffen. »Überall dort, wo die Frauen herrschen, müssen die Männer gleichberechtigt an ihrer Seite sein, wenn wir Kinder sehen wollen, deren Sexualisierung nicht zwangsläufig auf eine Parteinahme für oder gegen Frauen hinausläuft« (ebd. S.189).

2.3.5.3.1 Diskussion der objektbeziehungsorientierten Konzepte

Die hier referierten Analysen stellen psychosexuelle Geschlechtsentwicklung erstmals als veränderbar dar, indem sie sie als Konsequenz der gesellschaftlichen Organisation und der Familienform betrachten. Dabei geht es nicht um die Leugnung von Geschlechtsidentität, verstanden als subjektives Gefühl des Einverstandenseins mit dem eigenen Geschlecht, dessen Organen und Funktionen[29], aber um die Frage, ob bestimmte Eigenschaften und Verhaltensweisen (wie z.B. die einfühlsame Sorge um Kinder) einem Geschlecht zugeordnet werden sollten. Wenn die traditionelle Familienform modifiziert würde und Männer sich gleichermaßen an der Kindererziehung beteiligten, hätte das Auswirkungen auf die Vorstellungen der Kinder von geschlechtsspezifischen Eigenschaften und auf deren Umgang mit dem anderen Geschlecht. Der Junge müßte nicht mehr vor der allmächtigen Mutter fliehen, weil er schon frühzeitig zwei primäre

---

29 In Anlehnung an Stoller (1964) und Lerner (1978). Die Diskussion, die über den Begriff Geschlecht (sex/gender) geführt wird, kann an dieser Stelle nicht dargestellt werden. Die Positionen bewegen sich zwischen der Annahme einer biologisch vorstrukturierten Geschlechtsidentität, Chehrazi (1986) spricht zum Beispiel von einer »psychobiologisch geschlechtsbezogenen Kraft« (S.313), die bei der Entwicklung des Mädchens wirksam werde, und der »Reproduktion der individuellen und kulturellen Zweigeschlechtlichkeit« (Liebsch 1994a, S.58) als gesellschaftliches Konstrukt.

Bezugspersonen hätte, und das Mädchen könnte mehr Wahlfreiheit und Selbstbewußtsein gewinnen. In Anbetracht der vorgestellten Arbeiten erscheint die traditionelle Mutterrolle eher schädlich als nützlich.

Festgehalten werden sollte zweierlei: Erstens ist die Vorstellung, es sei normal und gesund, daß Frauen sich Kinder wünschen (bzw. anormal, wenn sie es nicht täten), und die Art, wie diese das für ihr Leben als selbstverständlich antizipieren, abhängig von der Familienform, in der Mädchen aufwachsen, und von ihrer Konfrontation mit traditionellen oder variablen Geschlechtsrollen. Der Kinderwunsch von Frauen kann also nicht unabhängig von der Geschlechtsrollenverteilung in der Herkunftsfamilie verstanden werden, die wiederum abhängig ist von gesellschaftlich strukturierter geschlechtsspezifischer Arbeitsteilung. Zweitens scheinen die weit verbreiteten Vorstellungen von Mütterlichkeit einem Mythos zu entspringen, der verhängnisvoll dichotome Folgen hat und der weit von der Realität konkreter Mutter-Kind-Beziehungen entfernt ist – denn Mütter haben auch andere Bedürfnisse als die nach Symbiose mit ihrem Säugling.

2.3.5.4 Poststrukturalistische Ansätze[30]

Die beiden hier vorgestellten Autorinnen zählen zur feministischen Literaturwissenschaft. In der Auseinandersetzung, die sie als Frauen mit der herr-

---

30 Poststrukturalismus versteht sich in Abgrenzung zum Strukturalismus, der unter Bezugnahme auf die Linguistik nicht den Sinn eines Werkes, sondern die Strukturen, die diesen Sinn produzieren, in den Mittelpunkt der Interpretation und Kritik stellt. Im Gegensatz dazu untersuchen Poststrukturalisten »die Art, wie ein solches Projekt durch die Arbeit der Texte selbst subvertiert wird. Strukturalisten sind davon überzeugt, daß systematisches Wissen möglich ist; Poststrukturalisten behaupten die Unmöglichkeit eines solchen Wissens« (Culler 1988, S.21). Der Poststrukturalismus stellt das Vertrauen in die rationale Ordnung in Frage, indem er auf die darin enthaltenen Paradoxien aufmerksam macht. Ein Beispiel dafür ist die Dekonstruktion, die als Version des Poststrukturalismus verstanden werden kann. Dabei werden genau jene Prinzipien konsequent verwendet, die dekonstruiert werden sollen. Die immanenten logischen Begründungen eines Projekts werden also so ernst genommen, daß das Projekt selbst ad adsurdum geführt wird. »Einen Diskurs dekonstruieren heißt aufzuzeigen, wie er selbst die Philosophie, die er vertritt, bzw. die hierarchischen Gegensätze, auf denen er ruht, unterminiert, indem man die rhetorischen Verfahren nachweist, die die angenommene Basis der Beweisführung, den Schlüsselbegriff oder die Voraussetzung erst schaffen« (ebd. S.96).

schenden männlich dominierten Sprache und Philosophie führen, gelangen sie auch zu einer kritischen Psychoanalyserezeption. »Ihre poststrukturalitische Kritik wendet sich (...) gegen die phallo- und logozentristische, metaphysische Denkweise der westlichen Philosophie. Mit der Kritik des Phallogozentrismus geht eine grundlegende Kritik der Freudschen, aber auch der Lacanschen[31] Psychoanalyse Hand in Hand« (Rippl 1994, S.233). Als Logozentrismus wird hier eine Hierarchisierung philosophischer Gegensätze verstanden, wie zum Beispiel Subjekt/Objekt, Aktivität/Passivität, Logos/ Pathos, Kultur/Natur und Mann/Frau. In dieser Hierarchisierung wird der zweite Begriff nur in Beziehung zum ersten, höhergestellten verstanden und Weiblichkeit so als Mangel und Irrationalität definiert. Diese Oppositionsbildung, die sich auch in Konzepten der Psychoanalyse wiederfindet, soll dekonstruiert werden.

Luce Irigaray hat sich mit dem Werk Freuds auf eine Weise auseinandergesetzt, die dessen zentrale Ideen auf spielerisch-ironische Weise wiederholt und so deren Kohärenz auflöst. Für das Weibliche gibt es im Freudschen Diskurs keinen Ort, so Irigaray. »Ein Nicht-Geschlecht, ein ›kastriertes‹ Geschlecht oder der Penisneid konstituieren keineswegs etwas sexuell Heterogenes, sie bezeichnen vielmehr die Repräsentation einer Form von Negativität, die die Homogenität des männlichen Begehrens aufrechterhält und bestätigt« (Irigaray 1980, S.79). In der Ableitung des Kinderwunsches aus dem Penisneid »löscht sich das Weibliche selbst aus, um der Mutterschaft Platz zu machen, um in der Mutterschaft zu verschwinden« (ebd. S.91), denn nicht das weibliche Begehren begründe den Wunsch nach Sexualität, sondern die Notwendigkeit, den Penisneid im Kinderwunsch zu überwinden, verursache die weibliche Bereitschaft zum Koitus. Irigaray stellt dem psychoanaytischen Diskurs, der Weiblichkeit als Mangel definiert und in ihrer Funktion auf die

---

31 Jacques Lacan untersucht die Genese des Subjekts in der psychoanalytischen Theorie. Für Lacan gibt es kein Subjekt im Sinne einer Identität, sondern das Subjekt könne sich nur konstituieren in der Spiegelung mit einem anderen. Dabei spiele die Sprache eine entscheidende Rolle, denn sie vermittelt die Bezeichnung des Selbst und des Anderen, und sie existiert außerhalb des Subjekts. »Das menschliche Lebewesen wird in die Sprache hineingeboren, und das menschliche Subjekt wird im Kontext der Sprache gebildet« (Mitchell 1987, S.167). Auch Kristeva und Irigaray verstehen männliche Dominanz in der Gesellschaft als sprachlich strukturiert, denn die Sprache konstituiere das dominante Symbol- und Denksystem.

Spiegelung des Männlichen reduziert, eine Utopie der sexuellen Differenz entgegen (Irigaray 1991). Die Begegnung der Geschlechter könne erst dann Leidenschaft erfahren, wenn sich Mann und Frau mit Verwunderung und Staunen begegnen ohne in ihrer Differenz das Gegenüber zum Objekt zu machen. Die heutige Kultur erwarte von der Frau »auf keinen Fall die Bestimmung einer sozio-kulturellen Perspektive, die ihrem Geschlecht entspricht. Aber gerade das würde den Untergang aller Formen des Totalitarismus bedeuten, durch die Neuaufteilung der soziokulturellen Verantwortlichkeiten zwischen zwei Subjekten, die auf irreduzible Weise verschieden sind« (Irigaray 1987, S.156).

Im Gegensatz zu Irigaray postuliert Julia Kristeva keine weibliche Sprache, sondern sieht das Sprengpotential in der Sprache selbst, die ihrer Theorie zufolge aus dem Semiotischen und dem Symbolischen besteht (Rippl 1994). Das Semiotische bezeichne das Vorsprachliche, Polymorphe und Prä-ödipale und sei der Ort, an dem die Triebe sich artikulierten. Das Semio-tische, das gleichzeitig als Synonym für den Mutterleib verstanden wird, breche immer wieder in das Symbolische ein und sprenge so die phallo-zentristische Sprache. In der Mutterschaft erlebe die Frau die radikale Spaltung des Selbst in Natur und Bewußtsein, in Zerstörung der Identität und Totalitätsphantasie (Kristeva 1979). Ein Kind biete die, vielleicht utopische, Chance, sich selbst vergessende Liebe zu erleben, ohne die eigene affektive und intellektuelle Persönlichkeit aufzugeben. Als Ausweg aus dem Dilemma, sich der Ordnung des Vaters (patriarchales Gesetz) zu unterwerfen oder bei der Rückkehr zum vordiskursiven Mütterlichen die Ich-Grenzen zu verlieren, entwirft Kristeva den Begriff des imaginierten Vaters. Dieser symbolisiere nicht die herrschende Ordnung, sondern die Position des Vaters im Begehren der Mutter und ersetze so das Kind als mütterlichen Phallus (Wright 1992).

2.3.5.4.1 Diskussion der poststrukuralistischen Ansätze

Die beiden hier vorgestellten Theoretikerinnen erweitern das Modell der feministischen Psychoanalysekritik um den Aspekt der Sprache und der symbolischen Ordnung, deren Phallogozentrismus sie zu dekonstruieren ansetzen. Beide bieten relevante Ansätze, indem sie beschreiben, wie ein vorausgesetztes Repräsentationsmodell (der Sprache, der Schrift, der Symbole) auf das Konzept der Geschlechtszugehörigkeit wirkt.

Sowohl Irigaray als auch Kristeva sind zu Recht von feministischer Seite wegen ihres Essentialismus[32] kritisiert worden (Rippl 1994). Es besteht eine Gefahr darin, weibliche Sprache zu definieren, die der Frau eine überlegene moralische Position zuweise, von der aus sie den herrschenden Diskurs kritisieren könne, da durch genau diese Zuweisung die männlich/weiblich – Opposition reproduziert wird. Es bleibt tatsächlich unklar, wie Irigaray die weibliche Position ausmachen will, wenn sie analysiert, daß das Weibliche keinen Ort habe. Es können nur Phantasien darüber entwickelt werden, was Weiblichkeit außerhalb des Patriarchats sein könnte, je expliziter diese Phantasien jedoch formuliert werden, deso näher liegt die Gefahr, durch sie erneut in einer geschlechtsstereotypischen und damit einengenden Ordnung gefangen zu werden.

2.3.5.5 Ideologiekritische Ansätze

Ein gutes Beispiel für eine erfolgreiche Dekonstruktion stellt das Werk von Christa Rohde-Dachser dar. Ihr geht es um eine ideologiekritische Reflexion des psychoanalytischen Diskurses unter dem Gesichtspunkt der Geschlechts-spezifität. Rohde-Dachser bezieht sich dabei ausdrücklich auf Modelle feministischer Wissenschaftskritik, in denen davon ausgegangen wird, »daß es wahrscheinlich kein geschlechtsneutrales Wissen gibt« (Gissrau 1991, S.105). Vielmehr mache sich männliche Dominanz an der Gleichsetzung Mann=Mensch fest, in der das Erleben und die Situation von Frauen nicht reflektiert werde. Rohde-Dachsers (1992) zentrale These lautet, daß psycho-analytische Weiblichkeitstheorien das patriarchale[33] Geschlechterverhältnis

---

32 Immanente Essenz verstanden als Gegensatz zu transzendenter Existenz bedeutet hier einen unfreiwilligen Rückfall in biologistische Erklärungsmuster, die die Grenzen der marginalisierten Weiblichkeit doch wieder nicht überschreiten, in dem Frauen erneut auf ein, nun von feministischen Theoretikerinnen festgelegtes, »Weibliches« reduziert werden.

33 Unter Patriarchat versteht Rohde-Dachser (1992) eine Gesellschaft, in der die Geschlechtshierarchie Männern bevorzugten Zugang zu Machtpositionen ermöglicht. Der Mann definiere die Frau. Da das Symbolsystem männlich determiniert sei, könne den unbewußten Phantasien über die legitime Dominanz des Mannes Wahrnehmungsidentität, indem die Validierung unbewußter Phanasien sich selektierter Sinneswahrnemungen bedient, verschafft werden. Die Einbindung dieser Phantasien in logische Denkgebäude

affirmieren und zu seiner Aufrechterhaltung beitragen. Das aufklärerische Potential der Psychoanalyse laufe Gefahr, wieder in Remythologie zu verfallen, da in »psychoanalytischen Weiblichkeitsmodellen unbewußte Phantasien über die ›Natur‹ von Mann und Frau und die Geschlechterdifferenz als Wesensaussagen wiederkehren, die geeignet erscheinen, jene Phantasien, anstatt sie aufzudecken, dauerhaft zu bekräftigen« (Rohde-Dachser 1989, S.195). In Hinblick auf das Spannungsfeld Entmythologisierung und Remythologisierung bezieht sich Rohde-Dachser auf die Arbeit von Renate Schlesier (1981), die den Mythos Weiblichkeit als Rätselhaftes und die von Freud geleistete Aufklärung durch das Modell der kastrierten Frau als Remythologiesierung, liest. Die von Rohde-Dachser intendierte Dekonstruktion der Psychoanalyse bedient sich ihrer eigenen, psychoanalytischen Methode, indem Theorietexte als unbewußte Phantasien gelesen werden. Dabei wird ein dialektisches Verhältnis zwischen unbewußten Phantasien und gesellschaftlichem Geschlechterverhältnis, das sich wechselseitig beeinflußt, angenommen. Durch die Analyse der Freudschen Weiblichkeitstheorie (vgl. 2.3.1) ergibt sich folgende Phantasie: »Für meine Mutter (später: meine Frau) bin ich der einzige. Sie wird immer bei mir bleiben, denn sie ist abhängig von mir. Ich brauche sie mit niemandem zu teilen. Sie braucht mich, nicht umgekehrt. Mein Penis garantiert mir ihren Besitz. Sie selbst hat nichts, worum ich sie beneiden könnte (...). Ich bin es der, sie liebt und begehrt, nicht umgekehrt (...). Ohne mich gibt es für sie keinen Genuß. Sie lebt nur durch mich« (Rohde-Dachser 1992, S.57). Der Abwehrmechanismus der Projektion wird hier deutlich: Sie hat das unzureichende Genitale, muß sich minderwertig fühlen, ist bestraft und muß sich von der Mutter trennen – nicht ich. Diese unbewußte Phantasie stelle einen Versuch des männlichen Kindes dar, die Erfahrung des Geschlechtsunterschiedes zu verarbeiten und eine sichere, männliche Geschlechtsidentität zu konsolidieren.[34] Damit werden für Männer folgende Funktionen erfüllt: Überlegenheit über die

---

konstruiert Denkidentität zwischen Phantasien und Realität. Mit dem Gleichberechtigungsanspruch moderner Gesellschaften entstehe eine Legitimationspflicht. Gesellschaften in dieser Situation werden als »Patriarchat im Umbruch« bezeichnet.
34 Schon Horney hat 1926 auf die Analogien zwischen der psychonalytischen Theorie und der kindlichen Vorstellungswelt aufmerksam gemacht. Rohde-Dachser bezieht sich ausdrücklich auf Horney.

»kastrierte« Frau zu beweisen, um nicht in die Versuchung zu geraten, wieder zum abhängigen Sohn zu werden – ein Wunsch, der die Gefahr birgt, versagt zu werden. Gleichzeitig geht es darum, der Frau keine eigene Libido zuzugestehen, vor deren Begehren der Mann versagen könnte. Die Macht und Unabhängigkeit von Frauen wird hier verleugnet. Die Frau begebe sich, wenn sie kooperiert, in die komplementärnarzißtische Position, die sagt: Ich will und kann nichts anderes, als diese Funktion für dich zu erfüllen (die Arbeit von Deutsch kann als Beispiel dafür gelesen werden).

Das Weibliche fungiert als Ergänzungsbestimmung des Mannes: Dem Weiblichen wird »das aus der männlichen Selbstdefinition Ausgeklammerte, Verpönte, Abgewehrte zugewiesen (...). Das Weibliche bekommt für das Männliche damit eine Art Containerfunktion« (ebd. S.95).

Rohde-Dachser liest die Orientierung psychoanalytischen Denkens auf die präödipale Mutterbeziehung auch in diesem Zusammenhang und problematisiert das dort vermittelte Bild der »bösen« Mutter, gegen die der Vater als Befreier auftritt. Zwar handele es sich explizit um ein Mutterimago, oft werde jedoch nicht klar genug von der realen Mutter getrennt, und so entstehe die Gefahr, das Vergangenheitsunbewußte überzubetonen und den Blick auf die Konflikte im Gegenwartsunbewußten zu verlieren. So werde die Geschlechterdifferenz affirmiert, indem sie als unvermeidliche[35] Konsequenz der frühen Kindheit analysiert wird. Außerdem löst das Bild der allmächtigen Mutter, die für alle neurotischen Störungen des Kindes verantwortlich zeichnet, Schuldgefühle bei realen Müttern aus, die dazu dienen, diese an ihrem traditionellen Platz zu fixieren. Auch Harriet G. Lerner (1993) kritisiert die Mutterfixierung in den neueren psycho-analytischen Beiträgen, die komplexere Familienprozesse und eine generations-übergreifende Perspektive nicht in Betracht ziehen. Die Betonung der besonderen Beziehungsfähigkeit von Frauen sieht Lerner als Sackgasse, denn es bestehe eine Wechselwirkung zwischen »der überfunktionierenden Position der Frauen im Familien- und Beziehungsbereich und dem Unter-funktionieren der Männer in diesem Feld« (ebd. S.245).

---

35 Das trifft nicht auf die unter 2.3.5.3 besprochenen Autorinnen zu, die ausdrücklich eine Veränderung des gesellschaftlichen Geschlechtsarrangements fordern. Gemeint sind hier klassische Autorinnen wie Klein und in jüngerer Zeit z.B. Cassequet-Smirgel: Zwei Bäume im Garten (1986).

2.3.6 Zusammenfassung und Diskussion der psychoanalytischen Aspekte

In diesem Kapitel konnte gezeigt werden, daß bei der Frage nach der Kinderwunschmotivation der Verweis auf Freuds Weiblichkeitstheorie, in der Weiblichkeit als Mangel und der Kinderwunsch als Ersatz für den Penisneid definiert wird, als obsolet angesehen werden muß. In bezug auf die biologischen Grundlagen dieser Theorie muß anerkannt werden, die Klitoris ist ein eigenständiges, funktionstüchtiges weibliches Organ und das Mädchen ist kein kleiner Mann ist – damit entfällt die Basis, auf die Freud seine Annahmen aufgebaut hat. Die Freudschen Axiome der psychischen Entwicklung des Mädchens sind innerhalb der psychoanalytischen Bewegung selbst vielfach kritisiert und widerlegt worden. Bereits zeitgenössische Autoren haben andere Modelle für die weibliche psychosexuelle Entwicklung erarbeitet, Freuds Weiblichkeitstheorie war also nie unwidersprochen. Zur Erklärung des klinisch manifesten Penisneids haben Psychoanalytikerinnen verschiedene Modelle vorgelegt, in denen der Penisneid nicht als notwendiger Entwicklungsschritt, sondern als erklärungsbedürftiges Phänomen gelesen wird.

Trotzdem hat diese Form der Weiblichkeitskonstruktion eine erstaunliche Zählebigkeit bewiesen. Dies hängt, so hat Rohde-Dachser herausgearbeitet, mit der Ideologiefunktion zusammen, die psychoanalytische Argumentationen teilweise für die Legitimation des Patriarchats übernommen haben. Das Werk von Anneliese Heigl-Evers und Brigitte Weidenhammer (1988) zeugt von einer erneuten Renaissance des Freudschen Ansatzes. Die Autorinnen reproduzieren die Abwertung der Klitoris, denn Mädchen hätten kein exihibitionistisch auffälliges Körperteil zur Verfügung, und die »Ausgestaltung der Klitoris als eindringendes Organ gelingt nicht« (ebd. S.79)[36].

Angesichts der teilweise ungebrochenen Rezeptionen der umstrittenen Freudschen Theorie der weiblichen Sexualentwicklung, auch in gynäkologischen, psychosomatischen Arbeiten, war es in diesem Rahmen erforderlich, alternativen psychoanalytischen Erklärungsmodellen für die Entwicklung der

---

36 Bemerkenswert ist, daß die Autorinnen, die angetreten sind, die Bedeutung der Menschen als Korperwesen aufzuzeigen, anstelle einer Würdigung des weiblichen Körpers als Bedeutunglandschaft wiederum nur die Analyse der Bedeutung des fehlenden Penis leisten.

weiblichen Geschlechtsidentität und das Zustandekommen von geschlechtsstereotypen Vorstellungen über Männlichkeit und Weiblichkeit breiten Raum
einzuräumen. Es konnte deutlich gemacht werden, daß die Ursache für
geschlechtsrollenkonforme Lebensentwürfe und für die Subjekt/Objekt
Spaltung zwischen Männern und Frauen in der präödipalen Mutter-Kind-
Beziehung liegt. Damit entsteht die Forderung nach Auflösung traditioneller
Rollenverteilung, um es Jungen und Mädchen zu ermöglichen, primäre Liebe
nicht nur von Frauen zu erfahren und damit offenere Geschlechts-
konzeptionen entwickeln zu können.

Zusammenfassend sollte festgehalten werden: Der weibliche Kinderwunsch ist kein Triebschicksal. Vielmehr entwickeln sich die psychischen
Voraussetzungen des Kinderwunsches und die Fähigkeit zur Mutterschaft im
Laufe des frühkindlichen Erlebens, wobei der präödipalen Mutterbeziehung
eine zentrale Rolle zukommt. Inwiefern es gerade für den weiblichen
Kinderwunsch eine Rolle spielt, daß Kinder, aufgrund der geschlechtsspezifischen Arbeitsteilung, primäre Liebe von einer weiblichen Person
erfahren, ist Gegenstand theoretischer Erörterungen. Die individuellen Entwicklungsmöglichkeiten, die im Erleben von Mutterschaft liegen, sind abhängig von den eigenen Kindheitserfahrungen in bezug auf Narzißmus,
Oralität, dem Erleben von Nähe und Distanz sowie der Ambivalenzfähigkeit
und der Erweiterung der Zweier- in eine Dreierbeziehung in der Triangu-
lierung. Diese Entwicklungspotentiale können jedoch nur genutzt werden,
wenn eine persönliche Entscheidung für das Kinderkriegen anstelle von
Rollenkonfirmität möglich ist. Dabei ist das Verlassen des Diskurses über die
»Natur der Frau und Mutter« notwendig, um eigene Wünsche von Frauen
zur Lebensgestaltung auch jenseits der Fortpflanzungsrolle zu ermöglichen.
Es geht hier nicht nur um das Thematisieren von unmittelbaren gesellschaftlichen Zwängen, sondern um eine Reflexion der herrschenden
unbewußten Phantasien, die die Antizipation von Lebensentwürfen einengen
oder erweitern.

Einerseits reproduzieren psychoanalytische Diskurse teilweise Geschlechtsrollenklischees, wenn scheinbar ahistorische Aussagen über das
Wesen der Frau aufrechterhalten werden und der Kinderwunsch als notwendiger Teil der gesunden weiblichen Entwicklung gedacht wird (zum
Beispiel Erikson 2.3.4.2), andererseits bietet die psychoanalytische Methode
viel Sprengstoff für die bestehenden Geschlechterverhältnisse, indem das
Unbewußte als Teil von Ideologiefunktionen analysiert wird.

Psychoanalytisch orientierte Autorinnen haben auch darauf hingewiesen, daß der Wunsch nach Kindern für eine Frau Ersatzfunktion haben kann. Chodorow hat den Kinderwunsch von Frauen in Zusammenhang gebracht mit dem Fehlen einer emphatischen Beziehung zwischen Erwachsenen, und Torok sieht einen neurotischen Kinderwunsch im Wunsch nach Vollkommenheit, wenn das Kind den Penis und dieser scheinbar unerreichbare Macht symbolisiert. Damit wird deutlich, welchen vielfältigen Charakter Kinderwunschmotive haben können, sie können die Verwirklichung von Entwicklungspotentialen bedeuten, genauso wie sie Ausdruck kompensatorischer Bedürfnisse sein können.

Die psychoanalytische Theoriearbeit bildet die wissenschaftliche Grundlage für die klinisch orientierte Psychosomatik. Im nächsten Kapitel werden daher psychosomatische Modelle zur Genese und Verarbeitung der ungewollten Kinderlosigkeit besprochen. Dabei wird Bezug genommen auf psychoanalytische Weiblichkeitsmodelle sowie auf unterschiedliche Kinderwunschmotive als Ergebnis der Entwicklung von Geschlechtsidentität und Ich-Identität.

2.4 Psychosomatische Aspekte

In diesem Kapitel wird erstens der Stand der Forschung zum Thema Psychosomatik der Infertilität zusammengefaßt. In diesem Kontext geht es zunächst um die Frage, ob eine spezielle Sterilitätspersönlichkeit existiert, ob Sterilitätspatientinnen psychische Auffälligkeiten aufweisen, insbesondere ob sich die oft vermuteten Besonderheiten bei funktioneller Sterilität validieren lassen und inwiefern psychosomatische Sterilitätsursachen ausgemacht werden können. Desweiteren geht es um die Verarbeitung der ungewollten Kinderlosigkeit und um das Erleben der reproduktionsmedizinischen Therapie. Dabei fokussiert die Diskussion auf die Frage, inwiefern das psychosoziale Leiden am unerfüllten Kinderwunsch durch gesellschaftliche und soziale Bedingungen strukturiert ist.

Eine Besonderheit beim Erleben der Infertilitätskrise stellt der überwertige Kinderwunsch dar. Die Arbeiten, die sich mit dieser Thematik befassen, werden in Hinblick auf die Untersuchungsfrage, nach charakteristischen

Merkmalen von Frauen mit überwertigem Kinderwunsch, diskutiert. Solche Charakteristika können Voraussetzung oder Ergebnis des Verarbeitungsprozesses der Sterilität sein.

Zweitens behandelt dieses Kapitel das Thema Motivation des Kinderwunsches. Anhand einer Literaturanalyse werden die verschiedenen Ideen und Bedürfnisse, die mit dem Wunsch, ein Kind zu bekommen, assoziiert sind, zu einer Liste von Kinderwunschmotiven zusammengefaßt. Anhand der Herleitung verschiedener Kinderwunschmotive wird auch nach der Ambivalenz oder Funktionalität des Kinderwunsches überhaupt gefragt. Die hier erarbeitete Gliederung der Kinderwunschmotive wird auch in der empirischen Untersuchung dieser Arbeit verwendet.

Bei der Suche nach psychosomatischen Sterilitätsursachen ist immer wieder nach besonderen Kinderwunschmotiven von Sterilitätspatientinnen gefragt worden. Die verfügbare Literatur zu diesem Thema wird unter der Untersuchungsfrage, ob beim Fehlen von organischen Sterilitätsursachen besondere Kinderwunschmotive eine Rolle spielen, zusammengefaßt.

2.4.1 Zur psychischen Genese von Sterilität

In den fünfziger Jahren sind auf die Frage nach der Psychogenese ungewollter Kinderlosigkeit eindeutige Antworten gefunden worden. Die damaligen psychosomatischen Theorien waren stark von der psychoanalytischen Arbeit Helene Deutschs beeinflußt (vgl. 2.3.2.3), die Sterilität mit bestimmten Persönlichkeitstypen in Verbindung gebracht hat.

2.4.1.1 Gibt es eine Sterilitätspersönlichkeit?

Vor allem zwei Persönlichkeitstypen sind immer wieder mit ungewollter Kinderlosigkeit in Verbindung gebracht worden: die infantile sowie die männlich-aggressive Frau. Noyes und Chapnick fanden in einer Literaturanlyse von 1935-1963 neben Frigidität, feindlicher Abhängigkeit von der eigenen Mutter, Rollenkonflikten sowie mütterlicher Haltung gegenüber dem abhängigen Ehemann vor allem die maskulin-aggressive und die weiblich-unreife Persönlichkeit als Erklärungsmuster für Sterilität (Noyes, Chapnick 1964). Infertilität wurde dabei verstanden als psychosomatische Abwehr der Gefahren der Fortpflanzung (Benedek 1974b). Verschiedene pathopsychologische Erklärungsmuster sind dabei diskutiert worden. Dazu gehört u.a. das Konzept der beruflich engagierten Frau, deren Leben mit der Mutterrolle nicht vereinbar sei, oder das Konzept der unsicheren, überangepaßten Frau, für die die Schwangerschaft ein bedrohliches Veränderungspotential berge (Kroger 1952, Marsh und Vollmer 1951). Als bedeutsam wird von vielen Autoren die frühe Mutter-Kind-Beziehung analysiert. Da die Schwangerschaft eine Regression, vor allem zur oralen Phase, bedeute, würden hier Konflikte mit der eigenen Mutter wiedererlebt (Benedek 1952). Diese Regression würde von einigen Frauen als zu bedrohlich erlebt. Neben diesem psychoanalytischen Erklärungsmuster macht Benedek gesellschaftliche Veränderungen für psychogene Sterilität verantwortlich. Da sie Mutterschaft als durch Hormonwirkung biologisch verankertes Bedürfnis versteht (vgl. 2.2.5), zwänge erst die Zivilisation Frauen dazu, ihren Wunsch nach Mutterschaft zu kontrollieren. Frauen, die das Wertesystem der modernen Gesellschaft verinnerlichten, würden zu rigide Ich-Grenzen gegenüber ihren biologischen Bedürfnissen errichten.

Von psychoanalytisch orientierter Seite wird psychogene Sterilität als Ergebnis einer fehlerhaften psychosexuellen Entwicklung begriffen (Langer 1953). Während der ödipalen Phase ertrage das Mädchen die Rivalität zur Mutter nicht und verleugne seine eigene Weiblichkeit, um die Zuneigung der Mutter nicht zu verlieren. Oder der Ödipuskomplex werde nicht gelöst, und die Identifizierung mit dem Vater bleibe bestehen. Als andere pathogenetische Möglichkeit diskutiert Langer auch Frustrationen in der oralen Phase durch Schwangerschaft der Mutter und Geburt eines Geschwisterkindes. Die dabei gegenüber der Mutter erlebten feindseligen Impulse verhinderten dann eine Identifikation mit der Mutter. Die Identifikation mit der gebärenden Mutter wird aufgrund der eigenen Haßgefühle als gefährlich erlebt. Auch Langer sieht im Ergebnis die Aufrechterhaltung der Sterilität durch Vermännlichung oder Infantilisierung.[37] Als Konsequenz des Verständnisses, psychogene Sterilität als Produkt neurotischer Persönlichkeitsentwicklung zu analysieren, empfehlen die Autoren Psychotherapie als Behandlungsmethode. In Einzelarbeiten wird auch von Schwangerschaften nach erfolgreicher Psychotherapie berichtet (Rubenstein 1951, Rothman 1962).

---

37 Eine gute Übersicht über die Literatur zur »frühen« psychosomatischen Diskussion über psychogene Sterilität findet sich bei Goldschmidt (1973).

2.4.1.1.1 *Diskussion*

Schon Noyes und Chapnick haben in ihrer Literaturübersicht 1964 den Mangel an kontrollierten Studien beklagt. Tatsächlich stehen den verschiedenen pathopsychologischen Überlegungen kaum Studien gegenüber, die diese verifizieren. Auch auf theoretischer Ebene bleibt fraglich, inwiefern der Diagnose Sterilität eine bestimmte Psychopathologie zugeordnet werden kann. Letztlich finden sich die beschriebenen Persönlichkeitstypen auch bei anderen Erkrankungen oder bei gesunden Frauen. Schon Deutsch hat fünf Typologien bei Sterilität beschrieben und eingeräumt, die gleichen Persönlichkeiten könnten sich auch in exzessiver Mutterschaft ausleben (Deutsch 1954). Da bis heute Ideen über Sterilitätspersönlichkeiten Verbreitung finden und auch in aktueller psychosomatischer Literatur mit den wertenden, konservativen Arbeiten von Benedek als Literaturreferenz gearbeitet wird (z.B. Dennerstein, Morse 1988), erschien es hier in Hinblick auf die weitere Diskussion erforderlich, diese »frühen« Arbeiten zur Psychosomatik der Sterilität zu behandeln.

2.4.1.2 *Sterilität als Abwehr*

Die Vorstellung von psychogener Sterilität als Abwehrmechanismus geht zurück auf die psychosomatischen Arbeiten Mitscherlichs, der zur Pathogenese psychosomatischer Krankheiten das Konzept der zweiphasigen Abwehr entwickelt hat (Mitscherlich 1970). Der Krankheitsprozeß verlaufe diesem Konzept zufolge auf zwei Ebenen, zunächst einer psychischen, die dann in somatische Symptombildung münde. Auf dem Boden einer vorgegebenen psychoneurotischen Struktur entwickeln sich chronische Organsymptome, wenn die psychischen Abwehrversuche des Individuums nicht mehr ausreichen. So werde um den Preis der Krankheit der Zusammenbruch der gesamten Persönlichkeit verhindert. Neuere Vorstellungen von Sterilität als psychosomatische Abwehr von Ängsten oder Konflikten beziehen sich auf das intrapsychische Erleben der Frau sowie auf Partnerschaftskonflikte. Zu den intrapsychischen neurotischen Konflikten zählen Hertz und Molinski (1979): Die Angst, nicht in der Lage zu sein, das Kind später in die eigene Individualität zu entlassen, die Angst infantiler Frauen, die eigene enge Beziehung zur Mutter zu verlieren, die Angst zwanghaft strukturierter Frauen, dem Kind nicht gerecht zu werden, die

Angst von Frauen mit eigenen Minderwertigkeitsgefühlen, daß Kind könne so werden wie sie selbst, sowie die Angst vor der Symbiose in der Beziehung zum Kind (auch Molinski 1985). Auhagen-Stephanus (1983) beschreibt die Ängste infertiler Patientinnen, die sich auf die Integrität des Körpers beziehen, der durch Schwangerschaft und Geburt verletzt werden könnte, sowie die Angst vor Selbstverlust in der Verschmelzung mit dem Kind. In der Schwangerschaft werden Symbiose und Separation wiedererlebt, es können eigene Konflikte in bezug auf Nähe und Distanz revitalisiert werden, die zu unbewußter Ablehnung der Schwangerschaft führen (Maier, Herms 1987)[38]. Frick-Bruder (1989b) betont die Mobilisierung der eigenen Erfahungen mit den Eltern bei der Vorstellung eines eigenen Kindes. Durch eine konflikthafte oder zu enge Bindung an die eigenen Eltern fühlten sich die Patientinnen oft selber noch als Kinder und imaginierten ein eigenes Kind als oralen Konkurrenten. Die eigene frühe unbefriedigende Mutterbeziehung führe dann zur Sterilität (u.a. Pines 1990). Eine andere Form von Abwehr kann darin liegen, solche konflikthaften Komponenten des Kinderwunsches zu verleugnen und Phantasien über ein ideales Kind und die eigene ideale Mutterschaft zu entwickeln. Ein reales Kind würde diese Phantasien mit der Realität konfrontieren (Fiegl 1991). Oft würde daher eine Paarbeziehung gesucht, die unbewußt die Kinderlosigkeit einschließe. Die Hingabe an den Partner und an ein Kind würde von solchen Patientinnen als Verlust der eigenen Ich-Grenzen gefürchtet. Frick-Bruder (1989b, 1985) beschreibt diese Patientinnen als schizoid-narzißtische Persönlichkeiten, die Angst vor echter Nähe hätten und daher manchmal die Reproduktionsmedizin der Sexualität vorziehen würden.

Die psychogene Sterilität kann also oft nicht als alleiniges Problem eines Individuums gesehen werden, sondern liegt häufig in der gestörten Interaktion eines Paares, die sich in einer larvierten Sexualstörung ausdrückt (Molinski 1981). Die sterile Ehe könne also auch eine unbewußte

---

38 Goebel und Dieckhoff (1983) haben 35 sterile Ehepaare untersucht und kamen zu folgenden Einschätzungen: Die Bindung an die eigenen Eltern ist bei beiden Partnern sehr eng, und sie haben Schwierigkeiten, mit ambivalenten Gefühlen umzugehen. Daher würden diese Paare eine Loslösung von den eigenen Eltern durch ein Kind fürchten. Ihre Autonomiefähigkeit sei gering ausgeprägt, »entsprechend groß ist der abgewehrte Wunsch nach Autonomie und Expansivität« (ebd., S.501).

Konfliktlösung darstellen. Diese Sichtweise bezieht sich vor allem auf Ergebnisse der Leitstudie von Goldschmidt und de Boor (1976). Nach der psychoanalytischen Untersuchung von zehn funktionell sterilen Ehepaaren kamen sie zu dem Schluß, daß die Sterilität nur in Hinblick auf das Paar gesehen werden könne. Die zweite Phase der Verdrängung (vgl. oben) vollziehe sich bei diesen Patienten in der Partnerwahl, bei der die unbewußte Übereinkunft besteht, kein Kind zu bekommen. Bei ihrer Analyse fanden sie eine Gruppe von Paaren mit schweren psychischen Störungen, bei denen die Sterilität die Abwehr einer existentiellen Gefahr bedeutete. Daneben fanden sie eine Gruppe von Paaren, die in der Sterilität gemeinsam ödipale Konflikte (z.B. Inzestphantasien) abwehrten. Bei einer Nachuntersuchung konnten die damaligen Aussagen zur »interpersonalen Abwehr« im wesentlichen bestätigt werden (Goldschmidt, Jürgensen 1984, 1985).

2.4.1.2.1 Diskussion

Die psychosomatische Betrachtung der Sterilität hat sich von der Annahme einer Sterilitätspersönlichkeit hin zur Analyse unbewußter intrapsychischer oder partnerschaftlicher Konflikte in bezug auf den Kinderwunsch entwickelt. Inwieweit diese Konflikte jedoch für infertile Patientinnen typisch sind, ist noch unklar. Die Mobilisierung eigener, vielleicht negativer, Kindheitserfahrungen findet auch bei gesunden schwangeren Frauen statt. Im folgenden werden verschiedene Untersuchungen vorgestellt, die sich mit der Frage befassen, ob infertile Patientinnen, mit oder ohne organischen Befund, sich in ihrer psychischen Struktur von Vergleichsgruppen unterscheiden.

2.4.1.3 Sind Sterilitätspatientinnen psychisch auffällig?

Hier lassen sich Untersuchungen, die fertile mit infertilen Frauen vergleichen, unterscheiden von Studien, in denen verschiedene Sterilitätsdiagnosen miteinander verglichen werden. Letzteres geschieht unter der Annahme, daß die Wahrscheinlichkeit, bei funktioneller Sterilität auf psychische Auffälligkeiten zu stoßen, im Vergleich zu Patientinnen mit organischen Befunden, erhöht ist. Auf der einen Seite ist diese Annahme einleuchtend, auf der anderen Seite ist die Definition verschiedener Diagnosegruppen nicht unproblematisch. Unter funktioneller Sterilität werden alle Formen ohne eindeutigen organischen Befund bei Mann oder Frau verstanden (Strauß

1991). Zur Definition gibt es jedoch unterschiedliche Auffassungen[39]: Die WHO spricht zum Beispiel von funktioneller Sterilität durch Ovarialinsuffizienz (Semm 1990) und schließt damit hormonelle Ursachen mit ein. Auch die Abgrenzung zur idiopathischen oder psychogenen Sterilität ist uneindeutig. Einige Autoren beziehen neben dem Fehlen organischer Ursachen zusätzlich unbewußte Ängste und psychische Hindernisse in die Definition der funktionellen Sterilität mit ein (Goldschmidt, Jürgensen 1984), während andere Autoren nur nach Ausschluß anatomischer, funktioneller oder psychischer Faktoren von idiopathischer Sterilität sprechen (Bettendorf 1989). Stauber (1991) spricht von psychogener Sterilität im weiteren Sinne, wenn psychische Konflikte zu symptomatischen Störungen wie Amenorrhoe, Anovulation, Sexualstörungen oder Spermaqualitätsminderungen führen oder auch völlig symptomlos bleiben. Andere Autoren (Maier, Herms 1987) sprechen nur von psychogener Sterilität, wenn ein Paar trotz bewußtem Kinderwunsch Handlungen vornimmt, die die Konzeption erschweren oder verhindern. Da es bei der Psychosomatik der Fertilisation um komplexe Prozesse geht und psychische Störungen sich in organischen Befunden ausdrücken können, halten einige Autoren (Davies-Osterkamp (1991a, Frick-Bruder 1989b) die Abgrenzung zwischen organischer und funktioneller Sterilität nicht für sinnvoll. Auch bei manifester organischer Sterilitätsursache können psychische Faktoren eine gravierende Rolle spielen (vgl. auch Brähler 1994). Zudem ist die Wahrscheinlichkeit hoch, bei heute als idiopathisch eingstuften Sterilitäten in einigen Jahren ein medizinisches Korrelat zu finden. Zum Beispiel wird als neuer wissenschaftlicher Ansatz eine verringerte Durchblutung der Arteria uterina bei Patientinnen mit unerklärter Sterilität diskutiert (Steer et al. 1994). Letztendlich muß es um die Aufklärung der Pathogense vom psychischen Belastungsfaktor, über Transmitterprozesse (z.B. via autonomes Nervensystem) bis zur körperliche Manifestation gehen (vgl. 2.4.1.4).

Bei Untersuchungen, die Sterilitätspatientinnen mit fertilen Frauen verglichen, dienten meist Frauen mit Kindern als Vergleichsgruppe, wobei

---

39 Da die deutsche Unterscheidung zwischen Sterilät (Unfähigkeit zur Konzeption) und Infertilität (Unfähigkeit eine Schwangerschaft auszutragen) in der amerikanischen Literatur nicht gemacht wird und sich kaum Arbeiten mit diesem Unterschied beschäftigen, werden hier beide Begriffe synonym verwendet.

jedoch nicht differenziert wird, ob diese Frauen je einen Kinderwunsch gehabt hatten. Arbeiten, die etablierte psychometrische Tests verwendeten, analysierten zumeist die Abweichungen von den Werten der Eichstichprobe. Ein weiterer Punkt bedarf, neben der Frage der Kontrollgruppen, der Problematisierung: Bei allen Untersuchungen muß mit Antworten in Richtung sozialer Erwünschtheit gerechnet werden, vor allem wenn die Patientinnen vor Beginn der Therapie befürchten, nicht ins Progamm aufgenommen zu werden[40].

2.4.1.3.1 Fertil versus infertil

Zahlreiche Studien, die infertile mit fertilen Kontrollgruppen verglichen, fanden psychische Auffälligkeiten. In einigen Arbeiten wurden allgemeine seelische Störungen und erhöhte Neurosewerte diagnostiziert (Eisner 1963, Weller 1978, Reboul 1983, Herold 1984, Wright et al. 1989, Maier-Ziegler et al. 1989, Tarlatzis et al. 1993). Andere Autoren fanden gehäuft Auffälligkeiten in der Mutter-Tochter-Beziehung und andere negative Kindheitserfahrungen (Auhagen-Stephanos 1983, Knorre 1991) sowie gestörte Paarbeziehungen und Sexualstörungen (Knorre 1984a, 1991, Stoleru et al. 1993) und problematische Streßverarbeitungsmuster (Pesch et al. 1989, Martin et al. 1989).

Die umfangreichste Untersuchung stammt von Stauber (1988, 1993), der in der Kinderwunschsprechstunde über 500 Paare mit dem Giessen-Test (GT) sowie mit einer Beschwerdeliste untersuchte. Dabei zeigte sich die durchschnittliche Kinderwunschpatientin negativ sozial resonant, dominant, unterkontrolliert, stark depressiv, durchlässig und sozial potent. Diese Ergebnisse waren signifkant verschieden von denen der Durchschnittsbevölkerung. 69% der Frauen gaben psychische Berschwerden an, 50% klagten über Symptome im Bewegungsapparat, 41% über Symptome in der

---

40 Ein weiteres Problem liegt im Instrumentarium der Untersuchungen. Die meisten Arbeiten verwenden schriftliche Tests. Wenn jedoch Gespräche mit den Ergebnissen von schriftlichen Tests verglichen werden, fallen Unstimmigkeiten auf (Haseltine et al. 1984). Die Ursachen dafür könnten einerseits in der tendenziösen Interpretation der Untersucher liegen, andererseits ist es möglich, daß die Betroffenen erst im persönlichen Gespräch ihre Schwierigkeiten und Ängste ausdrücken, wenn sie sich nicht getestet, sondern angenommen fühlen.

Magen-Darm-Region und 45% über Symptome im Herz-Kreislauf-Bereich. Zu einer Sonderform der primären Sexualstörungen gehört die »virgin-wife-Ehe«, die Stauber (1989a) bei drei Prozent der Paare fand.

Neben der Frage nach der Neuroseauffälligkeit ist auch die Rollenkonzeption von sterilen Paaren untersucht worden: Allison (1979) fand bei infertilen Frauen traditionellere Rollenkonzepte und weniger Paarkonflikte. Andererseits waren mehr infertile Frauen berufstätig und hatten einen höheren beruflichen Status als die Vergleichsgruppe. Allison kam zu der These, die Infertilität sei funktional, um Paarkonflikte, die durch Kinderkriegen im Zusammenhang mit Berufstätigkeit der Frauen unvermeidlich wären und die das traditionelle Bild stören würden, zu vermeiden[41]. Schulz-Ruthenberg (1980) gab an, bei sterilen Ehepaaren sei eine ausgeprägte sexuelle Treue auffällig.

In der Arbeit von Slade (1981) bestätigten sich diese Ergebnisse nur teilweise: Es gab keine signifikanten Unterschiede in bezug auf Rollenvorstellungen, die Meinungen der Sterilitätspatientinnen waren aber eingeengter in ihrer Anwortbreite. Die Autorin interpretiert letzteres als Tendenz zur Konformität und diskutiert, ob die Fokussierung auf Durchschnittsmeinungen bei der Frage nach Rollenvorstellungen nicht eine Coping-Strategie für Sterilitätspatientinnen angesichts der unsicheren Zukunft sein könnte. Auch Auhagen-Stephanos (1983) hatte eine ausgesprochene Normorientierung bei Sterilitätspatientinnen beschrieben.

Callan und Hennessey (1988) untersuchten Frauen mit primärer und sekundärer Sterilität: Die Frauen ohne Kinder empfanden ihr Leben als weniger interessant, als leerer und waren einsamer und weniger zufrieden als Frauen mit sekundärer Sterilität. Die Autoren interpretierten die Unzufriedenheit der kinderlosen Frauen als Ausdruck einer gesellschaftlichen Stigmatisierung und Orientierung an der Norm, das Leben sei erst mit Kindern erfüllt. Auch Pesch et al. (1989) beschrieb eine Tendenz zur sozialen Erwünschtheit. Grimmig et al. (1992) untersuchten 59 Frauen einer

---

41 Zu ähnlichen Thesen kommen auch demographische Arbeiten. Frauen, die ihren Kinderwunsch zunächst aufschoben, waren besonders berufs- und familienorientiert. Da die meisten von ihnen der Ansicht waren, eine »gute Mutter» dürfe nicht berufstätig sein, kann ihre vorläufige Kinderlosigkeit als Konfliktlösungsstragie betrachtet werden (Peuckert 1996).

Kinderwunschsprechstunde und interpretierten deren Einschätzungen: »Die Frauen der Untersuchungsgruppe sehen Mütter als selbstsicherer an als sich selbst, da diese die soziale Norm der Elternschaft erfüllen. Freiwillig kinderlose Frauen werden als noch selbstsicherer eingeschätzt, da es ihnen gelingt, sich über diese Norm hinwegzusetzen« (ebd. S.258).

Bei einer Untersuchung von Paaren mit dem Wunsch nach heterologer Insemination fand Brähler (1990) ausgeprägte Korrelationen im Selbst- und Fremdbild des GT, was die Autorin als Ausdruck einer pathologischen Rollenfixierung ansieht. Christiansen et al. (1996) fanden bei Paaren mit unerfülltem Kinderwunsch eine traditionellere Geschlechtsrollenkonzeption. Außerdem gaben die Frauen, die sich an femininen Geschlechtsrollen orientierten, signifikant mehr psychosomatische Berschwerden an als androgyn orientierte Frauen. In einer unkontrollierten schriftlichen Befragung von 273 IVF-Patientinnen gaben 63% Zustimmung zur traditionellen Aufgabenteilung unter den Ehepartnern an (Nave-Herz et al. 1996).

In vielen anderen Studien konnten keine vermehrten psychischen Auffälligkeiten bei Sterilitätspatientinnen gefunden werden (Paulson et al. 1988, Ulrich et al. 1988, Downey et al. 1989, Grimmig et al. 1992, Ulrich 1994, Vartianinen et al. 1994). Kentenich (1989a,b) wiederholte die Untersuchung von Stauber und bestätigte dessen Ergebnisse nicht: Die Untersuchung von 186 Sterilitätspatientinnen mit dem GT in der gleichen Klinik erbrachte kaum Unterschiede zur Normalbevölkerung. Insbesondere bestätigte sich weder der Staubers Befund der negativen sozialen Resonanz noch der starken Depressivität in der Selbsteinschätzung. Strauß (1991) fand bei Kinderwunschpatientinnen eine geringere Depressivität, jedoch eine erhöhte Ängstlichkeit.

2.4.1.3.2 IVF-Paare

Einige Untersucher haben sich speziell Paaren zugewandt, die sich einer In-Vitro-Fertilisation (IVF) unterziehen. Diesen Untersuchungen liegt die Frage zugrunde, ob sich bei Paaren, die zu einer sehr invasiven Therapie bereit sind, Auffälligkeiten finden. Als Vergleichsgruppen dienten Stichproben der Normalpopulation oder Stichproben anderer Kinderwunschpaare. Verschiedene Untersuchungen haben vermehrt Depressionen, Ängste oder psychosomatische Beschwerden gefunden (Nijs et al. 1986, Demyttenaere et al. 1988,

Kemeter 1988, 1989[42], Visser et al. 1994), während andere Studien dagegen keine Auffälligkeiten fanden (Freeman et al. 1985, Hearn et al. 1987, Fagan et al. 1986, Kentenich 1989a, Hölzle 1990 sowie Bernt, Bernt 1985, 1991)[43]. Im GT fand Kentenich (1989b) weder signifikante Unterschiede in den Persönlichkeitsprofilen zwischen IVF-Patientinnen und anderen Kinderwunschpatientinnen noch zwischen Frauen, die sich einmalig oder mehrfach einer IVF-Therapie unterzogen. In einer Literaturübersicht zur psychologischen Situation von Paaren vor IVF schließt Davies-Osterkamp (1991b) eine besondere psychische Gestörtheit aus.

2.4.1.3.3 *Funktionell versus organisch*

Da die Sterilität selbst ein belastendes Lebensereignis ist (vgl. 2.4.3), scheint es schwer, zu entscheiden, ob Paare mit Fertilisationsstörungen primär psychologisch auffälliger sind als fertile Paare. Testpsychologische Auffälligkeiten können auch aus dem Erleben des Ereignisses Sterilität oder der Therapie resultieren. Um expliziter seelische Faktoren als pathogenetische Komponenten der Sterilität beurteilen zu können, wurden Paare oder Patientinnen mit organischer Pathogenese solchen ohne organischen Befund gegenübergestellt. Dieser Gegenüberstellung liegt der Gedanke zugrunde, bei funktioneller Steriliät fänden sich eher psychosomatische Auffälligkeiten. So vermutet z.B. Frick-Bruder (1986) einen Zusammenhang zwischen

---

42 In einer Nachuntersuchung zeigte sich, daß in 29,9% der Fälle Schwangerschaften nach psychosomatischer Beratung zustandekamen, womit die Beratung erfolgreicher war als die IVF. In der Gruppe dieser Schwangerschaften fanden sich auch tubare und andrologische Diagnosen (Kemeter 1992). Da bei spontanen Konzeptionen kein Unterschied zwischen intakten oder teilweise defekten Tuben gefunden worde, folgert Kemeter (1996), daß es sich bei eingeschränkter Fertilität um ein reversibles Phänomen handelt. Diese Ergebnisse sind vergleichbar mit Befunden Staubers (1991), daß ein Großteil der Schwangerschaften in der Kinderwunschsprechstunde unabhängig von aktiven Behandlungsmaßnahmen auftraten. Die Ergebnisse Staubers sind jedoch im Gegensatz zu den Befunden von Kemeter älter und datieren vor der IVF-Ära.
43 Einige Auffälligkeiten zeigten sich in bezug auf Rollenkonzeption und Normorientierung. Freeman et al. (1985) fand bei IVF-Frauen stereotype feminine Charakterstika, Hearn et al. (1987) eine eher konservative Einstellung, ein geringes Bedürfnis nach Autonomie und Veränderung sowie den Wunsch nach geordneten und vorhersehbaren Verhältnissen und Hölzle (1990) eine stärkere Überzeugung , daß Kinder zur Ehe gehören.

destruktiven Impulsen gegenüber dem inneren Genitale als Ausdruck einer blockierten Entwicklung der sexuellen Identität und funktioneller Sterilität.

In zahlreichen Untersuchungen wurden auffällige Befunde bei funktioneller Sterilität gefunden (Strauß 1991, Stauber 1988, 1993, Pasini et al. 1980[44], Brähler und Meyhöfer 1985, Sarrel et al. 1985, Morse und Dennerstein 1985[45], Fagan et al. 1986, Kemeter 1988, 1989, Martin et al. 1989, Springer-Kremser 1989[46], Franke 1991, Deragna et al. 1994). Zu den beschriebenen Auffälligkeiten zählten Ängste, erhöhte Neurosehäufigkeit, Depressionen, Konflikte und belastende Bedingungen im Bereich Familie sowie sexuelle Funktionsstörungen. Stauber beschreibt die typische Selbsteinschätzung von Patientinnen mit funktioneller Sterilität als mißachtet, ungeliebt und unattraktiv. In der Paarbeziehung sei ein anklammernd-symbiotisches Beziehungsmuster vorherrschend, und die Patientinnen klagten vermehrt über psychosomatische Beschwerden. Einen anderen methodischen Zugang wählte Bents (1987): Fünfzehn funktionell sterile Paare wurden mit verhaltenstherapeuthisch fundierter Partnertherapie zur Streßreduktion behandelt. Nach der Therapie zeigte sich im Vergleich zu einem Kontroll-zeitpunkt vor der Streßreduktion eine signifikant erhöhte Schwangerschafts-rate (fünf Paare waren schwanger geworden).

Andere Untersuchungen fanden dagegen keine signifikanten Unterschiede zwischen Frauen mit funktioneller Sterilität und Patientinnen mit organi-schem Befund (Seward et al. 1967, Brand et al. 1982, Brand 1982, Shatford et al. 1988, Knorre 1984b, 1991[47], Bernt et al. 1992[48], 1995). Insgesamt zeigt

---

44 Darunter litten acht Frauen unter Sterilität und acht unter Infertilität. Dies ist eine der wenigen Arbeiten, die diese Unterscheidung berücksichtigt. In der Gruppe der Infertilen waren anamnestisch Fehl- und Totgeburten im familiären Umfeld gehäuft. Zur Psychosomatik des habituellen Abortes vgl. auch Herms, Kubli 1978, Seibel et al. 1982, Lapple, Lukesch 1988, Brähler 1994, Rauchfuß 1996.

45 Unter anderem fanden die Untersucher eine traditionellere Geschlechtsrollenidenti-fikation bei Patientinnen mit funktioneller Sterilität im Vergleich zu Sterilitäts-patientinnen mit organischem Befund.

46 Bei einem Drittel der Patientinnen (n=33) fanden sich belastende Bedingungen im Bereich Familie. Eine Gegenüberstellung mit einer Kontrollgruppe fand nicht statt.

47 Bei sterilen Ehen fand sich eine Häufung von Negativerlebnissen in der Kindheit, in der Untergruppe ohne klinische Ursache spielten solche Erfahrungen seltener eine Rolle (1991). Die Neurosehäufigkeit war bei sterilen Frauen insgesamt signifikant höher als bei den Männern, in der Untergruppe funktionelle Sterilität ließ sich dieses Ergebnis nicht re-

sich in den zitierten Arbeiten, die alle relativ kleine Untersuchungsgruppen umfassen (n=8-50), keine eindeutige Tendenz. Die Arbeiten, die Auffälligkeiten beschreiben, zeichnen kein einheitliches Bild. So fanden zum Beispiel Morse und Dennerstein (1985) mehr Neurotizismus und mehr Ängstlichkeit, während Strauß (1991) weniger Ängstlichkeit und dafür mehr Erschöpfung, Klagsamkeit und sexuelle Probleme beschreibt. Dieses insgesamt uneinheitliche Bild trifft auch auf die Studien über Sterilitätspatientinnen insgesamt zu, die im Abschnitt 2.4.1.3.1. beschrieben worden sind.

2.4.1.4 Pathomechanismen der Sterilität und ihre psychologische Bedeutung

Um den Anspruch psychosomatischer Forschung gerecht zu werden, müßte jenseits der simplifizierenden Gegenüberstellung psychometrischer Testergebnisse die genauere Pathogenese zwischen Psyche und Soma erklärt werden können. Dies gelingt erst ansatzweise bei einigen Formen der Somatisierung. Im folgenden werden psychosomatische Arbeiten zum Tubenspasmus, zur Hyperandrogenämie, zur Hyperprolaktinämie, zum LUF-Syndrom (luteinized unruptured follicle), zur Anovulation, zur Endometriose und zur Lutealinsuffienz zusammengefaßt. Dieser Abschnitt ist notwendigerweise unvollständig. Es geht nicht darum, einen lückenlosen Überblick über den Stand der Forschung zu geben, sondern es werden exemplarisch psychosomatische Pathomechanismen aufgezeigt.

2.4.1.4.1 Tubenverschluß

Der passagere Tubenspasmus ist schon früh in Literatur als Pathomechanismus für psychisch verursachte Sterilität angenommen worden (Langer 1953). Cerutti et al. (1983) hat bei der Hysterosalpingopraphie

---

produzieren (1984b). Insgesamt geht Knorre jedoch davon aus, daß alle Sterilitäten bei Vorhandensein und Funktionsfähigkeit der reproduktiven Organe als psychosomatisch anzusehen sind. Dabei bezieht er sich vor allem auf die unter 2.4.1.3.1 beschriebenen Befunde.
48 Jedoch waren die Paare durch ihre konventionelle Rollenaufteilung mit Dominanz des Mannes auffällig.

(HSG) Tubenverschlüsse beobachtet, die nach Applikation eines Spamolytikums oder eines Sedativums reversibel waren. Der Autor interpretierte diese Tubenspasmen als Reaktion der Patientin auf den Streß der schmerzhaften und psychisch belastenden Untersuchung sowie als Ausdruck emotionaler Probleme. Knorre und Hernichel (1985) publizierten fünf Kasuistiken, bei denen im Rahmen der Sterilitätsdiagnostik ein Wechsel der Ursachen erfolgte. Nach ihren Beobachtungen handelt es sich beim Tubenverschluß häufig um ein spastisches Geschehen, was sie aus der Häufigkeit von Spontanheilungen schließen. Die Ursache dieser Fertilitäts-störung liege oft in der Ambivalenz des Kinderwunsches, so die Autoren.

2.4.1.4.2 Nicht tumorbedingte Hyperandrogenämie und PCO-Syndrom (polyzystische Ovarien)

Zur Ätiologie des PCO-Syndroms existiert die Hypothese der »überschieß-enden Adrenarche« (gemeint ist eine überschießende Androgensekretion in der Pubertät). Psychologisch wird die überschießende Adrenarche mit streßvoll erlebten Ereignissen in der Pubertät in Verbindung gebracht. Tatsächlich konnte in Untersuchungen gezeigt werden, daß die Amenorrhoe oft einem psychischen Trauma folgte. In einer eigenen Untersuchung stellten Strauß et al. (1988a) zehn Kasuistiken vor, die alle ein belastendes Ereignis in der Herkunftsfamilie zur Zeit der Pubertät zeigten. Insgesamt sind die Befunde zu diesem Thema jedoch noch uneindeutig (Strauß 1991).

2.4.1.4.3 Hyperprolaktinämie

Die Hyperprolaktinämie kann zur Anovulation führen. Durch den erhöhten Prolaktinspiegel kommt es zu einem gesteigerten Dopaminumsatz im Hypo-thalamus sowie zu einem Anstieg der Endorphinspiegel im Portalblut der Hypophyse. Sowohl Dopamin als auch Endorphine haben einen inhibierenden Einfluß auf die Pulsatilität der GnRH-Neurone (von Werder 1994). Zu den äußeren Reizen, die zu einer Prolaktinerhöhung führen, gehört, neben einer Vielzahl anderer Faktoren, auch Streß (Rabe und Runnebaum 1994). Damit ist vor allem akuter Streß gemeint, der zu einer kurzfristigen Veränderung der Prolaktinsekretion führt. Auf diesen Zusammenhang hatte erstmals Koninckx (1978) hingewiesen. Inwieweit Streß auch langfristig zur Ent-stehung von manifesten Hyperprolaktinämien führt, ist umstritten, wobei bisher Hinweise auf einen Zusammenhang mit depressiven Erkrankungen, mit dem Prämenstruellen Syndrom sowie mit Störungen der sexuellen Appetenz vorliegen (Strauß et al. 1988b). Auhagen-Stephanos (1982) vertrat die These, die Hyperprolaktinämie resultiere aus einem kumulativen Trauma, daß zu einem Zusammenbruch der psychischen Abwehrkräfte führe. Zur Untermauerung dieser These führte sie Interviews mit 37 unausgewählten Hyperprolaktinämiepatientinnen an. Die Mehrzahl der Frauen hatte psychische Störungen in der Vorgeschichte, und in den Herkunftsfamilien fanden sich Erkrankungen der Eltern. Die Autorin folgerte, daß die betroffenen Frauen Spannungen nicht selbst regulieren können, sondern sich an gesellschaftlichen Normen orientieren, auch wenn diese sie überfordern. Zu ähnlichen Ergebnissen kamen auch Jürgensen und Bardé (1982). Sie untersuchten 23 Frauen mit hyperprolaktinämischer Amenorrhoe und fanden bei 20 ungewöhnlich pathogene Mutterbeziehungen, und bei 13 war der Vater real oder psychisch abwesend. Auch Sobrinho (1993) folgerte, daß in Familien mit abwesendem oder alkoholkrankem Vater die jungen Frauen prädisponiert seien, eine Hyperprolaktinämie zu entwickeln. Harrison et al. (1986) untersuchten speziell 22 Paare mit unerklärter Sterilität und fanden einen signifikanten Zusammenhang zwischen erhöhter Ängstlichkeit, psychologischer Labilität und einer Prolaktinerhöhung. Nach autogenem Training konnte sowohl eine Senkung des Prolaktinspiegels als auch ein Rückgang der Angstwerte gefunden werden. Auch O'Moore et al. (1983) berichteten von einem Abfall erhöhter Prolaktinwerte nach autogenem Training.

2.4.1.4.4 LUF-Syndrom

Koninckx et al. (1978) beschrieben bei unerklärter Sterilität laparoskopisch fehlende Ovulationszeichen im Zusammenhang mit einem verspäteten Anstieg des Progesterons in der zweiten Zyklushälfte. Er stellte die Hypothese auf, der reife Graafsche-Follikel rupturiere nach einem normalen LH Anstieg nicht aufgrund eines ovariellen Defektes, einer zu niedrigen FSH-Konzentration oder einer Prolaktinerhöhung. Da die Oozyte den Follikel nicht verlasse, komme es zu einem verlangsamten Progesteronanstieg. Von Nijs et al. (1984, 1989) stammten Daten, die einen Zusammenhang zwischen LUF-Syndrom (n=10) und erhöhter allgemeiner Ängstlichkeit zeigen. Das LUF-Syndrom könne daher als pathogenetisch zur

Aufrechterhaltung der Sterilität führen: Im Streß der Enttäuschung über eine stattgefundene Menstruation reagierten Frauen mit einer Erhöhung des Prolaktinspiegels, der über die Entwicklung eines LUF-Syndroms die folgende Ovulation negativ beeinflussen könne.

2.4.1.4.5 Anovulation

Richter (1982) führte den Begriff sekundäres Amenorrhoe-Syndrom zur Kennzeichnung von Overialinsuffizienz ohne organische Ursache und ohne Prolaktinerhöhung ein. Für diese psychosomatisch bedingte suprahypo-thalamische sekundäre Amenorrhoe (n=100) wird eine körperliche (Sexual-störung, Verdauungstörung) und seelische Begleitsymptomatik (z.B. depres-sive Verstimmung) als typisch beschrieben. Zu den auslösenden Konflikt-situationen zählten Angst vor Verlust von Geborgenheit, Sicherheit und Wärme, Abwehr sexueller Triebimpulse und männliche Rollenidentifikation. Da der endokrinologische Schweregrad mit der psychischen Diagnostik korreliere, könne die niedrige Funktionsreserve der Hypophyse als somatische Fixierung einer tief verdrängten psychischen Konfliktlage verstanden werden. Freeman et al. (1983) fanden dagegen in psy-chologischen Tests keine Unterschiede zwischen anovulatorischen Sterilitäts-patientinnnen (n=49) einer fertilen sowie einer infertilen Kontrollgruppe.

2.4.1.4.6 Endometriose

Die Endometriose ist unter Sterilitätspatientinnen sehr verbreitet (z.B. 51% nach Semm 1988). Neben dem Entstehen einer tubaren Sterilität durch schwere Endometriose wird bei vielen Kinderwunschpatientinnen eine minimale Endometriose bei durchgängigen Eileitern gefunden. Leyendecker et al. (1992) gehen daher davon aus, daß längere nicht von Schwangerschaft unterbrochene Zyklen eine Endometriose begünstigen. Als ursächlich für die Entstehung von Endometriose und Sterilität sei eine gestörte Tubarfunktion anzusehen, die zur Implantation von Endometriumzellen in den Peritoneal-raum führe. Daneben wird auch die Corpus-luteum-Insuffizienz, das LUF-Syndrom sowie gestörte Tubenmotilität durch Prostaglandine als patho-genetisch für Infertilität und Endometriose angesehen (Semm 1988). Die genaue Beziehung zwischen Infertilität und Endometriose ist jedoch noch unbekannt. Strauß (1991) faßte die psychologische Literatur über Endometriose zusammen und formulierte die Hypothese, die Erkrankung könne das körperliche Resultat eines Geschlechtsrollenkonfliktes sein. In einer eigenen Untersuchung (n=28) bestätigten Strauß et al. (1992) die Hypothese zum negativen Erleben der Menarche, negativen ersten sexuellen Erfahrungen sowie den Schwierigkeiten der Endometriosepatientinnen mit der Geschlechtsrollenentwicklung. Hummel (1996) wies auf die Problematik der retrospektiven Studien in diesem Bereich hin. Starke Dysmenorrhoe sowie zyklusunabhängige Schmerzen könnten zu psychosozialen Veränderungen führen, die nicht als ursächlich gewertet werden dürften.

2.4.1.4.7 Corpus-luteum-Insuffizienz

Zu den Verarbeitungsmechanismen und dem emotionalen Zustand von Sterilitätspatientinnen mit Lutealinsuffizienz haben Pesch et al. (1989) eine Studie veröffentlicht. Sterilitätspatientinnen mit Corpus-luteum-Insuffizienz unterschieden sich in den Angstwerten signifikant von einer fertilen sowie einer infertilen Vergleichsgruppe.

2.4.1.5 Diskussion

Die Aussagen zur Psychogenese der Sterilität erscheinen insgesamt sehr widersprüchlich. Ein bestimmter Persönlichkeitstyp kann für die Sterilität nicht angenommen werden. Die Tatsache, daß der Gedanke an Schwangerschaft und Kinderkriegen auch negative Vorstellungen und Gefühle mobilisiert, kann für sich genommen keine pathogenetische Erklärung sein, denn dies trifft auch für Frauen zu, die spontan konzipieren. Die zahlreichen Studien, die fertile Frauen mit ungewollt kinderlosen verglichen, haben widersprüchliche Ergebnisse erbracht. Darüber hinaus sind sie in ihrem Studien-Design zweifelhaft, da bereits das Leiden an unfreiwilliger Kinderlosigkeit zu psychischen Veränderungen führt (vgl. 2.4.3). Der methodisch in dieser Hinsicht günstigere Vergleich zwischen Patientinnen mit funktioneller und mit organischer Sterilität bleibt jedoch wiederum aufgrund der nicht eindeutigen Definiton von funktioneller Sterilität problematisch. Diese Untersuchungsergebnisse weisen darauf hin, daß es sich hierbei um ein psychosomatisches Geschehen handeln könnte. Das Bild der möglichen Konflikte oder psychischen Auffälligkeiten bleibt jedoch uneinheitlich, und die Untersuchungsgruppen sind relativ klein. Die Aufklärung von psychosomatischen Pathomechanismen gelang bisher nur ansatzweise. Bedeutsam erscheinen ferner die Befunde zur Normorientierung und zum Geschlechtsrollenverständnis von Sterilitätspatientinnen[49]. Ob diese Befunde als Voraussetzung oder Folge der Sterilität betrachtet werden müssen, kann nicht letztendlich geklärt werden. Es ist auch denkbar, daß die Sterilitätserfahrung selbst Sozialisationswirkung in Richtung traditioneller Leitbilder auslösen kann.

Im Rahmen des Konzeptes, Sterilität als psychosomatische Abwehr zu verstehen, sind unbewußte Ängste und Konflikte in bezug auf den Kinderwunsch vermutet worden. Über pathopsychologische Überlegungen und Einzelbeobachtungen hinausgehend, gibt es jedoch nur wenige Studien, die sich mit Motivationskonflikten des Kinderwunsches bei Sterilitätspatientinnen beschäftigen. Bevor die Frage nach möglicherweise auffälligen Kinderwunschmotiven im Rahmen von empirischen Untersuchungen bearbeitet werden kann, ist es zunächst notwendig, allgemeine Überlegungen zum Thema anzustellen, um herauszuarbeiten, was es für verschiedene Kinderwunschmotive gibt und ob sich psychologisch auffällige Charakteristika abgrenzen lassen.

2.4.2 Zur Kinderwunschmotivaton

Zahlreiche Autoren haben auf einen möglichen Zusammenhang zwischen der Motivation des Kinderwunsches, seiner Ambivalenz oder seinem funktionalen Charakter und Sterilität hingewiesen (Mittag, Jagenow 1983, Teichmann 1984, Bernt et al. 1985, van Hall 1985, Astor und Pawson 1986, Wikman et al. 1990, Strauß 1991, Brähler 1994). Da ein Kind im Leben eines Paares oder einer Frau eine Bereicherung und eine Einschränkung bedeutet (bewußtseinsnahe Ebene) und da bei der Beschäftigung mit dem

---

49 Von einer starken Orientierung auf gesellschaftliche Normen berichteten Slade 1981, Auhagen-Stephanos 1983, Hearn et al. 1987, Callan, Hennessey 1988, Pesch et al. 1989 sowie Hölzle 1990. Für ein traditonelles Rollenverständnis bei Sterilitätspatientinnen sprachen die Studien von Allison 1979, Schulz-Ruthenberg 1980, Morse und Dennerstein 1985, Freeman et al. 1985, Brähler 1990, Bernt et al. 1992, Nave-Herz et al. 1996 und Christiansen et al. 1996.

Kinderwunsch immer negative und positive Erfahrungen der eigenen psychischen Entwicklung mobilisiert werden (unbewußte Ebene), vertreten viele Autoren die These, der Kinderwunsch sei immer ambivalent (Hertz, Molinski 1979, Molinski 1981, Bydlowski 1983, Mittag und Jagenow 1983, 1984a, Thormann 1984, Maier und Herms 1987, Frick-Bruder 1989a,b, Hölzle 1990, Davies-Osterkamp 1991a, Kentenich 1996). Dagegen steht die Auffassung, der Kinderwunsch sei bei Sterilitätspatientinnen über das normale Maß hinaus ambivalent, was sich daran ablesen lasse, daß die Paare nur wenige Behandlungszyklen mitmachten bzw. eine schlechte Compliance zeigten (Kemeter 1992). Ein unbewußter Motivationskonflikt spiele gerade bei der »unexplained infertility« eine wesentliche Rolle – so Springer-Kremser (1991). Auch Stauber (1989) vermutet bei idiopathischer Sterilität psychische Konflikte bezüglich des Kinderwunsches. Frick-Bruder dagegen sieht die Ursache psychogener Sterilität in der Unfähigkeit, diese Ambivalenz zuzulassen. Gegenläufige Wünsche in sich selbst erleben und zu einem Kompromiß führen zu können, setze eine gesunde psychische Entwicklung voraus (Frick-Bruder, Schütt 1992). Von diesem »gesunden« Kinderwunsch grenzt Frick-Bruder den »kranken« Kinderwunsch ab, der das Kind als Objekt der Befriedigung infantiler Allmachtsphantasien und symbiotischer Sehnsüchte wünsche. Eine Mischung zwischen beiden Anteilen komme allerdings bei den meisten Menschen vor (Frick-Bruder 1989b). Auch wenn die unbewußte Ablehnung einer Schwangerschaft im Vordergrund stehe, bedeute ein geäußerter Kinderwunsch immer ein Bedürfnis nach Veränderung und Neuorientierung, so Auhagen-Stephanos (1989).

2.4.2.1 Allgemeine Überlegungen zur Kinderwunschmotivation

Im folgenden werden anhand der Literaturarbeiten verschiedene Kinderwunschmotive dargestellt. Die hier erarbeitete Gliederung von 17 Kinderwunschmotiven findet auch in der empirischen Untersuchung (3.2) Verwendung.

Bei allen möglichen Motiven spielen unbewußte und bewußte Komponenten ineinander, genauso wie es bei allen Motiven einen funktionalen Charakter des Kinderwunsches geben kann. Zu der Einschätzung, daß funktionale oder narzißtische Motive in bestimmtem Maße immer eine Rolle spielen, kommen auch andere Autorinnen (Hölzle 1990, Brähler 1990). Anders gesagt: Es gibt keinen altruistischen Kinderwunsch, denn der Wunsch entspringt immer den Bedürfnissen der Eltern. Dem Kinderwunsch entspricht nicht immer das Bedürfnis, mit einem realen Kind zusammenzuleben, da sich die Kinderwunschmotivationen teilweise deutlich unterscheiden von der Realität des Lebens als Mutter. Von einigen Autoren (z.b. Rabin, Greene 1968, Thormann 1984) sind Motivationskategorien (z.B. selbstlos, fatalistisch, narzißtisch, funktionell oder positiv und negativ) verwendet worden. Die Arbeit mit solchen Motivationskategorien ist nur dann sinnvoll, wenn sie inhaltlich genau und nachvollziehbar definiert werden. Wertende oder prognostische Aussagen sollten aus solchen Kategorien nicht abgeleitet werden[50], da die spätere Eltern-Kind-Beziehung von einer Vielzahl anderer Faktoren abhängig ist und Entwicklungsmöglichkeiten nicht außer acht gelassen werden dürfen.

Andere Autoren unterscheiden verschiedene Kinderwunschmodelle, die jeweils mit unterschiedlichen Persönlichkeitskonzepten korrespondieren (Gloger-Tippelt et al. 1993): Die Kontrolle über den Kinderwunsch kann im Rahmen des Modells des nicht planbaren individuellen Verhaltens nach außen verlagert sein. So argumentieren Autoren, die die Kinderwunschmotivation in der Biologie oder in den gesellschaftlichen Normen verorten. Dem psychoanalytischen Modell verpflichtete Autoren gehen davon aus, daß die Motivation des Kinderwunsches vor allem im Unbewußten liegt. Demgegenüber erscheint der Kinderwunsch im Rahmen des Modells des intentionalen, geplanten Handelns als Baustein im individuellen Konzept von Lebenszielen und Werten. Tatsächlich lassen sich diese Komponenten jedoch nur schwer voneinander trennen, da die verschiedenen Handlungsebenen miteinander interagieren.

2.4.2.1.1 Mutterschaft als Lebensinhalt

Schwangerschaft werde von vielen Frauen als »Sinn des Lebens« schlechthin verstanden (Rechenberger 1990). Ohne ein Kind werde das Leben als leer empfunden, und der Kinderwunsch entspreche dem Bedürfnis, die eigene Existenz mit Bedeutung und einem Zweck zu füllen (Flapan 1969). Hoffman

---

50 Klomann (1994) z.B. fordert einen emphatischen Kinderwunsch, um die Bedingungen für eine verantwortungsvolle Elternschaft und günstige Lebensbedingungen der Kinder herzustellen.

und Wyatt (1960) sehen diese Kinderwunschmotivation auch als Ausdruck des Wunsches nach Kreativität, der Flucht vor Berufstätigkeit, vor unwillkommener Muße oder auch vor Unabhängigkeit und Freiheit. Ein Kind bedeute eine sozial akzeptierte Rolle, die kreativ und fordernd sei. Mittag und Jagenow (1983, 1984a) beschreiben das Kinderwunschmotiv: »Durch ein Kind habe ich eine Aufgabe, und mein Leben bekommt einen Sinn«. Auf die Dimension des Kinderwunsches als Möglichkeit, dem Leben einen Sinn zu geben, weist auch Thormann (1984) hin. Dieses Motiv spielt für Frauen eine besondere Rolle, da Kinderkriegen immer noch den gesellschafltichen Erwartungen an ein Frauenleben entspricht. Frick-Bruder und Schütt (1992) sprechen davon, daß »in einer phallokratischen Gesellschaft Frauen ihren lädierten Narzißmus (...) mit Mutterschaft aufzuwerten versuchen« (S.222). Ulrich et al. (1988) weisen auf den Zusammenhang zwischen Unzufriedenheit mit der Arbeitssituation und dem Kinderwunsch hin. »In allen Bereichen des Lebens haben Frauen nicht einmal temporär das Gefühl, exklusiv und wichtig zu sein. Deshalb geben sie sich so häufig mit einer scheinbaren Bedeutung, noch dazu von kurzer Dauer, zufrieden. Besser neun Monate lang wichtig, als ein Leben lang in Mittelmäßigkeit zu fristen« (Piwonka 1995, S.36), formuliert die Journalistin Piwonka diesen Aspekt provokant. Daneben spielt die soziale Isolation von Frauen eine Rolle, die mit einem Mangel an eigenen Interessen einhergehe. Ein Kind als Aufgabe, Bedeutung und Lebenssinn spielt für viele Frauen eine Rolle, die sich an traditonellen Geschlechtsrollen orientieren. Mutterschaft kann Gratifiktion und Anerkennung für Frauen bedeuten, in deren Leben es wenig andere Bereiche und wenig andere Interessen gibt.

2.4.2.1.2 *Der Kinderwunsch als Wunsch nach Zuwendung*

Mit dem Begriff der »inneren Dualität« hat Wyatt (1967, 1975) den Zustand der schwangeren Frau beschrieben, die sich gleichzeitig als Mutter und als Kind erleben könne. Damit ist die Gleichzeitigkeit des Gebens und Nehmens verbunden, und so sei das Kinderkriegen eine besondere Form, Zuwendung zu erhalten. Der Wunsch, geliebt zu werden, verbinde sich mit dem Wunsch nach einem Liebesobjekt. Die schwangere Frau habe eine geheime Begleitung, die immer bei ihr sei (Hoffman, Wyatt 1960). Eine Schwangerschaft könne die infantilen Bedürfnisse nach Zuneigung befriedigen und stelle eine sozial akzeptierte Form der Selbstliebe dar, so Lerner (1967). »Insofern die

Mutter noch immer das Gefühl hat, daß der Säugling ein Teil ihrer selbst ist, kann es sein, daß sie mit ihrer überschwenglichen Liebe zu ihm ihren eigenen Narzißmus befriedigt« (Fromm 1974, S.82). Im Kinderwunsch kann sich das Bedürfnis nach Symbiose und das Fehlen von stabilen Objektbeziehungen ausdrücken (Stauber 1986). »Brauchen Sie denn nichts zum Liebhaben?« zitiert die Journalistin Piwonka (1995, S.56) eine Frau in einem Interview zur Kinderwunschmotivation. Hierzu gehört auch das Bedürfnis nach Zärtlich-keit und danach, Hautkontakt mit dem Kind erfahren zu können (Flapan 1969, Molinski 1985). Auf einer anderen aber vergleichbaren Ebene liegt der Wunsch nach Kindern, um im Alter nicht alleine zu sein (Flapan 1969). Krautschik (1989) prägte den Begriff »unreife Mütterlichkeit« als extremes Beispiel für den Kinderwunsch, der durch das eigene Bedürfnis nach Bemuttertwerden charakterisiert sei. Bei Mittag und Jagenow (1983, 1984a) kumuliert diese Motivklasse in der Aussage »Ich möchte ein Kind als Liebesobjekt oder Partnerersatz«. Neben der Rolle des Kindes als Substitut für den Partner existiert auch die Rolle des Bundesgenossen bei Konflikten in der Paarbeziehung (Richter 1963, 1970). Neben zärtlichen Bedürfnissen nach Kuscheln oder Schmusen mit dem Kind, die beim Wunsch nach Zuwendung durch ein Kind bedeutsam sind, zählen zu diesem Motiv der Wunsch, im Alter nicht alleine zu sein, der Wunsch nach einem Kind als Partnerersatz. Diese Kinderwunschmotivation kann, psychoanalytisch gesprochen, als Aus-druck oraler Leere verstanden werden.

2.4.2.1.3 *Der Kinderwunsch als Ausdruck von Konformität*

Der Kinderwunsch kann Ausdruck des Bedürfnisses sein, die soziale Norm und die Rollenerwartung zu erfüllen (Hertz und Molinksi 1979). Thormann (1984) zählt den Wunsch nach Konformität zu den »negativen« Gründen für ein Kind. Kinder zu bekommen werde als normal und natürlich angesehen (Flapan 1967). Für einige Frauen bedeute die Vorstellung, Kinder zu haben, also eine Konformität mit der »üblichen« Lebensplanung, wie einen Schulabschluß zu machen oder zu heiraten. Hier spielen also gesellschaftliche Vorstellungen über Familie und Elternschaft sowie Orientierung an traditionellen Rollenkonzepten eine bedeutende Rolle (Mittag, Jagenow 1982). Mit dem Geschlecht als soziale Variable sind Rollenerwartungen verbunden, die Mutterschaft immer noch eng mit Weiblichkeit assoziieren (Springer-Kremser 1991). Der Kinderwunsch kann so Teil einer starren biografischen Planung sein (Petersen 1987). Der Kinderwunsch ist also hier Ausdruck der Orientierung an vorgegebenen Normen und damit unhinterfragter Teil der Lebensplanung, denn schließlich hätten doch alle Kinder.

2.4.2.1.4 *Der Wunsch nach Lebensbereicherung*

Das Aufwachsen eines Kindes zu begleiten, könne als aufregende Lebenserfahrung gewünscht werden, so Flapan (1969). Die Entscheidung, ein Kind zu bekomme, bedeute auch im positiven Sinne eine Veränderung (Hoffman, Wyatt 1960). »Durch ein Kind kann ich neue Dinge lernen und mich selbst verwirklichen« und »Ich möchte die Entwicklung eines Kindes miterleben«, so formulieren das Frauen (Mittag, Jagenow 1983, 1984a). Bedeutsam sei, daß dieses Motiv auf persönliches Wachstum und nicht auf Kompensation gerichtet ist (Mittag, Jagenow 1984b). Im Rahmen der Partnerschaft werde das Kind gewünscht »als Bereicherung der gemeinsamen Lebensqualität« (Frick-Bruder 1989b, S.188). Petersen (1987) formuliert jedoch auch die Kehrseite des Kinderwunsch als Selbstverwirklichung: Die Wunschkinder könnten zum Objekt der emotionalen Ausbeutung durch ihre Eltern werden. Dieser Kinderwunsch kann als Form der Lebensbejahung verstanden werden, denn das Leben mit einem Kind wird als neue Erfahrung gewünscht, die bereichert und neue Dimensionen des Lebens eröffnet. Das Motiv »Liebe zu Kindern« kann hierzu gezählt werden.

2.4.2.1.5 *Der Kinderwunsch als Wiedergutmachung*

Die Identifikation mit dem Fötus stellt eine Möglichkeit dar, die Beziehung zur eigenen Mutter zu versöhnen (Wyatt 1967, 1975). Im nochmaligen Durchleben der eigenen Kindheit biete sich die Möglichkeit, dem gewünschten Kind all das zu geben, was die Erwachsene meint vermißt zu haben (Hoffman, Wyatt 1960). Dieser Kinderwunsch könne motiviert sein durch das Bedürfnis, es besser zu machen als die eigenen Eltern (Flapan 1969). Auch Mittag und Jagenow (1982) beschreiben den unbewußten Wunsch, frühe Konflikte der Kindheit zu lösen[51]. Im Rollenmodell von

---

51 Eine besondere Form des Kinderwunsches im Zusammenhang mit einer »Rollen-Umkehr« beschreibt Bergmann (1985) bei der Analyse von sechs Frauen mit spätem

Richter wird dem Kind die Rolle des idealen Selbst zugeschrieben, um für die Konflikte der Eltern Lösungsmöglichkeiten durch Identifizierung mit dem Kind zu ermöglichen (Richter 1963, 1970).

Der Wunsch nach einem Kind als Wiedergutmachung eigener negativer Kindheitserfahrungen kann als identifikatorischer Irrtum verstanden werden, indem die Unzulänglichkeiten der eigenen Geschichte versöhnt werden sollen durch ein Kind, das es besser haben möge.

2.4.2.1.6 Der Kinderwunsch als Ergebnis sozialen Drucks

Der Kinderwunsch kann auch durch das soziale Umfeld motiviert sein, um die Eltern zu befriedigen, die sich Enkel wünschen, oder um mit Freunden zu wetteifern, die schon Kinder haben (Flapan 1969). Hier spielt es also eine Rolle, »das Kind der Umgebung, den Eltern, den Schwiegereltern vorzeigen zu können« (Hertz und Molinski 1979, S.74). Diese Motivation ähnelt dem oben beschriebenen Wunsch nach Konformität, denn auch hier geht es darum, einer sozialen Norm zu entsprechen (Molinski 1985). Der soziale Druck geht hier jedoch nicht von allgemeinen gesellschaftlichen Vorstellungen aus, sondern von konkreten Personen der unmittelbaren Umgebung. Dazu kann auch der Partner gehören, wenn der Kinderwunsch in der Partnerschaft unterschiedlich stark motiviert ist.

2.4.2.1.7 Der Wunsch nach einer vollständigen Familie

Ein glückliches Familienleben haben zu wollen (Hertz, Molinski 1979), schließt für viele Menschen den Wunsch nach einem Kind mit ein. »Durch

---

Kinderwunsch. Anstatt Kind sein zu dürfen in der Beziehung zur Mutter, hätten diese Patientinnen selbst die Mutter umsorgen müssen. Die Mädchen hätten sich auf der Suche nach Anlehnung an den Vater gewandt, der jedoch eher eine verführerische, inzestuöse Rolle gespielt habe. Die Vorstellung sei entstanden, bereits mit dem Vater ein Kind zu haben, nämlich die schwache Mutter, die keine ödipale Konkurrentin darstellen konnte und selbst umsorgt werden mußte. Aufgrund dieser Beziehungsgeschichte hätte die Patientinnen Probleme, Liebensbeziehungen mit Gleichaltrigen einzugehen, während sie gleichzeitig eine Partnerschaft mit Kindern wünschten, um in der Symbiose zu dem Kind die eigene Mangelerfahrung wiedergutzumachen. Im selben Augenblick jedoch mache die Vorstellung Angst, wieder alleine und hilflos mit einem bedürftigen Kind dazustehen.

ein Kind kann ich meine Partnerschaft vervollständigen und eine Familie gründen« heißt es in der Untersuchung von Mittag und Jagenow (1983, 1984a). Lukesch (1981) weist darauf hin, daß ein Kind zum Symbol für eine gut funktionierende Ehe werden könne. Der Wunsch nach einem Kind, um aus der Partnerschaft eine vollständige Familie zu machen, drückt auch die Vorstellung aus, eine Familie vermittele Stabilität und Halt im Leben.

2.4.2.1.8 Der Wunsch die Partnerschaft zu bereichern

Hier ist der Wunsch nach einem Kind »mit dem Partner, vom Partner und für den Partner« (Hertz, Molinski 1979, S.74) gemeint. Die Partner wünschten etwas Drittes, um eine Bereicherung der gemeinsamen Lebensqualität erfahren zu können (Frick-Bruder 1989a,b). Flapan (1969) konkretisiert dieses Bedürfnis, als Wunsch mit dem Partner gemeinsame Erfahrungen und Lebensziele zu haben. Im Gegensatz zu dem oben beschriebenen Wunsch nach einer vollständigen Familie geht es hier mehr um Lebendigkeit und Abwechslung in der Partnerschaft, die wiederum Gemeinsamkeit vermittelt.

2.4.2.1.9 Ein Kind, um jung zu bleiben

Der Kinderwunsch kann entstehen, um die eigene Jugend zu verlängern und das Bewußtsein des Älterwerdens zu verdrängen (Hertz, Molinski 1979). Ein Kind erlaube, selbst wieder Kind sein zu dürfen, so formulieren das Frauen (Mittag, Jagenow 1983, 1984a). Dieses Bedürfnis nach kontrollierter Regression beinhaltet den Wunsch, die eigenen kindlichen Anteile ausleben zu können und den Kontakt zur jüngeren Generation zu behalten.

2.4.2.1.10 Ein Kind, um gebraucht zu werden

Der Wunsch, die Bedürfnisse eines kleinen, hilfsbedürftigen Wesens zu erfüllen (Molinksi 1981), kann eine Komponente des Kinderwunsches sein. Das bedeutet auch, vom Kind geliebt, bewundert und idealisiert zu werden (Brähler 1990). Dahinter könne auch das Bedürfnis nach Omnipotenz, Dominanz und Kontrolle stehen (Lerner 1967). In der Sorge um ein kleines Kind könne sich die Frau unersetztlich fühlen, so Hoffmann und Wyatt (1960). Der Wunsch, Anerkennung zu bekommen, sei immer Teil des Gebens von Zuwendung (Wyatt 1967). Ein Wesen zu ernähren, das klein und abhängig ist, könne große Befriedigung bedeuten (Flapan 1969). Von der Hilflosigkeit und Abhängigkeit der kleinen Kinder können Mütter ihr Selbstwertgefühl nähren. »Jede noch so schlechte Mutter hat in ihrem Kind einen uneingeschränkten Bewunderer, der nicht weglaufen kann« (Piwonka 1995, S.57).

Thormann (1984) spricht von dem Wunsch, über die eigene Hilflosigkeit und Abhängigkeit hinwegzutäuschen, da das Kind noch abhängiger und hilfloser ist als man selbst. In Richters (1970) Begrifflichkeit spiele das Kind dann die Rolle des »schwachen Teils«, um eigene Stärke erfahren und eigene Schwäche abwehren zu können. Die Motivation, für ein Kind Verantwortung übernehmen zu wollen, umfaßt auch den Wunsch nach relativem Größengewinn gegenüber einem abhängigen Kleinkind.

2.4.2.1.11 *Gestaltungslust als Motivation des Kinderwunsches*

Die eigenen Eigenschaften im Kind wiederzuerkennen oder auch die eigenen Unzulänglichkeiten im Kind auszugleichen (Flapan 1969) sind zwei verschiedene Formen der Gestaltungslust einem Kind gegenüber. Fromm (1974) betont die schöpferischen Komponenten, die in der Mutterschaft liegen und die ein Bedürfnis nach Transzendenz befriedigen können. »Ich möchte ein Kind, um die Welt menschlicher zu gestalten« (Mittag und Jagenow 1983, 1984a), liegt auf der gleichen Ebene – mit einem Kind die Welt bewegen zu können und das eigene Schicksal zu überschreiten. »Der Wunsch, das eigene materielle, geistige oder kulturelle Erbe weitergeben zu können« (Molinski 1981, S.279), drückt das in anderer Weise aus. Ein Kind zu haben, könne eine sehr kreative Aufgabe sein, denn es bedeute, auch einen neuen Menschen sozial zu formen (Hoffman, Wyatt 1960).

Das Kind kann als Hilfs-Ich, auf das eigene Wünsche projiziert werden (Thormann 1984), oder als narzißtisches Objekt fungieren, das eigene Selbstanteile – reale oder erwünschte – widerspiegelt (Brähler 1990). Im Rollenmodell von Richter (1963, 1970) dient das Kind dann als Abbild oder als ideales Selbst der Eltern. Unumgänglich ist daher die Idealisierung des Kindes (Frick-Bruder, Schütt 1992).

Bei der Gestaltungslust im Sinne von Delegations- oder Doublefunktionen des Kindes ist die Erziehung des Kindes sehr bedeutsam, und die Frauen haben konkrete Vorstellungen über ihre Erziehungskonzepte und die Eigenschaften des gewünschten Kindes.

2.4.2.1.12 Das Weiterleben im Kind

Hier spielt die biologische Seites des Wunsches, sich im Kind zu verewigen, eine Rolle. Das Versprechen, daß ein vergänglicher Körper in einem neuen Lebewesen weiterleben kann, ist ein Aspekt des Erlebens von Mütterlichkeit (Bydlowski 1983). Der Wunsch, unsterblich zu werden, ist der biologische Ausdruck des Bedürfnisses, über den Tod hinaus nachzuwirken (Hertz, Molinski 1979, Molinski 1981, 1985). Das Kind könne ein Band zwischen dem Leben der Mutter und der Unsterblichkeit repräsentieren – so drücken das Hoffman und Wyatt aus (1960). »Die Möglichkeit, fruchtbar zu sein, in der Verschmelzung von Mann und Frau neues Leben zu schaffen, ist aber auch ein Akt der Überwindung des eigenen, individuellen Todes« (Mittag, Jagenow 1984b, S.23). Da das Kind als naturgetreue Kopie gewünscht wird, wird die Adoption ausgesprochen abgelehnt (Nijs, Demyttenaere 1989). Es handelt sich hier auch um ein narzißtisches Bedürfnis, das stärker auf die biologische Seite des Lebens orientiert ist als die oben erörterte Motivation des ideellen Fortlebens im Kind. Bedeutsam ist daher, daß Kinder als genetische Nachkommen gewünscht werden.

2.4.2.1.13 Ein Kind, um die geschlechtliche Potenz zu beweisen

Ein Kind zu bekommen, kann als Bestätigung der Weiblichkeit verstanden werden oder als Demonstration der repoduktiven Potenz (Flapan 1969, Lukesch 1981). Hier spielt der Wunsch nach Demonstration der Fertilität und der sexuellen Kompetenz eine Rolle (Thormann 1984). Es geht um den Beweis der genitalen Intaktheit (Hertz, Molinksi 1979, Molinski 1985). Diese Vorstellungen korrespondieren auch mit dem psychoanalytischen Konzept des Penisneides, indem die Frau ihre Kastration durch die Geburt eines Kindes bewältigt. Mittag und Jagenow (1984b) beziehen den Wunsch, genuin weibliche Macht und Potenz durch eine Schwangerschaft zu demonstrieren, jedoch stärker auf gesellschaftliche Bedingungen: »Schwangerschaft, Geburt und Mutterschaft sind aktive Ausdrucksmöglichkeiten für Frauen, die zudem einstimmige gesellschaftliche Anerkennung finden« (ebd. S.16). Den stärksten Ausdruck findet dieses Verständnis in dem Statement, eine sterile Frau sei eigentlich keine richtige Frau (Reboul 1983). »Schwanger werden kann auch bedeuten, sich und anderen zu beweisen, daß man eine Frau ist, daß man die Fähigkeit hat, ein Kind zu schaffen, letztendlich eine hochgradig selbstaufwertende Erfahrung« (Springer-Kremser 1989, S.51). Davies-Osterkamp (1989) sieht die Erhöhung des Selbstwertgefühles durch das Erleben von Generativität im Zusammenhang mit der Stigmatisierung von Kinderlosigkeit als soziale Abweichung. Das Bedürfnis, weibliche Integrität und körperliche Vollkommenheit mit dem Kind zu beweisen (Rechenberger 1991), deutet hin auf mangelndes Selbstwertgefühl in bezug auf die eigene sexuelle Integrität. Ein Indiz dafür ist, daß die Frauen sich minderwertig fühlen, weil sie noch kein Kind bekommen haben.

2.4.2.1.14 *Ein Kind, um das Sterilitätsproblem zu lösen*

Diese Konstellation kann nach langer Sterilitätstherapie auftreten, wenn deutlich wird, daß der Wunsch ein lang ersehntes Ziel zu erreichen, sich von dem eigentlichen Wunsch nach einem Kind getrennt hat (van Hall 1983). Petersen (1987) weist auf die zwangsneurotischen Züge hin, die darin liegen, unflexibel an einem einmal gefaßten Lebensplan festzuhalten. Für solche Paare stelle ein Infragestellen der Planung und Kalkulation durch den unerfüllten Kinderwunsch eine starke Verunsicherung dar. Auch Rechenberger (1990) sieht in der genauen zeitlichen Planung, wann der Kinderwunsch im Leben realisiert werden sollte, einen analen Charakterzug. Hölzle (1990) diskutiert die ungewollte Kinderlosigkeit unter streßtheoretischen Aspekten und geht davon aus, daß die Sterilität zu einer Veränderung des Kinderwunsches im Sinne einer Verstärkung und Idealisierung führe. Die durch die Diagnose Sterilität ausgelösten oder zugespitzten Depressionen, Konflikte und Paarprobleme sollen endlich aus der Welt geschafft werden (Hölzle 1986). Hier geht es um ein Kind, um endlich das Problem der Kinderlosigkeit los zu sein. Die Frauen wünschen sich, den Druck, der auf dem Leben und der Partnerschaft liegt, loszuwerden. In dieser Kinderwunschmotivation drückt sich oft die Überwertigkeit des Kinderwunsches aus (vgl. 2.4.4).

2.4.2.1.15 *Ein Kind, um sich von den Eltern zu emanzipieren*

Einige Frauen wollen Mutter werden, in der Hoffnung, das befähige sie dazu, Unabhängigkeit von der eigenen Mutter zu erlangen (Flapan 1969). Dahinter steckt das Gefühl,»nur wenn man ein Kind hat, sei man voll erwachsen« (Molinski 1981, S.279). Über das Vorhandensein von Kindern sollen »zu-

weilen sogar Abgrenzungsprobleme von der Herkunftsfamilie gelöst werden«
(Nave-Herz et al. 1996, S.84). Frauen, bei denen diese Kinderwunschmotivation eine Rolle spielt, fühlen sich von den Eltern bevormundet und
hoffen durch ein eigenes Kind endlich als erwachsen angenommen zu
werden.

2.4.2.1.16 *Der Kinderwunsch als Flucht*

»Alles in allem entstand in den Gesprächen mit Sterilitätspatientinnen häufig
der Eindruck, daß der Kinderwunsch dazu dienen sollte, einem bestehenden
Konflikt auszuweichen« (Ulrich et al. 1988, S.181). Der Versuch, durch ein
Kind aktuelle Lebenskrisen, wie Studienabbruch, Arbeitslosigkeit oder
Zukunftsangst, zu bewältigen (Mittag und Jagenow 1982) ist jedoch kein für
Sterilitätspatientinnen typisches Phänomen. Thormann (1984) spricht von
Fluchttendenzen aus dem gesellschaftlichen Ganzen in den Binnenraum
Familie. Hertz und Molinski (1979) weisen darauf hin, daß depressive Eltern
sich oft ein Kind wünschen, um die eigene Leere auszufüllen, da sie sonst
nichts mit sich anzufangen wüßten. Dieses Motiv spiele eine Rolle bei armen
schwarzen Mädchen in den USA, die sich durch ein Kind Sicherheit,
Anerkennung, einen stabilen Bezugspunkt in ihrem Leben und »etwas für
sich selbst« wünschten – so Brody (1983). Lidz (1979) beschreibt
unzuverlässige Antikonzeption nach schulischen oder beruflichen Miß-
erfolgen und nach dem Tod naher Verwandter (»daß sie zum Ausgleich für
den Tod Leben hervorbringen wollen«, S.57) als Schwellensituationen. Diese
Kinderwunschmotivation kann als Depressionsersatz verstanden werden. In
einer Schwellensituation, wie Tod eines nahen Angehörigen oder auch nur im
chaotisch erfahrenen Leben, soll das Kind Zuflucht sein und bekommt in der
Phantasie der Frau Erlöserfunktion.

2.4.2.1.17 *Der Wunsch nach sinnlicher Erfahrung*

Der Wunsch, ein Kind zu haben, müsse unterschieden werden von dem
Wunsch schwanger zu sein, (Flapan 1969, Bydlowski 1983). Thormann
(1984) spricht von dem Wunsch, die biologischen Voraussetzungen zu
nutzen. Hier ist die Freude an der Physiologie der weiblichen Organe
wichtig, die Frauen empfinden, denn Schwangerschaft ist für diese Frauen
mit körperlichem Wohlbefinden verbunden (Hertz, Molinski 1979, Molinksi

1985). Mit der Schwangerschaft verbinden manche Frauen das Gefühl, endlich in ihrem Inneren »ganz« zu sein. Dieses Gefühl kann nach der psychoanalytischen Theorie des Penisneides interpretiert werden: Das Anschwellen des Bauches repräsentiere das Wachstum eines inneren Penis (Lerner et al. 1967). Auch Mittag und Jagenow (1984b) behandeln die Fruchtbarkeit als Komponente des sexuellen Erlebens und prägen dafür den Begriff »Fruchtbarkeitslust«. Den Aspekt des Penisneides und des Wunsches, die als beschädigt erlebte weibliche Sexualität durch ein Kind zu heilen, sehen sie jedoch als Ergebnis der Geringschätzung weiblicher Sexualität im Patriarchat. Ihnen geht es darum, Fruchtbarkeit als Erweiterung des sexuellen Erlebens zu verstehen, die es ermöglicht, die Verschmelzung mit dem anderen aufrechtzuerhalten. »Ich möchte Schwangerschaft und Geburt erleben« heißt dieses Kinderwunschmotiv in ihrer Untersuchung (Mittag, Jagneow 1983, 1984a). Auch die Publizistin Sichtermann (1980) versteht den Kinderwunsch als Körperphänomen und vergleicht in diesem Sinne die körperlichen Grenzüberschreitungen in der Geburt und im Orgasmus. Jenseits der Trennung von Geist und Körper könne ein Kind das Symbol eines fruchtbaren Lebens sein (Abey 1992). Der Wunsch nach der sinnlichen Erfahrung von Schwangerschaft, Geburt und Stillen korrespondiert mit dem Gefühl der Leere im Bauch, die erst in der Schwangerschaft gefüllt werden könne.

2.4.2.2 Studien zur Kinderwunschmotivation

Im folgenden werden einige Studien vorgestellt, die sich mit den aufgeführten Kinderwunschmotivationen beschäftigen. Greenberg et al. (1959) untersuchte 31 unverheiratete Schwangere. Es fand sich eine signifikante Beziehung zwischen dem Zeitpunkt der Konzeption und Objektverlusten (Tod naher Angehöriger oder Trennungen). Die Funktion der Schwangerschaft sei es gewesen, die eigene Lebendigkeit und Existenz zu versichern, eine Leere zu füllen oder als Ersatzobjekt zu fungieren. Diese Untersuchung illustriert die Kinderwunschmotivation als Flucht im Rahmen einer Schwellensituation [16][52]. Zweiundfünfzig schwangere Frauen wurden

---

52 Die Zahlen in den eckigen Klammern beziehen sich auf die vorangegangene Gliederung von Kinderwunschmotivationen (2.4.2.1.1 bis 2.4.1.17).

von Wenner und Othaneson untersucht (1967), um emotionale Aspekte des Schwangerschaftserlebens zu analysieren. Diejenigen Frauen, die in der Schwangerschaft neurotisch reagierten, wünschten sich ein Kind aus einem Bedürfnis nach Sicherheit heraus. Hier wurden insbesondere der Wunsch nach Konformität [3], die Angst vor Einsamkeit [2] und Zweifel über die eigene Weiblichkeit [13] als Kinderwunschmotivation genannt. Gerson (1980) befragte 184 Collegestudentinnen, bei denen ein ausdrücklicher Kinderwunsch korreliert war mit positiven Kindheitserinnerungen, traditioneller Geschlechtsrollenidentifikation [3] und antifeministischer Einstellung. Zu der Frage nach dem Einfluß der eigenen Eltern auf die Kinderwunschmotivation arbeiteten Rabin und Greene (1968): Es ergab sich eine positive Korrelation zwischen als ablehnend erlebten Eltern und einer narzißtischen Kinderwunschmotivation. Dieses Ergebnis spricht für Wiedergutmachung als Kinderwunschmotivation [5]. Rosenstiehl et al. (1984) haben fast 700 Paare über einen Zeitraum von drei Jahren zum Thema Kinderwunsch und geplante Kinderzahl befragt. Zur Frage nach Lebenszielen äußerten die Paare an erster Stelle eine harmonische Partnerschaft, wofür Kinder als förderlich angesehen wurden [8], an zweiter Stelle stand das Bedürfnis nach emotionaler Zuwendung im Alter [2]. Zum Thema sozialer Druck [6] gaben die Paare an, am wichtigsten sei die Meinung des Partners zu dieser Frage, an zweiter Stelle stand die Meinung des Arztes[53]. Insgesamt kamen die Autoren zu dem Ergebnis, der extrinsische Wert von Kindern (gemeint ist die Instrumentalität für das Erreichen von bestimmten Lebenszielen) sei besonders bedeutsam. Den zweitgrößten Erklärungsanteil lieferte der normative Druck und die Meinung des Partners. Die Freude an Kindern [4], hier als intrinsischen Wert bezeichnet, spielte dagegen eine untergeordnete Rolle. Diese Untersuchung bestätigt die eingangs formulierte These (2.4.2.1), daß funktionale Anteile immer eine Rolle spielen beim Kinderwunsch. Die Trennung zwishen »extrinsisch« und »intrinsisch« erscheint künstlich: Das Erreichen eines Lebensziels mit Kindern kann eine Quelle der Freude an Kindern sein. Bei der Befragung von 89 Frauen zur Kindwunschmotivation (Mittag, Jagenow 1985) war eine Untergruppe von Frauen auffälllig (n=18), bei denen der Wunsch »Schwangerschaft und Geburt erleben« dem ablehnenden Motiv

---

53 Hier wird die Bedeutung von Wertvorstellungen deutlich, die Ärzte und Ärztinnen gerade in der Frauenheilkunde oder in der Psychosomatik, transportieren.

»sich der Mutterrolle nicht gewachsen fühlen« gegenüberstand. Die Frauen wollten also schwanger sein, aber kein Kind bekommen. Dies verifiziert die unter 2.4.2.1. aufgestellte These, daß die Motivation des Kinderwunsches oft nichts mit dem Wunsch nach einem realen Kind zu tun hat. Wikman et al. (1990) befragte 112 Personen zum Reproduktionsverhalten: »Kinder als Kompensation für Defizite und psychosoziale Belastungen« wurden als wichtigster Faktor ermittelt. Damit bestätigt sich wiederum der funktionale Anteil der Kinderwunschmotivation. Ein weiterer wichtiger Faktor war der Wunsch »Kinder als Erhöhung der Lebensqualität« [4].

2.4.2.3 Studien zur Kinderwunschmotivation bei Sterilitätspatientinnen

Im folgenden werden Untersuchungen zum Thema Kinderwunschmotivation bei Sterilitätspatientinnen vorgestellt. Zahlreiche dieser Arbeiten haben mehr deskriptiven Charakter und vergleichen nicht mit Kontrollgruppen. Um einzelne Aspekte herauszuarbeiten, sind diese Arbeiten interessant, verallgemeinernde Aussagen lassen sich daraus jedoch nicht ableiten. Die Frage nach Kontrollgruppen ist problematisch. Es ist kaum möglich, Frauen mit ungewollter Kinderlosigkeit mit fertilen Frauen zu vergleichen, die die Erfahrung der Sterilitätsproblematik und des Drängens des Kinderwunsches nicht gemacht haben.

Pasini (1980) fand in seiner Untersuchung von 8 funktionell sterilen Patientinnen, daß diese das Gefühl hätten, im Inneren beschädigt oder leer zu sein. Sie phantasierten die Schwangerschaft als Idealsituation zu eigenen Vervollkommnung und das Kind als Fortsetzung des eigenen Körpers. Diese Frauen wollten die Schwangerschaft am eigenen Bauch spüren, um sich nicht wertlos zu fühlen. Auf dieses Gefühl der Leere im Bauch wurde beim Wunsch nach sinnlicher Erfahrung [17] hingewiesen. Außerdem wurde das Kind als Symbol sozialer Konformität [3] und als Gefühl, nützlich zu sein und einen Wert zu haben [1], gewünscht. Auhagen-Stephanos (1983) folgerte in der Zusammenfassung von über 100 Interviews mit Sterilitätspatientinnen, deren Kinderwunsch drücke vor allem einen Wunsch nach Veränderung in einer Situation der inneren Not, der Angst und der Depressivität [16] aus. Ihre Antworten auf die Frage nach der Kinderwunschmotivation seien stereotyp, und die Frauen lebten sehr normangepaßt. »Ein Kind zu haben, ist eine Leistung, die sie per Projektion als eine ethische Forderung ihres Partners, ihrer Familie oder der Gesellschaft im allgemeinen erleben und der sie sich nicht entziehen können« (Auhagen-Stepanhos 1983, S.489). Hier wird der Wunsch nach Konformität [3] und das Resultat von sozialem Druck [6] angesprochen. Das Motiv Flucht [16] thematisieren auch Jürgensen und Bardé (1982) in ihrer Untersuchung von 23 Patientinnen mit Hyperprolaktinämie: »Die Kinder hatten in der Regel Erlöserfunktion und waren Symbole des Überlebens« (ebd. S.196). Stauber (1984) beschreibt diesen Aspekt besonders bei heroinkranken Patientinnen der Kinderwunsch-sprechstunde, die im eigenen Kind die letzte Chance sahen, einen Ausweg aus ihrer desolaten Situation zu finden. Von Bernt et al. (1985) wurden 32 Paare vor IVF nach ihren Kinderwunschmotiven befragt. Am häufigsten war die Zustimmung zu »Weil ein Kind zu einer guten Partnerschaft und einem erfüllten Leben gehört«. Hier wird der Wunsch nach Bereicherung der Partnerschaft [8] und der Einfluß von Konformität [3] angesprochen. Dieses Motiv war gefolgt vom Wunsch, neue Bereiche des Erlebens zu erschließen [4], und von dem Bedürfnis, mit der Mutterschaft eine lohnende Aufgabe [1] zu haben. In einer Untersuchung von Bell et al. (1985) wurden 50 Infertilitätspaare befragt. Die Zustimmung zu Items, die die erwarteten Vorteile vom Kinderhaben thematisierten, war hoch. Dies verweist einerseits auf den schon angesprochenen funktionalen Charakter des Kinderwunsches und andererseits auf Verleugnung von negativen Seiten des Lebens mit Kindern. Der These, daß es mit Kindern weniger wichtig sei, beruflichen Erfolg zu haben, wurde von mehr Frauen als Männern zugestimmt. Dies bestätigt den Zusammenhang zwischen traditoneller Geschlechtsrollen-orientierung und dem Motiv Mutterschaft als Lebensinhalt [1]. Dreizehn Frauen mit tubarer Sterilität wurden von Lalos et al. (1986) untersucht. Nach mikrochirurgischer Tubensanierung gaben die Frauen an, sie fühlten sich nun weiblicher und als Frauen vollkommener als vor dem Eingriff – diese Äußerungen verweisen auf das Motiv der generativen Potenz [13]. Außerdem war es ihnen wichtig, Verwandten zu beweisen, daß sie ihr Bestes getan hätten: »No one can blame me for not having tried« (Lalos et al. 1986, S.202). Dies kann als klarer Hinweis auf den Einfluß sozialen Drucks [6] interpretiert werden. Brähler und Meyhöfer (1985) untersuchten 25 Paare mit wahrscheinlicher psychogener Sterilität und 25 Paare mit Wunsch nach heterologer Insemination. Dabei ergaben sich folgende Kinderwunsch-motivationen: Ein Kind solle das Selbstwertgefühl der Frauen stärken und ihnen Anerkennung bringen [1], ein Kind solle zu noch mehr Normalität [3] beitragen (»normale Familienplanung«) und gleichzeitig Vitalität in die Ehe bringen [8], ein Kind solle die unsicheren Geschlechterrollen bestätigen [13], ein Kind solle die Frau von ihrer Depressivität erlösen [16] und ihr zu einer glücklichen Familie verhelfen, die sie selber nie hatte [5]. In einer ähnlichen Untersuchung wurden 190 unausgelesene Paare mit Wunsch nach heterologer Insemination (Brähler 1990, vgl. auch Brähler, Meyhöfer 1986) untersucht. In der Auswertung ließen sich verschiedene Paartypen voneinander differenzieren. Für den ersten Paartypus stelle die Kinderlosigkeit ein »technisches Problem dar, das gelöst werden muß«. Die Sterilität sei eine Herausforderung, und die Paare wollen sich »gegen das Schicksal durchsetzen«. Es geht scheinbar weniger um ein reales Kind als vielmehr um ein Problem, vor dem man nicht kapitulieren wolle [14]. Die Frauen des zweiten Paartypus wünschen sich ein Kind, da sie die Stagnation der Paarbeziehung befürchten [8]. Von einem Kind erhoffen sie sich Vitalität, die ihnen in der Beziehung zum Mann fehlt. Zum dritten Paartypus gehören Männer mit schweren Organerkrankungen, hier würde ein Kind trotz aller Leiden als Krankheitsbewältigung gewünscht [16]. In der vierten Gruppe zeige die Paarstruktur fast klischeehaft das traditionelle Bild von Männlichkeit und Weiblichkeit. »Die Frauen sollen bekommen, was alle anderen auch bekommen«, so eine typische Äußerung, die auf den Wunsch nach Konformität [3] hinweist. Auch beim fünften Paartypus besteht eine traditionelle Aufteilung der Entfaltungsbereiche. Die Frauen richten ihre Vitalität und Kraft auf den häuslichen Bereich und das Familienleben, was jedoch ohne Kind unbefriedigend bleibt [1]. In der sechsten Gruppe haben die Frauen aufgrund der äußeren Lebensbedingungen keine andere Möglichkeit der Lebensgesaltung als die Orientierung auf Familie und Kinder [1]. Eine Leben ohne Kinder erscheint den Frauen unvorstellbar [3], sie fühlen sich durch die Sterilität des Mannes um eine Entschädigung für den eintönigen Alltag betrogen. Zusammenfassend stellt Brähler (1990) dar, daß trotz unterschiedlicher Paarstrukturen für alle Paare der normative gesellschaftliche Druck zur Elternschaft von besonderer Bedeutung sei. Auffallend sei insgesamt der enge Familienverbund, die konventionelle Verankerung der Paare und eine ausgeprägte Leistungsbereitschaft. Der Kinderwunsch erhalte damit eine zweifache Bedeutung: Die Paare wollen ein Kind »wie alle anderen auch« [3], und sie wollen die unerträgliche Hilflosigkeit überwinden [14].

Maier-Ziegler et al. (1989) fanden bei 118 untersuchten Kinderwunschpatientinnen funktionale Kinderwunschmotive, 33% wollten »durch ein Kind dem Leben einen Sinn geben« [1]. In einer Fragebogenuntersuchung (n=300) von Pusch et al. (1989) erhofften sich 48% der Paare eine Verbesserung der Ehesituation durch ein Kind [8], und für 36% war der Wunsch nach einer Familie [7] wichtig. Bei 18 unausgelesenen Frauen aus einer Sterilitäts-sprechstunde waren nach Strauß et al. (1992) Defizite in der frühen Kindheit auffällig, und das gewünschte Kind sollte dazu dienen, selbst Versäumtes an einer anderen Person nachholen zu können [5]. Bei einer Untersuchung türkischer Sterilitätspatientinnen zeigte sich, daß die Motivation, die Kinderwunschsprechstunde aufzusuchen, bei einem Drittel der Frauen dem Druck des Ehemannes entsprach, ein Drittel gab eigene Wünschen als Motivation an, und bei einem weiteren Drittel waren die drängenden Nachfragen der Umgebung, wann denn endlich der Nachwuchs kämen, ausschlaggebend (Yüksel 1996). Bei insgesamt zwei Drittel der Patientinnen spielte also der soziale Druck [6] bei der Kinderwunschmotivation eine Rolle.

Wie bereits eingangs erwähnt, gibt es wenig Untersuchungen zur Kinder-wunschmotivation, die mit Vergleichsgruppen arbeiten:

Lalos et al. (1985) ordneten die Kinderwunschmotive in philosophische, (wie Kinder als Sinn des Lebens, Hoffnung auf Unsterblichkeit durch eigene Kinder, Beitrag zum Überleben der Menschheit), soziokulturelle (wie soziale Wertschätzung durch Kinder), interpersonale (Bestätigung des Paarbezie-hung) und intrapsychische (wie Bestätigung der sexuellen Identität, Mög-lichkeit die eigene Kindheit wiederzuerleben, eigene Kinder als Un-abhängigkeitssymbol, Ersatz für den Verlust einer geliebten Person). Bei allen untersuchten Sterilitätspatientinnen (n=30) rangierten die intrapsy-chischen und interpersonalen Motive weit vor den soziokulturellen und philosophischen Motiven. Die Kinderwunschmotive der infertilen Paare unterscheiden sich in dieser Untersuchung nicht von der fertilen Vergleichs-gruppe. »Their wish to have a child is probably no more neurotic than others« (Lalos et al. 1985, S.481).

Jeker et al. (1988, 1989) stellten die Motivation des Kinderwunsches in Beziehung zur Sterilitätsdiagnose: Bei Frauen mit idiopathischer Sterilität (n=9) hatten alle bis auf zwei eine stark konflikthafte Kinderwunsch-motivation, während bei organischer Sterilität normale und ambivalente Kinderwunschmotivationen vorlagen. Insgesamt war die Beziehung zwischen klinischer Diagnose und psychologischer Einstufung hoch signifikant.

Schuth et al. (1989) verglichen 20 IVF-Paare mit 20 fertilen Paaren und kamen zu dem Schluß, soweit »KW-Motive überhaupt verbalisierbar sind, finden sich inhaltlich bei der Experimentalgruppe häufig fragwürdige bis neurotische Tendenzen«, umgekehrt fände sich in der Kontrollgruppe, ein psychologisch gesehen, nicht neurotisches Motiv-Cluster. Das ersehnte Kind erschiene in der Experimentalgruppe als Substitut für das eigenen als unbefriedigend erlebte Leben. Einschränkungen der sozialen Aktivitäten und des Freizeitverhaltens illustrierten diese Problematik. »Individueller und partnerschaftlicher Lebensinhalt ist unter Verzicht alternativer Überlegungen gerade das, was dem Paar vorenthalten wurde, nämlich das leibliche Kind. Mit seinem Eintreffen, so die illusionäre Erwartung, lösen sich individuelle wie partnerschaftliche Probleme auf« (Schuth et al. 1989, S.215).

Hölzle (1990) untersuchte den Kinderwunsch von 44 IVF-Patientinnen und einer Kontrollgruppe potentiell fertiler Frauen mittels Fragebogen. Die IVF-Frauen wiesen eine einseitig idealiserte Einstellung zu Schwangerschaft, Geburt und Elternschaft auf. Mögliche Einschränkungen durch ein Kind und Ängste vor möglichen Schwierigkeiten mit einem Kind wurden verleugnet. Am meisten unterschieden sich die Frauen der Untersuchungsgruppe von der Kontrollgruppe in der Intensität des Kinderwunsches und der Übernahme der normativen Orientierung »Kinder gehören zu einer Ehe« [3]. Weitere Unterscheidungsmerkmale waren der Wunsch nach einem Kind als Liebesobjekt [2] und der Wunsch nach einem Kind, um Anerkennung durch den Partner [6] zu erfahren. Außerdem maßen die IVF-Frauen der Geburt eines Kindes signifikant positivere Auswirkungen auf ihr Wohlbefinden bei. Dies kann als Hinweis auf eine Erlöserfunktion des Kindes verstanden werden.

Ulrich (1994) untersuchte 31 Frauen mit ungewollter Kinderlosigkeit. In der Auswertung ihrer Ergebnisse verglich sie Frauen, die schließlich schwanger geworden waren (g-Gruppe), mit denen, die nicht schwanger geworden waren (ng-Gruppe). Nach vermuteten Veränderungen durch die Geburt eines Kindes befragt, schätzten die Frauen der ng-Gruppe das Leben mit einem Kind insgesamt postiver ein, als die Frauen der g-Gruppe dies erlebten. Auch dieses Ergebnis kann als Hinweis auf eine Idealisierung des erwünschten Kindes und der Verleugnung negativer Aspekte verstanden werden. In bezug auf die Kinderwunschmotivation ergab sich folgender Unterschied: In der ng-Gruppe sollte ein Kind stärker eine reparative Funktion für die Partnerschaft übernehmen und die Frauen wünschten sich ein Kind, um die Partnerschaft zu verbessern [8]. In der g-Gruppe dagegen meinten die Frauen, die Mutterrolle sei ihnen wichtig [1] und ein Kind würde zur Weiblichkeit dazugehören [13]. Der Kinderwunsch der Frauen der g-

Gruppe entspreche eindeutiger dem Wunsch nach einem realen Kind als in der ng-Gruppe – so das Fazit.

Kapamadzija (1994) untersuchte 100 sterile und 70 fertile Frauen bezüglich der Kinderwunschmotivation: Bei den sterilen Frauen war der funktionale Charakter des Kinderwunsches (Ein Kind, um bestimmte Ziele zu erreichen) stärker ausgeprägt als bei der fertilen Vergleichsgruppe. Dagegen war die fatalistische Kinderwunschmotivation (Reproduktion ist Schicksal) bei den fertilen Frauen ausgeprägter.

2.4.2.4 Diskussion

In diesem Kapitel wurden Literaturarbeiten und Studien zum Thema Kinderwunsch analysiert. Zunächst ging es darum, eine, auch für die empirische Untersuchung geeignete Liste von Kinderwunschmotiven zu erarbeiten. Bei der Darstellung der Studien, die sich mit ungewollter Kinderlosigkeit und Motiven des Kinderwunsches befassen, wird deutlich, daß die vorgenommene Zusammenstellung der Kinderwunschmotive anwendbar ist. Der Kinderwunsch muß immer als ambivalent angesehen werden und diese Ambivalenz stellt per se keine psychische Auffälligkeit dar. Mögliche negative Auswirkungen des Lebens mit einem Kind antizipieren zu können und innerliche Zweifel zuzulassen, deutet vielmehr auf einen reifen Entscheidungsprozeß hin. Desweiteren wurde deutlich, daß der funktionale Charakter des Kinderwunsches im Grunde bei allen Motiven für ein Kind eine Rolle spielen kann. Sich ein Kind zu wünschen, um das Leben oder die Partnerschaft zu bereichern ist ebenso funktional wie der Wunsch nach Zuwendung durch ein Kind. Stark wertende Einordnungen der Kinderwunschmotive, in normal, konflikthaft oder neurotisch, wie sie z. B. in den Untersuchungen von Schuth et al. (1989) oder von Jeker et al. (1988, 1989) vorgenommen worden sind, sind für das Verständnis von Kinderwunschmotiven wenig hilfreich. Zudem ist die inhaltliche Nachvollziehbarkeit dieser Klassifizierungen nicht gegeben, was die Aussagekraft dieser Forschungsarbeiten schmälert.

Einige Arbeiten weisen darauf hin, daß sich der Kinderwunsch von Frauen, die unter ungewollter Kinderlosigkeit leiden, von dem fertiler Frauen unterscheidet. Diese Gegenüberstellung bleibt jedoch aufgrund der unterschiedlichen psychischen Situationen, in denen sich die Frauen befinden, problematisch. Wie bei der Frage nach allgemeinen psychischen Auffälligkeiten könnte, unter der Annahme psychosomatischer Besonderheiten bei funktioneller Sterililtät, hier ein Vergleich verschiedener Sterilitätsdiagnosen herangezogen werden. Die einzige Studie, die sich unter dieser Fragestellung mit funktioneller Sterilität befaßt, stammt von Jeker et al. (1988, 1989). Hier besteht noch weiterer Forschungsbedarf.

2.4.3 Zur psychischen Verarbeitung von Sterilität

Das Erleben und die Auseinandersetzung mit ungewollter Kinderlosigkeit bedeutet für die betroffenen Paare das Durchleben einer Krise. Dabei ist nicht primär die Sterilität das streßauslösende Ereignis, sondern das Ausbleiben der gewünschten Lebensveränderung und die Bewertung der Kinderlosigkeit als Mangel oder Krankheit (Hölzle 1991). Kemeter (1996) spricht zusammenfassend vom Distreß, den die Betroffenen beim Leiden unter der ungewollten Kinderlosigkeit durchmachen. Freeman et al. (1985) untersuchten 200 IVF Patientinnen, von denen 95% ihre ungewollte Kinderlosigkeit als schlimmstes Lebensereignis überhaupt beschrieben. In einer Untersuchung von Mahlstedt et al. (1987) wurde von 58% der Betroffenen die Infertiliät als so belastend wie der Tod einer nahestehenden Person und von 63% so belastend wie Scheidung beschrieben. Ähnlich wie bei anderen Lebenskrisen lassen sich verschiedene Phasen des Trauerprozesses der »Infertilitätskrise« unterscheiden (Kraft et al. 1980, Menning 1980, Nijs, Demyttenaere 1989, Davies-Osterkamp 1991a): Nach einer Phase der Enttäuschung (1. Woche) folgten Empörung, Verleugnung und Selbstzweifel (2.-3. Woche), sexuelle Dysfunktion (2-3 Monate) mit depressiver Verstimmung und Flucht (6 Monate – 1 1/2 Jahre), die schließlich in einer neuen Selbstdefinition ende[54].

2.4.3.1 Schock

Die meisten Menschen gehen von ihrer ungestörten Zeugungsfähigkeit aus. Die Konfrontation mit der Diagnose Sterilität bedeutet zunächst eine Kata-

---

54 Die in der Literatur angegebenen Zeitabschnitte der einzelnen Phasen sind sicherlich kritisch zu hinterfragen. Die individuelle Trauer folgt selten einem vorgegebenen Zeitmuster. Viele Autoren weisen auch darauf hin, daß die Sterilitätskrise mehrfach durchlebt werden muß (z.B. Lalos et al. 1986, Menning 1980, Nijs, Demyttenaere 1989).

strophe. Die narzißtische Kränkung des Selbstwertgefühls paart sich mit der Verunsicherung über die geplante Lebensperspektive und der Beeinträchtigung des Lebensglücks (Molinski 1981, Hölzle 1986, 1991). Etwas so einfaches und selbstverständliches wie die Fortpflanzung nicht zu erreichen, wird von vielen als Verunsicherung erlebt (Mahlstedt 1985). Oft entwickeln sich Ängste bezüglich der körperlichen Integrität, und der eigene Körper wird als beschädigt erlebt (Kraft et al. 1980). Während einige Betroffene sich in ihrer ganzen Person als verunsichert erleben, kann es für andere nur eine streßerfüllte Realität bedeuten, mit der man sich auseinandersetzen muß.

2.4.3.2 *Verleugnung*

Die betroffenen Paare wollen die Diagnose oft zunächst nicht wahrhaben. Diese Reaktion kann als Schutzmechanismus vor der massiven Kränkung verstanden werden und als Möglichkeit, sich langsam mit der neuen Situation auseinanderzusetzen (Hölzle 1986, 1991). Die Verleugnung sei jedoch gefährlich, wenn sie länger aufrechterhalten werde (Menning 1980). Immer neue Möglichkeiten der Reproduktionsmedizin tragen auch dazu bei, Strategien der Verleugnung aufrechtzuerhalten (Hölzle 1990, Maier, Herms 1987). Ein besonderer Aspekt der Verleugnung betrifft die Sterililtätsdiagnose: Frauen sehen die Ursache häufiger bei sich selbst, als es den tatsächlichen Diagnosen entspricht (McEwan et al. 1987). Dies ist besonders bei türkischen Patientinnen ausgeprägt, bei denen die männliche Subfertilität von 47% der Paare verleugnet wurde (Yüksel 1996, Kentenich 1997).

2.4.3.3 *Wut und Kontrollverlust*

Das Gefühl der Ohnmacht und des Kontrollverlustes über den eigenen Körper und die Lebensplanung führen zu Wut und Aggressionen, die sich gegen die unmittelbare Umgebung, gegen die Ärzte oder gegen sich selbst richten oder die auf Unbeteiligte projiziert werden (Molinski 1981, Maier, Herms 1987). Hinter irrationalem Ärger auf Unbeteiligte verberge sich häufig Schmerz, der noch nicht zugelassen werden kann – so Menning (1980). Die Wut erfüllt zunächst eine Schutzfunktion vor dem Erleben von Schmerz und Trauer (Hölzle 1986, 1991). Wenn die Mutterschaft ein fest eingeplanter Lebensschwerpunkt war, auf den andere Entscheidungen, wie die Berufswahl oder die Wahl des Wohnorts, abgestimmt waren, wird der Kontrollverlust über die geplante Lebensbiographie als sehr verunsichernd erlebt. »Die ungewollte Kinderlosigkeit zu überwinden wird dabei geradezu eine Frage von Selbstbestimmung und Autonomie« (Fränznick, Wieners 1996, S.132). Erfolgsstrategien, die normalerweise angewandt werden, um ein Ziel zu erreichen, wie Fleiß, Ausdauer und Anstrengung, erweisen sich hier als kontraproduktiv und machen die Konfrontation mit den eigenen Grenzen noch weniger erträglich (Mahlstedt 1985, Fliegl 1991). In der Studie von Mahlstedt et al. (1987) gab die Hälfte der Betroffenen an, der Verlust von Kontrolle sei die belastendste Komponente der Sterilität.

2.4.3.4 Schuldgefühle

Im Zuge der Rationalisierung wird nach Ursachen gesucht, und die Unfruchtbarkeit wird als Strafe für vermeintliche Verfehlungen erlebt (Kraft et al. 1980, Mahlstedt 1985). Dazu können frühere Interruptiones, der leichtfertige Umgang mit der eigenen Gesundheit, Partnerwechsel oder freizügige Sexualität gehören. In den moralischen Übertretungen wird der Grund für die Fruchtbarkeitsstörung gesucht, die so als gerechte Strafe erlebt werden kann. In einer Studie von Lalos et al. (1986) berichteten die Hälfte der Frauen nach der Diagnose tubarer Steriliät von Schuldgefühlen und Gefühlen von Inferiorität in der Ehebeziehung. Damit im Zusammenhang steht auch das Gefühl, ohne Kinder sozial nicht akzeptiert zu sein. Die Lebensaufgabe des Kinderkriegens nicht erfüllen zu können (Mahlstedt 1985), kann wiederum zu Schuldgefühlen beitragen. »Tradierte Vorstellungen über Fortpflanzung als Bedingung für weibliche Identität und Sinnerfüllung einer Partnerschaft liefern als internalisierte gesellschaftliche Normen weitere Nahrung für Angst- und Minderwertigkeitsgefühle, als Frau oder Mann zu versagen oder nicht vollwertig zu sein« (Hölzle, Wiesing 1991, S.30). Diese Selbstentwertung durch Schuldgefühle führt oft dazu, daß die Betroffenen sich auch in anderen Lebensbereichen als wertlos erleben (Maier, Herms 1987). In einer Studie von Freeman et al. (1983) zeigten 49 infertile Frauen weniger Selbstachtung als eine Kontrollgruppe.

2.4.3.5 Isolation

Der Rückzug vieler Paare resultiert aus dem Bedürfnis, die als Makel empfundene Unfruchtbarkeit zu verheimlichen und Kränkungen durch schwangere Frauen, Paare mit Kindern oder auch abschätzige Bemerkungen der Umwelt zu vermeiden (Lalos et al. 1986). Die Isolation verschärft das Problem gleichzeitig. Denn einerseits verhindert sie die Möglichkeit, in anderen Lebensbereichen Befriedigung, Selbstbestätigung und vielleicht eine Alternative zum eigenen Kind zu finden, und andererseits führt der Rückzug vor Familien mit Kindern zur Idealsierung, wenn nämlich die negativen und belastenden Seiten des Lebens mit Kindern nicht erfahren werden (Hölzle 1986, 1991, Ulrich et al. 1988). Viele Paare lebten wie in einer geschlossenen Kapsel, so Nijs und Demyttenaere (1986, 1989). »Aus dem Gefühl heraus, inadäquat zu sein, vernachlässigen solche Frauen wiederum genau umgekehrt alle anderen Lebensbereiche einschließlich den der Berufsarbeit« (Molinski 1981, S.282). Die Probleme bei der Verarbeitung der Steriliät können daher wiederum zu einer Einschränkung der Lebensverwirklichung führen (Strauß 1991). Viele Betroffene empfinden sich selbst als abgekapselt von ihrer sozialen Umgebung, wenn mit der Zeit immer mehr Freunde und Bekannte Kinder bekommen. »Mit dem Gefühl, als kinderlose Frau aus dem Freundeskreis herauszufallen, sich nicht verorten zu können und isoliert zu sein, verstärkt sich das Leiden am unerfüllten Kinderwunsch«, betonen Fränznick und Wieners die psychosoziale Dimension der Problematik (1996, S.63). Gängige Klischees, die besagen, Sterilitätspatienten und -patientinnen seien psychisch gestört oder sexuell impotent, erschweren es den Betroffenen zudem, im sozialen Umfeld mit der Problematik offen umzugehen.

Der Rückzug findet auch innerhalb der Paarbeziehung statt, wenn der Leistungsdruck zu sexuellen Problemen führt oder die Angst, den Partner zu verlieren, in einer Kommunikationsstörung ihren Ausdruck findet (Maier, Herms 1987). Unterschiedliche Bewältigungsstrategien der Partner können die Entfremdung in der Beziehung noch verschärfen (Mahlstedt 1985). Aus Angst, die Geduld des Partners durch die eigene Trauer zu strapazieren, verbergen viele Frauen ihre Gefühle in der Beziehung (Lalos et al. 1986). Das Mißtrauen dem eigenen Körper gegenüber kann zur Entfremdung und zu sexuellen Dysfunktionen, wie Rückgang von Libido, führen (Mahlstedt 1985, Demyttenaere et al. 1988, Fliegl 1991).

2.4.3.6 *Trauer*

Viele Paare leiden unter Hoffnungslosgikeit und Depression, die sich jeden Monat mit Einsetzen der Menstruation wieder bestätigt. Die Depression ist die Antwort auf den erlittenen Verlust und den anhaltenden Streß (Mahlstedt 1985). Im Gegensatz zu Menschen die einen konkreten Verlust, wie Trennung oder Tod einer geliebten Person, erleben, bleibt die Trauer der kinderlosen Paare jedoch unsichtbar und unfaßbar, denn es handelt sich um den Verlust eines potentiellen Lebens. Die Betroffenen finden in ihrer Umgebung wenig Anteilnahme für ihre Trauer, denn für die Enttäuschung der vielfältigen Wünsche, die sich im Kinderwunsch manifestieren, gibt es keine sozialen Rituale. Der Verlust betreffe die Beziehung, die Gesundheit, den sozialen Status, das Selbstbewußtsein und die Sicherheit über die Zukunft, so Mahlstedt (1985). Nijs und Demyttenaere (1989) sprechen vom psychosozialen Vakuum ohne emotionale Unterstützung durch die Umgebung. Wenn die Trauerarbeit aufgrund der Verleugnung aufgeschoben wird, manifestiert sie sich oft in psychosomatischen Symptomen (Maier, Herms 1987, Knorre 1991). Das Unvermögen zu trauern, bezeichnet Menning (1980) als größtes Problem beim Durchleben der Krise. Die Trauer werde erschwert, wenn das Problem aufgrund der Schuldgefühle für die Betroffenen und ihre Angehörigen »unaussprechbar« ist und wenn das Paar keine Möglichkeiten hat, Trost zu erfahren. Da die Paare immer noch Hoffnung haben, ein Kind zu bekommen, könne der Verlust nicht wirklich betrauert werden (Mahlstedt 1985). Stauber (1993) fand in seinen Untersuchungen bei Paaren mit frustranem Kinderwunsch im GT vorherrschend Depressivität und gleichverlaufende Kurven im Selbst- und Fremdbild, was auf ein anklammernd-symbiotisches Beziehungsmuster hinweise.

2.4.3.7 Die Infertilitätskrise als Chance?

Von einer konstruktiven Trauerarbeit könne man sprechen, wenn die Paare ihr Selbstwertgefühl nicht mehr von der Geburt eines Kindes abhängig machen, sondern darauf vertrauen, ihr Leben auch anderwertig »fruchtbar« gestalten zu können. Angesichts der gesellschaftlichen Rollenteilung sind für Frauen Alternativen jedoch weniger verfügbar, und es gibt kaum Vorbilder für ein »fruchtbares« Frauenleben ohne Kinder (Hölzle 1986, 1991). Obwohl auch Männer unter dem unerfüllten Kinderwunsch leiden, stehen ihnen doch gegenwärtig andere Möglichkeiten der Selbstverwirklichung zur Verfügung (Strauß 1991). Dies zeigt sich auch daran, daß unfreiwillig kinderlose Frauen unter höherem Distreß (Wright et al. 1991) und unter einer stärkeren Beeinträchtigung des Selbstwertgefühls leiden als unfreiwillig kinderlose Männer

(Grimmig et al. 1992). Erst das Akzeptieren der Kinderlosigkeit, d.h. zunächst der Realität, könne zu einer vertieften und sensibleren Beziehung zum eigenen Ich, zum eigenen Körper, zum Partner und zur sozialen Umwelt führen (Petersen 1987). Auch Kraft et al. (1980) sehen im Durchleben der Krise eine Chance zur Entwicklung neuer Lebensqualität. Eine endgültige Lösung der Krise kann jedoch nur selten erreicht werden, vielmehr werden die verschiedenen Phasen mehrmals durchlebt, und veränderte Lebensumstände können nochmals zu Exazerbationen der Infertilitätskrise führen (Knorre 1991). Während psychisch gesunde Paare die Trauer durchleben und ihr beschädigtes Körpergefühl wiederherstellen können, um sich mit der Frage nach Handlungsalternativen[55] auseinanderzusetzen, verstricken sich Paare, die ein ungenügendes Selbstwertgefühl haben, in ungelösten Zweifeln über ihre sexuellen Identität, ihren Körper und ihre Liebenswertigkeit als ganze Person (Kraft et al. 1980). Letztendlich muß eine Neuorganisation des Selbst erreicht werden. Es gibt wenige Studien, die sich mit der Frage befassen, unter welchen Voraussetzungen eine günstige Bewältigung der Infertilitätskrise gelingt. McEwan et al. (1987) hat 62 Frauen mit unerfülltem Kinderwunsch untersucht, davon zeigten 37% psychische Schwierigkeiten. Frauen, bei denen keine eindeutige Ursache festgestellt werden konnte, hatten größere Probleme genauso wie Frauen, die meinten, die Schuld für die Unfruchtbarkeit läge bei ihnen. Dies deutet auf das Problem des Kontrollverlustes hin, wenn nach kausalen Erklärungen gesucht wird, die als Rationalisierungen entlasten. Es zeigte sich auch, daß Frauen, die ihre Chancen, ein Kind zu bekommen, günstiger einschätzten als die Ärzte, das Problem psychisch besser bewältigten. Zunächst hilft die Verleugnung also gegen den Streß der Infertilitätskrise. Junge Frauen zeigten größere Schwierigkeiten als ältere, dies interpretierte der Autor als Ergebnis größerer Lebenserfahrung, da die älteren Frauen bereits in anderen Lebensbereichen Anerkennung und Selbstbestätigung gefunden hätten. Von den untersuchten Männern hatte nur einer psychische Schwierigkeiten. Ihnen stehen also bessere Coping-

---

55 Daß unfreiwillig kinderlose Frauen oft einer Adoption ablehnend gegenübertstehen, erklärt Tubert (1994) mit der These, die Adoption eines Kindes bedeute die Anerkennung der Kastration. Die Unfruchtbarkeit bedeute für die Frauen eine Kastration, da es ihnen nicht möglich sei, das Ideal-Ich der Mutterschaft zu verkörpern, der einzigen Möglichkeit, im Rahmen der herrschenden Gleichung Frau=Mutter zum Subjekt zu werden.

Möglichkeiten zur Verfügung als Frauen. Menning (1980) bezeichnet die Krise als gelöst, wenn die Infertilität einen angemessenen Platz im Leben eingenommen habe, Sexualität und Selbstbewußtsein unabhängig vom Kinderkriegen erfahren werden und wieder Pläne für die Zukunft gemacht werden. In einer Literaturübersicht folgert Strauß (1991), daß nach dem Durchleben der Sterilitätskrise die kinderlosen Paare nicht unglücklicher waren als Vergleichsgruppen mit Kindern. Als Ziele der Beratung von kinderlosen Paaren nennt Daniluk (1991), den Trauerprozeß zu verarbeiten, den Kontrollverlust dort zu akzeptieren, wo es angemessen ist, die Paarbeziehung zu heilen, die Motivation zur Elternschaft neu zu überdenken und Entscheidungen in bezug auf zukünftige Handlungspersektiven zu treffen.

2.4.3.8 Das Erleben der Sterilitätsbehandlung[56]

Es existieren wenige Untersuchungen darüber, unter welchen Voraussetzungen oder wie schnell sich Betroffene mit ungewollter Kinderlosigkeit an die Reproduktionsmedizin wenden. Über Patientinnen, die sich gegen die Teilnahme an medizinischen Therapiemöglichkeiten entscheiden, wissen wir kaum etwas. Demgegenüber liegen eher Daten über Paare vor, die sich besonders schnell an Spezialsprechstunden wenden. Dazu gehört die Gruppe der türkischen Patientinnen. Kentenich (1997) und Yüksel (1996) fanden bei einer Untersuchung türkischer Sterilitätspatientinnen die sehr frühe Bereitschaft, invasive Therapien zu beginnen. Die Intensität des Kinderwunsches war insgesamt groß, im Vergleich zu einer deutschen Untersuchungsgruppe fand sich erstens ein erhöhter Anteil von Patientinnen unter 25 Jahren und zweitens eine stärkere Motivation für reproduktionsmedizinische Maßnahmen. Drittens fiel in dieser Untergruppe auf, daß nur spärliche Kenntnisse über die Physiologie der Fortpflanzung bestanden. Das wenige Wissen über normale Körpervorgänge, gepaart mit dem starken Leidensdruck, bahnte dieser Untergruppe besonders schnell den Weg in die Kinderwunschambulanz. In der Regel werden die Betroffenen über niedergelassene Ärzte

---

56 Die hier dargelegten Sachverhalte beziehen sich auf reproduktionsmedizinische Behandlungen im allgemeinen. Die meisten vorliegenden Studien beschäftigen sich jedoch mit dem Erleben der IVF.

und Ärztinnen an spezialsierte Zentren überwiesen. Den meisten erscheint dieser Schritt als Automatismus, ohne daß sie sich vorher kritisch mit den Therapiemöglichkeiten auseinandergesetzt haben (Fränznick, Wieners 1996).

Neben den körperlich und seelisch belastenden Untersuchungen und Therapiemöglichkeiten kann das Angebot der Reproduktionsmedizin insgesamt einen Teufelskreis bedeuten, wenn der Leidensdruck und die Enttäuschung über mißlungene Therapieversuche immer größer werden. Die Betroffenen befinden sich immer neu im Zyklus zwischen Hoffnung und Enttäuschung (Mahlstedt 1985, Kemeter 1996). Der Aspekt der Verleugnung wird in der Reproduktionsmedizin besonders deutlich, wenn Paare trotz Aufklärung über die Erfolgsraten bestimmter Techniken ihre individuellen Chancen deutlich höher kalkulieren (Nijs, Demyttenaere 1989, Bernt und Bernt 1991, Visser et. al. 1994). In der Untersuchung von Freeman et al. (1985) gaben von 200 Paaren mit ungewollter Kinderlosigkeit 55% der Frauen an, nicht zu wissen, was sie tun werden, wenn die IVF-Behandlung erfolglos sein wird. Hier äußert sich die Verleugnung in der Weigerung, an Alternativen zum eigenen Kind zu denken. In der Arbeit von Mahlstedt et al. (1987) gaben 82% der Paare an, die Entscheidung für die Teilnahme an der IVF sei ihnen nicht schwer gefallen – ein Ergebnis, das angesichts der Invasivität dieser Therapie eindrucksvoll ist und widerspiegelt, wie wenig Raum Zweifeln gegeben wird. Fliegl und Kemeter (1989) weisen darauf hin, daß Zweifel an der Richtigkeit der Entscheidung für eine IVF meist verdrängt werden. Damit steht die Unfähigkeit, Grenzen zu ziehen, im Zusammenhang. Daß es auch als Erfolg angesehen werden könne, wenn ein Paar auf die Therapie verzichtet (Fiegl, Kemeter 1989, Kentenich 1996) und die Zielorientierung in Richtung Erhöhung der Lebenszufriedenheit gesehen wird (Brähler 1994), ist in der Reproduktionsmedizin noch eine selten vertretene Ansicht. Fiegl (1991) wendet sich explizit gegen den Erfolgsbegriff in der Sterilitätstherapie, da dieser wiederum mit Leistung assoziiert sei. Die Gefahr liege in einem Kreislauf gegenseitiger Leistungserwartung in der Beziehung zwischen Patientin und Arzt (Brähler 1994). In der Arbeit von Baram et al. (1988) wurde die IVF nach Tod eines Familienmitgliedes und Scheidung oder Trennung als streßreichstes Lebensereignis beschrieben. Dabei war das Warten auf den Erfolg der Behandlung und die Enttäuschung bei einem Fehlschlag das schlimmste für die Paare. Auch in anderen Untersuchungen bestätigte sich, daß die Wartezeit bis zur Fertilisation und bis zum Zyklusende sowie die Menstruation bei einem Mißerfolg als unangenehmer erlebt werden als die invasiven technischen Eingriffe (Kentenich et al. 1987, 1996).

Neben dem *Verleugnungs*angebot, das in der Reproduktionsmedizin liegt, wenn diese vermittelt, bei genügendem Einsatz und Durchhaltevermögen würde sich der Erfolg schon einstellen, werden andere Momente der Infertilitätskrise durch die Reproduktionsmedizin aufgegriffen und teilweise verschärft (Hölzle 1986). Von 187 befragten IVF-Patietninnen gaben 60% an, sie hätten keine weiteren Therapieversuche unternommen, wenn die Ärzte ihnen nicht soviel Mut gemacht hätten (Nave-Herz et al. 1996). Dem Problem *Kontrollverlust* begegnen die Paare wieder, wenn sie die Zuständigkeit für ihren Körper an die Medizin abgeben. »Die Medizinalisierung des Körpers birgt eine wirkliche Entsubjektivierung in sich« schreibt die Analytikerin Tubert (1994, S.655). »Ich habe mich voll auf die Empfehlungen des Klinikarztes verlassen, auch wenn ich sie nicht immer verstanden habe« (Nave-Herz et al. 1996, S.115), sagen 58% der Frauen. Hier wird die fehlende Autonomie der Patientinnen sehr deutlich. *Schuldgefühle* können wiederum entstehen, wenn die Betroffenen zweifeln, in welchem Ausmaß sie sich der Behandlung unterziehen sollen: »Die bloße Existenz des reproduktionsmedizinischen Angebotes kann als normative Kraft verstanden werden, daß es gut und anstrebenswert sei, den Kinderwunsch auch in sehr schwierigen Fällen aufrechtzuerhalten« (Hölzle 1986, S.28). In dem freiwilligen Angebot drückten sich bereits gesellschaftliche Erwartungen aus, so daß die Realisierung des Kinderwunsches als moralischer Imperativ verstanden werden könne und der Verzicht auf eine Therapie legitimationsbedürftig würde. In bezug auf die Reproduktionsmedizin, die Handlungsfreiheit ermögliche und es Frauen gleichzeitig schwerer mache, sich mit der Unfruchtbarkeit abzufinden, resümiert Brähler (1990): »Das Recht auf ein Kind kann so zur Pflicht werden, deren Nichterfüllung eine Quelle von Verunsicherung und Schuldgefühlen darstellt« (ebd., S.190). In einer Befragung von IVF-Patientinnen (n=187) gaben 79% an, obwohl es ihnen während der Behandlung nicht gut ginge, würden sie die Therapie vor Ablauf aller möglichen Zyklen nicht abbrechen, um sich später keine Vorwürfe machen zu müssen (Nave-Herz et al. 1996). Hier paaren sich die Schuldgefühle mit dem Kontrollverlust, denn über das Ende der Therapie entscheidet nicht die Patientin, sondern die Krankenkasse. Schuldgefühle können auch im Versagen wieder mobilisiert werden, wenn der Körper trotz medizinischer Behandlung die Funktionstüchtigkeit verweigert (Fiegl, Kemeter 1989).

Einige Patientinnen hoffen, die empfundene Infragestellung ihrer Weiblichkeit durch eine Schwangerschaft überwinden zu können. Die Verunsicherungen des Selbstwertgefühls können aber gerade verschärft werden durch das Gefühl, den medizinisch definierten Normen eines Frauenkörpers, wie Follikelwachstum oder Hormonwerten, nicht zu entsprechen (Fränznick, Wieners 1996). Der Aufwand der Behandlung trägt zur *Isolation* der Paare bei, die Aufrechterhaltung der Berufstätigkeit und die Pflege sozialer Kontakte wird erschwert. Die Tatsache, sich einer Sterilitätstherapie zu unterziehen, wird oft schamhaft erlebt. Das Moment der Isolation wird noch einmal deutlich, wenn 4% der untersuchten Frauen angeben, mit niemandem über die IVF gesprochen zu haben, und aus der Behandlung ein Geheimnis zu machen (Baram et al. 1988, Kentenich 1989b). 40% geben an, niemandem oder nur den engsten Vertrauten von der IVF erzählt zu haben (Kentenich 1996). Die Behandlung selbst kann zu einer Desynchronisation der Paarbeziehung führen, wenn der Arzt die Rolle des Kindeserzeugers übernimmt, die Frau zum zentralen Objekt der Therapie wird, die den Mann marginalisiert. In bezug auf die *Trauer* kann als positiver Aspekt einer IVF gesehen werden, daß der Verlust konkret geworden ist. Bei einem mißlungenen IVF Versuch können die Paare die Embryonen, die in ihrer Phantasie zum konkreten Kind geworden sind, betrauern. Andererseits jedoch bleibt oft wenig Raum für Trauer, wenn wieder Hoffnungen auf die nächste Therapie geweckt werden (Hölzle 1986).

Die IVF wird unabhängig vom Ergebnis erlebt: Über Depressionen im Zusammenhang mit IVF klagten Frauen, die schwanger wurden, genauso wie Frauen mit erfolgloser Therapie (Visser et al. 1994). Nach den unangenehmen Seiten der IVF befragt, ergaben sich in der Einschätzung von Frauen, deren Kinderwunsch erfüllt worden ist, und Frauen mit weiterhin unerfülltem Kinderwunsch keine signifikanten Unterschiede (Kentenich 1989b). Die Erschütterung der Identität durch die Infertilitätskrise kann zu Minderwertigkeitsgefühlen führen, deren Kompensation gerade in der Behandlung gesucht wird. Die Aufmerksamkeit, die einem Paar in einer Spezialklinik zuteil werde, kann eine Quelle der Bestätigung sein. Hier liegen Ohnmachtsgefühle des Paares eng bei Allmachtsgefühlen der Ärzte (Nijs et al. 1986). Morse und Dennerstein (1985) stellen in ihrer Arbeit die These auf, die Unterwerfung unter eine streßreiche und invasive Therapie bedeute für die Patentinnen eine notwendige Leistung, um sich selbst als akzeptiert zu erleben, denn so könnten sie ihren Kinderwunsch wie andere Frauen auch

»beweisen«. Dieser Beweis des Kinderwunsches durch die Teilnahme an belastenden reproduktionsmedizinischen Maßnahmen kann auch eine Schutzfunktion haben, um nicht gesellschaftlichen Vorurteilen über gewollt kinderlose Frauen (vgl. 2.5.2.7) ausgesetzt zu sein (Fränznick, Wieners 1996).

Die Kinderwunschbehandlung selbst kann wiederum zu sekundären Sexualstörungen führen, wenn die spontane Sexualität durch ärztliche Vorgaben unterdrückt wird (Freeman et al. 1985, Demyttenaere et al. 1988, Stauber 1989). Viele Paare würden nur noch widerwillig miteinander schlafen und die reglementierte Sexualität als notwendiges Opfer für ein Kind empfinden, so faßt Frick-Bruder (1989c) zusammen. In der Untersuchung von Lalos et al. (1986) gaben die Frauen an, in ihrer Sexualität verletzbarer zu sein und sich gleichzeitig für die Planung des Geschlechtsverkehrs zum Zeitpunkt der Ovulation verantwortlich gefühlt zu haben. In der Erhebung von Kentenich (1996) klagten 15% der Frauen über sexuelle Probleme. Die Instrumentalisierung der Sexualität zum ausschließlichen Zweck der Reproduktion kann eine Belastung für die Paare sein, andererseits beschreiben einige Paare den Einfluß der IVF-Therapie auf die emotionale Paarbeziehung auch als positiv (Visser et al. 1994, Nave-Herz et al. 1996). Hölzle (1990) fand in ihrer Untersuchung zum Erleben von IVF bei 70% der Frauen Probleme durch die Behandlung, dabei standen psychische Probleme mit 52% im Vordergrund, gefolgt von beruflichen. Auf die Entstehung beruflicher Probleme durch die zeitaufwendige Sterilitätstherapie weist auch Mahlstedt (1985) hin. Nach der seelischen Belastung gaben 40% der Befragten berufliche Schwierigkeiten als zweitgrößtes Problem bei der IVF-Behandlung an (Kentenich 1989b). Viele Frauen haben berufliche Probleme, da sie ihre Zeit und Energie vor allem in »Fertilitätsarbeit« investieren. Die Infertilität wird oft zu einem zentralen Punkt der Identität, so daß die berufliche Identität nur noch periphere Bedeutung hat. Das ist besonders ein Problem für Frauen, die Mutterschaft als wichtigste Lebensperspektive ansehen und daher ihre außerhäusliche Tätigkeit nur als passageren Biographieabschnitt geplant haben, in den es sich nicht lohnt, viel Energie zu investieren. Berufliches Engagement kann jedoch auch als Coping-Strategie für die Betroffenen sinnvoll genutzt werden. Das Erleben von Karriereerfolg ist dann ein positiver Kontrast zum reproduktiven »Versagen«. Ein kleiner Teil der Sterilitätspatientinnen macht aus der eigenen Betroffenheit eine neue berufliche Orientierung (Olshansky 1987).

Hölzle analysiert den Zusammenhang zwischen Coping und Kinderwunschmotivation. Als Indikator für eine hohe Streßtoleranz können angesehen werden: hohe Erwartungen an ein Kind zur Klärung der eigenen Zukunftsperspektive, als Lern- und Entwicklungsmöglichkeit, als Möglichkeit, die eigene Kindheit zu wiederholen, als Schutz vor Einsamkeit im Alter, als Schöpfungsakt, als Bereicherung der Partnerbeziehung und Sinnerfüllung der Ehe, geringe Ängste, mit einem Kind eigene Interessen zurückstellen zu müssen, wenige Alternativen zum Kind und die Ablehnung der Vorstellung, an ein Kind eigene Ideale weiterzugeben. In bezug auf den Zusammenhang zwischen Persönlichkeitsvariablen und Coping stellt Hölzle fest: »Je introvertierter, ungeselliger bzw. zurückhaltender, gehemmter und ruhiger die Frauen sind, je mehr sie zu einer typischen weiblichen Selbstschilderung neigen (...), desto höher ist die Streßtoleranz« (Hölzle 1990, S.178). Die Autorin folgert, daß der Kontrollverlust über die Fruchtbarkeit Reaktanz[57] erzeugt und das bedrohte Ziel an Attraktivität zunimmt, was für die Streßbewältigung funktional ist, da vermehrt Kräfte zur Problemlösung mobilisiert werden und die IVF-Therapie als weniger belastend erlebt wird. Die Idealisierung des erwünschten Kindes kann kurzfristig als sinnvolle Bewältigungsstrategie angesehen werden, langfristig kann diese Strategie jedoch dysfunktional sein, wenn die Akzeptanz der Kinderlosigkeit erschwert wird. »Solange sie sich behandeln ließen, erfolgte eine Auseinandersetzung mit ihren Vorstellungen vom Leben sowie die Suche nach möglichen Perspektiven jenseits eines Lebens mit einem leiblichen Kind nicht«, (Fränznick, Wieners 1996, S.58) folgerten Gesundheitsforscherinnen aus den Interviews mit langjährigen Kinderwunschpatientinnen.

Einen weiteren Hinweis für den Zusammenhang zwischen reproduktionsmedizinischen Angeboten und Coping liefert die Arbeit von Nave-Herz (1988), die kinderlose Ehepaare (n=30) der Heiratsjahrgänge 1950, 1970 und 1980 befragte. Die Paare, die 1950 geheiratet hatten, akzeptierten ihre Situation im Sinne von »was man nicht hat, vermißt man nicht«, »es sollte nun nicht sein« oder »was nicht kommt, muß nicht gehen und wird nicht gequält« (Zitate aus Interviews, Nave-Herz 1988, S.89). Viele dieser Paare hatten ihre Kinderlosigkeit nicht medizinisch abklären lassen. Die Ehepaare der Jahrgänge 1970 und 1980 gaben sich weniger fatalistisch, aber emotional

---

57 Der Begriff geht auf den Sozialpsychologen Brehm zurück. »Werden Menschen daran gehindert, in gewohnter Weise Kontrolle auszuüben, dann empfinden sie das als Einengung und versuchen, Kontrolle wiederherzustellen« (Hölzle 1990, S.72).

belasteter. »Ich wollte eigentlich alle Möglichkeiten, die es gibt, ausprobieren. Damit ich mir dann nie vorwerfen kann: Du hast nicht alles probiert« (ebd. S.91). Die Existenz weiterer reproduktionsmedzinischer Therapieangebote zwingt quasi zu ihrer Inanspruchnahme, um keine Chance unversucht zu lassen.

2.4.3.9 Die psychische Verarbeitung nach erfolgloser Behandlung

Schulz-Ruthenberg (1980) untersuchte 72 Paare drei Jahre nach erfolgloser Sterilitätstherapie. Im Vergleich zu einer Kontrollgruppe waren die betroffenen Frauen im Beruf weniger erfolgreich, hatten weniger soziale Kontakte, neigten eher zur Einnahme von Medikamenten, rauchten mehr, waren mit ihrer Ehe weniger zufrieden, hatten selten Geschlechtsverkehr und gaben mehr psychosomatische Beschwerden an. Eine Mehrheit der Frauen äußerte sich unzufrieden über die ärztliche Leistung, und auffällig war, daß 89% weiterhin Zykluskontrolle zur Bestimmung des Konzeptionsoptimums betrieb. Die Mehrzahl der Paare lehnte nach wie vor die Adopotion ab, weil sie weiter auf ein eigenes Kind hofften. Ein knappes Drittel der Frauen litt unter Schuldgefühlen wegen der Kinderlosigkeit. Im Vergleich zur Kontrollgruppe waren die Frauen zwanghafter und überkontrollierter und schätzten sich selbst als depresssiv ein. Kompensation für den unerfüllten Kinderwunsch in den Bereichen Beruf, Freizeit und soziale Kommunikation war bei den Frauen nur sehr gering entwickelt. Hier zeigen sich also noch einmal alle Momente der Infertilitätskrise, die aufgrund der Verleugnung, die sich in der Hoffnungspersistenz ausdrückt, immer neu erlebt werden. In einer Nachuntersuchung von Leiblum et al. (1987) von 28 Frauen nach erfolgloser IVF hatten sich dagegen 44% zur Adoption entschlossen, jedoch nur 53% der Frauen sagten, sie hätten alle Versuche aufgegeben, noch zu einem biologisch eigenen Kind zu gelangen. Die Länge der Zeit nach dem letzten IVF-Versuch war dabei positiv korreliert mit der Lösung der Sterilitätskrise. Retrospektiv meinten alle Frauen, es sei gut, zumindest einen IVF Versuch gemacht zu haben, um alle Möglichkeiten auszuschöpfen. Freeman et al. (1987) untersuchten 156 Patientinnen 15 Monate nach ihrem letzten IVF-Versuch: Nur die Hälfte der Paare hatte sich entschieden, die Sterilitätstherapie zu beenden. Das Lösen der Infertilitätskrise war positiv korreliert mit der Entscheidung, keine weitere Behandlung vorzunehmen, jedoch unabhängig von der vergangenen Zeit seit dem letzten Therapieversuch. In der

Untersuchung von Baram et al. (1988) gaben 87% der Frauen anderthalb Jahre nach Abschluß einer erfolglosen IVF-Thrapie an, sie hätten den Wunsch, schwanger zu werden, noch nicht aufgegeben. Die Mehrzahl der Frauen war der Meinung, die Therapie hätte einen positiven Einfluß auf ihre Ehe gehabt und hätte ihre Sexualität nicht verändert. Von den Frauen gaben 20% an, sie hätten aufgrund der aufwendigen IVF-Therapie Karriereziele zurückgestellt. Depression, Hilflosigkeit, Verlust, Schuld und Kontrollverlust waren beklagte Gefühle, die darauf hindeuten, daß die Sterilitätskrise neu durchlebt werden mußte. 13% der Frauen sagten, sie hätten Selbstmordgedanken gehabt. Ulrich (1994) berichtet in ihrer Untersuchung über Frauen nach Beendigung der erfolglosen Sterilitätstherapie (n=14), diese hätten sich vermehrt beruflichen Interessen und Hobbies zugewandt. Die Frauen berichteten über positive Veränderungen in den Bereichen Beruf und Freizeit. In der Partnerschaft käme es zu weniger Konflikten, mehr Gemeinsamkeit und mehr Zärtlichkeit, jedoch weniger sexueller Lust und seltenerem Geschlechtsverkehr.

2.4.3.10 Diskussion

In diesem Abschnitt ist deutlich geworden, in welchem Maße Betroffene an der ungewollten Kinderlosigkeit leiden. Dieses Leiden betrifft zentrale Anteile des Selbst, die Paarbeziehung und die Beziehung zur Umwelt. Die Verleugnung der Sterilitätsdiagnose, wenn die Ursache beim Mann liegt, kann als stabilisierendes Moment für die Paarbeziehung beim Vorliegen traditioneller Rollenvorstellungen interpretiert werden. Für die Frauen stellt diese Verleugnung jedoch einen zusätzlichen Streßfaktor dar. Eine ebenfalls stärkere Belastung für die Frauen liegt in der Erschütterung der Lebensplanung, wenn bereits festliegende Biographieentscheidungen, wie die Berufswahl, unter dem Aspekt der späteren Mutterschaft getroffen worden sind.

Das Durchleben der Sterilitätskrise kann auch als eine Möglichkeit zur persönlichen Reifung gesehen werden, wenn die Tatsache der Unfruchtbarkeit integriert werden kann in das Selbstbild und die Lebenskonzeption. An dem Erleben des unerfüllten Kinderwunsches hat die Reproduktionsmedizin Anteil, indem sie eine Lösungsmöglichkeit anbietet und indem das Therapieangebot Hoffnungen neu belebt, die teilweise wieder entäuscht werden. Insbesondere der Aspekt der Verleugnung wird deutlich, wenn Paare ihre Chancen in der Therapie unrealistisch hoch kalkulieren und nach erfolglosem Abschluß weiterhin auf ein eigenes Kind hoffen. Nach dem Mißerfolg einer Sterilitätstherapie hat nur ein Teil der Paare die Infertilitätskrise für sich gelöst. In einigen Unterschungen werden weiterhin depressive Symptome der Betroffenen beschrieben, während andere Untersucher von einer Verbesserung der Paarbeziehung berichten und die Betroffenen ihre Erfahrungen retrospektiv als positv bewerten. Unter welchen Bedingungen ein günstigeres Coping erreicht wird, ist wenig untersucht. Die Arbeit von Hölzle (1990) weist die Momente, die zu einer aktuell besseren Streßtoleranz führen, als langfristig dysfunktional aus, da sie zur Entstehung von Überwertigkeit führen können.

2.4.4 Der überwertige Kinderwunsch

Der Verarbeitung des unerfüllten Kinderwunsches ist mit vielen Problemen gekoppelt, die die Betroffenen unterschiedlich gut bewältigen. Der Begriff überwertiger Kinderwunsch bezeichnet eine Gruppe von Patientinnen, deren starker frustraner Kinderwunsch ihr Leben und Handeln gänzlich bestimmt und damit überwertig oder fixiert wird. In einer Untersuchung von Kentenich (1989c) gaben 35% der Patientinnen an, sie könnten ohne Kind nicht leben, was der Autor als überwertigen Kinderwunsch einordnete. Stauber (1991) nennt als Kriterien: massiven Leidensdruck, nur invasive Methoden werden von den Betroffenen geschätzt, die ein häufiges Agieren (im Sinne eines »Ärzteverschleißes«) zeigen und nach einer Arzt-Patienten-Beziehung suchen, die Stauber mit dem Begriff »unheilvolle Allianz« charakterisiert. Damit ist die Interaktion eines Arztes, der nur eine Schwangerschaft als erfolgreiches Ergebnis seines Tuns wertet, mit einer Patientin, die bereit ist, alle Maßnahmen für »ein Kind um jeden Preis« mitzutragen, gemeint. Die Arzt-Patientin-Beziehung gestaltet sich dabei häufig so, daß eine Frau, die vielleicht schon in ihrer Kindheit Kränkungen erfahren hat, den Arzt idealisiert und als omnipotent ansieht (Frick-Bruder 1984). Diese autoritätshörige Erwartungs- und Versorgungshaltung kann beim Arzt, je nach seiner eigenen persönlichen Geschichte, Gefühle der Omnipotenz oder der Hilfosigkeit hervorrufen (Kentenich 1993). Der Ärger, der entsteht, wenn die Patientinnen nach langjähriger erfolgloser Therapie ihren Kinderwunsch nicht aufgeben können, richtet sich auch oft gegen den Arzt. Diese Haltung verhindere wiederum die Auseinandersetzung mit alternativen Problemlösungen (Maier, Herms 1987). Frick-Bruder (1989b) meint, das Kind werde zum idealiserten Objekt und zum Wunschkind um jeden Preis, wenn der Kinderwunsch präambivalent, d.h. einseitig und überwertig, sei. Bei der Enstehung von Überwertigkeit ist also die Verdrängung aller mit einem möglichen Kind verbundenen Ängste und Zweifel ins Unbewußte bedeutsam. Die »Fetischisierung des imaginären Kindes« nennt das die Analytikerin Tubert (1994, S.669). Auch Ulrich et al. (1988) führen die unkonkreten und unrealistischen Vorstellungen der Patientinnen über ein Leben mit Kind sowie die Verleugnung konflikthafter Bereiche der Elternschaft als Indikator für einen fixierten Kinderwunsch an. Dieser Befund verweist auf die »Messiaserwartung« (Goldschmidt, de Boor 1976), die dem gewünschte Kind zugewiesen wird: Wenn das Kind nur käme, wären alle Probleme gelöst und das Leben wäre insgesamt besser – so die Hoffnung einiger Paare. »Je krisenhafter die Beziehung wird und je unbefriedigender sich ihr soziales Leben entwickelt, desto notwendiger scheint ein Kind, mit dem sie ein zufriedenstellendes Leben verbindet«, so Fänznick und Wieners (1996, S.86) über das Interview mit einer langjährigen Sterilitätspatientin. Als Variante des überwertigen Kinderwunsches thematisiert Stauber (1989) den sehr späten Kinderwunsch von präklimakterischen Frauen, die von einer Tor-schluß-Panik ergriffen seien und ebenfalls eine grenzenlose Risikobereitschaft in bezug auf die Sterilitätstherapie an den Tag legten (vgl. auch Fußnote 51).

Kennzeichnend für Paare mit überwertigem Kinderwunsch ist deren masochistische Opferbereitschaft. In der Unterwerfung unter invasive Therapien und in dem Insistieren auf weitere Behandlungen liegt teilweise eine autoaggressive Komponente. Der unerfüllte Kinderwunsch, dessen Diagnostik und Therapie bestimmt letztendlich tiefgreifend das Leben der Betroffenen. Fiegl und Kemeter (1989) definieren den Kinderwunsch als überwertig, »wenn der Wunsch so groß geworden ist, daß er sich quasi verselbständigt hat, das Leben des Paares beherrscht, seine Lebensqualität einschränkt und fast die einzige Gemeinsamkeit des Paares geworden ist« (S.158). Mit der Entwicklung neuer Techniken der Reproduktionsmedizin könne so ein Circulus vitiosus entstehen, in dem die Paare immer wieder neue Hoffnung schöpfen, teilweise enttäuscht werden und durch die Auf-merksamkeit, die ihnen in der Spezialklinik zuteil wird, ihr angegriffenes Selbstwertgefühl vorübergehend restituieren können (Frick-Bruder 1989b). Der Verlust der autonomen Entscheidungsfähigkeit wird auf diese Weise durch die Erweiterung des Therapieangebotes begünstigt. Diese Entwicklung

wird auch durch die Haltung der Ärzte verstärkt, wenn nach einem miß-
glückten Therapieversuch sogleich der Ratschlag zu weiteren Behandlungs-
methoden folgt. Diese ärztliche Haltung kann als Abwehr der eigenen
Imkompetenzgefühle verstanden werden. Die Frage stellt sich also, ob die
moderne Reproduktionsmedizin eine Verarbeitung, die zur Überwertigkeit
des Kinderwunsches führt, nicht geradezu fördert (Davies-Osterkamp 1989,
1991a). »Um die strapaziöse Behandlung überhaupt bewältigen zu können,
müssen das biologisch eigene Kind aufgewertet und andere Alternativen ab-
gewertet oder verdrängt werden, da ansonsten eine kognitive Dissonanz und
Verunsicherung entstehen könnte, die wiederum die Problembewältigung
erschwert« (Hölzle 1990, S.193) – so trage die Verarbeitung der Sterilitätstherapie zur Entstehung des überwertigen Kinderwunsches bei. Die Fixierung
auf das idealsierte Ziel steht einer flexiblen Problembewältigung im Wege.

Auhagen-Stephanos (1989) faßt die Mitteilungen von 500 Frauen über
das Erleben ihrer langjährigen Sterilitätsbehandlung zusammen: mit der Zeit
– eine Patientin befand sich seit 17 Jahren in Therapie – werde der Kinderwunsch zum Kinderwahn. In der Phase, in der sich die Patientinnen be-
fänden, sei der Wunsch nach einem Kind ein falsches Ziel, das sie jedoch sich
selbst gegenüber verteidigen müßten, wobei sie in eine Art Kriegszustand
ihrem Körper gegenüber geraten. Auhagen-Stephanos sieht eine Ursache für
diese Entwicklung in der Familien- und Lebensgeschichte der Patientinnen,
die mit einem Kind genauso überfordert wären wie mit ihrer jetzigen
Situation und nicht gelernt hätten, über sich nachzudenken.

Wie sehr die Verleugnung des Fertilitätsproblems den Weg in die Überwertigkeit des Kinderwunsches bahnt, wird an der Anzahl von Betroffenen
deutlich, die auch nach einem Mißerfolg der Behandlung nicht auf ein
eigenes Kind verzichten wollen. In der Untersuchung von Bernt et. al (1985)
ist das keine Frau von 32 Paaren aus einem IVF-Programm. Bei Leiblum et
al. (1987) sind 93% der Frauen nach erfolgloser IVF bereit, an irgendeiner
neuen Therapieform teilzunehmen, die die Wahrscheinlichkeit auf ein eigenes
Kind erhöhe. Freeman et al. (1987) fanden nur bei der Hälfte der
Patientinnen 15 Monate nach dem letzten IVF Versuch die Bereitschaft, die
Therapie zu beenden, und in der Untersuchung von Hölzle (1990) haben nur
9% der Frauen eine klare, überschaubare und realistische Begrenzung der
Behandlung geplant, während 16% eine exzessive Behandlungsbereitschaft
signalisierten und der Großteil der Frauen sich keine Behandlungsgrenze
gesetzt hatte.

Es gibt wenige Untersuchungen zu der Frage, unter welchen Bedingungen die Betroffenen in der Lage sind, den Streß der Infertilitätskrise zu verarbeiten, und wann eine Fixierung des Kinderwunsches, die letztendlich zu einer Einschränkung der Lebensqualität führt, entsteht. Es ist bedeutsam »ob eine Person selbst glaubt, daß es Mittel zur Bewältigung der Anforderung gibt und ob sie überzeugt ist, selbst über diese Mittel zu verfügen« (Maier, Herms 1987, S.430). Hier wird also auf die Kompetenz der Patientinnen verwiesen, mit Lebensproblemen umzugehen. In der Untersuchung von Christiansen et al. (1996) zeigte sich ein Zusammenhang zwischen der Überwertigkeit des Kinderwunsches und einer ausgeprägt traditionellen Rollenidentifikation der Frauen. Dieser Befund läßt sich mit einer These Brählers (1990) interpretieren: »Wo Beruf und soziale Kontakte nicht befriedigen, wird die Familie zum wichtigsten Lebensinhalt. Es läßt sich vermuten, daß diese Paare besonders motiviert sind und in der Kinderwunsch-Ambulanz durch ihren besonderen Durchhaltewillen auffallen« (S.58). Ein reduzierter Lebensentwurf scheint also in gewisser Hinsicht zur Überwertigkeit des Kinderwunsches zu prädisponieren.

2.4.4.1 *Diskussion*

Der überwertige Kinderwunsch ist charakterisiert durch Besonderheiten in der Arzt-Patientin-Beziehung, durch das Drängen auf invasive Eingriffe und den starken Leidensdruck der Patientinnen. Die Konzentration auf den Kinderwunsch als Lebensinhalt führt letztendlich zu einer reduzierten Lebensqualität und einer Einengung der Handlungsmöglichkeiten. Unter welchen Bedingungen sich eine Überwertigkeit des Kinderwunsches entwickelt und ob bestimmte Motivkonstellationen eine Rolle spielen, ist noch nicht geklärt. Einerseits scheinen bestimmte persönliche Vorraussetzungen, wie kränkende Kindheitserfahrungen, ein traditionelles Rollenkonzept und ein eingeengter und unflexibler Lebensplan, eine Rolle zu spielen. Andererseits leistet die Reproduktionsmedizin selbst einen Beitrag bei der Entstehung von Überwertigkeit, da sie mit immer neuen Angeboten die Betroffenen langfristig an sich bindet und neue Hoffnungen weckt. Dabei wirken vordergründig postive Faktoren, die zu einem hohen Engagement der Frauen in der Therapie führen, langfristig bei der Fixierung des Kinderwunsches mit. Da das Ziel mit Hilfe der Reproduktionsmedizin erreichbar erscheint, werden immer wieder neue Anläufe unternommen, das Problem zu lösen. Diese Form der Streßbewältigung jedoch führt langfristig eher zu einem weiteren Kontrollverlust über die Lebenswirklichkeit. Die besondere Betonung von traditionellen Rollenvorstellungen durch Sterilitätspatientinnen kann jedoch auch als Ergebnis der Infertilitätskrise verstanden werden, wenn die gekränkte und bedrohte Geschlechtsidentität gerade jetzt durch ein Kind bestätigt werden muß. Diese Form des suboptimalen Copings führt wiederum in den Teufelskreis der Überwertigkeit. Die Offenheit für Alternativen, die realistische Einschätzung der Chancen der Reproduktions-medizin und eine bewußte Entscheidung über das geplante Therapie-maximum dagegen sind günstige Voraussetzung dafür, daß die Betroffenen auch im Streß der Sterilitätstherapie ihre Autonomie behalten. Dabei kann das individuelle Verhalten jedoch nicht als losgelöst von herrschenden Normen eingeschätzt werden. Die bloße Existenz der Reproduktionsmedizin kann schon als gesellschaftliche Wertung verstanden werden, daß das Festhalten am Ziel des biologisch eigenen Kindes eine richtige und sozial sanktionierte Entscheidung ist. Es scheint, als würde sich der Kinderwunsch der Betroffenen unter dem Streß der Infertilitätskrise mit Hilfe von gesellschaftlichen Normen und dem reproduktionsmedizinischen Angebot zum überwertigen Kinderwunsch perpetuieren.

2.4.5 Der schließlich erfüllte Kinderwunsch

Es stellt sich die Frage, was nach erfolgreichem Einsatz der Reprdroduktions-medizin aus den Eltern und den geborenen Kindern wird. Vor allem vor dem Hintergrund, die Sterilität als sinnvolle Abwehr zu begreifen, könnte nach einem »gewaltsamen« Durchbrechen der psychosomatischen Barriere ein zugrunde liegender Konflikt eskalieren. Auf die Möglichkeit einer psy-chischen Dekompensation haben verschiedene Kasuistiken (Vandenbergh et al. 1967, Stephanos, Auhagen-Stephanos 1982, van Hall 1983) hingewiesen. Solche Überlegungen haben zu Befürchtungen geführt, das Kind werde die Hauptlast einer patholgischen Situation, in die es mit Hilfe der Redroduktionsmedizin hineingeboren wird, zu tragen haben (Ulrich et al. 1988). Es stellt sich die Frage nach der Verantwortbarkeit einer solchen Behandlung. Da möglicherweise die Erfüllung der Wünsche durch das Kind nicht erreicht wird, also eine depressive Leere bleibt oder die Ehe nicht gekittet wird (Molinski 1981) oder das so gewünschte Kind, das die Eltern viele Mühen gekostet hat, mit einer Hypothek aufwächst und als »besonderes« Kind behandelt wird (Davies-Osterkamp 1991b), sind Nachuntersuchungen gefordert und auch durchgeführt worden.

Die erste dieser Untersuchungen stammt von Becker (1980). Der Autor untersuchte 655[58] Paare der Kinderwunschsprechstunde, bei denen eine Schwangerschaft eingetreten war: Es fand sich eine mehr als doppelt so hohe Angabe von schwangerschaftsbedingten Beschwerden, was der Autor als konfliktbesetzte Verarbeitung der Schwangerschaft deutete. Die Schwangerenberatung wurde um ein vielfaches häufiger besucht, dies interpretierte der Autor im Zusammenhang mit Angaben über einen eher milden Erziehungsstil als Hinweise für Overprotection. Die Stillhäufigkeit und -dauer war geringer, was der Autor als Hinweis für eine Desillusionierung annahm. Die geäußerten psychosomatischen Beschwerden waren im Vergleich zu den Kinderwunschpatientinnen rückläufig, genauso wie die Profile des GT sich wieder den Eichproben annäherten. Der Einfluß der Geburt auf Eheharmonie wurde von 73% der Frauen als neutral bezeichnet, während 17% einen ungünstigen und nur 9% einen günstigen Einfluß angaben. Auch diese Werte sieht der Autor als Ergebnis einer Enttäuschung der an das Wunschkind geknüpften Hoffnungen an. Ein Viertel der Kinder zeigte psychosomatische Symptome wie Nägelkauen, Stottern, Lispel und Bettnässen. Weitere, eher ältere, Studien kamen ebenfalls zu bedenklichen Ergebnissen: Jürgensen und Bardé (1982) kamen in ihrer Untersuchung über Frauen mit Hyperprolaktinämie (n=23) zu dem Schluß, deren durch medikamentöse Behandlung empfangene und ersehnte Kinder müßten den Objekthunger ihrer Mütter befriedigen, den deren Mütter oder Partner nicht hatten stillen können, oder die Kinder seien Überlebenssymbole der depressiven Patientinnen. Knorre und Schüßling (1986) beschrieben 11 Aborte bei 37 Schwangerschaften nach Sterilitätstherapie. Bei genauerer psychischer Evaluation fanden sich charakteristische psychologische Merkmale bei den

---

58 Die Kollektive für die einzelnen Fragestellungen sind aufgrund unterschiedlicher Rücklaufquoten z.T. erheblich kleiner. Das ist der Arbeit vielfach zum Vorwurf gemacht worden, vgl. z.B. Davies-Osterkamp 1991b. Als Vergleichsgruppe diente teilweise der Klinikdurchschnitt von Schwangeren ohne Fertilisationsstörung, teilweise eine Kontrollgruppe aus Schwangeren, die ein anderer Autor befragt hatte, und teilweise Angaben des Statistischen Jahrbuches.

Frauen mit Abort, die sämtlich mit Problemen in der Paarbeziehung zu-
sammenhingen[59].

Diese Ergebnisse, die eher bedenklich stimmen, sind von zahlreichen
anderen Autoren widerlegt worden: Weller et al. (1989) führten eine
Longitudinalstudie (n=173 Paare) nach heterologer Insemination (HI) durch:
Die Partnerschaften wiesen nach der Geburt eine höhere Stabiliät auf als die
Normalpopulation, und die Entwicklung des Kindes war in körperlicher wie
geistiger Hinsicht den Erwartungen der Eltern entsprechend. Auch Brähler
(1990) folgerte in einer Literaturübersicht zu Untersuchungen nach HI, daß
die Behandlung in den meisten Fällen zur Stabilisierung der Ehebeziehung
beigetragen habe. In Beziehung zum Kind zeichnete sich die Geheimhaltung
seiner Zeugung, was die meisten Paare planten, als Problem ab. Das
Familiengeheimnis werde von den Kindern häufig unbewußt gespürt, was die
Kinder verunsichere.

In einer Literaturübersicht zur Situation nach IVF kommt Davies-
Osterkamp (1991b) zu dem Schluß, die Befunde deuteten nicht auf Probleme
im Bereich der psychosozialen Entwicklung. Fiegl und Kemeter (1991)
verglichen 130 Personen nach HI oder nach IVF mit einer Kontrollgruppe
(KG) nach spontaner Konzeption. Hier gaben die Frauen nach IVF sogar
weniger Schwangerschaftbeschwerden an als die KG, sie hatten jedoch mehr
Zweifel an den Fähigkeiten ihres Körpers. In der Stilldauer- und
Häufigkeiten ergaben sich keine signifikanten Unterschiede. Die IVF-Paare
gaben signifikant weniger somatische Beschwerden ihrer Kinder an als die
KG. Die IVF-Frauen fühlten sich jedoch durch das Kind signfikant mehr
belastet und hatten ein höheres Mutterideal. Die Erwartungen der Untersuchungsgruppe an das Kind hinsichtlich Verbesserung der Paarbeziehung,
der eigenen Selbstsicherheit und der Erfahrung von mehr Fröhlichkeit waren

---

59 In bezug auf die somatischen Probleme nach Sterilitätstherapie vgl. Basse et al. (1986):
Es kam gehäuft zu Abortus imminens, Gestosen und Mehrlingsschwangerschaften, und
21% der Schwangerschaften wurden operativ beendet, es zeigte sich eine erhöhte Rate von
Frühgeburtlichkeit, von intrauteriner Retardierung und eine erhöhte perinatale Mortalität.
Auf diese Probleme weist auch Kentenich (1996) hin: In 20% der Fälle kommt es zu
Mehrlingen, womit eine erhöhte Frühgeburtlichkeit zusammenhängt und was für die
betroffenen Eltern oft zu psychosozialen Problemen führt. Gerade die Mehrlingsrate mit
ihren Schwangerschaftsrisiken für Mutter und Kind (Gestose, vorzeitiger Blasensprung
etc.) muß jedoch als iatrogen betrachtet werden.

höher, wurden jedoch auch erfüllt. Die Untersuchungsgruppe gab eine höhere Lebenszufriedenheit an als die KG. Die Fähigkeit, Ambivalenz zuzulassen, war in der Untersuchungsgruppe geringer. In der Untersuchung von Stauber (1993) mittels des GT und der Beschwerdeliste zeigte sich in einer Nachuntersuchung bei Paaren (n=96) mit schließlich erfülltem Kinderwunsch eine Angleichung der psychischen Merkmale an die Normalbevölkerung. In einer Nachuntersuchung nach IVF von 69 Frauen mindestens drei Monate nach der Geburt fanden Kentenich und Stauber (1992), von psychosomatischer Seite aus betrachtet, positive Voraussetzungen: Die Väter waren häufig bei der Geburt anwesend, die Mütter waren insgesamt stillfreudig, die Mehrzahl der Paare sah einen günstigen Einfluß der Geburt auf ihre Partnerschaft, und die psychische Entwicklung der Kinder zeigte keine Besonderheiten. Jedoch waren 5% der Frauen nach der Geburt des Kindes enttäuscht, was eventuell mit übersteigerten Erwartungen an das Kind zusammenhängt. Nur knapp die Hälfte der Frauen plante dem Kind später von der IVF-Zeugung zu erzählen, hier zeichnet sich also auch das Problem des Familiengeheimnisses ab (vgl. auch Kentenich et al. 1991). In einer prospektiven Vergleichsstudie von 33 IVF-Kindern fanden Raoul-Duval et al. (1993) gehäuft Probleme in der Mutter-Kind-Beziehung, die jedoch statistisch nicht signifikant waren und sich im weiteren Verlauf bis zu einem Kindesalter von drei Jahren an die Vergleichsgruppe anglichen. Stanton und Golombook (1993) verglichen 15 durch IVF schwanger gewordene Frauen mit spontan Schwangeren hinsichtlich Ängstlichkeit, Haltungen zum Kinderkriegen und der Beziehung zwischen Mutter und Fötus, dabei ergaben sich keine Unterschiede. In einem Vergleich von IVF und HI-Eltern zu einer Kontrollgruppe fand sich eine bessere Eltern-Kind-Beziehung nach assistierter Fertilisation (Golombok et al. 1993). Weaver et al. (1993) untersuchten 20 IVF Paare mindestens 15 Monate nach der Entbindung, es ergaben sich hinsichtlich der seelischen Gesundheit und der Paarbeziehung keine Auffälligkeiten. Die IVF-Eltern zeigten jedoch eine überfürsorgliche Haltung gegenüber ihren Kindern.

2.4.5.1 Diskussion

Im Gegensatz zu vielfach geäußerten Befürchtungen, die künstliche Durchbrechung der psychosomatischen Barriere Sterilität könne zu seelischen Störungen der Eltern und des so geborenen Kindes führen, zeigen vor allem die neueren Untersuchungen keine Auffälligkeiten in der Entwicklung der Paarbeziehung oder des Kindes. Hierbei ist allerdings der bisher kurze Beobachtungszeitraum zu berücksichtigen. Die Nachuntersuchungen nach erfolgreicher IVF befassen sich notwendigerweise mit den Kleinkindern, während sich psychosomatische Störungen insbesondere langfristig manifestieren können. Kritisch ist anzumerken, daß die Nachuntersuchungen nicht nach den Sterilitätsdiagnosen differenzieren. Insbesondere bei funktioneller Sterilität ist eine psychosomatische Genese vermutet worden, und ein Follow-up bei diesen Patientinnen wäre besonders interessant. In Hinblick auf die psychosoziale Belastung sind zwei Punkte bemerkenswert: Das erhöhte Mutterideal der Paare (Fiegl, Kemter 1991) scheint in das Konzept der traditonelleren Rollenidentifikation von Sterilitätspatientinnen zu passen. Das Geheimnis, das viele Paare aus der künstlichen Befruchtung machen, kann mit ihrem Schuldgefühl zusammenhängen, das im Rahmen der Infertilitätskrise erlebt wird. Aber auch hier spielen gesellschaftliche Normen eine große Rolle, denn Unfruchtbarkeit wird dann schamhaft erlebt und möglichst vertuscht, wenn sie mit einer Abwertung und Stigmatisierung verbunden ist. Diese resultiert wiederum aus traditionellen Vorstellungen über Frauen und Mutterschaft sowie dem Ideal der Kleinfamilie.

2.4.6 Zusammenfassung und Diskussion der psychosomatischen Aspekte

Die frühen Theorien, Sterilität bestimmten Persönlichkeiten von Frauen zuzuordnen, konnten nicht aufrechterhalten werden. Einerseits lagen diesen Versuchen psychodynamische Überlegungen zugrunde, die der weiteren klinischen Arbeit und Diskussion wertvolle Anregungen lieferten, andererseits spiegelten sich in den Vorstellungen z.B. über die männliche-aggressive Frau die gesellschaftlichen Normen der fünfziger Jahre. Diese Normen haben sich weniger gewandelt, als es angenommen wird. Ein Hinweis auf das Weiterbestehen von klischeehaften Vorstellungen über Weiblichkeit ist die Referenz, die Benedek und Deutsch immer noch in aktuellen psychosomatischen Arbeiten finden. Die Theorien zur Sterilität als Abwehr von Konflikten haben als Modelle für psychosomatisches Denken weiterhin eine große Bedeutung. Es gelang allerdings nicht nachzuweisen, daß Sterilitätspatientinnen unter besonderen neurotischen Konflikten leiden.

Die Ergebnisse von Studien, die fertile mit infertilen Frauen hinsichtlich bestimmter pathopsychologischer Merkmale verglichen, blieben insgesamt widersprüchlich und methodisch fragwürdig. Die Frage, ob bestimmte psychologische Auffälligkeiten, die in einigen Untersuchungen gefunden wurden, als Voraussetzung oder als Ergebnis des Erlebens von Unfruchtbarkeit anzusehen sind, kann nicht entschieden werden. Um diesem Dilemma zu entkommen, wurden insbesondere Patientinnen mit funktioneller Sterilität untersucht. Hier muß jedoch kritisch angemerkt werden, daß die Definition der funktionellen Sterilität unterschiedlich ist und nicht von einem einheitlichen Patientinnengut ausgegangen werden kann. Einige Studien haben psychische Auffälligkeiten bei Frauen mit funktioneller Sterilität gefunden, was für eine mögliche psychosomatische Genese sprechen könnte, insgesamt bleiben die Ergebnisse jedoch widersprüchlich, und auch in den Studien, die Besonderheiten bemerken, zeichnet sich kein einheitliches Bild ab. Gewinnbringender als die globale Betrachtung von bestimmten Patientinnengruppen ist es, einzelne psychosomatische Mechanismen (z.B. Hormonschwankungen, Tubenspasmus) genauer zu betrachten. Solche Untersuchungen sind jedoch methodisch anspruchsvoller und schwieriger durchführbar.

Aufgrund des Konzeptes der Sterilität als Abwehr ist auch die Motivation des Kinderwunsches und seine Ambivalenz als möglicher psychosomatischer Ätiologiefaktor der Sterilität ins Blickfeld geraten. Die Annahme einer besonderen Ambivalenz des Kinderwunsches bei Sterilitätspatientinnen hat sich nicht durchgesetzt. Vielmehr halten die meisten Autoren eine Ambivalenz des Kinderwunsches für normal und problematisieren die Verdrängung von Ängsten oder negativen Aspekten des Kinderkriegens. Die Kinderwunschmotivation selbst ist meist äußerst vielfältig und setzt sich zusammen aus Wünschen, die das eigene Selbst, die Partnerschaft und die soziale Umwelt betreffen. In diesen Wunschkonstellationen spielen funktionale Aspekte immer eine Rolle. Auch die Eltern, die sich Kinder aus »Liebe zu Kindern« oder »Freude an Kindern« wünschen, erhoffen sich letztendlich eine Bereicherung ihres Lebens. Daß es in diesem Sinne keinen altruistischen Kinderwunsch gibt, beinhaltet in keiner Weise eine negative Wertung. Inwieweit bestimmte Kinderwunschmotive in der Psychogenese von funktioneller Sterilität eine Rolle spielen, ist bisher kaum untersucht. Es bleibt zu fragen, ob sich die Kinderwunschmotivation und die Intensität des Kinderwunsches durch das Leiden an der Kinderlosigkeit verändern. Einige

Befunde weisen daraufhin, daß die ungewollte Kinderlosigkeit selbst sowie das Durchleben der Infertilitätskrise zu einer Intensiverung des Wunsches und einer Idealisierung des gewünschten Kindes führen. Das Leiden an der Unfruchtbarkeit wird als Krise der Betroffenen beschrieben, wie sie auch aus der Konfrontation mit anderen lebensverändernden Einschnitten bekannt ist. Unter welchen Bedingungen eine produktive Bewältigung der Krise gelingt, ist bisher wenig untersucht. Die Reproduktionsmedizin bietet den Betroffenen einerseits eine Lösungsmöglichkeit für ihr Problem, kann andererseits die Krise aber auch verschärfen und eine Bewältigung hinauszögern. Im Erleben der ungewollten Kinderlosigkeit spielen letztendlich auch gesellschaftliche Wertvorstellungen und deren Internalisierung eine Rolle.

Zu einer Überwertigkeit des Kinderwunsches kann es kommen, wenn kein Weg mehr aus der Infertilitätskrise herausführt und die Betroffenen unter Einbußen ihrer Lebensqualität leiden, da sie ausschließlich mit der Erfüllung des Kinderwunsches beschäftigt sind. Die Entstehung von Überwertigkeit kann als suboptimales Coping mit der unbefriedigenden Situation verstanden werden, wenn unflexibel an Zukunftsplänen oder traditionellen Rollenvorstellungen festgehalten wird. In diesem Zusammenhang stehen Befunde, die für eine größere Konformität und Normorientierung sowie für eine Akzentuierung von Geschlechterrollen bei Sterilitätspatientinnen sprechen. Es ist auch denkbar, diese Ergebnisse als Resultat der Infertilitätskrise zu verstehen, wenn an einem bedrohten Ideal ganz besonders festgehalten wird.

Die Probleme der Betroffenen würden sich noch verschärfen, wenn mit Hilfe der Reproduktionsmedizin der Kinderwunsch erfüllt werden kann – so ist vielfach gemutmaßt worden. Diesem Ansatz liegt ein Konzept von psychososmatischer Sterilität zugrunde, das im Einzelfall verifiziert werden kann, jedoch nicht auf größere Gruppen von Patientinnen zutrifft. Insofern ist es nicht verwunderlich, daß Nachuntersuchungen eine positve Entwicklung der Eltern und des Kindes zeigen. Neben den individuellen Voraussetzungen bei der Entwicklung des Kinderwunsches und beim Leiden an der ungewollten Kinderlosigkeit spielen gesellschaftliche Rahmenbedingungen eine Rolle. Gesellschaftliche Normvorstellungen werden auch von Ärzten, die viele Patientinnen immer noch als moralische Instanz verstehen, transportiert. Das Ineinandergreifen von persönlichen und sozialen Faktoren ist für das Verstehen der Kinderwunschmotivation sowie für die Verarbeitung der ungewollte Kinderlosigkeit bedeutsam. Im folgenden Kapitel werden daher sozialwissenschaftliche Ansätze dargestellt.

2.5 Sozialwissenschaftliche Aspekte

In diesem Kapitel geht es darum, den gesellschaftlichen, sozialen und politischen Hintergrund des Kinderwunsches und der ungewollten Kinderlosigkeit, zu analysieren. Es werden zwei Dimensionen sozialwissenschaftlicher Aspekte behandelt. Erstens geht es um bevölkerungspolitische Fragen. Welche Veränderungen haben sich im generativen Verhalten ergeben, wie werden diese Veränderungen politisch bewertet und welche Versuche politischer Einflußnahme auf generative Entscheidungen werden unternommen? Inwiefern spielt die Medizin eine Rolle bei der Einflußnahme auf generative Entscheidungen? Im zweiten Teil wechselt der Blick von der Gesellschaft zum Individuum und geht der Frage nach, inwiefern geschlechtsspezifische Sozialisation stattfindet und einen Einfluß auf Kinderwünsche und Mutterschaftsverhalten von Frauen hat. Vermittelt die soziale Umgebung geschlechtsspezifische Sozialisation und geschlechtsspezifische Erwartungen? Transportieren Sozialisationsinstanzen wie Verwandte, Schule oder Medien gesellschaftliche Normen und Ideologien? Auf welche Weise beeinflußt das Ineinandergreifen von Politik, Ideologie und Sozialisation individuelle Wünsche und Lebensentwürfe von Frauen? Vor welchem gesellschaftlichen und biographischen Hintergrund muß das Umgehen mit dem unerfülltem Kinderwunsch gesehen werden?

2.5.1 Bevölkerungswissenschaft und Familienpolitik

Die Frage nach der Motivation von Kinderwünschen tauchte erstmals im Zusammenhang mit Diskussionen um Probleme der Überbevölkerung auf. Demographen untersuchten Kinderwunschmotivation, um die Kinderzahl von Familien beeinflussen zu können (Hoffman, Hoffman 1973). In den letzten drei Jahrzehnten hat sich in Europa aufgrund des Geburtenrückganges ein Interesse am Kinderwunsch entwickelt, das von dem erklärten Ziel ausgeht, Einfluß auf Kinderwunschmotive nehmen zu wollen (Stiksrud 1980). In der bevölkerungswissenschaftlichen Diskussion wurden die sinkende Geburtenzahl dargestellt, die damit verbundenen Probleme aufgezeigt und schließlich nach Bedingungen generativen Verhaltens gefragt, um modifizierend eingreifen zu können.

2.5.1.1 Fakten, Zahlen und Probleme

Im Vergleich zu den geburtenstarken Jahrgängen Mitte der sechziger Jahre war es innerhalb weniger Jahre zu einer »Quasi-Halbierung der Zahl der Geburten« (Schwarz 1980, S.15) gekommen. Ab 1973 setzte eine Phase des Bevölkerungsrückganges ein. In der Längsschnittbetrachtung zeigt sich, daß die Kinderzahlen der nach dem Zweiten Weltkrieg geborenen Frauen nicht ausreichen, um jeweils eine Müttergeneration durch die folgende Kindergeneration voll zu ersetzen (Cornelius 1988). Die Anzahl der Lebendgeborenen war von rund einer Million 1964 auf einen Tiefpunkt von etwas über 500.000 1978 abgefallen (Wingen, Schwartz 1988). »Die BRD hatte von 1970 bis 1986 die niedrigste Geburtenrate der Welt« (Gloger-Tippelt et al. 1993, S.22). Seit Ende der achtziger Jahre hat es wieder einen leichten Anstieg der Geburten auf über 700 000 gegeben. Diese Entwicklung ist jedoch nicht einem veränderten generativen Verhalten, sondern dem Eintritt der geburtenstarken Jahrgänge ins gebärfähige Alter zu verdanken (Peuckert 1996). Auf diesem Niveau stabilisieren sich seitdem die Geburtenzahlen. Das Bestandserhaltungsniveau ist damit jedoch nicht erreicht, da die durchschnittliche Kinderzahl je Frau nur etwa 1,4 beträgt (Statistisches Bundesamt 1995). Seit Mitte der siebziger Jahre werden in den alten Bundesländern nur noch zwei Drittel der Kinder geboren, die nötig sind, um den derzeitigen Umfang der Bevölkerung ohne Zuwanderung zu erhalten. In den neuen Bundesländern liegt das Reproduktionsniveau wesentlich niedriger (Peuckert 1996). Im Jahre der Wiedervereinigung wurden im Osten knapp 180 000 Kinder geboren, und in den folgenden Jahren fiel diese Zahl drastisch ab auf 81 000 im Jahre 1993. Damit liegt die durchschnittliche Kinderzahl in den neuen Bundesländern je Frau bei 0,8. Dieser starke Geburtenrückgang wird meist durch die Verunsicherung der Menschen aufgrund des politischen, wirtschaftlichen und sozialen Wandels erklärt (Roloff 1995)[60]. Die durchschnittliche Geburtenzahl sowohl in den neuen Ländern als auch im alten Bundesgebiet ist tendenziell rückläufig (Statistisches Bundesamt 1995).

---

60 Die Angaben von Roloff (1995) beziehen sich alle auf eine Umfrage unter 10 012 Frauen und Männern, die vom Bundesinstitut für Bevölkerungsforschung betreut wurde. Diese Umfrage ist Teil einer europaweiten Erhebung, die von der Wirtschaftskommission der Vereinten Nationen für Europa koordiniert wurde (Pohl 1995).

Die Tatsache, daß die Bevölkerung 1991 die 80-Millionen-Grenze überschritten hat und seitdem weiterhin leicht anwächst, ist dem positven Migrationssaldo zu verdanken (Hullen, Schulz 1993/94).

Die Probleme liegen jedoch weniger in der absoluten Bevölkerungszahl als vielmehr in der Bevölkerungsstruktur. Die Veränderung der Altersstruktur bedingt vor allem Probleme in der Rentenversicherung sowie im Gesundheitswesen (Wingen 1987). Das Altern der Bevölkerung drückt sich aus in der Relation der erwerbstätigen Bevölkerung zu Kindern und Jugendlichen und zu alten Menschen. Im Vergleich zur Situation 1950 ist der Altersquotient[61] gestiegen und der Jugendquotient gefallen, und Schätzungen zeigen, daß in Zukunft eine weitere Verschiebung zuungunsten der erwerbstätigen Bevölkerung stattfinden wird (Dorbritz 1993/94). Dieser demographische Alterungsprozeß drückt sich darin aus, daß die Bevölkerungspyramide ihre Form ändert und zum Pilz wird, da die Basis der Jungen schmaler wird und die stärkeren älteren Jahrgänge nach oben rücken (Cornelius 1988). Insbesondere hat die Zahl der über 80jährigen zugenommen.

Ein Anstieg des Anteils alter Menschen an der Gesamtbevölkerung bedeutet eine Zunahme der Sozialausgaben (Roppel 1988). Dadurch werden vor allem das Gesundheitssystem und das Rentensystem belastet (Wolff 1987, Tegtmeier 1988). Unter ökonomischen Gesichtspunkten hat eine geringe Bevölkerungsgröße Nachteile, da weniger Abnehmer von Massenkonsumgütern für Investoren eine unsicheren Absatzmarkt bieten (Wagner 1988). Neben der absoluten Abnahme der Konsumenten, hat auch eine Umstrukturierung zugunsten von Käuferschichten mit höherem Alter einen negativen Nachfrageeffekt, da diese andere Bedürfnisse haben und z.B. keinen Hausstand mehr einrichten (Wolff 1987). Darüber hinaus ergeben sich Planungsprobleme im Bildungssystem sowie in bezug auf Infrastruktureinrichtungen in dünner besiedelten ländlichen Gebieten. Auch die Stadtplanung wird aufgrund von Einwohnerverlusten vor Problemen stehen (Jahofer 1988). Innovationen und Bewältigung des technischen und wirtschaftlichen Wandels werden mehr von Älteren geleistet werden müssen, was negative ökonomische Auswirkungen haben kann (Wingen, Schwartz 1988). Neben

---

61 Auf 1000 Personen im Erwerbsalter kommen im früheren Bundesgebiet 357 Kinder und 352 Ältere. 1950 betrugen diese Zahlen 550 bzw. 253.

einem Bedarf an hochqualifizierten Arbeitskräften könne es zu größerer Arbeitslosigkeit minder qualifizierter Menschen kommen. Die wirtschaftlichen Gefahren des Bevölkerungsrückganges faßt Wagner (1988) zusammen: »Ungünstigerer Rahmen für unternehmerische Entscheidungen, erhöhte Anforderungen an Qualifikation und Austauschbarkeit der im Durchschnitt älteren Arbeitskräfte, Nebeneinander von Arbeitslosigkeit und Arbeitskräftemangel« (S.114). Neben den wirtschaftlichen Problemen werden auch mögliche Auswirkungen des Geburtenrückganges auf die Familien selbst diskutiert. Mindestens ein Fünftel aller Kinder wird zukünftig als Einzelkinder und ohne geschwisterliche Solidarität aufwachsen. Pflegebedürftige ältere Menschen können in Zukunft vielleicht noch weniger auf Solidarität im schmaleren Verwandtschaftssystem rechnen (Wingen, Schwartz 1988). Dies hat wiederum Auswirkungen auf die Sozialausgaben, wenn hilfsbedürftige Menschen nicht mehr in den Familien versorgt werden (Süssmuth 1988).

2.5.1.2 Bedingungen generativen Verhaltens

Zunächst sind die oben beschriebenen Probleme im Zusammenhang zu sehen mit einigen demographischen Basisfakten. Neben den niedrigen Geburtenzahlen ist das Altern der Bevölkerung auch bedingt durch eine sinkende Sterblichkeit und einen Anstieg der Lebenserwartung. Die Lebenserwartung ist in den neuen Bundesländern etwas niedriger als in den alten, steigt insgesamt jedoch weiterhin an (Dorbritz 1993/94)[62]. Bei der Veränderung der Geburtenzahlen müssen zwei Faktoren voneinander differenziert werden: Der Altersstruktureffekt ergibt sich aus der Anzahl der Frauen im gebärfähigen Alter, der Verhaltenseffekt ist abhängig vom generativen Verhalten dieser Frauen. »Die Veränderungen in den Geburtenzahlen sind in beiden Teilen Deutschlands in der Vergangenheit bei vorwiegend positiven Effekten der Altersstruktur in erster Linie durch einen Rückgang der durschnittlichen Kinderzahlen eingetreten« (Dorbritz 1993/94, S.411).

---

62 Die durchschnittliche Lebenserwartung Neugeborener betrug im früheren Bundesgebiet 1984/86 für Jungen 71 und für Mädchen 78 Jahre, 1990/92 liegt sie bei 72 und 79 Jahren. Die Zahlen für die neuen Bundesländer betrugen 1984/86 für weibliche Neugeborene 75 Jahre und für männliche 69 Jahre, bis 1990/92 sind sie gestiegen auf 76 und 70 Jahre.

Das Geburtenverhalten ist, langfristig betrachtet, durch mehrere Merkmale charakterisiert: Der Geburtenrückgang kann zunächst durch den Rückgang von Geburten höherer Ordnungsfolgen erklärt werden. Ab dem Jahrgang 1950 ist vor allem eine wachsende Kinderlosigkeit für den Rückgang der Kinderzahlen verantwortlich. Die Frauen des Geburtsjahrganges 1940 sind zu 10% kinderlos geblieben, für den Jahrgang 1960 wird geschätzt, daß 23% kinderlos bleiben werden (Dorbritz 1993/94). Kinderlosigkeit ist damit zu einem entscheidenden demographischen Faktor geworden. Dazu kommt, daß seit Mitte der siebziger Jahre die Kinder von immer älteren Frauen geboren werden (Peuckert 1996). Der Anteil der Kinder, die im früheren Bundesgebiet von mindestens 30jährigen Müttern geboren wurden, lag 1970 bei 16% und ist seitdem auf 29% angestiegen (Statistisches Bundesamt 1995). In den neuen Bundesländern dagegen ist das Geburtenniveau zwar drastisch gesunken, das Verhaltensmuster der frühen Geburten und der niedrigen Kinderlosigkeit ist bisher jedoch kaum modifiziert. Es sind vor allem die zweiten und dritten Kinder, die dort zahlenmäßig zurückgegangen sind (Roloff 1995).

Im folgenden werden die verschiedenen Gründe, die für den Geburtenrückgang verantwortlich gemacht worden sind, dargestellt und diskutiert.

2.5.1.2.1 Familienformen

Im Zusammenhang mit dem ansteigenden Gebäralter ist zu sehen, daß auch später geheiratet wird. Die Heiratsneigung insgesamt ist ebenfalls zurückgegangen: Während von den Frauen des Geburtsjahrganges 1960 etwa 80% heiraten, taten das von den Frauen der Geburtsjahrgänge 1930 bis 1941 rund 95% (Statistisches Bundesamt 1995). Mit der niedrigen Heiratsneigung geht eine Zunahme der Einpersonenhaushalte und eine Reduzierung der Mehrpersonen- und Mehrgenerationenhaushalte einher. Diese Entwicklung wird oft durch das Schlagwort »Individualisierung der Lebensformen« beschrieben. Obwohl immer noch 79% der gesamten Bevölkerung in Familien leben, ist die Zahl der kinderlosen Ehepaare, die Zahl der Alleinerziehenden und die Zahl der nichtehelichen Lebensgemeinschaften angestiegen[63]. Die

---

63 Da auch kinderlose Ehepaare und Alleinerziehende zu den Familien rechnen, sind die beiden Angaben kein Widerspruch.

Zahl der Ehepaare mit Kindern ist rückläufig (Dorbritz 1993/94). Auch die Zahl der Scheidungen ist weiterhin hoch: gegenwärtig werden 30% aller Ehen wieder geschieden (Statistisches Bundesamt 1995). Diese Faktoren sind bei der Analyse des Geburtenrückganges wichtig, da die Anzahl der Ehen »zum Schlüssel für die Fruchtbarkeit« (Schmid 1980, S.29) geworden ist. Insgesamt wird der Einstellungswandel junger Leute zur Ehe- und Familienbildung beklagt (Cornelius 1988). Die Pluralisierung und Individualisierung der Lebensformen ist oft in diesem Zusammenhang beklagt und als Ursache des Geburtenrückganges ausgemacht worden (Wingen 1987). Tatsächlich ist der Kinderwunsch einer der wichtigsten Gründe fürs Heiraten. Da die Regel »wenn Kind, dann Ehe« noch gilt (Höhn 1986), ist die rückläufige Heiratsneigung weniger die Ursache des Geburtenrückganges als Ausdruck der rückläufigen Kinderzahlen. Sowohl in den alten wie in den neuen Bundesländern wächst der Großteil der Kinder in Ehen auf (Roloff 1995).

2.5.1.2.2 Wert und Kosten von Kindern

Im Zuge der Industriealisierung und der Sozialgesetzgebung im Kaiserreich sank der ökonomische Nutzen von Kindern (Strohmeier 1988). Der sinkenden Mortalität folgt im Abstand von zwei bis drei Jahrzehnten eine abnehmende Fertilität (Dinkel 1989). Mit der Entwicklung des Hochkapitalismus stiegen die Kosten für Kinder und für Kindererziehung, während ihre Brauchbarkeit sank (Schmid 1980). Die Zahl der ehelichen Kinder reduzierte sich auf durchschnittlich zwei. Diese Phase (1890-1933) wird als erster demographischer Übergang bezeichnet (Peuckert 1996). Auch zur Erklärung des zweiten demographischen Übergangs (1965-1984) sind ökonomische Faktoren diskutiert worden. Seit mit den Ovulationshemmern das generative Verhalten sicherer steuerbar ist und der Arbeitsaufwand für Kindererziehung, durch längere Ausbildungszeiten und höhere Ansprüche, steigt, sinke der Wert von Kindern (Hatzold 1980).

Der Zusammenhang zwischen Einkommen und Kinderzahl ist bilinear: Einerseits führt höheres Einkommen dazu, daß Paare sich Kinder »leisten« können, andererseits werden für die Kinder bessere Lebensbedingungen angestrebt, und die Kosten für die einzelnen Kinder steigen im Sinne einer höheren »Kinderqualität« (Zimmermann 1988). Die Anforderungen an Versorgung und Pflege von Kindern werden immer höher gesteckt: Der volle

Einsatz der Eltern ist gefragt, um alle Mängel zu korrigieren und alle Anlagen der Kinder zu entwickeln (Beck-Gernsheim 1989). Der Mutterschaftsmythos habe neue Dimensionen angenommen, so die Psychologin Thurer: »Nie zuvor war Mutterschaft eine so tief ernste Angelegenheit. Nie zuvor hat dabei soviel auf dem Spiel gestanden – die seelisch-geistige Gesundheit der Kinder« (Thurer 1995, S.29). Die gesellschaftlichen Anforderungen an die Sozialisationsleistungen der Eltern sind gestiegen. Der Wert von Familie und Kindern als Ort emotionaler Bedürfnisbefriedugung wird durchweg hoch eingeschätzt. Dieser psychologische Nutzen von Kindern steigt jedoch nicht mit der Kinderzahl an, vielmehr orientiert sich die intensive und aufwendige Eltern-Kind-Beziehung gerade auf wenige Kinder (Golger-Tippelt et al. 1993). Bei der Frage nach den Kosten des Nachwuchses wird oft eine gesellschaftliche Ungerechtigkeit beklagt: Die Aufwendungen für die Kindererziehung werden etwa zur Hälfte vom Staat getragen, während die Aufwendungen für die nicht mehr erwerbstätige, ältere Bevölkerung zu drei Vierteln vom Staat getragen werden (Strohmeier 1988). Aus der Tatsache, daß die Kosten für Kinder eher individualisiert werden, während ihr Nutzen für die Rentenkassen sozialisiert wird, werden zahlreiche Vorschläge zur Beeinflussung des generativen Verhaltens abgeleitet (vgl. 2.5.1.3). In Meinungsumfragen werden oft finanzielle Gründe für die Beschränkung der Kinderzahl genannt. Höhn (1986) hält dies für eine sozial akzeptierte Ausflucht, da die Kinderzahlen pro Einkommensgruppen sich angleichen und pronatalistische finanzielle Hilfen die Kinderzahl langfristig nur um 10% anheben könnten. Doch die Normalfamilie mit einem Ernährer und zwei Kindern wird von Menschen mit mittlerem Einkommen tatsächlich immer schwerer zu finanzieren (Hüttche 1987). Während das verfügbare monatliche Einkommen von kinderlosen Paaren vier Jahre nach der Eheschließung deutlich angestiegen ist, liegt das der Familien mit Kindern niedriger als zur Zeit der Heirat (Vaskovics et al. 1994)[64]. Daß die soziale Sicherung ein Faktor bei der Planung von Kindern ist, zeigt sich daran, daß vor allem Arbeitslose sich keine (weiteren) Kinder wünschen. In den neuen Ländern meinten 79% der befragten Frauen, die ungünstigen

---

64 Ergebnisse der soziologischen Teilstudie einer Verbundstudie, die im Auftrag des Bundesministeriums für Familie und Senioren erstellt wurde, in der 1805 Untersuchungspersonen über einen Zeitraum von vier Jahren mehrmals befragt wurden.

wirtschaftlichen Bedingungen und die Arbeitslosigkeit seien der Grund für den Geburtenrückgang (Roloff 1995). Als wichtiger Grund, keine (weiteren) Kinder zu bekommen, wurde von über 60% der Frauen angegeben, sie wollten ihren jetzigen Lebensstandard beibehalten. Viele Frauen befürchteten zu hohe Kosten bei (weiteren) Kindern. Damit im Zusammenhang stehen auch die Wohnverhältnisse: Über ein Drittel der westdeutschen und fast die Hälfte der ostdeutschen Frauen, die keine (weiteren) Kinder wünschten, nannten als Grund ungeeignete Wohnverhältnisse. In einer anderen Untersuchung waren 78% der ostdeutschen Befragten der Meinung, die wirtschaftlichen Schwierigkeiten und die hohe Arbeitslosigkeit seien die Gründe für den Geburtenrückgang (Störtzbach 1993/94)[65]. Zwar haben die sozioökonomischen Rahmenbedingungen keinen Einfluß auf den Kinderwunsch als solchen. Sie sind jedoch entscheidend bei der Frage, wann und ob die Kinderwünsche erfüllt werden. In der Untersuchung von Vaskovics et al. (1994) zeigte sich, daß die Kinderwünsche der Paare die Geburtenziffern deutlich überstiegen, und die wichtigsten Gründe für einen Aufschub des Kinderwunsches wurde in der sozialen Lage gesehen. Die zunächst freiwillig gewählte, befristete Kinderlosigkeit führt jedoch häufig zu einem Leben ohne Kinder. Denn vor allem bei den Frauen dieser Gruppe ist die Wichtigkeit des Wertes »Familie mit Kindern« im Beobachtungszeitraum zurückgegangen. Von Paaren, die sich grundsätzlich Kinder wünschten, realisierten diejenigen mit höhrem Einkommen ihrer Kinderwunsch eher, während Paare, die den Kinderwunsch aufschoben, über weniger Einkommen verfügten (Schneewind et al. 1994)[66].

2.5.1.2.3 *Frauenerwerbstätigkeit*

Viele sehen in der wirtschaftlich notwendigen Berufstätigkeit von Müttern den hauptsächliche Grund für den Geburtenrückgang. Zahlreiche Fakten sprechen jedoch gegen einen einfachen kausalen Zusammenhang zwischen der Berufstätigkeit von Frauen und der Kinderzahl: In den Niederlanden ist

---

65 Eine Befragung von 10 000 repräsentativ ausgewählten Frauen und Männern in Alter von 20 bis 39 Jahren.
66 Ergebnisse der psychologischen Teilstudie der oben genannten Verbundstudie. Es wurden 183 Paare sechsmal über einen Zeitraum von vier Jahren befragt.

ein gleichartiger Geburtenrückgang trotz niedriger Frauenerwerbstätigkeit zu beobachten (Munz 1980). Auch kann das Argument des ökonomischen Zwanges nicht die Erwerbstätigkeit von Ehefrauen gutverdienender Männer erklären, die ebenfalls zunimmt (Höhn 1980).

Die Berufstätigkeit von Frauen differiert in den alten und neuen Bundesländern noch stark: In den neuen Ländern sind sehr viel mehr Frauen am Erwerbsleben[67] beteiligt als in den alten. Der Nichterwerbspersonenanteil betrug bei den westdeutschen Frauen 30% gegenüber 6% bei den ostdeutschen Frauen. In den neuen Ländern ist die Erwerbsquote von Frauen unabhängig vom Familienstand und der Kinderzahl gleichermaßen hoch (Roloff 1995). Der Hausfrauenberuf hat sich also noch nicht durchgesetzt. Aber auch im alten Bundesgebiet haben sich in den letzten zehn Jahren Steigerungen bei der Erwerbstätigkeit verheirateter Frauen ergeben. Dies drückt sich vor allem in der größeren Zahl von Frauen, die nach einer Familienpause in den Beruf zurückkehren, aus. Beruf und Familie wird als Konflikt wahrgenommen: Von den kinderlosen Frauen stimmen über der Hälfte in beiden Teilen Deutschlands der Aussage zu, sie könnten ein Kind nicht mit ihrer Berufstätigkeit vereinbaren. Auf die Frage, wie viele Kinder man höchsten haben kann, um im Beruf Karriere machen zu können, war die Hälfte der westdeutschen Frauen der Auffassung, daß man in diesem Fall gar keine Kinder haben sollte. Dagegen waren nur 37% aller ostdeutschen Frauen dieser Meinung. Rund die Hälfte aller befragten Frauen vertrat die Meinung, unzureichende Betreuungseinrichtungen seien ein sehr wichtiger Grund, weniger Kinder als früher zu bekommen (Roloff 1995). Tatsächlich scheiden fast die Hälfte der Ehefrauen im früheren Bundesgebiet mit der Geburt der Kinder aus dem Erwerbsleben aus. Wenn Mütter dann wieder berufstätig werden, sind sie oft teilzeitbeschäftigt (Statistisches Bundesamt 1995). Westdeutsche Frauen, die arbeiten wollen, sind eher bereit (14% der

---

67 Hierzu zählen Erwerbstätige und Erwerbslose, d.h. die Arbeitslosigkeit in den neuen Ländern schlägt hier nicht zu Buche. Betrachtet man nur die tatsächlich Berufstätigen, reduziert sich das Ost-West-Gefälle beträchtlich: Bei Ehefrauen unter 35 mit Kindern sind im Westen 46% und im Osten 72% erwerbstätig, die Erwerbsquote liegt mit 51% und 97% noch weit auseinander (Statistisches Bundesamt 1995). Hier kommt also ein anderes Selbstverständnis der Frauen der ehemaligen DDR zum Ausdruck: Während die westdeutschen Mütter sich als Hausfrauen begreifen, sehen die ostdeutschen Frauen sich in der gleichen Situation als arbeitslos und erwerbssuchend.

Befragten) ganz auf Kinder zu verzichten (Störtzbach 1993/94). Mit zunehmender Qualifikation der Frauen sinkt deren Kinderzahl (Gloger-Tippelt et al. 1993). Von Müttern mit einem Kind sind 21% hauptberuflich und 10% nebenberuflich tätig, bei Müttern mit zwei Kindern sind nur 10% berufstätig, davon fast alle nebenberuflich (Vaskovics et al. 1994). Bei den untersuchten Ehepaaren nahmen weniger als ein Prozent der Männer den Erziehungsurlaub in Anspruch. Von den Frauen, die in Erziehungsurlaub gingen, haben nur 11% danach ihre Berufstätigkeit wieder aufgenommen. »Die häufigste Strategie der Frauen besteht darin, nach der Geburt zu Hause zu bleiben und den Beruf für immer aufzugeben« (Gloger-Tippelt et al. 1993, S.48).

Es fand sich also bei den untersuchten jungen Ehepaaren überwiegend ein traditionelles Modell der Rollenaufteilung: Zwar übernehmen zu Beginn der Ehe wenige Frauen die Hausfrauenrolle, aber mit der Geburt des ersten Kindes unterbricht die Frau ihre Berufstätigkeit für längere Zeit. Von den Männern wird eine längere Berufsunterbrechung der Frauen auch eher befürwortet als ein Wiedereinstieg in den Beruf kurz nach Ablauf des Erziehungsurlaubs. Für 60% der befragten Frauen war es von vornherein selbstverständlich, die Hausarbeit und Kinderbetreuung zu übernehmen (Vaskovics et el. 1994).

Wenn Männer sich an Haushalts- und Familienaufgaben beteiligen, wünschen sich die Frauen häufiger mehr Kinder (Munz 1980). In der Untersuchung von Schneewind et al. (1994) zeigten sich bei Paaren, die in bezug auf den Kinderwunsch unentschlossen waren, Unterschiede hinsichtlich der Rollenaufteilung: Bei denjenigen, die im Beobachtungszeitraum ein Kind bekamen, war entschieden, daß die Kinderbetreuung Sache der Frauen sein wird, während die Paare, die sich vom Kinderwunsch im Verlauf der Zeit eher distanzierten, eine egalitäre Rollenaufteilung wünschten. Selbst wenn die Mütter erwerbstätig sind, verstärkt das Vorhandensein von Kindern die traditionelle Rollenaufteilung (Peuckert 1996). Da Frauen und Männer immer noch unterschiedlich viel verdienen, sprechen auch finanzielle Gründe gegen die egalitäre Rollenaufteilung (Schneewind et al. 1994). Nave-Herz (1988) hält die zunächst befristete Kinderlosigkeit für den Ausdruck eines cultural lag: Während sich allgemeine gesellschaftliche Bedingungen gewandelt haben und immer mehr Frauen arbeiten, sei das normative Mutterbild intakt geblieben. Viele versuchen, durch die zunächst vorläufige Kinderlosigkeit den Widerspruch zwischen eigener Berufstätigkeit und den Ansprüchen der »Nur-Mutterrolle« vorerst aufzuschieben.

Das Verhältnis zwischen Berufstätigkeit und Kindern ist also komplex: Es handelt sich nicht um einen monokausalen Zusammenhang, aber Frauen, die beides wollen und nicht bereit sind, ihre Berufstätigkeit länger zu unterbrechen und eine traditionelle Rollenaufteilung zu leben, haben einen Konflikt. Eine mögliche Lösungsstrategie für diese Frauen besteht in der Kinderlosigkeit oder in der Begrenzung der Kinderzahl. Die Auseinandersetzung zwischen Berufsorientierung und Kinderwunsch spielt sich in der individuellen Partnerschaft genauso wie in der gesellschaftlichen Diskussion ab: Während es von den frühen 80er bis zu den frühen 90er Jahren einen beträchtlichen Wandel im Sinne einer größeren Befürwortung eines gleichberechtigten Rollenmodells gegeben hat, gab es hinsichtlich der Frage der Geschlechtsrollen-Ideologie einen Bruch zwischen 1991 und 1992. Die Zustimmung zu der Aussagen, eine verheiratete Frau solle bei Arbeitsplatzknappheit auf ihre Berufstätigkeit verzichten und es sei besser, wenn die Frau zu Hause bliebe und der Mann das Geld verdiene, war bei Männern und Frauen gestiegen (Braun et al. 1994).

2.5.1.2.4 Persönliche Einstellungen

Eine große Rolle in bezug auf den Kinderwunsch spielen persönliche Gründe und Einstellungen. Unter den westdeutschen Frauen, die keine Kinder hatten und auch keine wollten, rangierte der Grund »ich möchte meinen jetzigen Lebensstandard beibehalten« an erster Stelle, gefolgt von Zukunftssorgen und der Befürchtung, das Leben nicht mehr so genießen zu können wie jetzt (Roloff 1995). In der Erhebung von Vaskovics et al. (1994) waren vier Prozent der Ehepaare[68] gewollt kinderlos und blieben über vier Jahre hinweg bei ihrer Einstellung. Wichtigster Einflußfaktor bei der Entscheidung gegen Kinder war die eigene Einstellung und nicht die objektiven Lebensbedingungen. Der Lebensbereich Familie spielt für diese Gruppe keine große Rolle und wird in Konkurrenz zur Freizeitgestaltung gesehen, während eine Karriereorientiertheit deutlicher ist als bei anderen Gruppen. In der Untersuchung von Schneewind et al. (1994) zeigten die Paare, die ihren Kinderwunsch bald nach der Heirat realisierten, eine geringere Orientierung auf »Selbstverwirk-

---

68 Die Zahl der gewollt Kinderlosen insgesamt ist deutlich höher, da viele Paare, die keine Kinder bekommen, auch nicht heiraten.

lichung«. Im Vergleich zu Paaren, die die Realisierung des Kinderwunsches zunächst hinausschoben, hatten diese auch eine bessere Paarbeziehung und in ihren Herkunftsfamilien ein hohes Maß an positiver Emotionalität erfahren. Paare, die keine Kinder haben wollten, erwarteten negative Auswirkungen auf ihre Paarbeziehung[69] von einem Kind und zeigten einen an Freizeitinteressen orientierten Lebensstil. Die bewußt kinderlosen Paare hatten zudem eine distanzierte Beziehung zu ihren Eltern. Die kinderlosen Paare zeigten in ihrer Beziehung am ehesten eine egalitäre Rollenverteilung. Für die Differenzierung der Unentschiedenen hinsichtlich Nähe und Distanz zum Kinderwunsch spielten weniger objektive Lebensbedingungen eine Rolle, sondern der subjektive Lebensstil, die Aufgabenteilung in der Partnerschaft und die Beziehung zu der Herkunftsfamilie waren bedeutsamer. Die Frauen, die im Beobachtungszeitraum zwei Kinder bekamen, waren schon früh darauf eingestellt gewesen, die häusliche Rolle zu übernehmen, und waren wenig berufsorientiert. Insgesamt ist in der ehemaligen DDR die Einstellung zu Familie und Kind positiver ausgeprägt als im früheren Bundesgebiet (Störtzbach 1993/94). Jürgens und Pohl (1975, 1985) stellten fest, daß Frauen mit hohem Emanzipationsniveau und hoher Unsicherheitstoleranz mehr Kinder für ideal halten, jedoch weniger Kinder haben. In der Tendenz ist die gewünschte Kinderzahl der Männer etwas höher als die der Frauen (Rosenstiel 1980, Roloff 1995). Insgesamt ist es zu einer Optionssteigerung gekommen, und die Wertschätzung für Kinder gerät in Konkurrenz zu anderen, nicht kindzentrierten Lebensstilen. Zudem bedeute die Entscheidung für ein Kind eine langfristige, irreversible biographische Festlegung und damit den Verzicht auf andere Optionen (Peuckert 1996). Kinder zu bekommen wird zunehmend »im Verhältnis zur Persönlichkeitsentwicklung der Partner und der Qualität der Paarbeziehung gesehen« (Rosenstiel et al. 1984, S.31).

2.5.1.3 Maßnahmen und Ziele von Familienpolitik

Aufgrund der Erfahrungen des Nationalsozialismus mit seinen bevölkerungspolitischen und eugenischen Maßnahmen gibt es in Deutschland eine Zurück-

---

69 Mit dieser Befürchtung liegen die Paare nicht so falsch. Denn die Zufriedenheit mit der Paarbeziehung nimmt, ab dem sechsten Monat nach Geburt des ersten Kindes, ab (Peukert 1996).

haltung in bezug auf eine direktive pronatalistische Politik (Zickgraf 1987). Doch Politiker und Demographen, die über die Probleme des Geburtenrückganges besorgt sind, sehen angesichts der Differenz[70] zwischen für ideal gehaltener und realisierter Kinderzahl Handlungsbedarf. Die dabei getroffenen Maßnahmen stehen unter dem Oberbegriff »Familienpolitik«. Als Ziel wird dabei nicht die Beeinflussung des Bevölkerungsbestandes gesehen, sondern die Familien sollen in ihrer Funktion unterstützt werden (Münch 1990). Tatsächlich kann Bevölkerungspolitik jedoch nur schwer von Familienpolitik unterschieden werden[71]. Wingen (1988, 1987) plädiert für eine demographisch begründete Familienpolitik und fordert, daß Entscheidungen im generativen Bereich nicht nur unter der Perspektive des individuellen Glücks gesehen werden dürften. Noch bestehe die Chance, den »Niedergang wenden zu können«, die der Staat nutzen müsse (Hüttche 1987).

Knieper (1979) hat auf die historische Kontinuität von Familienpolitik aufmerksam gemacht, denn mit dem Sinken der Geburtenzahlen Anfang dieses Jahrhunderts sind familienpolitische Maßnahmen erst begonnen worden. Der Ende der 20er Jahre beginnenden Liberalisierung wurde der Kampf gegen Verhütungsmittel und gegen nicht zur Konzeption führenden Sexualpraktiken entgegengesetzt. Gegen Vorschläge zur Reform des § 218 wandte der Deutsche Ärztevereinsbund ein, es sei »alles zu unterlassen (...), was die Volkszahl und die Volkskraft herabzusetzen geeignet ist« (zitiert nach Ellerbrock 1993, S.32), denn »die Wiege der Bevölkerungspolitik steht bei der Geburtshilfe« (ebd. S.33). Im Nationalsozialismus wurden die Zentren für Geburtenkontrolle wieder geschlossen, die Vergabe von Verhütungsmitteln wurde nur noch durch autorisierte Ärzte zugelassen, das Leitbild der aufopfernden Hausfrau und Mutter propagiert und Ehestandsdarlehen an

---

70 Die in Umfragen ermittelten Kinderwünsche und die reale Kinderzahl klaffen auseinander. Die 35 bis 39jährigen Frauen z.B. wünschen sich 2,3 Kinder, haben real jedoch 1,6 (Schwarz 1993/94). Neben objektiven Rahmenbedingungen, die der Realisation der Kinderwünsche entgegenstehen, wird zur Erklärung dieser Differenz angeführt, die Methoden der Befragung erbrächten stereotype, sozial erwünschte Antworten, da ein Leben ohne Kinder soziale Normen verletze und die Zwei-Kind-Familie als normal gelte. Auch ändere sich die gewünschte Kinderzahl im Laufe des Lebens. Aus Angaben zu Kinderwünschen können daher keine prognostischen Schlüsse gezogen werden.
71 Die Errichtung des ersten Bundesfamilienministeriums unter Adenauer wurde zum Beispiel mit der ungünstigen Bevölkerungsentwicklung begründet (Münch 1990).

junge Paare vergeben, sofern die Frau bereit war, ihren Beruf aufzugeben (Knieper 1979). In der Nachkriegszeit war oft die Rede vom natürlichen Hausfrauen- und Mutterberuf, um Frauen, die berufliche Positionen übernommen hatten, wieder zu verdrängen. Im Rahmen der Propaganda gegen die Doppelverdienerinnen wurde 1953 ein Antrag in den Bundestag eingebracht, alle verheirateten Beamtinnen wieder zu entlassen (Schütze 1993).

Während die sozialliberale Bundesregierung von einer Einflußnahme auf die Geburtenentwicklung Abstand nehmen wollte, vertraten die Unionsparteien die Meinung, der Trend müsse »wieder in eine vernünftige Richtung gebracht werden« (Waffenschmidt 1985, zitiert nach Münch 1990). Auch die damalige Familienministerin Süssmuth (1988) vertrat die Ansicht, eine Steuerung der Geburtenzahlen sei notwendig. Entscheidend sei, Frauen wieder mehr für die Familientätigkeit zu motivieren – so Süssmuth. Auch die Bevölkerungswissenschaftler Wingen und Schwartz (1988) verlangen »Gegensteuerungsmaßnahmen«. Diskutiert wurde auch, ob der Staat eine ideale Bevölkerungszahl festlegen solle (Wagner 1988). Neben verstärkter Einwanderung[72] müsse eine »Änderung der Entscheidungslage potentieller Elternpaare« (Wagner 1988, S.112) angestrebt werden.

Die Politik der DDR reagierte auf den Geburtenrückgang der 70er Jahre mit einer Reihe pronatalistischer Maßnahmen, die neben finanziellen Anreizen vor allem auf eine bessere Vereinbarkeit von Beruf und Familie durch vielfältige Kinderbetreuungsmöglichkeiten zielten. Im Rahmen der Wiedervereinigung Deutschlands wurde in den neuen Bundesländern die bundesdeutschen Familienpolitik eingeführt. Dies hat dazu geführt, daß sich Beruf und Kinder schlechter als zu DDR Zeiten vereinbaren lassen und daß ein traditionelles Ehemodell mit der ökonomischen Abhängigkeit der Frau vom Ehemann wieder etabliert wurde (Grandke 1992).

2.5.1.3.1 Finanzielle Steuerungsmaßnahmen

Die ökonomischen Faktoren des Geburtenrückganges sind besonders untersucht worden, »weil mit ihnen wenigstens Ansätze für eine Gegensteuerung

---

72 Dieser Punkt ist unter den Bevölkerungswissenschaftlern und Politikern sehr umstritten. Süssmuth (1988) meint, es könne nicht sinnvoll sein ein »Problem dadurch zu lösen, daß man sich ein neues schafft« (S.21).

gegeben wären« (Hatzold 1980, S.52). Unter den Vorschlägen fanden sich z.B. Vergünstigungen für Schwangere, die zu öffentlichen Verkehrsmitteln und anderen kommunalen Einrichtungen einen billigeren Zugang haben sollten (Fitz 1980).

Neben finanziellen Anreizen zur Steigerung der Geburtenrate sind auch Modelle in die Diskussion gebracht worden, die Kinderlose explizit bestrafen. Die Rentenversicherung müsse modifiziert werden, um zu einem Steuerungsinstrument der Bevölkerungsentwicklung zu werden (Schmidt Kaler 1988, Meyer-Schwickerath 1988, Wingen 1988).

Der zentrale Ansatz aller familienpolitischen Maßnahmen zur Vereinbarkeit von Familie und Arbeitswelt ist der Erziehungsurlaub und das Erziehungsgeld. Das Bundeserziehungsgeldgesetz ist seit 1986 in Kraft und war zunächst die Reaktion der Unionsparteien auf ein ehemaliges Vorhaben der sozialliberalen Regierung, das vorsah, Tagesmütter zu fördern (Münch 1990). In dem Tagesmutter-Projekt sah die CDU eine Bestrebung, die Erziehungsfunktion von der Familie abzulösen, weshalb sie schon als Oppositionspartei mit einem Gesetzesentwurf zum Erziehungsgeld dagegenhielt. Das Ziel des Gesetzes war es, Müttern zu ermöglichen, sich »unter Verzicht auf Erwerbsarbeit der Erziehung ihrer Kinder zu widmen« (Münch 1990, S.53). Das Gesetz sollte Teil eines Programmes zur Förderung der Familie und zum Schutz des ungeborenen Lebens sein. Gleichzeitig erhoffte man positive Auswirkungen auf den Arbeitsmarkt. Verbunden mit der Zahlung von 600 DM pro Monat, ist die Möglichkeit, mittlerweile drei Jahre Erziehungsurlaub zu nehmen, gekoppelt mit einer Beschäftigungsgarantie. Die Zielrichtung dieser Maßnahmen begründen sich in der Einsicht, daß beruflich qualifizierte Frauen kaum langfristig ihre Erwerbstätigkeit zugunsten der häuslichen Arbeit aufgeben werden. Die familienpolitischen Maßnahmen orientieren also auf das Drei-Phasen-Modell: Nach dem Berufseinstieg in jungen Jahren, folgt eine Familienpause, und wenn die Kinder schulpflichtig geworden sind, der Wiedereinstieg in den Beruf meist im Rahmen einer Teilzeitbeschäftigung. »Sicher dagegen ist, daß bloße Geldspritzen allein es nicht fertigbringen, ausgebildete und gutbezahlte Frauen zur Aufgabe ihrer Berufsrolle zu bewegen« (Schmid 1980, S.36). Von einigen Autorinnen wird auch in eine andere Richtung argumentiert: »Die Erkenntnis, daß Kinder für den Fortbestand der Gesellschaft wichtig sind, ist nur unter der Beteiligung der Väter umzusetzen« (Höhn 1980, S.94). Auch Munz (1980) hofft, daß ein egalitäre Geschlechterbeziehung es

Frauen erleichtern würde, Beruf und Elternschaft zu verbinden, und sie so eher bereit wären, ihr generatives Verhalten zu ändern. Der Wertewandel, der von den meisten Politikern und Demographen angestrebt wird, geht jedoch in eine andere Richtung.

2.5.1.3.2 Wertewandel

Die Position der Familie innerhalb der Gesellschaft und die Erwerbstätigkeit der Frau müsse sich wieder zu früheren »Mustern« hin entwickeln (Köllmann 1988). Die Bedeutung der Selbstverwirklichung ist oft für den Geburtenrückgang verantwortlich gemacht worden (Wingen 1987). Es liegt also nahe, in dieser Beziehung über Einflußnahme nachzudenken. Wingen (1980) ist der Meinung, es gehöre zu den Aufgaben einer grundwerteorientierten Gesellschaftspolitik, problematischen Grundeinstellungen in bezug auf die Kinderzahl zu begegnen. In der Argumentation gegen die Selbstverwirklichung wird das Negativ-Bild einer »überalterten, überfremdeten und verantwortungsfreien, da kindersorgenentbundenen Generation« (Stiksrud 1980, S.162) entworfen. Ein Wandel im »gesinnungsmäßigen Umfeld« (Liebich 1987, S.85) sei neben den materiellen Veränderungen notwendig. Vor allem Jugendlichen müsse ein Gegengewicht zur »individualistisch mißverstandenen Emanzipationsvorstellung« (Wingen 1988, S.161) vermittelt werden. Das Verstehen von Kinderwunschmotiven sei dabei wichtig, um »dem generativen Handeln zugrunde liegende Motivationen selbst zu verändern« (ebd. S.167).

2.5.1.3.3 Der Schwangerschaftsabbruch in der Diskussion

Von vielen Wissenschaftlern und vielen Politikern, die eine Geburtensteigerung erreichen wollen, ist die Zahl der Schwangerschaftsabbrüche immer wieder beklagt worden (Hüttche 1987). Vor allem die damalige Finanzierung über die Krankenkassen wurde abgelehnt, mit dem Verweis »daß wir uns dadurch eigentlich schon unser eigenes Grab graben« (Klöckner 1987, S.105). Tatsächlich liegt die Zahl der jährlichen Abbrüche bei etwas über 100 000 und sinkt im Vergleich zu den Vorjahren (Dorbritz 1993/94). Auch von den Familienverbänden werden familienpolitische Maßnahmen zum Schutz des ungeborenen Lebens gefordert (Fell 1992). Die damalige Familienministerin Rönsch (1992) forderte einen Einstellungswandel gegenüber dem ungeborenen Leben, um Strukturen der Familienferne und Kinderfeindlichkeit in der Gesellschaft abzubauen. »Trotz aller Pluralität des Zusammenlebens« (Wissenschaftlicher Beirat für Familienfragen 1991, S.66) bleibe die durch Elternschaft begründete Familie sowie der Schutz des ungeborenen Lebens Ziel familienpolitischer Maßnahmen. Die Diskussion um den Schwangerschaftsabbruch stellt sich hier nicht als ethischer Selbstzweck dar, sondern steht im Kontext einer pronatalistisch ausgerichteten Familienpolitik.

2.5.1.3.4 Bevölkerungspolitik weltweit

Während in den Ländern des Nordens also eine Politik betrieben wird, um die Geburtenraten zu steigern, zielen die bevölkerungspolitischen Programme der internationalen Organisationen in den Ländern der Dritten Welt auf eine Reduktion der Geburten[73]. Die Sorge um den Geburtenrückgang in den Industrieländern richtet sich neben den gesellschaftsimmanenten Problemen auch auf Herrschaftssicherung. Vor allem von Kritikerinnen der Reproduktionsmedizin ist deren Stellung im Rahmen einer weltweiten Bevölkerungspolitik thematisiert worden.

Da die quantitative Bevölkerungspolitik in Deutschland kaum Erfolge aufweist, was sich an den konstant niedrigen Geburtenraten ablesen läßt, habe sich der Versuch eines qualitativen Ansatzes herausgebildet: Die wenigen Kinder, die geboren werden, sollen wenigstens gesund sein (Köbsell 1994). Diesem Ziel dient die Pränataldiagnostik. Auch die Reproduktionsmedizin stelle eine positive Eugenik dar, indem die Fortpflanzung der weißen Bevölkerung des Nordens gefördert werde[74] (Becker 1993). Im Rahmen des Herrschaftsanspruches der Industrieländer könne die Reproduktionsmedizin

---

73 Die Diskussion des Problems Überbevölkerung kann hier nicht geleistet werden. Die Programme zur Bekämpfung der Überbevölkerung sind jedoch nicht nur wegen ihrer Methoden, sondern auch aufgrund der Zielsetzung in die Kritik geraten. Eine Bekämpfung der Armen, anstatt eine Bekämpfung der Armut werde betrieben, so meinen Kritikerinnen, die darauf hinweisen, daß weltweit die meisten Ressourcen nicht in den Ländern des Südens, sondern in den Industrieländern verbraucht werden (z.B. Strobl 1992).

74 Auch in der Auswahl der Paare durch Spezialkliniken liegen Aspekte der positiven Eugenik. In der Präimplantationsdiagnostik ist dieser Aspekt dann ganz deutlich.

sowie der § 218 als Herrschaftssicherung dieses Teils der Menschheit gesehen werden. Auch finanzielle Förderung von kostenintensiven IVF-Kliniken durch öffentliche Gelder zeugt von einem staatlichen Interesse an deren pronatalistischer Ausrichtung. Dabei geht es letztlich weniger um die tatsächlich erzielten Schwangerschaften als viel mehr um die Propagierung des Wertes Mutterschaft.

Während in den USA eine pronatalistische Politik gegenüber den mittelständischen Weißen betrieben wurde, wurde zum Zeitpunkt der Zulassung des Implantats »Norplant« 1991 in den US-Medien die Eignung dieses Antikonzeptivums als »Instrument zur Bekämpfung der schwarzen Armut und zur Reduktion der Asozialen« diskutiert (Wichterich 1994). Auch im Süden soll die Zahl der Geburten verringert werden. Obwohl Familienplanung eigentlich meint, Menschen selbstbestimmt den Zugang zu Verhütungsmitteln zu ermöglichen, ist die Familienplanung in den Dienst der Bevölkerungspolitik gestellt worden (Spiller 1994). Frauen sind in den Ländern des Südens vor allem Objekt bevölkerungspolitischer Planungen, und ihre Selbstbestimmung hat dann ein Ende, wenn es um Erreichung von Zielvorgaben geht. Zur Reduzierung der Geburtenrate in der Dritten Welt werden teilweise drastische Methoden angewandt (vgl. Heim und Schaz 1994, Spiller 1994, Randeria 1995). Da die Politik zur Einschränkung des Bevölkerungswachstums nur wenige Erfolge zeigt, versuchen Familienplanungsorganisationen auf Methoden zu setzen, die weniger von der Motivation der Frauen abhängig sind und weniger von ihnen selbst kontrolliert werden können, wie die Sterilisation, Intrauterinpessare, Dreimonatsspritzen, Hormonimplantate oder neuere Methoden der Anti-Schwangerschaftsimpfungen. In Puerto Rico z.B. wurden seit den 30er Jahren von den USA Sterilisationskampagnen finanziert, mittlerweile sind 40% aller Frauen sterilisiert (Spiller 1994).

2.5.1.4 Zusammenfassende Diskussion der bevölkerungswissenschaftlichen Aspekte

Die Frage nach der Motivation des Kinderwunsches stellt sich für Bevölkerungswissenschaftler vor dem Hintergrund der niedrigen Geburtenzahl in der Bundesrepublik. Hieraus ergab sich die Erforschung der Bedingungen generativen Verhaltens. Zusammenfassend kann folgende demographische Tendenz beschrieben werden: Es wird später geheiratet, die

Paare bekommen weniger Kinder, und die Erwerbstätigkeit von Ehefrauen und Müttern steigt an. Diese Trends sind in unterschiedlicher Ausprägung in ganz Europa zu beobachten. Die Gründe für oder gegen Kinder müssen auf verschiedenen Ebenen analysiert werden. Auf der Mikroebene spielen Einstellungen zu Kindern und Familienformen sowie Persönlichkeitsmerkmale eine Rolle. Das Bildungsniveau, Frauenerwerbstätigkeit, die Wohnverhältnisse und finanzielle Gründe werden als Faktoren der Mesoebene betrachtet. Objektive Rahmenbedingungen sind jedoch höchstens ausschlaggebend bei der Frage, wann der Kinderwunsch realisiert wird. Als Einflußfaktoren der Makroebene wird Verstädterung und Kinderfeindlichkeit, eine Modernisierung der Werte in Richtung Selbstverwirklichung und Zukunftsangst genannt (Höhn 1986).

Vor allem von konservativen Politikern wird neben einem Anstieg der Geburtenzahlen auch die Restauration der Geschlechterrollen angestrebt. Die Berufstätigkeit von Frauen ist daher ein zentraler Punkt der Diskussion: »Es muß einer Familie möglich sein, daß sie auch vernünftig existieren kann, wenn die Frau zu Hause bleibt und Kinder erzieht und den Haushalt führt« (Hüttche 1987, S.102). Es dürfe kein wirtschaftlicher Zwang bestehen, daß »die Frau noch berufstätig sein muß« (ebd.), forderte der damalige Vertreter der CDU/CSU-Fraktion. Tatsächlich haben die Maßnahmen des Erziehungsurlaubs und Erziehungsgeldes auf die Entscheidung von Frauen, Kinderwünsche zu realisieren, einen größeren Einfluß als auf die Entscheidung von Männern (Vaskovics et al. 1994). Diese familienpolitischen Hilfen beim Übergang zur Elternschaft laufen fast ausschließlich auf die Realisierung eines traditionellen Familienmodells hinaus. Neben den finanziellen Sachzwängen spielen hier geschlechtstypische Normvorstellungen eine Rolle. Für Frauen, die keinen am traditionellen Familienmodell orientierten Lebensentwurf haben (etwa ein Fünftel in der Befragung von Schneewind et al. 1994), greifen die Maßnahmen nicht, um Beruf und Kinder realisieren zu können. Solange es für Familien ökonomisch notwendig und gesellschaftlich erwünscht ist, daß Väter voll berufstätig sind, es keine Betreuungsmöglichkeiten für Kinder während des Arbeitstages gibt und flexible Arbeitszeiten nicht auf alle berufliche Positionen ausgedehnt werden, fungiert das Erziehungsgeld und der Erziehungsurlaub als Verfestigung der geschlechtsspezifischen Arbeitsteilung, die den Müttern die Hausfrauenrolle zuweist. Das Drei-Phasen-Modell ist dabei ein Zugeständnis an den Wunsch der Frauen nach Berufstätigkeit, es schließt eine Konkurrenz mit männlichen Arbeitnehmern in Führungspositionen jedoch definitionsgemäß aus.

Die pronatalistische Bevölkerungspolitik in der Bundesrepublik bedient sich auch der Medizin. Die Bad Nauheimer Gespräche zur Frage der Bevölkerungsentwicklung, aus denen zahlreiche Zitate von Politikern und Wissenschaftlern entnommen sind (Wingen, Wolff, Hüttche, Zickgraf 1987), wurden von der Landesärztekammer Hessen veranstaltet. Auf der Jahrestagung der Deutschen Gesellschaft für Bevölkerungswissenschaft nahm Professor Stauber an einer Arbeitsgruppe über dem Kinderwunsch entgegenstehende physiologische Hindernisse teil (Tietze 1980). Auf dieser Tagung wurden die Erfolge der Sterilitätstherapie unter dem Gesichtspunkt der sinkenden Geburtenrate gewürdigt. Die ungewollte Kinderlosigkeit bedeute ein Defizit von etwa 6000 Geburten pro Jahr – so der Ergebnisbericht dieser Arbeitsgruppe. Die Rolle der Reproduktionsmedizin besteht dabei nicht nur darin, die unerfüllten Kinderwünsche zu befriedigen, sondern sie transportiert auch ein gesellschaftliches Leitbild. Die finanzielle und menschliche Investition in die assistierte Fertilisation paßt besser in das Konzept der pronatalistischen Politik als die Suche nach alternativen Lebensmodellen.

2.5.2 Geschlechtsspezifische Sozialisation

Inwiefern beeinflussen gesellschaftliche Leitbilder tatsächlich individuelle Kinderwünsche? Der Frage, wie Menschen gesellschaftliche Normen verinnerlichen und wie sich das Spannungsfeld zwischen individuellen Bedürfnissen und gesellschaftlichen Erwartungen entwickelt, ist die Sozialisationstheorie seit Ende des letzten Jahrhunderts nachgegangen. Der Begriff der Sozialisation geht auf den französischen Soziologen Durkheim (1858-1917) zurück. Dabei bedient sich die Sozialisationstheorie vor allem der Basiswissenschaften Psychologie und Soziologie. Sozialisation kann begrifflich gefaßt werden als Prozeß der Entstehung und Entwicklung der Persönlichkeit in wechselseitiger Abhängigkeit von der gesellschaftlich vermittelten sozialen und materiellen Umwelt (Tillman 1989). Es wird davon ausgegangen, daß die Voraussetzung für den Prozeß der Menschwerdung und der Erlangung von Handlungsfähigkeit das Leben in einer gesellschaftlichen Umwelt ist (Gildemeister 1988). Das Geschlecht ist nicht nur eine biologische, sondern eine fundamentale soziale Kategorie, die grundsätzliche Auswirkungen auf gesellschaftliche Chancen, soziale Erwartungen und individuelles Verhalten hat. Zudem ist die Geschlechtszugehörigkeit im Gegensatz zu anderen sozialen Kategorien im Laufe des Lebens nicht veränderbar. Die Forschung hat sich daher seit langem mit der Frage beschäftigt, wie Geschlechterrollen erworben und wie geschlechtstypische Verhaltensweisen angeeignet werden (Tillmann 1989). Da die Mutterrolle zentraler Bestandteil von Weiblichkeitsstereotypen war und ist, hat die Sozialisation von Mädchen eine zentrale Bedeutung für die Entwicklung des weiblichen Kinderwunsches.

In der Forschung über die geschlechtsspezifische Sozialisation spielen vor allem zwei psychologische Denkschulen eine Rolle: die Lerntheorie und die Kognitionspsychologie[75]. Neben diesen beiden sozialisationstheoretischen Ansätzen werden in diesem Abschnitt Ergebnisse zur Sozialisation in der Schule, durch die Medien und durch Peer-groups vorgestellt. Der »Erfolg« von Sozialisationsbemühungen zeigt sich in Lebensentwürfen adoleszenter Mädchen. Die Kritische Psychologie hat einen weiteren Ansatz erarbeitet, die Interaktion zwischen emotionalem Innen und gesellschaftlichem Außen zu betrachten.

2.5.2.1 Lerntheoretische Ansätze

Diese Richtung der Psychologie wird auch als Behaviorismus bezeichnet und geht auf den Amerikaner Watson (1878-1950) zurück (Tillmann 1989). Zu den zentralen Begriffen zählt das Reiz-Reaktions-Schema im Sinne des klassischen Konditionierens. Der Lernprozeß besteht darin, den ursprünglichen Reiz durch einen anderen, der die gleiche Reaktion auslöst, zu ersetzen. Diese Formen des Signallernens gehen auf die Arbeiten von Pawlow (1849-1936) zurück. Unter instrumentellem Lernen versteht man, daß aus einer Vielzahl spontan gezeigter Verhaltensweisen durch positive oder negative Verstärkung bestimmte Komponenten ausgelesen und zu einem Verhaltensmuster zusammengefügt werden. Eine Erweiterung des

---

75 Auch die Psychoanalyse spielt in der Sozialisationstheorie eine Rolle. Auf die psychoanalytischen Vorstellungen zur Entwicklung von Mädchen wurde schon ausfürlich im Kapitel 2.3 eingegangen.

instrumentellen Lernens ist das Modellernen. Komplexe Verhaltensweisen werden demzufolge nicht durch langwierige Verstärkung von Einzelelementen erworben, sondern durch Imitation am Stück übernommen. Auch hier können Verstärkungen wirksam werden, wenn nicht der Beobachter, sondern das Modell bestraft oder belohnt wird. Diese lerntheoretischen Konzepte, die den Erwerb komplexer Verhaltensweisen in der sozialen Umgebung erklären, werden auch als Theorie des soziales Lernen zusammengefaßt. In bezug auf Geschlechterrollen wird angenommen, daß Knaben für männliches und Mädchen für weibliches Verhalten belohnt werden. Daraus entwickele das Kind eine generelle Einsicht, welches der beiden Geschlechtermodelle ihm ähnlicher ist, und modelliert dieses dann nach. Im Laufe der Entwicklung werde das Kind von externen Verstärkungen unabhängig und empfinde selbst das Nachahmen des richtigen Modells im Sinne einer Selbstverstärkung als Belohnung (Tillmann 1989).

In den siebziger Jahren wurde vor allem in der Frauenbewegung die Erziehung von Mädchen thematisiert. Dabei wurde die Herausbildung der weiblichen Geschlechterrolle vor allem als Behinderung der Mädchen in ihrer Entwicklung kritisiert. Zu den zentralen Arbeiten zählen die Bücher von Belotti (1975) und Scheu (1977). Beide Autorinnen stellen sich zwar nicht explizit in den Kontext der Lerntheorie, ihre Sichtweise der Mädchen als weitgehend passive Objekte familiärer Einflüsse und gesellschaftlicher Zwänge beweist aber eine lerntheoretische Sichtweise der Geschlechtersozialisation.

Belotti (1975) thematisiert die unterschiedliche Behandlung von Jungen und Mädchen in Hinblick auf Zimmerausstattung und Mobiles, die für Mädchen Engelchen und Püppchen und für Jungen Schiffe, Autos sowie abstrakte Formen abbilden, in Hinblick auf das Stillverhalten von Müttern, die ihre Töchter schneller entwöhnen als ihre Söhne und ihnen weniger Zeit für die Mahlzeiten zugestehen, sowie in Hinblick auf die Sauberkeitserziehung, die für Mädchen rigider sei. Insgesamt werde kokettes und hilflosen Verhalten bei den kleinen Mädchen positiv verstärkt im Gegensatz zu zornigem Auftreten.

Ein zentrales Element geschlechtsspezifischer Erziehung ist das Spielzeug. Kleinen Mädchen würden nicht nur Puppen geschenkt, sondern man »schaut nicht einfach, was die Kleine damit macht, sondern zeigt ihr auch, wie man die Puppe hält und sie liebhat« (Belotti 1975, S.73). Es würde darauf gedrängt, daß Mädchen mit Puppen spielen, um auf ihre zukünftige mütterliche Aufgabe vorbereitet zu sein, während das Puppenspiel bei Jungen verpönt sei. Mädchen lernen bereits im Kleinkindalter »fast perfekt, Puppen anzuziehen, zu waschen, zu wiegen, zu füttern, spazierenzufahren und was alles noch so dazugehört. All dies sind Fähigkeiten, die sie später entsprechend ihrer Funktion als Mutter haben sollen und müssen« (Scheu 1977, S.77). Typische Mädchenspielsachen hätten meist mit Schönheitspflege oder Hausarbeit zu tun, und bereits die Verpackung des Spielzeugs mache deutlich, wer damit spielen soll. Konstruktionsspiele würden meist Jungen zugeordnet, während Mädchen zu Rollenspielen ermuntert würden. »Jungen werden also in dieser Entwicklungsphase vorwiegend in den Umgang mit Materialien eingeübt, Mädchen hingegen in sozialen Beziehungen« (Scheu 1977, S.92). Eltern reagieren positiver auf geschlechtstypisches als auf geschlechtsuntypisches Spielen ihrer Kinder. Diese Reaktion ist bei Vätern stärker ausgeprägt (Beal 1994, Fagot, Hagan 1991). Als Reaktion darauf entwickeln Kinder schnell geschlechtstypische Vorlieben für bestimmtes Spielzeug (Beal 1994). Durch die Verpackung der Spielzeuge werden geschlechtsspezifische Erwartungen transportiert: Auf drei von vier Chemiebaukästen seien ausschließlich Jungen dargestellt, in Spielzeugkatalogen werden Väter immer in der Rolle des Belehrenden gezeigt, während abgebildete Mütter zuschauen oder Hausarbeit verrichten (Scheu 1977). Unterschiedliche Arbeiten weisen darauf hin, daß Jungenspielzeug mehr Manipulation und Feedback ermögliche, den Erfolg einer Aktion in sich selbst trage und daß Jungen über ihr Spielzeug den ganzen Raum erobern könnten, während Spielzeug für Mädchen weniger Chancen für Variationen und Innovationen biete, stärker von äußerer Anerkennung abhängig sei und sich auf feinmotorische Aktivitäten in der Zimmerecke beschränken lasse[76] (Hagemann-White 1984, Block 1983, Sachverständigenkommission sechster Jugendbericht 1988).

Scheu (1977) legt in ihrer Arbeit das Augenmerk auf die unterschiedliche Behandlung von Jungen und Mädchen, die dazu diene, den weiblichen Sozialcharakter herauszubilden. Dabei nützen die weiblichen Fähigkeiten der Mädchen direkt der Arbeitsentlastung der Erwachsenen, denn Mädchen sind »früher sauber, kleiden sich früher selbständig an, werden schon im Vor-

---

76 Ein Fußball oder eine Eisenbahn verlangen einen anderen Aktionsradius als eine Puppenstube.

schulalter zum Bedienen von Vätern und Brüdern angehalten« (Scheu 1977, S.10). Auch die Sachverständigenkommission Sechster Jugendbericht (1988) kommt zu dem Schluß, daß Eltern bereits in den ersten Monaten deutliche Unterschiede machen in der Behandlung von Jungen und Mädchen: Bei der Nahrungsaufnahme, in der Reinlichkeitserziehung und beim Erlauben oder Verbieten von eigenen Aktivitäten wird von Mädchen mehr Selbstkontrolle und mehr Rücksicht erwartet, während Jungen größere Freiräume zugestanden werden. Während Mütter bei Mädchen im dritten Monat das soziale Verhalten fördern, indem sie sie anlächeln und nachahmen, würden sie dieses Verhalten zum gleichen Zeitpunkt bei Jungen reduzieren zugunsten der Förderung der Muskelaktivität der Jungen. Scheu bezieht sich hier u.a. auf eine auch in anderen Arbeiten häufig zitierte Studie von Goldberg, Kagan und Lewis (1965/1969, zitiert nach Scheu 1977, S.67/68), die den Begriff des »proximal mode behavior« für Auf-den-Arm-Nehmen, Streicheln und Tragen der Kinder und des »distal mode behavior« für eine Förderung der Autonomie, indem die Mutter das Kind aktiv anderen Objekten zuwenden, geprägt haben. Ab dem sechsten Monat würden Jungen fast ganz im Sinne des »distal mode bahavior« behandelt, während gleichaltrige Mädchen, trotz ihrer zunehmenden physischen Fähigkeiten, durch das »proximal mode behavior« an die Bezugsperson gebunden werden. Silvermann (1987) folgert in einer Übersichtsarbeit, daß Mütter neugeborene Mädchen häufiger anschauen und sie zum Lächeln ermuntern, während sie im Kontakt mit Jungen weniger den Blickkontakt suchen. Dieses Interaktionsmuster könnte dazu führen, daß Mädchen mehr als Jungen im Bindungsverhalten bestärkt werden. Auch Familienaufgaben werden geschlechtsspezifisch verteilt (Scheu 1977): Bei den regelmäßigen Hausarbeiten werden Mädchen doppelt so häufig hinzugezogen wie Jungen.

Eine systematische Gegenüberstellung von lerntheoretischen Erklärungsmodellen mit der Vielzahl der vorhandenen Studien läßt jedoch Zweifel an den unilinearen Aussagen zu. Maccoby und Jacklin (1975) haben ein umfassendes Sammelreferat zu elterlichem Erziehungsverhalten vorgelegt. Die Ergebnisse sind vor allem uneindeutig. Bezüglich des Lernens am Modell stellen Maccoby und Jacklin fest, daß Kinder im Vorschulalter keine gleichgeschlechtlichen Modelle bevorzugt imitieren[77]. Bei den meisten

---

77 Beal (1994) weist auf die Bedeutung des Fehlens von Rollenmodellen überhaupt hin.

Untersuchungen finden sich keine Unterschiede im Ausmaß der elterlichen Zuwendung. Was deren Charakter in bezug auf verbale oder motorische Stimulation betrifft, zeigen sich jedoch unterschiedliche Resultate: Jungen werden häufiger geschlagen, aber auch häufiger gelobt. Mehr, als daß Eltern geschlechtstypisches Verhalten ermutigen, entmutigen sie geschlechtsuntypisches Verhalten, das betrifft vor allem das Verhalten von Vätern zu ihren Söhnen (Maccoby, Jacklin 1975). Geschlechtsuntypisches Verhalten wird bei Jungen insgesamt strenger bewertet als bei Mädchen (Martin 1990). Aber auch in Beziehung zu ihren Töchtern sind es die Väter, die deren feminines Verhalten stimulieren (Johnson 1975, Gildemeister 1988). Es stelle sich ein positiver Zusammenhang zwischen der Zuwendung des Vaters und der Familienorientierung der Töchter dar, so Johnson.

Lytton und Romney (1991) haben an die Arbeit von Maccoby und Jacklin angeknüpft und eine Meta-Analyse vorgelegt, die 172 verschiedene Studien berücksichtigte. Beide Eltern ermuntern geschlechtstypische Verhaltensweisen signifikant stärker als geschlechtsuntypische. Väter unterscheiden stärker als Mütter zwischen Mädchen und Jungen. In westlichen Ländern außerhalb der USA werden Jungen signifikant mehr körperlich bestraft als Mädchen. Die US-amerikanischen Studien bestätigten diesen Zusammenhang nicht. Im Bereich der nicht signifikanten Zusammenhänge seien jedoch folgende Tendenzen erwähnt: Jungen werden häufiger zu Erfolgsorientierung ermuntert, und sie werden strenger behandelt als Mädchen. Mädchen dagegen werden mit mehr Wärme behandelt und eher zu Abhängigkeit ermuntert. Die unterschiedliche Behandlung von Jungen und Mädchen verringert sich mit zunehmendem Alter der Kinder. Die Autoren geben zu bedenken, daß diese nicht-signifikanten Tendenzen auf subtile elterliche Verhaltensweisen hindeuten könnten, die den bisherigen Untersuchungsmethoden nicht voll zugänglich sein könnten.

Zum Schluß ihrer aktuellen Literaturübersicht folgert Beal (1994) zum Thema soziales Lernen: »Boys and girls do receive different patterns of reinforcement in specific areas, most notably play, independence, and achievement orientation« (S.87)[78]. Typisch männliche oder weibliche Kommunika-

---

Denn wenn keine Modelle weiblicher Ingenieure verfügbar sind, kann das Mädchen sie auch nicht imitieren, selbst wenn sie dazu ermutigt würde.
78 Vgl. auch Fagot, Hagan, Leinbach, Kronsberg 1985 (zitiert nach Beal 1994):

tionsstile werden durch den Einfluß der Eltern modelliert: Mädchen erhalten mehr Aufmerksamkeit von ihren Müttern als Jungen, wenn sie kommunizieren, während Jungen für verbale Kommunikation eher negative Reaktionen bekommen. Das Ausmaß der geschlechtsspezifischen Reaktionen der Eltern nimmt mit zunehmendem Alter der Kinder ab und ist bei Kindern im Alter von 16 Monaten am ausgeprägtesten (Fagot, Hagan 1991). Soziales Lernen findet bei der Vermittlung von sozialen Fähigkeiten in geschlechtsspezifischer Art und Weise statt (Grusec 1991): Spontanes soziales Verhalten wird bei Mädchen dadurch gefördert, daß die Bezugspersonen ihre eigenen Gefühle mitteilen – bei Jungen findet diese Form der Bestärkung nicht statt. Zu ähnlichen Ergebnissen kommt auch Block (1983): Mädchen erhalten mehr Erziehungsdruck in Richtung auf gehorsames, verantwortungsbewußtes und pflegendes Verhalten, während Jungen von den Eltern mehr unter Druck gesetzt werden, erfolgsorientiert und selbstbewußt zu sein. Mädchen werden mehr als Jungen bestärkt in sozialem Verhalten und interpersonellen Interaktionen.

Neben den direkten Aktionen der Erwachsenen gehören zu den subtileren Einflußmöglichkeiten geschlechtsspezifische Wahrnehmungen und Interpretationen. Dazu Hagemann-White (1984): »Erwartungshaltungen beeinflussen die Deutung aller Lebensäußerungen eines Kindes, und diese Erwartungshaltungen sind durch das Geschlecht im Sinne der bekannten Stereotypen ausgerichtet« (ebd. S.50). Eltern nehmen ihre gerade erst geborenen Säuglinge schon geschlechtsspezifisch wahr und schreiben ihnen entsprechende physische und psychische Eigenschaften zu (Sachverständigenkommission sechster Jugendbericht 1988). Die Umstände und Praktiken, mit denen bereits ein Neugeborenes konfrontiert wird, sind hochgradig sozial überdeterminiert (Liebau 1992). Eltern und andere betreuende Personen erwarten unterschiedliche Dinge von weiblichen und männlichen Babys, und diese Erwartungen charakterisieren die Art und Weise, wie das Kind gehalten, gewickelt und gefüttert wird. Es wird im Laufe der Zeit genau jene Kompetenzen erwerben, die ihm eine aktive Bewältigung seiner Lebenslage

---

Erwachsene reagieren auf 90% der verbalen Äußerungen von Mädchen postiv, während sie 90% ihrer Versuche, sich durch körperliche Aktionen auszudrücken, ignorieren, während verbale Äußerungen von Jungen nur in 15% der Fälle beantwortet werden, auf ihre körperlichen Aktionen aber in 41% der Fälle positiv eingegangen wird.

ermöglichen. Es bleibt ihm gar nichts anderes übrig, da es keine Alternativen kennenlernt. »Es ist eine tendenziell zirkuläre Struktur, die sich im Sozialisationsprozeß entwickelt. Das Kind trifft auf die durch den Habitus der Eltern erzeugten Praxisformen; es nimmt mit zunehmender Dauer umso kompetenter an diesen Praxisformen teil; und es reproduziert in dem Maße, in dem es seine Kompetenzen entwickelt, die Praxisformen, in die es einsozialisiert worden ist« (Liebau 1992, S.140).

Ein weiterer Kristallisationspunkt geschlechtsspezifischer Sozialisation ist die stärkere elterliche Aufsicht, unter der Mädchen stehen (Beal 1994). Daher sind diese den Sozialisationsbemühungen und Normen der Erwachsenen mehr ausgesetzt als Jungen (Hagemann-White 1984, Gildemeister 1988). Die stärkere Beaufsichtigung von Mädchen, die vor allem mit der Angst vor Sexualverbrechen begründet wird, hat »erhebliche Folgen für das Gefühl von Sicherheit und Durchsetzungsvermögen und damit von Selbstvertrauen. Mädchen wachsen behüteter auf, geraten damit aber auch unter stärkere Kontrolle und unmittelbare Beeinflussung in der Entwicklung ihrer Lebensformen (...). Der weitreichendere Aktionsradius macht Jungen sicherer im Umgang auf der Straße und gibt ihnen die Möglichkeit, sich selbst Freiräume zu schaffen und zu gestalten« (Sachverständigenkommission sechster Jugendbericht 1988, S.93). Eltern fördern Unabhängigkeit bei Jungen, indem sie ihnen weniger Hilfen geben als Mädchen, von denen wiederum schüchternes und unsicheres Verhalten eher toleriert wird (Beal 1994).

Obwohl die Mechanismen des sozialen Lernens bei der Übernahme von Geschlechtsstereotypen eine Rolle spielen, ist die Sichtweise, Kinder als Objekte der Maßnahmen Erwachsener zu sehen, vielfach kritisiert worden (Tillamm 1989, Gildemeister 1988, Nachwort der Herausgeberinnen von Belotti 1975, Haug 1991). Diese Kritik zielte auf die eindimensionale Betrachtung, die nicht erklären kann, wie Kinder, deren Eltern sich betont geschlechtsuntypisch verhalten, ihre oft ausgeprägten Geschlechtsstereotypen entwickeln. Um den vielfältigen Interaktionen zwischen Kindern und ihrer Umwelt gerecht zu werden, muß das Kind als Subjekt in den Blickpunkt der Forschung rücken.

2.5.2.2 Kognitionspsychologische Ansätze

Die kognitionspsychologische Sichtweise der menschlichen Entwicklung geht zurück auf den Schweizer Psychologen Piaget (1896-1980), der postulierte, das Kind entwickele innere kognitive Strukturen, indem es mit Gegenständen und Personen umgeht (Tillmann 1989). Zur Erweiterung der Lerntheorie in Richtung sozial-kognitiver Theorie hat Bandura (1976,1979) wesentlich beigetragen. Bandura betont die kognitiven Aspekte des Lernens durch Beobachtung sowie die Möglichkeit der Selbststeuerung der Individuuen durch entsprechende Arrangements der Umweltreize[79].

Zur Entwicklung der Geschlechterrollen ist das Phasenmodell von Piaget zentral. Nach Piaget gelangt das Kind in Auseinandersetzung mit seiner Umwelt zu anderen Niveaus des Denkens und entwickelt seine kognitiven Strukturen weiter. Während der sensomotorischen Stufe (bis zum zweiten Lebensjahr) interagiere das Kind wirkungsvoll mit konkreten Objekten. In der prä-operationalen Stufe erwirbt das Kind zwischen dem zweiten und sechsten Lebensjahr die Fähigkeit, symbolische Vorstellungen zu bilden. Es hat jedoch noch ein egozentrisches Weltbild und kann daher den Standpunkt anderer nicht verstehen und nicht logisch argumentieren. Es hat keinen Begriff davon, daß Mengen und Objekte konstant bleiben, auch wenn sie ihre Form ändern. Ab dem siebten Lebensjahr beginnt die Stufe des konkreten Operierens, in der Begründungen formuliert werden können, aber über die Realität noch nicht abstrahierend nachgedacht werden kann. Mit elf Jahren etwa erreicht das Kind die Stufe des formalen Operierens und kann Hypothesen bilden sowie über sich selbst reflektieren.

Kohlberg hat in seinen Arbeiten dieses Grundkonzept auf die Entwicklung der Geschlechtsrollen angewandt. Demnach wird das Geschlechterrollen-konzept nicht als Ergebnis von sozialem Training, sondern als Ergebnis der aktiven Strukturierung der Umwelt durch das Kind angesehen (Kohlberg 1967). Da das Kind in der prä-operativen Phase noch keinen Begriff von der Konstanz physischer Ojekte hat, hat es auch keine Vorstellung von der Konstanz des eigenen Körpers. Kinder können sich im Alter von zwei Jahren meist als Junge oder Mädchen bezeichnen, in dieser Phase sind sie jedoch der Meinung, die Geschlechtszugehörigkeit könne sich auch wieder ändern. Mit drei Jahren etikettieren sie ihre Umwelt in den Kategorien männlich und

---

79 Die Überzeugung von der Wirksamkeit des eigenen Handelns und von der Möglichkeit, Erfolg oder Mißerfolg steuern zu können, ist insbesondere bedeutsam in Hinblick auf professionelles Selbstbewußtsein von Männern und Frauen und in Hinblick auf Berufschancen (Bandura 1995). Vgl. auch 2.5.2.3.

weiblich, nehmen diese Einordnung aber vor allem anhand der Haartracht und der Kleidung vor. Wenn Personen ihr Aussehen änderten, könnten sie also auch ihr Geschlecht ändern, so die Vorstellung. Erst mit sieben Jahren, in der Phase des konkreten Operierens, würden die Kinder eine konstante Geschlechtsidentität entwickeln können, die sich an den Sexualorganen orientiere – so Kohlberg[80]. Wenn Kinder eine Geschlechtsidentität entwickelt haben, wollen sie dieser auch entsprechen und suchen nach Gelegenheiten, männliche oder weibliche Verhaltensweisen einzuüben. In diesem Sinne betreiben die Kinder dann im Stadium des konkreten Operierens ihre eigene Sozialisation. Kohlberg entwickelt folgende Sequenz: In einer geschlechtsspezifisch strukturierten Umwelt wollen Kinder Geschlechterrollen einnehmen. Daraus entsteht der Wunsch, Rollenmodelle zu imitieren, und das emotionale Hingezogensein zu dem Modell. Noch bevor Kinder die Erwachsenen als Geschlechtsrollenmodelle annehmen, imitieren sie ihre Altersgenossen, denn die Kategorie »wir Jungen« oder »wir Mädchen« wird gebildet, noch bevor sich die Kinder in die konstanten Kategorien männlich oder weiblich einordnen können. Kinder nehmen wahr, daß Männer größer und stärker sind als Frauen und daß Männer mächtigere soziale Rollen spielen als Frauen. Mit drei bis vier Jahren gibt ein Kind Werturteile über seine Umgebung ab, die allerdings von einer egozentrischen Weltsicht geprägt sind. Dementsprechend halten die Kinder das jeweils eigene Geschlecht für das bessere. Während Jungen ungebrochen das eigene Geschlecht für das wünschenswerte halten, koinzidiert für Mädchen die egozentrische Sicht des Geschlechtsunterschiedes mit der Wahrnehmung der überlegenen männlichen Rolle. Die positive Bewertung des eigenen Geschlechts nimmt bei Mädchen daher mit zunehmendem Alter ab. Entsprechend der moralischen Entwicklung von Kindern werten Fünf- bis Achtjährige Abweichungen von der sozialen Ordnung grundsätzlich als falsch und schlecht. Erst mit der Phase des formalen Operierens in der frühen Adoles-

---

80 Hagemann-White (1984) weist darauf hin, daß Kinder geradezu gezwungen werden, auf behelfsmäßige Konstruktionen von Zweigeschlechtlichkeit zurückzugreifen, denn die ausschlagebenden biologischen Merkmale dürfen im Alltag, während mit Geschlechtszuordnungen operiert wird, nicht angesehen werden. Auch Gildemeister (1988) argumentiert, daß Kinder, die auf diffuse Indikatoren in bezug auf Geschlecht angewiesen sind, überfordert seien. Gildemeister sieht hier den Grund für die Rigidität kleiner Kinder, gerade in liberalen Familien, beim Umgang mit Geschlechtsrollenklischees.

zenz urteilen Kinder nach abstrakten Prinzipien wie Gleichheit und Gerechtigkeit. Die Vorstellungen über Geschlechterrollen werden dann wieder flexibler (auch Beal 1994). Kinder sind motiviert, Geschlechterrollen zu lernen, denn »these developmental trends can be interpreted as the product of general motives to structure, and adapt oneself to pyhsical-social reality, and to preserve a stable and positive self-image« (Kohlberg 1967, S.165/6).

Kritisch ist gegenüber dem Konzept von Kohlberg angemerkt worden, daß Kinder bereits, bevor sie eine Geschlechtsidentität entwickelt haben, schon geschlechtsspezifische Eigenschaften zeigen. So wählen Dreijährige ihr Spielzeug geschlechtsspezifisch aus (Tillmann 1989), während Kohlberg davon ausgeht, daß geschlechtstypische Eigenschaften erst dann aktiv angeeignet werden, wenn die Geschlechtsidentität konstant ist. Bilden (1980) setzt dem entgegen, daß »durch die von Anfang an auf das Geschlecht bezogene Interaktionen längst eine emotionale Besetzung, z.B. von »passenden« Aktivitäten, von symbolischen Bedeutungen (»ich liebes, kleines Mädchen«) usw. stattgefunden hat, bevor das Kind kognitiv über das Konzept der Geschlechtskonstanz und -differenz verfügt« (S.796). Auch Beal (1994) berichtet, daß schon früher, nämlich mit zwei Jahren, Kinder gleichgeschlechtliche Personen vorziehen. In ihrer Literaturübersicht zeigt Beal, daß 2 bis 3-jährige Kinder schon eine Vielzahl geschlechtsspezifischer Aussagen über Männlichkeit und Weiblichkeit machen.

In die neuere kognitionspsychologische Diskussion sind diese Widersprüche eingeflossen: Martin und Little (1990) haben gezeigt, daß vor dem Erreichen der konstanten Geschlechtsidentität schon ein rudimentäres Wissen um Geschlechtsunterschiede ausreicht, um Geschlechtsstereotypen zu lernen. Es sei möglich, Meinungen über Gruppen anzunehmen, ohne genau zu wissen, wer zu dieser Gruppe gehört, argumentieren Martin und Little in Abgrenzung zu Kohlberg. Erwachsene sowie Kinder neigen dazu »illusorische Korrelationen« anzunehmen und die Frequenz von Ereignissen, die ihren Stereotypen entsprechen, zu überschätzen. Falsche Wahrnehmung von Korrelationen, die tatsächlich nicht oder nicht in der angenommenen Höhe bestehen, führen dazu, stereotype Vorstellungen aufrechtzuerhalten, und spielen bei Kindern eine Rolle bei der Wahrnehmung geschlechtstypischer Verhaltensweisen[81] (Meehan, Janik 1990). Informationen ge-

---

81 In der zitierten Untersuchung haben Kinder Bilder mit traditionellen geschlechts-

schlechtsuntypischen Inhalts werden auch eher vergessen als geschlechtstypische Informationen (Beal 1994). Stoddart und Turiel (1985) stellen die These auf, daß kleine Kinder das Geschlecht aufgrund klischeehafter äußerer Merkmale definieren und Verletzungen der Geschlechterklischees als moralisch inakzeptabel bewerten, da dadurch in ihren Augen die Gruppenzugehörigkeit als solche in Frage gestellt wird. Dem Konflikt zwischen Geschlechtsidentität und negativen Aspekten der eigenen Geschlechtsrolle sind Frey und Ruble (1992) nachgegangen. Eine konstante Geschlechtsidentität führe zu dem Wunsch, geschlechtsspezifisch korrektes Verhalten zu zeigen, unabhängig von negativen Aspekten – so die These der Autorinnen. Tatsächlich verbrachten Jungen, die eine konstante Geschlechtsidentität entwickelt hatten, mehr Zeit mit einem geschlechtstypischen aber uninteressanten Spielzeug als Jungen ohne konstante Geschlechtsidentität. Kleinkinder und Schulkinder, die eine Geschlechtsidentität entwickelt haben, verhalten sich geschlechtsstypischer als ihre Altersgenossen ohne konstante Geschlechtsidentität (Beal 1994). Diese Befunde sprechen für die grundsätzliche Richtigkeit der Kohlbergschen These. Unabhängig von der Entstehung einer konstanten Geschlechtsidentität existieren weitere kognitive Mechanismen bei Kindern, um Geschlechterrollen zu lernen und geschlechtstypische Verhaltensweisen und Ansichten zu etablieren und beizubehalten. Diese Aneignung geht in aktiver Auseinandersetzung mit der sozialen Umgebung vor sich, wobei Mechanismen des sozialen Lernens durchaus mit kognitiven Aneignungsstrukturen interagieren.

Für eine solche Interaktion sprechen verschiedene Untersuchungsergebnisse: Intelligentere Kinder und Kinder aus traditionellen Familien eignen sich Geschlechtsstereotypen schneller an (Beal 1994). Die Ergebnisse von Fagot und Leinbach (1989) deuten ebenfalls in diese Richtung: In einer Untersuchungsgruppe von 18 Monate alten Kindern ergaben sich keine geschlechtstypischen Unterschiede im Verhalten, aber die Eltern derjenigen Kinder, die schneller Geschlechtsunterschiede lernten, gaben ihren Kindern mehr Verstärkung in Richtung geschlechtspezifischen Spielens. Auch Serbin et al. (1993) kommen in einer großangelegten Studie (n=558) zu dem Schluß, daß kognitive Elemente die Aneignung von Geschlechtsstereotypen

---

spezifischen Verhaltensweisen von Männern und Frauen signifikant zu häufig erinnert im Vergleich zu nichttraditionellen oder neutralen Bildern.

beeinflussen, während Variablen der sozialen Umgebung einen Einfluß darauf haben, ob die Kinder geschlechtstypische Präferenzen für Aktivitäten, Berufe oder Gleichaltrige entwickeln. Der sozioökonomische Status war positiv korreliert mit dem Wissen über Geschlechtsstereotypen sowie mit dem flexiblen Umgang damit. Kleine Kinder, deren Väter in nichttraditionellen Aktivitäten engagiert waren, wußten wenig über Geschlechterrollen. Demgegenüber stand die Präsenz des Vaters im Haus, genauso wie wenig väterliches Engagement bei femininen Aktivitäten, im Zusammenhang mit viel Wissen der Kinder über Geschlechterrollen. Beobachtungslernen scheint hier also eine Rolle zu spielen. Die Teilnahme von Müttern an nichttraditionellen Aufgaben führte zu weniger geschlechtstypischen Präferenzen der Kinder. Es zeigte sich ein signifikanter Zusammenhang zwischen dem Wissen um Geschlechterrollen und den eigenen Präferenzen für geschlechtstypische Aktivitäten. Die Flexibilität von geschlechtstypischen Vorstellungen nahm mit dem Alter zu. Elemente der kognitiven Entwicklung spielen also genauso wie soziokulturelle Einflußfaktoren eine Rolle bei der Übernahme von Geschlechterrollen (Serbin et al. 1993).

Geschlecht als organisierndes Prinzip erleichtert es Kindern, ihre Umwelt zu strukturieren. Wenn Kinder wahrnehmen, daß Männer und Frauen unterschiedliche Dinge tun, versuchen sie herauszubekommen, was für ihr eigenes Geschlecht angemessen ist, und vermeiden geschlechtsuntypisches Verhalten – so faßt Beal (1994) die Mechanismen des Lernens von Geschlechtsunterschieden zusammen. Die Erlangung einer konstanten Geschlechtsidentität ist dabei ein wichtiger Markstein, trotzdem nehmen Kinder jedoch bereits vorher Geschlechtsstereotypien wahr und wenden sie an.

2.5.2.3 *Schule*

Die Institutionen Kindergarten und Schule nehmen eine zentrale Rolle für die geschlechtsspezifische Sozialisation ein. Kindergärtnerinnen klassifizieren meist spontan nach Geschlecht und betonen die unterschiedlichen Verhaltensweisen der Jungen und Mädchen, wenn die Kinder angesprochen werden. Kinder, die die geschlechtsspezifische Trennung bei bestimmten Spielen durchbrechen würden, werden von den Betreuerinnen nicht selten ausgelacht. »Bist Du vielleicht ein Mädchen? Gut, dann binden wir Dir eine Schleife ins Haar« (Belotti 1977, S.142) zitiert Belotti eine Kindergärtnerin im Dialog mit einem Jungen, der einer an die Mädchen gerichteten

Aufforderung nachgekommen ist. Beim Bauen mit Plastikelementen werden die Konstruktionen der Mädchen von den Betreuerinnen sofort als Babys eingestuft, während die gleichen Konstruktionen von Jungen als Autos angesehen werden. Über unterschiedliche Verteilung von Spielzeug und Aufgaben sowie das Bremsen von Mädchen in turbulenten Spielsituationen in Kindergärten berichtet auch Bilden (1980).

Beal (1994) kommt in ihrer Literaturübersicht über Geschlechtersozialisation in der Schule zu folgenden Aussagen: Unterscheidungen zwischen Jungen und Mädchen werden an einem normalen Schultag etwa 20 mal getroffen (z.B. unterschiedliche Orte, die Mäntel aufzuhängen, unterschiedliche Aufgaben). Jungen bekommen von Lehrern mehr Aufmerksamkeit, werden von ihnen häufiger aufgerufen, und Lehrer akzeptieren die spontanen Zwischenrufe von Jungen eher als die von Mädchen. Jungen bekommen von Lehrern mehr Hilfe bei der selbständigen Lösung einer Aufgabe und werden ermuntert, es wieder zu versuchen, wenn sie scheitern, während Lehrern Mädchen gegenüber annehmen, diese hätten schon ihr Bestes gegeben, und eher einen anderen Schüler aufrufen. Mädchen werden von Lehrern als gut, aber nicht als kreativ angesehen. Schlechte Schülerinnen werden eher als hoffnungslose Fälle eingestuft, während hinter der undisziplinierten Arbeit von Jungen Talente vermutet werden, deren Förderung mehr Aufmerksamkeit bedürfe (Beal 1994). Lehrer reagieren nicht nur häufiger auf Jungen, sondern geben ihnen auch mehr lösungsorientierte Informationen als Mädchen (Block 1983). Im Chemieunterricht werden Schüler signifikant häufiger aufgerufen, ermuntert und gelobt als Schülerinnen – Chemie wird von Schülerinnen in der Oberstufe dann auch am seltensten als Leistungsfach gewählt (Brehmer 1991). Jungen, die sich angesichts von Schwierigkeiten erfolgsorientiert verhielten und Mädchen, die Schwierigkeiten gegenüber hilflos waren, wurden von Lehrern unterstützend behandelt, wobei die Jungen eher ermuntert und die Mädchen eher getröstet wurden. Angesichts von schulischen Problemen wurde bei Jungen achtmal häufiger als bei Mädchen angenommen, sie hätten sich nicht angestrengt, und ihnen wurde gesagt, was sie verbessern sollten (Boggiano, Barrett 1991). Lernerfolg hängt dann tatsächlich vom Geschlecht ab: Wenn Kinder glauben, die Aufgabe wäre eher für das andere Geschlecht geeignet, geben sie sich weniger Mühe (Beal 1994). Schülerinnen werden häufig für die Lösung einfacher Aufgaben gelobt, so daß ihnen vermittelt wird, nur geringen Anforderungen gerecht zu werden (Brehmer 1991). Gute Leistungen, vor allem in Naturwissenschaften, werden bei Jungen eher den vorhandenen Fähigkeiten und bei Mädchen eher Fleiß und Sorgfalt zugeschrieben (Stalmann 1991). Gefragt um welche Schüler sie sich besonders bemühten, nannten Lehrerinnen doppelt so häufig Jungen wie Mädchen, Lehrer nannten sogar zehnmal so häufig Jungen. Für zwei Drittel ihrer Schülerinnen fiel den Lehrern kein anderer Beruf als Ehefrau und Hausfrau ein (Wildt et al. 1986).

Kinder lernen nicht nur, welche Verhaltensweisen als künftige Frauen und Männer von ihnen erwartet werden, sondern prägen auch eigene Umgangsweisen mit Erfolg und Mißerfolg. Es scheint, als seien Lehrer besonders besorgt, den »schwierigen« Jungen einen guten Schulabschluß zu ermöglichen, den »braven« Mädchen wird daher weniger Aufmerksamkeit geschenkt. Da die Jungen häufiger den Unterricht stören, wenden sich die Lehrkräfte ihnen eher zu und suchen Themen aus, die sie interessieren (Stalmann 1991). Mit zunehmendem Alter in der Schule zweifeln die Mädchen daher an ihren Fähigkeiten (Beal 1994). Schülerinnen und Studentinnen, selbst wenn sie überdurchschnittliche Leistungen erbringen, haben eine schlechtere Selbsteinschätzung als ihre männlichen Kollegen (Brehmer 1991). Annahmen über den eigenen zukünftigen Erfolg und der Glaube, die eigenen Leistungen steuern zu können, sind jedoch Voraussetzungen für eine berufliche Karriere, während Defätismus dazu beiträgt, Hilflosigkeit zu lernen (Schenkel 1992). Als Ergebnis geschlechtsspezifischer Erfahrungen in der Schule kann es gewertet werden, daß Collegestudentinnen aufgrund der mangelnden Überzeugung von der Wirksamkeit des eigenen Handelns weniger anspruchsvolle Berufsziele anstreben als ihre männlichen Kollegen (Hackett 1995). Die Mädchen lernen »ihre Mißerfolge in der Schule als Ausdruck der Grenzen ihrer Fähigkeiten und nicht als Aufforderung zu neuen Bemühungen zu deuten« (Hagemann-White 1984, S.70). Aber auch die Haltung der Eltern bei schulischen Leistungen unterscheidet sich hinsichtlich des Geschlechts. Vor allem Väter stellen ihren Söhnen gegenüber mehr Forderungen, während sie die Töchter bei schulischen Problemen eher trösten (Sachverständigenkommission Sechster Jugendbericht 1988).

Der »geheime Lehrplan«, der geschlechtsspezifische Inhalte in Schulbüchern vermittelt, ist von Pädagoginnen seit Beginn der siebziger Jahre kritisiert worden: Mädchen und Frauen sind zahlenmäßig in den Schulbüchern unterrepräsentiert, sie werden in traditionellen Berufen dargestellt, Hausarbeit wird in Schulbüchern fast ausschließlich von Frauen erledigt, die dargestellten Aktivitäten von Mädchen finden hausnah statt, und Eigenschaften und Tätigkeiten von Frauen und Mädchen sind dem emotionalen, privaten Bereich verhaftet (Brehmer 1991). Obwohl Modifikationen stattgefunden haben, zeigen auch neuere Analysen, daß die Veränderungen in den Schulbüchern nicht groß sind. »Lediglich zwischen 2% und 12% der quantitativ ohnehin unterrepräsentierten Frauen werden – bei einer realen Frauenquote von derzeit 39% – als erwerbstätig beschrieben« (Lopatecki, Lücking 1989, S.73, zitiert nach Brehmer 1991). Eine Analyse von Mathematikbüchern, die Ende der achtziger Jahre neu auf den Markt kamen, ergab einen Anteil von 61% Textaufgaben, in denen nur Männer vorkamen, 18% waren gemischt und in 20% kamen nur weibliche Personen vor. Eine Durchsicht aller Mathematikbücher, die in Nordhein-Westfalen für die Grundschule zugelassen sind, ergab genau eine berufstätige Mutter. Wenn Frauen vorkamen, wurden sie hauptsächlich als Hausfrauen geschildert. Auf den Illustrationen waren die Männer meist mit Brille zu sehen, während die Frauen eine Schürze kleidete (Stalmann 1991). Die Tatsache, daß Mädchen in Mathematik und naturwissenschaftlichen Fächern schlechter abschneiden, liege vor allem an der jungentypischen Kontextuierung vieler Schulaufgaben (Max-Planck-Institut für Bildungsforschung 1997). Auch Beal (1994) kommt in ihrer Literaturübersicht für US-amerikanische Schulbücher zu dem Schluß, daß Jungen häufiger dargestellt sind und die interessanteren Aktivitäten ausüben. Nicht nur wird Mädchen die Orientierung auf außerhäusliche Aktivitäten erschwert, sie werden auch in Richtung auf ihre eigentliche Bestimmung nicht im unklaren gelassen. Aus einem Biologiebuch für Gymnasiasten: Die Frau »wird sich, besonders, wenn dann Kinder kommen, mehr und mehr der Familie widmen. Hier erleben viele Frauen die höchste Erfüllung ihres Frauendaseins« (Falkenhahn, H.H., 1972, zitiert nach Haug 1991, S.72).

2.5.2.4 *Medien*

Auch in Kinderbüchern werden geschlechtsspezifische Bilder vermittelt: Während die abgebildeten Jungen Baumhäuser bauen und Höhlen erforschen, würden »die kleinen Mädchen lächeln, mit Puppen und Kätzchen spielen und Torten backen« (Belotti 1975, S.90). Scheu (1977) kommt zu ähnlichen Ergebnissen: Insgesamt sind Frauen in Bilderbüchern unterrepräsentiert, wenn sie auftauchen, sind sie jedoch unscheinbar und unbedeutende

Personen. »In der Welt der Bilderbücher sind Jungen aktiv und Mädchen passiv (...). Kleine Mädchen laufen, lesen oder träumen; sie handeln nicht, sie sind. (...) Mädchen sind häufiger innerhalb des Hauses zu finden als Jungen (...). Die Rolle des Mädchens ist primär in Relation zu den Jungen definiert« (ebd. S.99/100). Die Überrepräsentation von männlichen Charakteren in Kinderbüchern, die in den siebziger Jahren in den USA 3:1 betragen hatte, ist in den seit den achtziger Jahren publizierten Büchern korrigiert worden, die Rollen der dargestellten Frauen reduzierten sich jedoch meist auf Mutter und Lehrerin (Beal 1994). In einer Analyse von 102 US-amerikanischen Bilderbüchern zeigte sich, daß männliche Charaktere häufiger vorkamen und die variationsreicheren Rollen innehatten als weibliche, die in geschlechts-typischen Rollen gezeichnet wurden (McDonald 1989). Purcell und Stewart (1990) untersuchten eine Auswahl von Kinderbüchern und verglichen ihre Ergebnisse mit denen einer ähnlichen Untersuchung aus dem Jahre 1972: Mädchen kamen jetzt genauso häufig vor wie Jungen und wurden in variationsreicheren Rollen dargestellt als 1972, in ihren Geschichten waren sie aber häufiger als die Jungen auf Rettung von außen angewiesen. Frauen tauchten häufiger auf als 1972, aber immer noch nicht so häufig wie Männer, und die Auswahl ihrer Aktivitäten war beschränkter als die der Männer. Wenn in Kinderbüchern geschlechtslose Tiere als handelnde Individuen vorkommen, ist deren Bennenung durch Erwachsene auch geschlechts-sterotyp: Tierkinder, die spielten, wurden als Jungen angesehen und erwachsene Tiere, die sich um Kinder kümmerten, erhielten das Etikett weiblich (White et al. 1996).

Zum Schluß ihrer Arbeit referiert Scheu (1977) Ergebnisse über Geschlechtsstereotypen in der Sesamstraße, einer Sendung, die es sich zum Ziel gesetzt hat, ihre Zielgruppe emanzipatorisch beeinflussen zu wollen. Tatsächlich gibt es weniger weibliche Akteure, die wiederum weniger oft handlungsdominant sind als die Männer. Weibliche Personen werden öfter in der Familie als im Beruf dargestellt, während die Männer häufiger in der Berufswelt dargestellt werden. »Auffallend war, daß mehr Jungen, die die Sendung häufiger sahen, Hausarbeit als unmännlich ablehnten als Jungen, die sie nicht oder selten sahen« (ebd. S.105). Die Sesamstraße ist also keine Ausnahme gegenüber dem restlichen Fernsehen, in dem Geschlechts-stereotypen immer gegenwärtig sind. In den Programmen der kommerziellen sowie der öffentlichen Sender kommen zu zwei Dritteln Männer vor – eine Quote, die seit den fünfziger Jahren stabil geblieben ist (Beal 1994).

Alleinstehende Frauen erscheinen überdurchschnittlich häufig als Opfer von Gewaltakten und Unfällen (Beal 1994). Kommen Frauen in Spiel- oder Unterhaltungssendungen vor, dann meist im Zusammenhang mit den Themen »Liebe«, »Familie« oder »Freundschaft« (Sachverständigenkommission Sechster Jugendbericht 1988). Das Werbefernsehen vermittelt besonders ausgeprägte Geschlechterklischees (Frauen tauchen in erster Linie als Expertinnen für Haushaltsprodukte auf) und arbeitet teilweise mit sexistischen Darstellungen. Dies ist besonders gravierend, da die kurzen, bunten Werbespots dem Aufnahmevermögen von Kindern entsprechen und gerne von ihnen gesehen werden (Beal 1994, Sachverständigenkommission Sechster Jugendbericht 1988). Im Kinderfernsehen sind die Geschlechts- stereotypen oft sogar ausgeprägter als in den Sendungen für Erwachsene: Weibliche Comicfiguren sind kindhaft und süß, in pädagogischen Programm- men für Kinder kommen doppelt soft Männer als Frauen vor, und die Vorgabe, bestimmtes Spielzeug sei nur für Jungen oder Mädchen geeignet, wird besonders im Fernsehen verbreitet (Beal 1994). Die Konsequenzen der geschlechtsspezifischen Aussagen des Fernsehens sind meßbar: Kinder, die viel fernsehen, haben mit größerer Wahrscheinlichkeit traditionelle Rollen- konzepte als Kinder, die weniger fernsehen. In einer drei Jahre andauernden Longitudinalstudie wurde herausgefunden, daß die Menge des Fernsehkon- sums den größten Effekt auf das Verhalten von Kindern mit geringen geschlechtsspezifischen Vorstellungen hatte. In einer Kleinstadt in Canada, die aufgrund ihrer geographischen Lage bis Ende der siebziger Jahre kein Fernsehen empfangen konnte, wurden die Einstellungen der Kinder vor und zwei Jahre nach Beginn des TV-Konsums getestet: Die Kinder waren traditioneller geworden in ihren Ideen darüber, was Frauen und Männer tun sollten (Beal 1994). Für Jugendliche sind die Bilder, die in Musiksendungen vermittelt werden, interessant: Der Konsum von geschlechtsstereotypen Rockmusik-Videos führte bei Testpersonen zu einer größeren Ansprech- barbeit durch geschlechtsspezifische Klischees im Vergleich zu Testpersonen, die neutrale Rockmusik-Videos gesehen hatten (Hansen, Hansen 1988).

2.5.2.5 Peers

Von unterschiedlichen Autoren ist immer wieder der Einfluß der Gleich- altrigengruppe (engl. »peers«) bei der geschlechtsspezifischen Sozialisation betont worden. Bedeutsam ist dabei die konstante Bevorzugung gleichgeschlechtlicher Spielgefährten, die Jungen und Mädchen treffen. Vor allem zwei Mechanismen sind zur Erklärung diskutiert worden: Erstens könne es sein, daß Kinder gleichgeschlechtliche Spielgefährten vorziehen, weil sie ähnliche Spielstile habe, und zweitens motiviere ihre Geschlechtsidentität sie, so sein zu wollen wie die anderen auch. Kinder erziehen sich also gegenseitig in Richtung traditioneller Geschlechterrollen, und Kinder, die geschlechtstypische Erwartungen der anderen nicht erfüllen, leben mit dem Risiko, sozial ausgegrenzt zu werden (Beal 1994). In diesem Zusammenhang ist auffällig, daß Mädchen Klassenkameradinnen, die sich im Unterricht zu häufig melden, als unsympathisch kritisieren (Wildt et al. 1986). Gerade kleine Kinder und Adoleszente beurteilen die Übertretung von geschlechtstypischen Grenzen genauso streng wie moralische Grenzverstöße (Stoddart, Turiel 1985). Auffällig ist, daß Jungen sich meist in einer größeren Gruppe von Freunden, die die gleichen Aktivitäten bevorzugen, bewegen, während Mädchen ein oder zwei beste Freundinnen haben, mit denen sie ihre Geheimnisse teilen. Die Tendenz zur Geschlechtssegregation beginnt bei Vorschulkindern und nimmt im Laufe der weiteren Kindheit zu. Maccoby (1988, 1990) geht davon aus, daß unterschiedliche Interaktionsstile von Jungen und Mädchen bedeutsam sind: Dominante Jungen erlangen sozialen Einfluß durch rauhe körperliche Interaktionen und lauten Widerspruch, während dominante Mädchen ihren Einfluß durch verbale Kommunikation ausüben, wobei häufig das Einverständnis mit den anderen betont wird, um eigene Positionen durchzusetzen. Die Techniken, die dominante Mädchen entwickeln, um in der Mädchengruppe Einfluß auszuüben, funktionieren nicht in Jungengruppen, jedoch gut mit anderen Erwachsenen. Insgesamt reagieren Jungen und Mädchen stärker auf die Interaktionstile ihrer eigenen Gruppe. Getrennte Mädchen- und Jungengruppen sind machtvolle Sozialisationskomponenten, durch die Kinder geschlechtsspezifisches Verhalten lernen und in geschlechtstypischen Vorlieben bestärkt werden. Dabei sind unterschiedliche Interaktionsstile von Bedeutung, bei deren Aneignung Elemente des sozialen Lernens eine Rolle spielen, ohne daß die genauen Aneignungsmechanismen exakt beschrieben werden können. Für die weitere Sozialisation ist entscheidend, daß die Interaktionsstile von Mädchen bei Erwachsenen gut ankommen, jedoch auch dazu führen, daß Mädchen als unkompliziert und angepaßt wahrgenommen werden, was für ihre weitere schulische Entwicklung nicht nur förderlich ist und im männlich dominierten Berufsleben ein Handicap sein kann.

2.5.2.6 Adoleszens und Berufsorientierung

Wie entwerfen Mädchen, nachdem sie sich im Spannungsfeld gesellschaftlicher Anforderungen und individueller Interessen selbst sozialisiert haben und sozialisiert worden sind, als Adoleszente ihre Zukunftspläne? Wie unterscheidet sich ihre Zukunftsplanung von der junger Männer? Hier entscheidet sich zunächst, ob sich junge Frauen auf Familiengründung und Kinderwunsch orientieren oder alternative Biographien anstreben.

Ob Mädchen und Jungen im Alltag auf ihren geschlechtsspezifisch angestammten Platz vorbereitet werden, läßt sich besonders gut an der Verteilung der Hausarbeit ablesen: 70% der Mädchen, aber nur 40% der Söhne räumen ihr Zimmer selbst auf. 82% der Mädchen und nur 34% der Jungen sind im Hausputz einbezogen. Zum Wäschewaschen werden 8% der Jungen, aber 49% der Mädchen herangezogen. Diese Unterschiede kommen in allen sozialen Schichten vor (Tillmann 1992). Bei der Berufsorientierung der Jugendlichen spielen auch die Ewartungen der Eltern eine Rolle (Beal 1994): Töchter berufstätiger Mütter sehen Arbeit als ein bedeutendes Element ihrer eigenen Zukunft an und streben höhere Positionen an, was wiederum auf die Bedeutung des Lernens am Modell verweist. Obwohl Arbeit, Selbstvertrauen und Initiative bei beiden Geschlechtern von den Eltern geschätzt werden, haben amerikanische Eltern höhere Erwartungen gegenüber ihren Söhnen in bezug auf die berufliche Karriere. Weibliche Studenten berichten häufiger als männliche, ihre Eltern hätten ihnen die Berufswahl selbst überlassen (Beal 1994).

In den Massenmedien werden geschlechtstypische Vorstellungen von Teenagers unterstützt. Die dort verbreiteten Anforderungen zielen auf Attraktivität und »Erfolg« in den Bereichen Liebe und Sexualität. Gerade bei Mädchen nimmt in dieser Zeit die Bereitschaft zu, sich an die Erwartungen anderer, vor allem Gleichaltriger (Stichwort »Cliquen«) anzupassen (Beal 1994). »It is important for a girl to be popular« – wird bei Beal (1994, S.262) diese Haltung illustriert. Mädchen brauchen auch die Beziehungen zu Jungen, um etwas zu gelten, um attraktiv und weiblich zu sein, wie es das heterosexuelle System vorsieht (Bilden 1991), gleichzeitig können sie sich in den gemischten Jugendgruppen aufgrund unterschiedlicher Kommunikationsstile schlechter durchsetzen. Mädchen erleben in der Pubertät, daß ihre Körperveränderungen von der Umwelt bemerkt und bewertet werden. »Weil Mädchen dazu gedrängt werden, darauf zu achten, was andere von ihnen halten, erscheinen ihnen ihre sozialkommunikativen Fähigkeiten als über-lebenswichtig; nur mit deren Hilfe können sie die sozialen Erwartungen erkennen, nach denen sie sich richten müssen, um Frau zu werden. Gefälligkeit und Beliebtheit sind daher »Leistungen«, welche die adoleszente Ablösung vom Elternhaus ermöglichen (...). Das selbstbewußte, eigene Kompetenzen erlebende Mädchen verliert mit dem Beginn der Adoleszenz ihr Selbst und verbringt die Jugendphase damit, dem Wunschbild ihres sozialen Umfeldes entsprechen zu wollen« – so beschreibt die Soziologin Hagemann-White (1992, S.71) eine fatale Entwicklung weiblicher Biographien. Zusätzlich läßt ihr Selbstvertrauen, auch was schulische Leistungen angeht, nach. In der Oberschule wird das brave und ordentliche Arbeiten von Mädchen weniger geachtet als in den unteren Klassen. Kritik, die in akademischen Diskussionen zentraler Bestandteil des Unterrichts sein muß, wird von Mädchen stärker als von Jungen als Infragestellung ihrer Fähigkeiten überhaupt interpretiert (Beal 1994).

Trotzdem erreichen Mädchen nach der Mittelschule bessere Abgangs-zeugnisse als Jungen, treffen dann aber auf einen geschlechtsspezifisch strukturierten Arbeitsmarkt, auf dem männliche Bewerber teilweise systematisch vorgezogen werden (Sachverständigenkommission Sechster Jugendbericht 1988, Flaake, King 1992). Ihren schulischen Vorsprung können sie nicht in den beruflichen Bereich übertragen, wie ihre niedrigere Repräsentanz im beruflichen Ausbildungssystem zeigt (Hurrelmann et al. 1985). »Jungen Frauen wird der Zugang zum Beschäftigungssystem in höherem Maß verwehrt als jungen Männern« (ebd. S.49). In Frankreich z.B. liegt die Arbeitslosenrate bei männlichen Jugendlichen bei 22%, bei den weiblichen beträgt die Rate 32% (Maruani 1997). Weibliche Jugendliche gehen auch häufiger Ausbildungsverhältnisse mit niedrigem Qualifikations-niveau ein. Bei Bewerbungen werden junge Frauen konfrontiert mit Annahmen über ihre weiblichen Fähigkeiten (Ausdauer, Geduld, Ein-fühlungsvermögen), Erwartungen an ihre Attraktivität (vor allem bei Büro- und Verkaufsberufen) und Vermutungen über die geringe Bedeutung, die der Beruf für sie haben werde (Sachverständigenkommission Sechster Jugend-bericht 1988). In Berufsfachschulen, berufsvorbereitenden Maßnahmen und im Berufsgrundbildungsjahr findet sich der größte Teil der jungen Frauen in traditionell weiblichen Feldern, wie Gesundheit/Körperpflege, Hauswirtschaft und Büro, nur wenige Mädchen werden im technisch-gewerblichen Bereich unterrichtet. Die folgende Chancenlosigkeit solcher Maßnahmen festigt bei den betroffenen Mädchen den Eindruck, nicht für den zukünftigen Beruf, sondern für die zukünftige Rolle als Hausfrau zu lernen. »Mädchen versuchen zwar vieles, müssen sich aber meist mit einer beruflichen Festlegung einrichten, die sie letzten Endes der weiblichen Normalbiographie (Beruf als Übergang, Ergänzung zur Familienrolle) näherbringt. Die Erfahrungen bei der Arbeitsplatzsuche bewirken bei vielen einen Einbruch ihrer Selbstsicherheit und Selbstdefinition«[82] (Sachverständigenkommission Sechster Jugendbericht 1988, S.122). Die Eingangsvoraussetzungen für eine Lehrstelle sind für junge Frauen oft höher als für junge Männer (Flaake, King 1992). »Aufgrund dieser Bedingungen findet indirekt eine Lenkung der Lebensperspektive in dem Sinne statt, daß zentrale Interessen der Mädchen auf den Bereich der privaten Reproduktionsarbeit gerichtet werden, wodurch sich traditionelle Muster der geschlechtlichen Arbeitsteilung reproduzieren« (ebd. S.15).

Das Grundmuster der Lebensentwürfe junger Frauen unterscheidet sich tatsächlich von dem junger Männer und ist durch eine Doppelorientierung auf familiäres Zusammenleben und auf berufliche Tätigkeit gekennzeichnet. Die Ehe ist für viele eine selbstverständliche Lebensperspektive (Rerrich, Urdze 1981). Einerseits haben Frauen mit der Diskrepanz zwischen beruflichen Wünschen und Interessen und der Realität des Arbeitsmarktes umzugehen, und andererseits trifft ihre Doppelorientierung auf ein Beschäftigungssystem, das an männlichen erwerbsarbeitszentrierten Normalbiographien ausgerichtet ist. Um den Preis anspruchsvoller beruflicher Karrieren wird den jungen Frauen die Zuständigkeit für die Vereinbarkeit von Beruf und Familie zugewiesen (Flaake, King 1992). Zu den Anforderungen des Erwachsenenstatus gehört für Frauen, neben den klassischen Aufgaben[83], die in der Adoleszenz erfüllt werden sollen, auch die Fähigkeit zur Haus- und

---

82 »Was den Mädchen bleibt, ist die Sehnsucht nach einer Liebe (....). Die Beziehung zum Mann, nicht die eigene Entwicklung wird das wichtigste - eine Entscheidung, die in einem so jungen Lebensalter problematisch erscheint" (Sachverständigenkommission Sechster Jugendbericht 1988, S.120).

83 Dazu gehören: Der Erwerb einer schulischen und beruflichen Qualifikation, die es ermöglicht, die eigene Existenz durch Erwerbsarbeit zu sichern, die Klärung der eigenen Geschlechterrolle, die Entwicklung eines Wert- und Normensystems, Trennung von den Eltern, Entwicklung von Handlungsmustern beim Umgang mit Konsum und Freizeit (Hurrelmann et al. 1985).

Erziehungsarbeit. Diese Fähigkeiten haben sich Mädchen, die stärker als Jungen dazu angehalten werden, im Haushalt mitzuhelfen, stufenweise in Zusammenarbeit mit der Mutter angeeignet. Neben den Fähigkeiten zur Berufsarbeit und zur Haushaltsarbeit müssen Mädchen jedoch auch den Widerspruch zwischen beiden Anforderungen bewältigen können (Hagemann-White 1992). Letzteres wird häufig als »Vereinbarkeitsleistung« bezeichnet. Viele jungen Frauen wählen typische Frauenberufe, weil sie annehmen, die Vereinbarkeitsleistung gelinge dort besonders gut. Die vielfältigen und widersprüchlichen Erwartungen, die an junge Frauen gerichtet sind, lassen sich nicht durch berufliche Etablierung lösen. Während junge Männer erwarten, als Erwerbstätige Ehemann und Vater zu werden, versuchen junge Frauen in der Berufsfindung einen Weg zu gehen, der nicht viel mit beruflicher Orientierung zu tun hat. Bereits Schülerinnen gaben in Interviews an, Arbeitsbedingungen anzustreben, die es ermöglichen, Beruf und Familie zu verbinden, während die gleichaltrigen Schüler äußerten, sie würden bei der Verwirklichung ihrer Berufswünsche keinerlei Verzicht zugunsten der Familie auf sich nehmen, obwohl fast alle eine Familie für ihr späteres Leben wünschten (Brehmer 1991). Fast alle in einer Studie befragten männlichen Jugendlichen gingen davon aus, daß die Vereinbarkeit von Beruf und Familie ein weibliches Problem sei, für sich selbst dagegen sahen sie den Beruf als Vorausetzung für die Familiengründung an (Klüssendorf 1992). Klüssendorf geht in einer Untersuchung über Bankkauffrauen den Karriereplänen und dem beruflichen Werdegang von Frauen nach. Die Personalentscheidungen hinsichtlich der Stellenbesetzungen werden von männlichen und weiblichen Befragten als Benachteiligung von Frauen wahrgenommen. Ein Fachlehrgang, der Sprungbrett für Führungspositionen sein kann, wird von einigen befragten Frauen erst gar nicht angestrebt. Die Angst vor einem Mißerfolg und die Befürchtung, das zeitaufwendige Lernen könne die Partnerschaft belasten, werden als Begründungen gegen den Lehrgang genauso genannt wie die Angst vor dem Erfolg. Es würde ihnen später, wenn sie sich eigentlich Kindern widmen wollen, dann schwerfallen, den Beruf wieder aufzugeben – so lautet die Begründung. Fast alle befragten Männer und Frauen wünschten sich Kinder. Ausgehend von einer gleichen beruflichen Situation äußerten jedoch 69% der Männer und 89% der Frauen, die Frau habe die Kinder zu erziehen und solle deshalb beruflich kürzertreten. In keinem der untersuchten Fälle wird von den Frauen eine langfristige berufliche Perspektive entwickelt. Dies gilt unabhängig von der schulischen

Qualifikation der Frauen: Frauen mit höherer Ausbildungsqualifikation haben zwar bessere berufliche Chancen und nehmen diese auch teilweise wahr, sie verbinden damit jedoch keine dauerhafte berufliche Perspektive. Auch sie sind bereit, für die antizipierte Familienphase den Beruf in den Hintergrund treten zu lassen, wenn auch mit Bedauern. »Nicht die (positiven oder negativen) Berufserfahrungen, sondern das gesellschaftliche Geschlechterverhältnis scheint bei jungen Frauen ausschlaggebend für die Ausgestaltung des Beziehungsgeflechts zwischen Beruf und Familie zu sein (...). In dieser Situation gilt die geringe »Karrierebereitschaft« der Frauen und der große »Karrieredruck« für Männer in gegenseitiger Zuschreibung als akzeptabel und richtig« (Klüssendorf 1992, S.78).

Daß junge Frauen sich das Vereinbarkeitsproblem zwischen Beruf und Familie zuschieben lassen und es durch eine geringere Berufsorientierung zu lösen versuchen, zeigt, daß die weibliche Sozialisation gelungen ist.

2.5.2.7 Effekte geschlechtsspezifischer Sozialisation

Mit der Frage der Effekte geschlechtsspezifischer Erziehung auf das Verhalten von Männern und Frauen Kleinkindern gegenüber hat sich Berman (1980) in einer Literaturübersicht beschäftigt. Interessant ist vor allem ein Vergleich von Studien, die eigene Angaben der Versuchspersonen auswerten, mit den Ergebnissen physiologischer Reaktionen. Männer reagierten Bildern von Kindern gegenüber stärker als Frauen, gemessen an der Pupillendilatation, in ihren verbalen Selbsteinschätzungen gaben sie jedoch geringere Empfindungen an. Insgesamt ergeben die Studien, daß die physiologischen Reaktionen keine größere Ansprechbarkeit von Frauen durch den Stimulus Kind zeigen. Im Gegensatz dazu deuten die Ergebnisse der Selbsteinschätzungen von Frauen in die umgekehrte Richtung. Hier spielen soziale Erwartungen eine Rolle: Frauen gaben bei einer Untersuchung in einer öffentlichen weiblichen Gruppe an, Kinder attraktiver zu finden als bei einer Untersuchung im privaten Raum. Der umgekehrte Zusammenhang fand sich bei Männern, die in einer Gruppe mit anderen Männern Kinder weniger attraktiv fanden als unter privaten Untersuchungsbedingungen. Studien, die das reale Verhalten von Männern und Frauen Kindern gegenüber untersuchten, kamen zu unterschiedlichen Ergebnissen und zeigten Zusammenhänge zwischen den Erfahrungen der Untersuchungspersonen sowie der Untersuchungssituation und dem geschlechtsspezifischen Verhalten. Insgesamt zeigte sich in den Untersuchungen, die mit Selbsteinschätzungen arbeiteten, ein klarer Einfluß von geschlechtsspezifischen sozialen Erwartungen. Diejenigen Arbeiten, die Verhaltensunterschiede auswerteten, zeigten einen Zusammenhang zwischen Ansprechbarkeit durch Kinder und konkreten Erfahrungen bei der Betreuung von Kindern.

Um den Einflüssen geschlechtsspezifischer Sozialisation auf die Spur zu kommen, beschäftigen sich einige Arbeiten mit den Reaktionen von Kindern auf Babys. In einer Tagesbetreuungsstätte für Kinder wurde untersucht, welche Kinder sich einem Baby zuwenden. Insgesamt wandten sich die Mädchen stärker dem Baby zu als die Jungen, dieser Effekt war bei den Jungen jedoch altersabhängig. Ältere Jungen zeigten mehr Desinteresse und jüngere Knaben mehr Interesse für das Baby. Diejenigen Mädchen, die jüngere Geschwister hatten, beschäftigten sich überproportional häufig mit dem Baby (Berman 1977). Hier können also Effekte des sozialen Lernens angenommen werden, da Mädchen gelernt haben, sich um ihre jüngeren Geschwister zu kümmern, und ältere Jungen gelernt haben, daß Babys keine adäquate Beschäftigung für sie sind. In einer ähnlich konzipierten Untersuchung zeigten Mädchen insgesamt mehr Interesse für Babys als Jungen (Blakemore 1991). Auch Blakemore (1990) bestätigte, daß ältere Mädchen sich mehr mit jüngeren Geschwistern beschäftigten als ältere Brüder. Ein direkter mütterlicher Einfluß auf die Beschäftigung mit den jüngeren Geschwistern, im Sinne von gezielter Aufforderung, zeigte sich nicht. Die Mütter sprachen mit ihren Töchtern jedoch häufiger über das neue Baby als mit ihren Söhnen. Doescher und Sugawara (1990) stellten fest, daß bei Jungen im Vorschulalter ein signifikanter Zusammenhang zwischen sozialem Verhalten und Geschlechtsrollenflexibilität besteht. Jungen mit wenig geschlechtsspezifischen Vorstellungen zeigten mehr soziales Verhalten als Jungen mit stärkeren Geschlechtssterotypen. Bei Mädchen, zu deren Geschlechtsrollenerwartung soziales und fürsorgliches Verhalten gehört, zeigte sich dieser Zusammenhang nicht. Diese Ergebnisse belegen insgesamt das Wirksamwerden von sozialem Lernen für die Attraktion, die kleine Kinder auf Männern und Frauen ausüben, und für das geschlechtsspezifische Verhalten den Kindern gegenüber.

Weitere Effekte geschlechtsspezifischer Sozialisation lassen sich an den Zukunftsphantasien von Mädchen und Jungen ablesen: Haug und ihre Mitarbeiterinnen (1991) befragten 11- bis 15jährige Mädchen und Jungen, wie sie sich einen Tag in ihrem Leben in 20 Jahren vorstellen. Fast alle Mädchen wünschten sich einen Beruf, die Beschreibung des phantasierten

Berufslebens war jedoch blaß im Gegensatz zu ausführlichen Beschreibungen des Familienlebens und der Hausarbeit. Fast alle Mädchen fühlten sich für die Haushaltsführung allein zuständig. Dagegen wählte kein einziger Schüler die Familiensituation, um seinen Alltag in 20 Jahren zu beschreiben, statt dessen stellten sich die Schüler die ungewöhnlichsten Berufe vor.

Ein weiterer Indikator für die »geglückte« weibliche Sozialisation ist die Gleichsetzung der Rollen von Frau und Mutter. Dies wird illustriert durch folgende Ergebnisse von Meinungsumfragen: Knapp zwei Drittel aller Befragten waren der Meinung, eine Frau müsse, um eine gute Mutter zu sein, ihren Beruf aufgeben (Nave-Herz 1988). Wenn ein Kleinkind im Haushalt lebe, solle die Frau ganz aus ihrem Beruf ausscheiden. 80% der west- und 67% der ostdeutschen Bevölkerung vertraten die Ansicht, ein Kind leide, wenn die Mutter arbeiten geht (Peuckert 1996). Insgesamt meint die Mehrheit der Bevölkerung, daß sich berufliche Ambitionen und familiäre Aufgaben für Frauen schlecht vereinbaren lassen. Jede dritte Frau meinte, im Zweifelsfall müßten die beruflichen Ambitionen zurückstehen, und ein großer Teil war hinsichtlich dieser Frage unsicher. Rund 80% der noch kinderlosen 18-33jährigen Frauen gehen davon aus, daß ihr Partner sie finanziell versorgt, wenn ein Kind kommt (Peuckert 1996). »Es ist für alle Beteiligten viel besser, wenn der Mann voll im Berufsleben steht und die Frau zu Hause bleibt und sich um den Haushalt und die Kinder kümmert« – dieser Aussage stimmten 47% der Frauen und 53% der Männer zu (Datenreport 1997). Die geschlechtsspezifische Arbeitsteilung und die Übernahme der Mutterrolle ist trotz einer gewissen Flexibilisierung für Frauen selbst und für ihr gesellschaftliches Umfeld weiterhin selbstverständlich.

Im Zusammenhang mit gesellschaftlichen Leitbildern und Erwartungen an die weibliche Normalbiograhpie steht die negative Beurteilung kinderloser Frauen. Empirische Untersuchungen kommen zu dem Schluß, daß bewußte Kinderlosigkeit mehrheitlich abgelehnt und als Auflehnung gegen gesellschaftliche Ansprüche und Normen angesehen wird (Rosenstiel et al. 1984). Kinderlose Frauen gelten als »egositisch, selbstsüchtig, verantwortungslos, unreif, fehlangepaßt, einsam, unglücklich und marterialistisch« (Allensbach 1983, zitiert nach Peuckert 1996, S.129) sowie als vermännlicht und wurzellos. Ihnen wird Kinderfeindlichkeit und Egoismus vogeworfen und Vereinsamung vorausgesagt (Ziebell et al. 1992). Freiwillig Kinderlose werden als wenig fürsorglich und wenig zuverlässig eingeschätzt (Grimmig 1992). Besonders Karrierefrauen müssen sich mit diskriminierenden Urteilen der Umwelt auseinandersetzten (Peuckert 1996). In einer Untersuchung über kinderlose Ehepaare berichtete ein Drittel über konkrete Diskriminierungserfahrungen in Form von offenen, zum Teil derb geäußerten Herabsetzungen (Nave-Herz 1988). Freiwillig Kinderlose müssen sich mit teilweise aggressiven Vorwürfen der Eltern sowie des Kollegen- und Bekanntenkreises auseinandersetzten (Ziebell et al. 1992). Eine ablehnende Haltung Kindern gegenüber gilt als Abweichung, und gewollte Kinderlosigkeit wird oft als unmoralisch betrachtet. Die Entscheidung gegen Kinder wird erst durch den Verweis auf objektiv schwierige Lebensbedingungen legitimiert (Jagenow, Mittag 1983). »Die so häufig gehörte Formel ›zum Paar gehört das Kind‹ ist nicht nur individuelle Überzeugung und individueller Wunsch, sondern auch eine soziale Norm, die als Fertilitätsnorm zu bezeichnen ist« (Davies-Osterkamp 1989, S.69). In diesem Kontext bedeutet Kinderlosigkeit, »und zwar gewollte oder ungewollte, ein abweichendes Verhalten und eine Verletzung der herrschenden Normen« (Roth 1988, S.29). Diese Urteile erschweren auch den Umgang mit der ungewollten Kinderlosigkeit. »Die Diskussionen über den Makel der Kinderlosigkeit sind meist sehr lebendig, da sie die Alltagserfahrung der Patientin wiedergeben« (Kentenich 1989b, S.135), so werden die Berichte aus einem Gesprächskreis unfreiwillig kinderloser Frauen zusammengefaßt. Die Teilnahme an reproduktionsmedizinischen Maßnahmen dient auch als Beweis des Kinderwunsches, um sich dieser Stigmatisierung zu entziehen. »Auch der Vorwurf, egoistisch, karriereorientiert oder kinderfeindlich zu sein, verbietet sich geradezu oder kann, wenn er doch anklingt, mit dem Hinweis auf das Bemühen um eine Schwangerschaft abgewehrt werden« (Fränznick, Wieners 1996, S.65). Die Gesundheitsforscherinnen Fränznick und Wieners berichten aus Interviews mit langjährigen Kinderwunschpatientinnen, daß viele Betroffene sich mit verletzenden oder abwertenden Klischees auseinandersetzen mußten, wenn sie sich gegen weitere medizinische Therapieversuche entschieden: »So berichten viele unserer Gesprächspartnerinnen, daß eine Entscheidung gegen Behandlungen oder auch nur eine längere Behandlugspause in ihrem Umfeld als Ausdruck eines nicht wirklich ernsthaften Kinderwunsches interpretiert worden sei« (ebd. S.66).

Die Bedeutung gesellschaftlicher Werturteile und sozialer Normen für die Verarbeitung ungewollter Kinderlosigkeit wird auch von einigen Psychosomatikern anerkannt: Die emotionale Verarbeitung der Konflikte um Schwangerschaft und Mutterschaft einerseits und Sterilität andererseits werde »durch Ideologiebildung um Mutterschaft und durch die konkreten sozialgesellschaftlichen Lebensbedingungen der Frau, was Berufsfindung und Arbeitsplatz angeht, behindert«, resümieren Maier und Herms (1987, S.424). »Trotz drastischer Veränderungen in der Wertigkeit des Kinderwunsches ist die Kinderlosigkeit in der westlichen Welt nach wie vor negativ sozial sanktioniert. Entscheidend dafür, inwieweit der soziale Druck zu einer Belastung wird, dürfte das Ausmaß der Internalisierung sozialer Normen sein«, folgert Strauß (1991, S.140).

Kinder zu bekommen, stellt einen Teil der weiblichen Normalbiografie dar. Kleine Mädchen lernen, daß Mütter für Kinder zuständig sind, und sie lernen, welche Erwartungen an ein Frauenleben gestellt werden. Im Kontext geschlechtsspezifischer Sozialisation werden die entsprechenden sozialen und kommunikativen Fähigkeiten angeeignet. Ausgehend von der herrschenden Fertilitätsnorm gilt Kinderlosigkeit als Makel und wird stigmatisiert.

2.5.2.8 *Kritische Psychologie*

Die Kritische Psychologie ist ein Forschungsansatz, der es sich explizit zur Aufgabe gemacht hat, den Zusammenhängen zwischen psychischem Innen und gesellschaftlichem Außen nachzugehen. Bei der Frage danach, wie aus der Norm »Frauen kriegen Kinder« ein individueller konkreter Kinderwunsch wird, sind diese Ansätze besonders wertvoll. In Abgrenzung zu den Theorien des sozialen Lernens und den Arbeiten von Scheu und Belotti formuliert Haug (1991) die These, die Gesellschaft sei nicht etwas außerhalb des Individuums Existierendes, die ihre Mitglieder zur Übernahme der für sie bestimmten Rollen quasi dressiert, sondern die Gesellschaft würde von den Individuen täglich neu hergestellt. Von den Theoretikerinnen werden folgende Strukturmerkmale der Gesellschaft als zentral für die Rolle von Frauen angesehen: Die Form der Familie, die Gestalt der Hausfrau und die spezifische Arbeitsteilung zwischen Mann und Frau im Rahmen der Trennung von Produktion und individueller Reproduktion. Identität wird als psychische Realisierung des ensembles der gesellschaftlichen Verhältnisse definiert. Dies vollziehe sich für Männer als Vergesellschaftung in Staat und Produktion, Frauen dagegen erfahren die privatförmige Familie als dominanten Handlungsraum. Die Familie wird für sie zum »illusionären Gemeinwesen«. Einerseits leisten sie innerhalb der Familie gesellschaftliche Arbeit, erleben die Gesellschaft jedoch wiederum nur vermittelt über die

Familie (Haug, Hauser 1985). Haug (1991) definiert die Gesellschaftlichkeit von Menschen anhand ihrer Möglichkeiten, »Welt zu schaffen«. Die angeborene Fähigkeit zum Lernen und zur Entwicklung werde erst in einer gesellschaftlichen Umwelt verwirklicht. Bis zu welchem Grad das gelingt, hängt ab von der Klassenzugehörigkeit und dem Geschlecht des Individuums sowie von der historischen Situation. »Dieses ständige Umgestalten und Wohnlich-Einrichten der Welt bedeutet für die einzelnen Gesellschafts-mitglieder den Zwang, sich die jeweilige Entwicklungsstufe anzueignen, und enthält damit zugleich die Möglichkeit der Behinderung und Versagung« (Haug 1991, S.33). Im Hausfrauendasein verrichten Frauen Tätigkeiten, deren Zusammenhang mit kollektiven Verbesserungen und Weiterent-wicklungen nicht unmittelbar einsichtig ist. Die Arbeit in der privaten Kleinfamilie lenkt den Blick aufs Private im Gegensatz zum Gesell-schaftlichen. Lernprozesse und die Aneignung neuer Erfahrungen stellen andererseits auch immer ein Risiko dar. Anstrengungen, die Realität neu zu verstehen und zu beeinflussen, ist immer ein Verzicht auf Sicherheit und auf unmittelbare Bedürfnisbefriedigung (Haug 1991). Im Gegensatz zu Männern können Frauen, wenn auch beschränkt, zwischen zwei Handlungsräumen wählen. Sie können die gesellschaftliche Partizipation verweigern und sich auf ein »Innen« zurückziehen. Wenn es für sie keinen Ort in der Gesellschaft gibt, in dem die psychische Realisierung gelingt, richten sich Frauen in Fluchtpunkten – der Familie, dem Körper oder im Privaten – ein (Haug, Hauser 1985).

Das bedeutet, Frauen können sich der Möglichkeit zur Teilhabe an und Gestaltung von Gesellschaft, was einerseits die Chance zur Durchsetzung von Interessen und zur eigenen Weiterentwicklung bietet und andererseits Gefahren birgt, leichter als Männer entziehen. Der Rückzug ins Private und Innere erscheint ihnen dann als Alternative zur aggressiven Herausforderung der äußeren Welt. Der Wunsch, Kinder zu bekommen und sie aufzuziehen, ist auch Ausdruck der Abwendung der Fraeun von gesellschaftlicher Wirklichkeit.

2.5.2.9 Zusammenfassende Diskussion der geschlechtsspezifischen Sozialisation

Kinder unterliegen sofort nach der Geburt geschlechtsspezifischen Erwartungen und Einflüssen. Dabei spielen direkte negative und positive

Verstärkungen, mit denen Erwachsene das Verhalten der Kinder beantworten, genauso eine Rolle wie das subjektive Interesse des Kindes, sich selbst in die soziale Umwelt hineinzuentwickeln. Auf diese Weise entstehen geschlechtstypische Verhaltensweisen und Fähigkeiten, die in der Erfüllung der gesellschaftlich erwarteten Geschlechterrolle münden. Die geschlechtsspezifisch organisierte Umwelt, in die Individuen hineinwachsen und mit der sie sich auseinandersetzen, erhält einen unhinterfragt, »natürlichen« Charakter. »Diese erfolgreiche Kombination von direkter Erziehung, indirektem Modell-Lernen, von bewußt vermittelter Doktrin und von unbewußter Ideologie läßt den Kinderwunsch dann als natürlich erscheinen« (Schmerl, Ziebell 1989, S.41).

Ein zentraler Bestandteil der sozialen Erwartungen an die Frau ist die Erfüllung der Rolle als Hausfrau und Mutter. Dabei wird ihr heute durchaus eine Flexibilisierung im Sinne einer stärkeren Berufsorientierung zugebilligt, sofern weiterhin die Aufgaben im Haushalt und bei der Kindererziehung erfüllt werden. Wie die objektiven Rahmenbedingungen dafür strukturiert sind, wurde im ersten Abschnitt dieses Kapitels gezeigt. Warum aber wollen Frauen diese Rolle auch, obwohl sie doch mit einem erheblichen gesellschaftlichen Machtverlust verbunden ist? In der Mutterrolle liegt auch ein gesellschaftlich akzeptierter Machtfaktor für Frauen. Es erscheint für Frauen das Dankbarste zu sein, das zu wollen, was man kann und sowieso muß (Berninghausen 1980). Die Orientierung auf Kinder und Familienarbeit nutzt die kommunikativen und sozialen Fähigkeiten, die Frauen dank der geschlechtsspezifischen Erziehung gelernt haben. Die Realität des Arbeitsmarktes ist zudem so gestaltet, daß junge Frauen und Mädchen eher entmutigt werden, sich stärker auf eine berufliche Karriere zu orientieren. Die meisten von ihnen akzeptieren, daß ihnen das »Vereinbarkeitsproblem« aufgehalst wird. Die Zuständigkeit von Frauen für Kinder ist so sozial selbstverständlich, daß die wenigsten auf die Idee kommen, von ihrem Partner ein berufliches Zurückstecken zu erwarten, wenn Kinder geplant sind. Junge Frauen richten ihre Lebensperspektive darauf ein, die Familienarbeit als zumindest gleichrangig zur Berufstätigkeit, und damit auch die Verankerung im öffentlichen Raum, zu begreifen. Anspruchsvolle Karrieren können heutzutage mit dieser Zukunftsperspektive nicht angegangen werden. Da Karriere und Interessenvertretung im öffentlichen Raum Interaktionsstile erfordert, die Frauen als Kinder weder in der Familie noch in der Schule gelernt haben, ist diese Herausforderung für sie besonders gewagt. Und sie haben eine Alternative. Männer haben meist keine andere Wahl, als ihren Raum in Beruf und Öffentlichkeit zu erobern, von Frauen wird eine andere Wahl explizit erwartet.

Wenn unter der Prämisse der geplanten Mutterschaft wesentliche Biographieentscheidungen, wie die Berufswahl oder die Wahl des Wohnortes, getroffen worden sind, dann ist die Erschütterung dieser Lebensplanung durch die ungewollte Kinderlosigkeit besonders schwer zu verarbeiten. Die psychosoziale Belastung durch ungewollte Kinderlosigkeit wird zudem durch die Stigmatisierung kinderloser Frauen erhöht. Die reproduktionsmedizinischen Therapien dienen für manche Betroffenen auch als Beweis des Kinderwunsches, um sich den verletzenden Klischees zu entziehen. Auf diese Weise verstärken gesellschaftliche Bedingungen das Leiden am unerfüllten Kinderwunsch. Ausgehend von der Lebensplanung junger Frauen und junger Männer erscheint der unerfüllte Kinderwunsch tatsächlich ein besonders weibliches Problem zu sein. Während Männer angesichts eines Fertilitätsproblems um die Lebensbereicherung trauern, fehlt Frauen, wenn das Drei-Phasen-Modell in der Mitte scheitert, eine ganze Lebensperspektive. Vor diesem Hintergrund muß auch das Problem des überwertigen Kinderwunsches gesehen werden: Wenn Frauen ungeachtet aller objektiven Hindernisse unflexibel am eigenen Kind festhalten, liegt dies auch an schlechteren Voraussetzungen, andere Lebensbereiche zu erobern.

Geschlechtsspezifische Sozialisation leistet einen Beitrag dazu, daß Frauen sich Kinder wünschen und die Hausfrauen- und Mutterrolle übernehmen. Dabei spielen Verhinderungen genauso eine Rolle wie Verlockungen. Pronatalistische Politik und die Stigmatisierung von Kinderlosigkeit setzen die Akzente der gesellschaftlichen Leitbilder. Dieser Hintergrund beeinflußt sowohl die Motivation des Kinderwunsches als auch das Leiden an der ungewollten Kinderlosigkeit.

2.6 Zusammenfassende Diskussion der Literaturstudie

Im folgenden werden zentrale Aussagen des ersten Teils dieser Arbeit wieder aufgegriffen, unter der Fragestellung »Was ist der Kinderwunsch?« erneut diskutiert und damit die Grundlagen für die empirische Arbeit des zweiten

Teils erarbeitet. Dazu gehört eine Begriffsdefiniton des Kinderwunsches, die Beschreibung der gesellschaftlichen Bedingungen, im Rahmen derer Frauen sich mit dem Kinderwunsch auseinandersetzen, sowie die Strukturierung des Forschungsstandes der psychosomatischen Medizin zum Thema Kinderwunsch und ungewollte Kinderlosigkeit. Verschiedene Konzeptionen vom weiblichen Kinderwunsch haben Konsequenzen für ungewollt kinderlose Frauen, denn was wir uns unter dem Kinderwunsch vorstellen, beeinflußt den Umgang mit Sterilität und mit Reproduktionsmedizin. Das Hinterfragen von Kinderwunschmotiven erscheint als gesellschaftliches Tabu. Die Frage nach der Motivation des Kinderwunsches erübrigt sich, wenn davon ausgegangen wird, daß der Wunsch nach Kindern und Mutterschaft in der weiblichen Natur liegt. Davon gehen auch viele Mediziner aus. Im Literaturteil der Arbeit wurde diese Einschätzung auf ihren Tatsachengehalt hin untersucht.

Gegen die These des natürlichen Kinderwunsches und der natürlichen Mütterlichkeit von Frauen sprechen Ergebnisse historischer Forschung. Vor allem für das Mittelalter in Europa ist eine grausame Vernachlässigung von Kindern dokumentiert. Sie wurden ausgesetzt, getötet, zu Ammen gegeben, zur Ruhigstellung auf gesundheitsschädigende Weise gewickelt und in wohlhabenden Schichten durch Gouvernanten und Hauslehrer auf Distanz gehalten. Das Ideal von mütterlicher Liebe und inniger Zuwendung der Mutter zu ihrem Kind entstand erst im Rahmen der Entwicklung der bürgerlichen Familie im Laufe des 18. Jahrhunderts. Durch Veränderungen der Produktionsverhältnisse entwickelte sich ein vorher nie dagewesener privater Raum, die Rolle der Frau änderte sich, und die uns heute bekannten Definitionen des weiblichen Charakters als mütterlich, fürsorglich, schwach und gefühlsbetont wurde konstruiert. Die scheinbar selbstverständliche Mutterrolle ist also historisch relativ jung.

Demgegenüber ist die geschlechtsspezifische Arbeitsteilung älter und entstammt den Anfängen der Zivilisation. Sie wird von manchen Autoren daher als präkulturell bezeichnet. Diese Sachverhalte wurden daher im zweiten Kapitel im Zusammenhang mit weiteren biologischen Hinweisen auf Mutterschaftsverhalten dargestellt. Aufgrund der biologischen Tatsache der Schwangerschaft und Laktation war es für das Überleben von Gruppen funktional, wenn Frauen auch andere Arbeiten der Kinderversorgung übernahmen und die Männer die Aufgaben der Großwildjagd bewältigten.

Daß bedeutet nicht, steinzeitliche Gesellschaften hätten bewußt diese Aufgabenteilung gewählt, vielmehr war sie Ergebnis der natürlichen Selektion. Gruppen mit weniger funktionaler Arbeitsteilung hatten schlechtere Überlebenschancen. In diesem Sinne sind die sozialen Rollen der geschlechtsspezifischen Arbeitsteilung präkulturell entstanden, sie sind aber nicht genetisch verankert oder unveränderlich. Die Anpassungsfähigkeit des Menschen ist ein wichtiger evolutionistischer Vorteil und wird gerade erst durch genetische Rekombination ermöglicht.

Die kulturellen Normen des weiblichen Mutterschaftsverhaltens werden durch Traditonen übermittelt. In der heutigen industrialisierten und postindustriellen Zeit gibt es keine biologische Basis für geschlechtsspezifische Arbeitsteilung. Biologisch funktionales Mutterschaftsverhalten entspricht dabei durchaus nicht unseren Idealen von mütterlicher Zuwendung. Denn biologisch sinnvoll ist allein jenes Verhalten, das möglichst viele überlebende Nachkommen sichert. Der Begriff parent-offspring-conflict bezeichnet die Interessenkonflikte zwischen der Mutter und ihrem Nachwuchs, was das Ausmaß der nötigen Zuwendung und Pflege betrifft. Mutterschaftsverhalten kann ein Hinweis darauf sein, ob Mütter ihre Kinder lieben oder das Leben mit Kindern wünschen. Über den Kinderwunsch selbst kann die Biologie kaum Aussagen machen, da ein expliziter Wunsch Wahlfreiheit impliziert, die erst durch die unbiologische Trennung von Sexualität und Fortpflanzung gegeben ist.

Die Interaktionen, die das Überleben Neugeborener sichern, beruhen auf biologischen und instinktiven Grundlagen. Dazu zählt vor allem Bindungsverhalten des Kindes, das jedoch an beliebige Bezugspersonen adressiert ist. Männer können genauso wie Frauen eine gelungene Interaktion mit Neugeborenen aufbauen.

Ein weiteres biologisches Argument für weibliches Mutterschaftsverhalten sind psychoendokrinologische Befunde, die für eine prädisponierende Rolle von pränatalem Androgen sprechen. Das Fehlen pränataler Androgene scheint bei Mädchen das Interesse an Puppen und Kleinkindern zu fördern. Der Einfluß von Hormonen auf menschliches Verhalten ist allerdings noch nicht ganz geklärt.

Sowohl beim Mutterschaftsverhalten als auch beim Kinderwunsch handelt es sich um differenziertes menschliches Verhalten. Um solches Verhalten zu verstehen, sind dichotome Erklärungsmuster, die biologisch versus kulturell argumentieren, grundsätzlich wenig geeignet. Aus der biologischen For-

234

schung lassen sich keine gesicherten Hinweise auf einen Mutterschafts-instinkt oder einen Fruchtbarkeitstrieb beim Menschen ableiten[84].

Mit psychischen Grundlagen für Wünsche und Verhaltensweise hat sich die Psychoanalyse auseinandergesetzt. Psychoanalytische Theorien über die Entwicklung der Weiblichkeit wurden im drittel Kapitel behandelt. Um den Kinderwunsch psychologisch zu erklären, wird meist auf das Weiblichkeits-modell von Freud Bezug genommen. Freud definiert Weiblichkeit als Mangel und den Kinderwunsch als Ersatz für den Penisneid. Beide Annahmen müssen grundsätzlich in Frage gestellt werden. Die These des phallischen Monismus geht davon aus, die Klitoris sei ein ursprünglich männliches Organ und zur reifen weiblichen Entwicklung müsse die Klitorissexualität aufgegeben und die Vagina entdeckt werden. Embryologische und sexual-physiologische Erkenntnisse widersprechen beiden Annahmen. In der klassischen Freudschen Argumentation entfällt jedoch die Basis für den Penisneid, wenn man davon ausgehen muß, daß das Mädchen orginär weibliche Organe hat und ein Libidotransfer nicht stattfindet. Zur Erklärung des klinisch manifesten Penisneids sind zahlreiche andere psychoanalytische Konzepte erarbeitet worden, die nicht davon ausgehen, daß der Penisneid obligatorischer Bestandteil der psychosexullen weiblichen Entwicklung ist. Damit kann sich der Kinderwunsch auch nicht als Ersatz für den Penis entwickeln. Neuere psychoanalytische Konzepte stellen in bezug auf den Kinderwunsch die präödipale Mutterbeziehung in den Mittelpunkt der frühkindlichen Entwicklung.

Darüber hinaus geben psychoanalytische Konzepte Aufschluß darüber, welche Erlebnismöglichkeiten in der Mutterschaft liegen. Dies betrifft alle Bereiche der individuellen psychischen Entwicklung, die angesichts von Kinderwunsch und Schwangerschaft neu erlebt und integriert werden. Das Kinderkriegen kann eine Auseinandersetzung mit der eigenen Geschichte und

---

84 In diesem Punkt muß Frick-Bruder widersprochen werden, die eine ansonsten sehr brauchbare Definition des Kinderwunsches vorgelegt hat. Ihrer Meinung nach ist »der Kinderwunsch kein allein triebimmanentes, instinktgesichertes Bedürfnis, sondern ebensosehr ein Teil der Persönlichkeitsentwicklung, die gesellschaftlichen Prozessen und lebensgeschichtlich verstehbaren Wandlungen und Reifungsschicksalen unterliegt« (Frick-Bruder 1991, S. 16). Gegen ein instinktgesichertes Bedürfnis spricht allein die Tatsache, daß es nicht von allen Mitgliedern der Art gezeigt wird (vgl. 1).

eine neue Erfahrung in der Partnerbeziehung bedeuten. Frauen haben jedoch gelernt, daß bestimmte soziale Verhaltensweisen für sie angemessen sind. Dazu zählt der Kinderwunsch. Soziale Konventionen sowie die Konstruktion des weiblichen Geschlechtscharakters, zu der auch psychoanalytische Argumentationen beigetragen haben, können die Entwicklungspotentiale, die in der Mutterschaft liegen, auch behindern. Denn um Kinder als Bereicherung erfahren zu können, ist es wichtig, authentischen Bedürfnisse jenseits von Rollenerwartung zu erleben. Psychoanalytische Autorinnen haben aufbauend auf die Objektbeziehungstheorie herausgearbeitet, daß die Trennung zwischen privatem und öffentlichem Raum sowie geschlechtsspezifische Erwartungen an Personen aus der frühen Mutter-Kind-Beziehung resultieren. Die Auflösung traditioneller Rollenaufteilungen bei der Pflege von Säuglingen und kleinen Kindern wäre die Voraussetzung, um wiederum offenere Geschlechtsrollenkonzeptionen zu entwickeln, die flexiblere Lebensentwürfe ermöglichen. Variationsreichere Rollen im öffentlichen und privaten Leben befähigen auch zu einem souveränerem Umgang mit dem Problem der ungewollten Kinderlosigkeit.

Die psychosomatische Bearbeitung des Problems weiblicher Sterilität hat sich zunächst auf die klassischen Freudschen Konzepte berufen und ungewünschte Kinderlosigkeit als unbewußte Abwehr der weiblichen Rolle verstanden. Eine Übersicht über die Entwicklung und den Stand der psychosomatischen Forschung zum Thema Sterilität findet sich im vierten Kapitel. Zahlreiche Versuche, die unternommen worden sind, eine typische Sterilitätspersönlichkeit zu beschreiben, haben letztendlich jedoch zu keinem einheitlichen Bild geführt. Das Konzept, Sterilität als psychosomatische Abwehr zu begreifen, kann im Einzelfall sinnvoll sein, um bestimmte psychische Konflikte und Ängste, die mit der Mutterschaft verbunden sind, ins Blickfeld zu rücken. Psychogene Sterilität kann Abwehrfunktion haben, gleichzeitig sind schwangerschaftbezogene Ängste, wie z.B. die Angst, in der Symbiose mit dem Kind die eigenen Ich-Grenzen nicht wahren zu können oder die Antizipation von Paarkonflikten, nicht typisch für infertile Frauen.

Es sind zahlreiche Studien konzipiert worden, um die Frage nach psychischen Auffälligkeiten ungewollt kinderloser Frauen zu beantworten. Studien, die fertile mit infertilen Frauen verglichen haben, sind zu keinen einheitlichen Ergebnissen gekommen. Bei Patientinnen ohne eindeutigen organischen Befund werden eher psychische Auffälligkeiten vermutet. Tatsächlich fanden einige Untersucher beim Vergleich von organischer

Sterilität und funktioneller Sterilität Auffälligkeiten bei den Frauen ohne organischen Befund. Die Bandbreite der Symptome war jedoch breit gefächert und insgesamt uneinheitlich. Die Aussagekraft dieser Untersuchungen wird durch die eher kleinen Untersuchungsgruppen geschmälert.

In theoretischen Arbeiten, die die Abwehrfunktionen von Sterilität thematisieren, sind immer wieder konfliktive Kinderwunschmotivationen vermutet worden. In den veröffentlichten Studien sind neben anderen Fragestellungen auch Kinderwunschmotive bei Sterilitätspatientinnen untersucht worden, die unterschiedliche Auffälligkeiten erbracht haben. Nur wenige Untersuchungen haben mit Vergleichsgruppen gearbeitet, so daß die Ergebnisse auch bewertet werden können. Die Vergleichsgruppen sind sehr unterschiedlich, und nur Jeker vergleicht funktionell sterile Patientinnen mit solchen, die einen organischen Befund aufweisen. In dieser Richtung besteht also noch Klärungsbedarf. Um der Frage nach der Kinderwunschmotivation bei Sterilitätspatientinnen nachgehen zu können, sind einige Vorüberlegungen zum Kinderwunsch notwendig.

Wie aus den bisherigen Kapiteln deutlich geworden ist, handelt es sich beim Kinderwunsch von Frauen nicht um eine natürliche, immer dagewesene Konstante. Vielmehr muß der Kinderwunsch als Phänomen der Moderne betrachtet werden, da erst zuverlässige Kontrazeption eine Wahlfreiheit überhaupt ermöglicht hat. Die Frage nach der Motivation und die Annahme, daß es unterschiedliche Motivationen gibt, ist also berechtigt. In einigen psychoanalytischen und psychosomatischen Arbeiten zum Thema Sterilität ist immer wieder vermutet worden, die ungewollte Kinderlosigkeit stehe im Zusammenhang mit der übermäßigen Ambivalenz des Kinderwunsches. Inzwischen herrscht in der psychosomatischen Literatur Konsens darüber, daß eine gewisse Ambivalenz angesichts eines lebensverändernden Umstandes wie der Mutterschaft eine gesunde Reaktion ist. Die Fähigkeit, diese Ambivalenz zuzulassen, wird als Kennzeichen einer reifen Persönlichkeitsstruktur angesehen. Dagegen führt die einseitige Verherrlichung des Kinderwunsches und die Unfähigkeit, auch negative Einflüsse von Kindern auf das eigene Leben zu sehen, zur Idealisierung des Kindes als »Heilsbringer«. Die Erwartung, nur mit einem Kind werde das eigene Leben wieder lebenswert, spricht für die Überwertigkeit des Kinderwunsches. Allerdings sind funktionale Anteile immer Bestandteil des Kinderwunsches der Frauen. Egoistische Wünsche und Bedürfnisse, Erwartungen, was mit einem Kind schöner wäre, und Vorstellungen darüber, wie das Kind das Leben und die

Partnerschaft bereichern könnte, machen den Kinderwunsch ja gerade aus. In diesem Sinne gibt es keine rein altruistische Kinderwunschmotivation. Die Motive für den Kinderwunsch sind vielfältig. Für die vorliegende Arbeit wurde eine Ordnung der Motive in 17 Punkten erarbeitet.

Der Kinderwunsch ist ein biografischer Schnittpunkt, der wie andere biografische Entscheidungen auch unbewußten und bewußten Einflüssen unterliegt. Dabei greifen Interessen des Selbst, Impulse und Erwartungen aus der Partnerbeziehung sowie Normen des sozialen Umfeldes ineinander. Im Selbst vereinigen sich frühkindliche Erfahrungen mit aktuellen lebensbiographischen Wünschen. Zu den Einflüssen der sozialen Umgebung zählen auf der einen Seite Vorstellungen von konkreten Personen, z.B. der Herkunftsfamilie, auf der anderen Seite auch gesellschaftliche Erwartungen an die weibliche Normalbiografie. Im Kontext der Partnerschaft entsteht häufig der Wunsch nach mehr Stabilität oder auch mehr Lebendigkeit durch ein Kind. Aus der eigenen Biografie, den verinnerlichten Normen und den konkreten Erfahrungen, entwickelt sich der Wunsch nach einem Kind als Wunsch nach Bereicherung oder auch als Wunsch nach Kompensation von Defiziten. Dabei spielen Ideen, die an ein Kind weitergegeben werden sollen, genauso eine Rolle wie der körperliche Wunsch nach Schwangerschaft. In physischer wie in geistiger Hinsicht wird ein Kind auch als Verlängerung des eigenen Lebens gewünscht. Als Sonderform ist bei Patientinnen mit langjähriger Sterilitätserfahrung noch der Wunsch zu nennen, endlich das belastende Problem zu lösen. Gerade letzteres macht deutlich, wie bedrückend die Erfahrung der ungewollten Kinderlosigkeit ist.

Um die Situation von Kinderwunschpatientinnen verstehen zu können, ist daher die Auseinandersetzung mit dem enormen Leidensdruck der Infertilitätskrise notwendig. Dabei machen die Betroffenen verschiedene emotionale Belastungen durch, wie Schock, Verleugnung, Wut, Schuldgefühle, emotionale und soziale Isolation sowie Trauer. Hier spielt auch das Angebot der Reproduktionsmedizin eine Rolle. Denn neue Therapiehoffnungen führen oft zu neuen Enttäuschungen und verhindern das produktive Überwinden der Infertilitätskrise. Gleichzeitig erfahren die Patientinnen auch Probleme wie Kontrollverlust und Isolation gerade im Rahmen der modernen Medizin immer wieder neu. Das Problem für die Betroffenen liegt also darin, die Möglichkeiten der Reproduktionsmedizin souverän zu handhaben und für sich festzulegen, welche Therapieintensität für sie angemessen ist. Gelingt dies nicht, kann daraus eine Überwertigkeit des Kinderwunsches resultieren, wenn der Kinderwunsch und die medizinische Therapie zum allesbeherrschenden Lebensinhalt werden und andere erfüllende Erfahrungen keinen Raum mehr haben. Das Erleben und die Bewertung der ungewollten Kinderlosigkeit kann nicht unabhängig von den Wertvorstellungen der Betroffenen und der gesellschafltichen Umwelt gesehen werden.

Im fünften Kapitel wurden die herrschende Familien- und Bevölkerungspolitik dargestellt sowie untersucht, wie normative Geschlechterrollen durch Sozialisation angeeignet werden. Die geschlechtsspezfischen Arbeitsverhältnisse tragen dazu bei, daß Frauen ihre Omnipotenzphantasien in ihren Kindern realisieren, da andere Formen für sie schwerer zugänglich sind. In den bestehenden gesellschaftlichen Verhältnissen trägt das Kinderhaben für Frauen allerdings zur Zementierung dieser geschlechtssepzifischen Arbeitsverhältnisse und damit zu ihrer Ausgrenzung aus dem öffentlichen Raum bei. Die direkten Versuche politischer Einflußnahme auf das generative Verhalten müssen vor dem Hintergrund des Geburtenrückgangs gesehen werden. Die sinkende Geburtenzahl und die Verschiebung der Altersstruktur wirft einige gesellschaftliche Probleme auf. Viele konservative Politiker und Demographen sehen die Lösung der Probleme darin, Frauen zu mehr Kindern zu motivieren und traditionelle Geschlechterrollen zu restaurieren. Die Maßnahmen des Erziehungsurlaubs und des Erziehungsgeldes dienen zur Etablierung des Drei-Phasen-Modells. Dieses Modell soll Frauen die Möglichkeit eröffnen, trotz Berufstätigkeit Kinder zu bekommen und Familienarbeit zu leisten. Ihren beruflichen Ambitionen sind durch dieses Arrangement aber deutliche Grenzen gesetzt.

Versuche politischer Einfußnahme treffen auf individuelle Lebensentwürfe und Bedürfnisse, die durch geschlechtsspezifische Sozialisation geprägt sind. Die direkte Einwirkung von Eltern und anderen Betreuungspersonen auf Kinder, die diese durch ihr Verhalten und ihre Interpretationen bereits unmittelbar nach der Geburt geschlechtsspezifisch beeinflussen, interagiert mit deren Wahrnehmung einer sexistischen Umwelt und ihrer Intention, sich erfolgreich in dieser Umwelt zu positionieren. Weitere Formen direkter Beeinflussung in Richtung traditioneller Rollenaufteilung stellen geschlechtsspezifisches Spielzeug, Medien und die Schule dar. In der Schule werden Mädchen zwar für ihre fleißige und ruhige Arbeitsweise gelobt, Lehrer und Lehrerinnen fördern jedoch den Lernerfolg der schwierigeren Jungen. Das gesell-

schaftliche Angebot an junge Frauen besteht in der Kombination von Berufs-
und Familienrolle. Mädchen, die gelernt haben, daß ihre emotionalen und
sozialen Fähigkeiten verstärkt werden, und die erfahren haben, daß von ihnen
weder Duchsetzungsfähigkeit noch Karriereorientierung erwartet werden,
treffen dann auf die Zwänge des Arbeitsmarktes. Den Kompromiß, der
zwischen Beruf und Familie gemacht werden muß, anitzipieren viele junge
Frauen, indem sie Berufe wählen, die weniger anpruchsvoll sind und auch in
Teilzeitarbeit ausgeübt werden können. Es ist bereits ein Ergebnis geschlechtsspezifischer Erziehung, daß junge Frauen bereitwillig davon ausgehen, sie müßten das Vereinbarkeitsproblem von Beruf und Familienarbeit
bewältigen. Daraus resultieren Lebensentwürfe, in denen Mutterschaft und
Hausarbeit fest eingeplant sind. Vor diesem Hintergrund gewinnt das Problem der ungewollten Kinderlosigkeit eine neue Dimension und einen stärkeren Leidensdruck. Wenn Frauen, die von ihrer Fertilität selbstverständlich
ausgegangen sind, mit einem Sterilitätsproblem konfrontiert werden, haben
sie wesentliche Biographieentscheidungen bereits getroffen. Männer dagegen
planen ihren beruflichen Werdegang ohne Berücksichtigung des
Kinderwunsches, für sie ergeben sich daher bei ungewollter Kinderlosigkeit
emotionale Probleme, aber nicht das Scheitern eines Biographieentwurfs.

Für die Betroffenen wird die Bewältigung ihres Problems auch durch die
gesellschaftliche Stigmatisierung Kinderloser erschwert. Mahlstedt (1985)
beschreibt die Gefühle infertiler Frauen und zitiert eine Betroffene: »I feel I
don´t belong, like a second-class-citizen with no place to go« (S.338).
Kinderlosigkeit wird von den Betroffenen oft als Makel erfahren. In der
Auseinandersetzung mit ungewollter Kinderlosigkeit müssen neben den
konkreten Lebensbedingungen die Wert- und Normorientierung der sozialen
Bezugsgruppe der Frau reflektiert werden. Politische Klagen über die
mangelnde Gebärfreudigkeit deutscher Frauen sowie über Karrierefrauen, die
sich auf egoistische Art ihren Mutterpflichten entziehen, führen zu einem
Klima, das den Umgang mit ungewollter Kinderlosigkeit erschwert und zu
zusätzlichen Schuldgefühlen der Betroffenen führt. Die Stigmatisierung von
Kinderlosigkeit findet in verschiedenen sozialen Bereichen statt. Neben der
Familie, Bekannten und Arbeitskollegen sind es auch Ärzte und Ärztinnen,
die Normen in bezug auf generatives Verhalten vermitteln.

Gerade in der Frauenheilkunde und in der psychosomatischen
Sprechstunde ist der Umgang mit Fertilität ein zentrales Thema. Die
beratenden Ärzte transportieren hier neben ihren eigenen Wertvorstellungen

häufig auch die gesellschaftlichen Normen. Es ist eine psychologische Tatsache,»daß statistich häufige Gegebenheiten als ›normal‹ und darüber hinaus als verpflichtend erlebt werden. Als Resultat eines solchen Vorganges wird in der Elternschaft ein Beleg für eine Geschlechtsrollenidentität, sexuelle Kompetenz und sogar für psychische Normalität einer Person gesehen« (Lukesch 1983, S.203/4). Ein Beispiel solcher Wertungen in der psychosomatisch-psychoanalytischen Literatur ist die Arbeit von Erikson (vgl. 2.3.4.2). Das reproduktionsmedizinsiche Angebot selbst beinhaltet die enorme Wertschätzung der Mutterschaft, selbst unter schwierigsten Bedingungen. Ungewollt kinderlose Frauen, die stark an sozialen Normen orientiert sind, haben also zusätzlich das Problem der sozialen Stigmatisierung. Diesen Frauen geht es in der Kinderwunschbehandlung oft auch darum, zu beweisen, daß sie alles versuchen, um nicht als freiwillg kinderlos und damit egoistisch zu gelten. Tubert (1994) zitiert in diesem Zusammenhang eine Patientin:»Im Dorf fingen meine Familie und die Nachbarn an, mich zu fragen, warum ich kein Kind habe. Es wurde mir gesagt, daß ich zum Arzt gehen sollte. Ich bin nicht aus eigener Intitiative gegangen. Ich habe gemacht, was mir gesagt wurde, damit sie nicht später denken könnten, ich hätte aus Angst oder aus Nachlässigkeit keine Kinder gehabt« (S.658). Die Zustimmung zu invasiven Maßnahmen im Rahmen der Kinderwunschbehandlung kann auch dazu dienen, den Kinderwunsch zu »beweisen«.

Mehrere Untersuchungen sind zu dem Schluß gekommen, daß Sterilitätspatientinnen ausgesprochen normorientiert sind und sich stark mit traditionellen Geschlechterrollen identifizieren. Diese Befunde können in verschiedene Richtungen interpretiert werden. Es ist denkbar, daß gerade normorientierte Frauen die reproduktionsmedizinische Behandlung aufsuchen, da sie weniger leicht als Frauen mit flexiblem Geschlechterrollenverständnis alternative Lebenskonzepte jenseits der Mutterschaft entwerfen können. Andererseits nimmt das Ziel Mutterschaft, wenn es bedroht ist, an Attraktivität zu. Durch die Tatsache der ungewollten Kinderlosigkeit selbst könnten also traditionelle Vorstellungen über weibliche Identität, die sich erst in der Mutterschaft verwirkliche, noch verstärkt werden. Unfreiwillig kinderlose Frauen leiden unter einer stärkeren Beeinträchtigung ihres Selbstwertgefühls als unfreiwillig kinderlose Männer. Auch daran läßt sich ablesen, daß das Leiden an Infertilität durch die sozialer Wertung, eine Frau vervollkommene ihre Lebensperspektive in der Mutterschaft, verstärkt wird. Da die Frau traditionell erst als Mutter ihren sozialen Wert erhalten hat, steht hinter einem starken Kinderwunsch auch die Hoffnung, durch Erfüllung der Mutterrolle den Subjektstatus wiederherzustellen. »Solange Frauen durch Sozialisation in Politik und Familie sich reduzieren und reduziert werden, (...) solange können sie der künstlichen Befruchtung keine angemessenen Grenzen setzen« (Quitmann 1986, S.37).

Die Gleichung Frau und Mutterschaft ist Produkt mythischer Vorstellungen. »Fruchtbarkeit wird nach wie vor mythologisiert. Wenn auch das Aufrechterhalten von Mythen manchen Männern und Frauen Befriedigung verschafft, so doch nur um den Preis der Verschleierung realer Lebensbedingungen, und genau zu diesem Zweck werden Mythen tradiert und genährt. Der Mythos handelt mit falschen Universalien (...), keinem Bereich ist dieser Vorgang mehr inhärent als dem der Mutter-Kind-Beziehung und der Beziehung zwischen den Geschlechtern« (Springer-Kremser 1989, S.44). Ein Teil dieses Mythos drückt sich in der Mutterschaftsideologie aus. »Mythen kommentieren und erhalten soziale Realitäten« (Beckmann 1984, S.132). Die Funktion des Mythos ist es, Geschichte in Natur zu verwandeln, so daß jede Notwendigkeit entfällt, sie auf ihren Hintersinn hin zu befragen (Rohde-Dachser 1989). Beckmann analysiert den Mythos der archaischen Mutter, die Macht über Leben und Tod hat, als Reaktionsbildung auf die tatsächliche Ohnmacht von Frauen. Die Tatsache allein, daß mütterliches Verhalten über Ideologiebildung abgesichert wird, spricht gegen seinen »natürlichen« Charakter. Es bedarf einer mythischen Verschleierung, um Mutterschaft, auch wenn sie als einengend oder bedrückend erlebt wird, zu idealisieren.

Bei der Durchsicht der verschiedenen Versuche, den »Mutterinstinkt« oder den weiblichen Kinderwunsch als natürlich zu begründen, ist ein Phänomen auffällig: Die Autoren bemühen im Kernpunkt ihrer Argumentation nicht die eigene, sondern eine fremde wissenschaftliche Disziplin. Zum Beispiel versteht die Psychoanalytikerin Cherazi (1986) den Kinderwunsch der Frau als »angeborenes Geschlechtsmerkmal« (S.314), der Biologe Rudolph (1980) dagegen verweist auf die »Grundlagen der Psyche« (S.187). Es scheint, als müsse man in fremden Disziplinen das Alltagsverständnis weniger genau von wissenschaftlicher Forschung trennen. Auch diese Ungenauigkeit ist Teil der Mythen- und Ideologiebildung. Damit soll nicht gesagt werden, der weibliche Kinderwunsch sei lediglich das Ergebnis von Ideologiebildung. Eine solche eindimensionale Sichtweise wird dem Problem nicht gerecht. Vielmehr geht es darum, den Kinderwunsch und das Bemühen unfreiwillig kinderloser Frauen um ein biologisch eigenes Kind auch vor dem

Hintergrund herrschender gesellschaftlicher Machtverhältnisse zu sehen, die über Ideologie abgesichert werden.

Im Kinderwunsch manifestiert sich ein dialektisches Verhältnis zwischen äußerlichen Freiräumen und Zwängen sowie den inneren Voraussetzungen, diese externen Bedingungen selbstbestimmt zu nutzen. Zu den intrapsychischen Vorraussetzungen gehören neben der persönlichen Geschichte auch die Bereicherungen und Einschränkungen des sozialen Kontextes. Das persönliche Wertsystem, anhand dessen Individuuen über den Umgang mit ihrer Fertilität entscheiden, entsteht im Geflecht von Selbst, Objektbeziehungen und gesellschaftlicher Realität. »Heute hat also eine Frau bezüglich ihrer Fruchtbarkeit und damit der Art ihrer Selbstverwirklichung, ihrer Hauptbeschäftigung und den Quellen ihrer Lebenserfüllung zu wählen und darüber Entscheidungen zu treffen« (Lidz 1979, S.50). Mehr als je zuvor ist die Reproduktion eine Angelegenheit der Lebensplanung. Ein Kind zu bekommen, ist eine irreversible biografische Festlegung, die in ihren verschiedenen Dimensionen erfahren und überdacht wird.

Das Erleben von Sterilität ist abhängig von der eigenen Biographie, der individuellen psychischen Geschichte, den Motiven und Empfindungen des Kinderwunsches, der Paarbeziehung sowie von gesellschaftlichen Verhältnissen. Wenn Mutterschaft als für die weibliche Identität und Lebensplanung als unabdingbar begriffen wird, bedeutet das eine Verschärfung des Leidensdruckes der Betroffenen durch gesellschaftliche Werturteile. Wenn Ärztinnen und Ärzte solche Urteile im Gespräch mit Patientinnen fällen und transportieren, handelt sich hier um eine Form der gesellschaftlich-sozialen Gegenübertragung, die bisher wenig Beachtung gefunden hat. Wenn es im Umgang mit Sterilitätspatientinnen darum geht, Leiden zu vermindern, dann können gesellschaftliche Veränderungen, die Frauen attraktive Lebenspersektiven jenseits der Mutterschaft eröffnen, ähnlich heilsam sein wie reproduktionsmedizinische Therapien. In beiden Bereichen sind die Erfolge nicht gesichert.

Ausgehend von der Basis der bisher erarbeiteten Theorieüberlegungen, werden im folgenden empirischen Teil der Arbeit Fragen zur Kinderwunschmotivation von Sterilitätspatientinnen beantwortet. Als Grundlage für die Untersuchung sollen dabei festgehalten werden: Die Begriffsdefinition des Kinderwunsches, die Darlegung der bisherigen psychosomatischen Forschungsergebnisse sowie die Darstellung der gesellschaftlichen Bedingungen und Werte zum Thema Mutterschaft und Kinderlosigkeit.

3 Empirische Untersuchung

3.1 Material und Methode

Bei der vorliegenden Untersuchung geht es vor dem Hintergrund der bereits dargestellten psychosomatischen Literatur erstens um die Frage, ob sich bei funktioneller Sterilität eine besondere Kinderwunschmotivation findet. Dazu wird die Gruppe der Patientinnen mit funktioneller Sterilität derjenigen mit organischen Sterilitätsursachen gegenübergestellt. Als Kontrollgruppen dienen Frauen mit tubarer Sterilität und Frauen, bei denen die ungewollte Kinderlosigkeit andrologisch bedingt oder mitbedingt ist.

Zweitens wird der Frage nach Copingstrategien nachgegangen. Findet sich bei der Verarbeitung der ungewollten Kinderlosigkeit im Sinne einer Überwertigkeit eine besondere Kinderwunschsmotivation? Finden sich andere Besonderheiten? Wie stellt sich die Gruppe der Frauen mit überwertigem Kinderwunsch im Vergleich zu einer Untergruppe dar, die die Infertilitätskrise flexibler bewältigt? Die Ausgangshypothesen lauten also:

Erstens:

H0: Die Kinderwunschmotivation bei Patientinnen mit funktioneller Sterilität entspricht der Kinderwunschmotivation bei Patientinnen mit organischer Sterilitätsursache.

H1: Die Motivation des Kinderwunsches bei funktioneller Sterilität unterscheidet sich von der Motivation des Kinderwunsches bei organischer Sterilitätsursache.

Zweitens:

H0: Patientinnen mit überwertigem Kinderwunsch entsprechen in bezug auf ihre Kinderwunschmotivation und in bezug auf andere Merkmale Sterilitätspatientinnen mit unauffälligem Copingverhalten.

H1: Patientinnen mit überwertigem Kinderwunsch unterscheiden sich in bezug auf ihre Kinderwunschmotivation und in bezug auf andere Merkmale von Sterilitätspatientinnen mit unauffälligem Copingverhalten.

Die Frage nach der Motivation des Kinderwunsches ist diffizil, und die Art der Antworten ist heterogen. Bei Gesprächen über den Kinderwunsch werden bewußte sowie unbewußte Inhalte mobilisiert, abgewehrte Impulse spielen eine Rolle ebenso wie Antworten in Richtung sozialer Erwünschtheit (vgl. 2.4.2). Damit sind zahlreiche methodische Probleme verbunden. In vorliegenden Arbeiten zum Thema Kinderwunschmotivation sind die Vor- und Nachteile von standardisierten Interviews, offenen Gesprächen und verschiedenen Fragebögen diskutiert worden (z.B. Rosenstiel 1980, Hölzle 1990, Gloger-Tippelt et al. 1993).

Einige Patientinnen können Auskünfte über ihre persönlichen Beweggründe und Zweifel nur im einem Gespräch, das Möglichkeiten für Nachfragen und Zwischentöne offenläßt, formulieren. Das persönliche Gespräch bietet darüber hinaus ein Vertrauensverhältnis an, welches es den Patientinnen ermöglicht, sich in der Befragungssituation über ihre individuellen Vorstellungen und Gedanken angenommen zu fühlen. Die Datengewinnung im Rahmen von offenen Interviews »richtet sich mehr nach kommunikativen Gesichtspunkten, der Befragte bringt seine eigenen Relevanzgesichtspunkte mit ein, setzt Akzente, strukturiert »seine Geschichte« so, daß sie für ihn und den Zuhörer eine sinnvolle Gestalt ergeben« (Gloger-Tippelt et al. 1993, S.19).

Vorgegebene Fragebögen mit indirekt formulierten Items bieten andere Vorteile. Die Befragten können sich hinter den Aussagen von anderen quasi verstecken, was sich als Befragungsmethode bei heiklen Themen bewährt hat (Hölzle 1990). Die Gefahr, daß sich die Kinderwunschpatientinnen bei einer direkten und offenen Befragung unter Legitimationsdruck fühlen, wird durch anonyme Fragebögen vermindert. Aufgrund der hier beschriebenen Problematik wurde in der vorliegenden Arbeit ein kombinierter Untersuchungsansatz gewählt. Dies entspricht der Forderung nach multi-methodalen Ansätzen, wie sie in Forschungsarbeiten zum Thema Kinderwunsch aufgestellt worden ist (Gloger-Tippelt et al. 1993). Zunächst wurde mit den Patientinnen ein selbstentwickeltes semistrukturiertes Interview geführt. Zusätzlich erhielten die Frauen den Gießen-Test (GT), den Gießener Beschwerdebogen sowie einen Fragebogen zur Kinderwunschmotivation, der von der Diplompsychologin Hölzle entwickelt wurde. Die einzelnen Methoden werden im folgenden noch detailliert vorgestellt.

Die Untersuchung fand in der damaligen Universitätsfrauenklinik Pulsstraße in Berlin statt. Der Untersuchungszeitraum dauerte von 1992 bis 1993. Die Befragungen wurden während eines stationären Aufenthaltes der Frauen im Rahmen der Sterilitätsdiagnostik- und therapie der Kinderwunschsprechstunde durchgeführt. Von den 80 befragten Patientinnen befanden sich 29 im IVF – Programm, die restlichen 50 Frauen waren stationär aufgenommen zur diagnostischen Laparoskopie mit Chromopertubation oder zur mikrochirurgischen Tubensanierung bei Vorliegen einer tubaren Sterilität. Eine Patientin kam mit einem Überstimulationssyndrom bei extern durchgeführter heterologer Insemination zur Aufnahme. Als Einschlußkriterien für die Untersuchung galten ein seit mindestens zwei Jahren unerfüllter Kinderwunsch im Zusammenhang mit dem Vorliegen einer tubaren, funktionellen oder andrologischen Sterilität. Ausgeschlossen wurden Patientinnen mit schwerwiegenden internistischen Erkrankungen, da diese als zusätzliches Fertilitätshindernis gelten können. Frauen, bei denen die Sterilitätsdiagnostik noch nicht abgeschlossen war, wurden ebenfalls ausgeschlossen. Um eine möglichst große Generalisierbarkeit der Befunde zu erreichen, sollte die Untersuchungsgruppe weitgehend heterogen sein. Weitere Selektionskriterien wurden daher nicht definiert. Angestrebt werden kann nur die selektive Repräsentativität für Patientinnen einer Kinderwunschsprechstunde. Doch auch hier müssen Einschränkungen formuliert werden. In der Untersuchungsmethode selbst liegt eine hohe Selektivität der Stichprobe begründet: Die Häufigkeit von funktioneller Sterilität wird gegenwärtig mit 10-15% angegeben (Strauß 1991). Um diese spezifische Untergruppe jedoch im Vergleich mit anderen Gruppen untersuchen zu können, muß ihr Anteil an der gesamten Untersuchungsgruppe notwendigerweise höher liegen (26,25%). Auch die Bereitschaft, an der Untersuchung teilzunehmen, ist ein Selektionskriterium, das nicht ausgeschaltet werden kann. Die psychologischen Merkmale von Patientinnen, die zusätzliche Gespräche und Auseinandersetzungen suchen, unterscheiden sich möglicherweise von Betroffenen, die dies ablehnen. So ist der Anteil von Frauen mit überwertigem Kinderwunsch (17,5%) wahrscheinlich nicht repräsentativ. Vergleichsdaten liegen hierfür nicht vor. Ausgehend von den beschriebenen Charakteristika dieser Patientinnen im Sinne eines fordernden Verhaltens im Rahmen der Arzt-Patientin-Beziehung (vgl.2.4.4), ist jedoch anzunehmen, daß diese Frauen das zusätzliche Gesprächsangebot der Untersuchungs-situation besonders bereitwillig aufgreifen.

Die Definition der funktionellen Sterilität ist uneinheitlich (vgl. 2.4.1.3). Die hier gebrauchte Arbeitsdefiniton lautet: Unter funktioneller Sterilität wird eine mindestens zwei Jahre andauernde ungewollte Kinderlosigkeit, die keine hormonellen Imbalancen hat oder bei der die hormonelle Situation korrigiert ist, ohne wesentlichen tubaren Befund verstanden. Außerdem sollten zwei Spermiogramme des Partners unauffällig sein. Unter tubarer Sterilität wird das Fehlen der Eileiter oder die schlechte Qualität der Tuben subsummiert, die sich bei der diagnostischen Laparoskopie mit Chromo-pertubation als nicht durchgängig erwiesen haben. Andrologische Sterilität liegt vor, wenn in mehreren Spermiogrammen eine pathologisch erniedrigte Anzahl und/oder Motilität der Spermien diagnostiziert wurde. Bei den hier untersuchten Patientinnen lag meist zusätzlich eine hormonelle oder eine geringfügige tubare Schädigung vor, so daß in den meisten Fällen von einer gemischten Sterilitätsursache ausgegangen werden muß.

Die Untersuchung bezieht sich bewußt nur auf Frauen. Die ungewollte Kinderlosigkeit ist ein Problem des Paares, mit oder ohne Kinder zu leben, wird aber von Frauen aufgrund kultureller Traditonen und geschlechtsspezi-fischer Arbeitsteilung anders erfahren als von Männern. Aufgrund der herr-schenden gesellschaftlichen, kulturellen und sozialen Voraussetzungen hat Mutterschaft und der weibliche Kinderwunsch eine andere Bedeutung als Vaterschaft. Da sich die Arbeit auf den Kinderwunsch von Frauen bezieht, haben die Interviews nur mit den Patientinnen ohne Hinzuziehung des Partners stattgefunden. Als Nachteil muß dabei benannt werden, daß Informationen über die Paardynamik verlorengehen. Dieser Nachteil wurde als weniger wesentlich eingestuft, da der Bezugspunkt der Arbeit das Erleben der Patientinnen ist.

3.1.1 Das Interview

Mit allen Patientinnen wurde ein selbstentwickeltes teilstrukturiertes Inter-view durchgeführt. Das semistrukturierte Interview gilt als Methode der qualitativen Forschung. Zur Evaluation von subjektiven Sinnstrukturen, die das Denken, Fühlen und Handeln von Menschen bestimmen, ist eine qualitiativ orientierte Forschung erforderlich (Mayring 1995). Im Gegensatz zum standardisierten Interview können die Befragten ihre Ansichten und Erfahrungen frei äußern, außerdem besteht die Möglichkeit für ergänzende Nachfragen. »Durch die Möglichkeit, Situationsdeutungen in offener Form zu erfragen, Fragen nach Handlungsmotiven zu stellen, Alltagstheorien und Selbstinterpretationen zu erheben, Fragen zu Zweck-Mittel-Vorstellungen zu stellen, und durch die Möglichkeit der diskursiven Verständigung über Interpretationen sind mit offenen und teilstandardisierten Interviews wichtige Chancen einer empirischen Umsetzung handlungstheoretischer Konzeptionen« (Hopf 1995, S.180) gegeben. Voraussetzung für eine biographische Exploration, wie sie zur Erkundung von emotionalen lebensgeschichtlichen Motiven erforderlich ist, ist die Herstellung einer entsprechenden Gesprächsmotivation des Untersuchungspartners durch die Bekundung eines genuinen Interesses. Hierzu eignet sich inbesondere die Methode des halbstrukturierten Interviews (Thomae 1995).

Der selbstentwickelte, flexibel eingesetzte Gesprächsleitfaden fokussierte auf das Thema Kinderwunschmotivation. Das Ziel des Interviews war es, Biographieinformationen zu den Themen Kindheitserfahrungen, Herkunftsfamilie und gynäkologische Anamnese sowie Informationen über unterschiedliche Lebensbereiche, wie Partnerschaft, Beruf, Freizeit, soziales Umfeld und Interessenschwerpunkte, zu erfassen, um in diesem Kontext die Kinderwunschmotivation zu evaluieren. Dabei ging es darum, Lebenskonzepte der Patientinnen zu erfahren, wie sie durch die Herkunftsfamilie und die aktuelle soziale Situation geprägt sind. Auf dieser Basis gelang eine Einschätzung der Wertigkeit des Kinderwunsches vor dem Hintergrund anderer Lebensschwerpunkte. Um explizit die Motivation des Kinderwunsches anzusprechen, hat es sich als hilfreich erwiesen, nach Phantasien, die das Leben mit einem Kind betreffen, zu fragen. Patientinnen, denen ihre Kinderwunschmotivation eingangs kaum verbalisierbar erschien, konnten so Wünsche und Hoffnungen in bezug auf das Kindkriegen mitteilen. Im Sinne eines diskursiven Interviews (Hopf 1995) wurden die Äußerungen der Befragten am Ende des Gesprächs noch einmal zusammengefaßt, um zu erfragen, ob die Thesen zur subjektiven Kinderwunschmotivation als korrekte Interpretation stehen bleiben können oder abgeändert bzw. ergänzt werden müssen.

Eine erste Version des Interviewleitfadens war zu Beginn der Untersuchung auf der Basis einer ausführlichen Literaturrecherche zum Thema Kinderwunschmotivation erarbeitet worden (vgl. 2.4.2). Nach der Erprobung an zehn Patientinnen wurde der Interviewleitfaden aufgrund der gewonnenen Erfahrungen überarbeitet. Die im folgenden Schema genannten Fragen wurden in jedem Fall thematisiert, darüber hinaus blieb jedoch Raum für Themen und Erlebnisbereiche, die die Patientin spontan ansprach, sowie für Erläuterungen und Rückfragen.

Gesprächsleitfaden für das Interview:

Kinderwunsch
Seit wann?
Wie stark?
Zweifel am Kinderwunsch?
Von wem stärker?
Haltung zur Adoption, zu IVF und zu heterologer Insemination?
Waren schon immer Kinder geplant oder wurde der Kinderwunsch in einer bestimmten Lebenssituation aktuell?
Wie wäre das Gefühl bei definitiver Kinderlosgkeit?

Biographie
Erinnerung an die eigene Kindheit
Beziehung zu den Eltern damals und heute
Beschreibung der Elternpersönlichkeiten
Beziehung zu den Geschwistern
Schulischer und beruflicher Werdegang
Bedeutung der Berufstätigkeit und Planungen bei Geburt eines Kindes

Partnerschaft
Zufriedenheit
Gemeinsame Lebensbereiche
Beschreibung der Partnerpersönlichkeit
Rollenaufteilung

Wie sehen Sie sich selbst?
Zufrieden mit dem bisherigen Leben, glücklich, einsam, minderwertig
Eigene Einschätzung in bezug auf Unsicherheitstoleranz, Emanzipation, Wunsch nach Zuwendung
Welches sind wichtige Lebensbereiche
Haltung zu bestimmten weltanschaulichen Aussagen

Fokussierung zum Thema Kinderwunsch
Warum wünschen Sie sich ein Kind?
Was wären die Veränderungen, die ein Kind in Ihr Leben bringen würde?
Was wäre schön, was wäre schwierig an diesen Veränderungen?
Wie würden sich die Beziehungen zu Ihrer Umwelt ändern?
Wie stellen Sie sich das Kind vor?
Welche Bedeutung hätte die Mutterschaft in Ihrem Leben?

Die Antworten der Frauen wurden auf einem Fragebogen notiert, der skalierte Items für die geschlossenen Fragen sowie Raum für wörtliche Zitate der Patientin für die offenen Fragen enhielt. Nach Abschluß aller Interviews wurden die Antworten auf offene Fragen in verschiedenen Antwortkategorien zusammengefaßt und zur weiteren Auswertung codiert. Der Fragebogen sowie die Codeliste befinden sich im Anhang (5.1, 5.2). Die Codierung der Kinderwunschmotive orientiert sich an den aus der Literatur herausgearbeiteten Kategorien (vgl. 2.4.2). Zusätzlich wurde im Anschluß an jedes Interview ein ausführliches Gesprächsprotokoll geschrieben, in dem typische Redewendungen der Patientin zitiert und Eindrücke der Untersucherin festgehalten werden. Das Gesprächsprotokoll dient insbesondere zur exemplarischen Präsentation einzelner Interviews. Neben Angaben über Häufigkeiten enthält die Darstellung der Ergebnisse also auch kasuistisches Material.

3.1.1.1 Gütekriterien der Interviewauswertung

Weil die Einstufung der Antworten in Kategorien und Codes nur durch die Untersucherin erfolgte, ist die Auswertung des Interviews notwendigerweise subjektiv. Da die Einschätzung von Kinderwunschmotiven jedoch immer subjektiven Bewertungen und Gefühlen unterliegt, muß das Ziel der Objektivität eines Untersuchungsinstruments hier differenziert werden. Die Verwendung einer nicht quantitativen, sondern qualitativen Untersuchungsmethode bietet zahlreiche Vorteile (vgl. oben), die begrenzte Objektivität der Auswertung der Ergebnisse wird daher in Kauf genommen. Zudem wird die Auswertung des Interviews durch standardisierte Fragebögen ergänzt, deren Objektivität, Validität und Reliabilität bereits in anderen Arbeiten überprüft wurde, wordurch eine Relativierung im Kontext des gesamten Untersuchungsansatzes gegeben ist. Darüber hinaus ist die weitergehende Interpretation der Ergebnisse nur sinnvoll im Vergleich der verschiedenen Diagnosegruppen. Da der subjektive Faktor bei der Auswertung der Antworten jedoch immer der gleiche ist, sind mögliche Unterschiede zwischen den Patientinnengruppen durchaus aussagekräftig. Um die Subjektivität in der Interviewauswertung plastisch nachvollziehbar und damit kontrollierbar zu machen, ist im Anhang die ausführliche Codeliste (5.2) beigefügt, anhand derer die Auswertung erfolgte. Die Objektivität der Codierung der Antworten durch die Untersucherin wurde geprüft, indem ein Jahr nach der ersten Codierung eine Zufallsstichprobe aus 20 Interviews anhand der Gesprächsprotokolle recodiert wurde. 78% der Antworten wurden dabei in gleicher Weise codiert wie in der ersten Auswertung.

Das Problem der Retest-Reliabilität bei der Untersuchung von Kinderwunschmotiven ist ein grundsätzliches, da sich Einstellungen zum Kinderwunsch im Laufe des Lebens und im Verlauf einer Sterilitätstherapie verändern (vgl. 2.4.2). Würde man die Untersuchung derselben Patientinnen also in einigen Jahren wiederholen, erhielte man aller Wahrscheinlichkeit nach andere Ergebnisse[85]. Da in dem semistrukturierten Interview offene sowie geschlossene Fragen vorkommen, ist aufgrund der Heterogenität des Untersuchungsinstruments die Ermittlung der split-half Reliabilität nicht möglich.

Die Kategorisierung der Kinderwunschmotive orientiert sich auch an Erkenntnissen der psychoanalytischen Literatur, die Kategorien selbst stellen jedoch keine tiefenpsychologischen Diagnosen dar. Ergebnisse, die aus direkten Aussagen der Patientinnen und einem Gesamteindruck der Persönlichkeit der Frauen gewonnen werden, können durchaus eine valide Einschätzung der Kinderwunschmotive darstellen, ohne dem Anspruch einer psychoanalytischen Diagnose gerecht zu werden. Da die Strukturierung des Gegenstandsbereiches Kinderwunsch im Interview streng theoriegeleitet vorgenommen wurde, kann von der logischen Validität des Untersuchungsinstruments ausgegangen werden. Eine Überprüfung der inneren Validität gelingt anhand des Vergleichs der Interviewergebnisse mit den Ergebnissen des strukturierten Fragebogens von Hölzle. Da für die Kinderwunschmotivation kein Außenkriterium existiert, ist die Überprüfung der Kriteriumsvalidität unmöglich. Bei der Frage nach der Motivation des Kinderwunsches werden bewußte sowie unbewußte Gefühle angesprochen, ein Höchstmaß an Validiät würde daher eine psychoanalytische Ausbildung notwendig machen. Dies sprengt jedoch den Rahmen einer Promotionsarbeit.

Das Problem der Verzerrung von Antworten im Sinne der sozialen Erwünschtheit besteht bei allen Untersuchungen. Da die Frauen jedoch bereits Patientinnen der Kinderwunschsprechstunde waren und gegebenenfalls bereits an IVF-Maßnahmen teilnahmen, entfiel die Befürchtung, daß von der Befragung mögliche Therapieentscheidungen abhängig wären. Das Problem

---

85 Oder: Würde man hoffentlich andere Ergebnisse erhalten. Denn für die Verarbeitung einer ungewollten Kinderlosigkeit ist eine Neuorganisation des Selbst geradezu notwendig (vgl.2.4.3).

der sozialen Erwünschtheit ist hier also geringer als bei Arbeiten, deren Ergebnisse den Anamnesegesprächen in Spezialkliniken entstammen. Außerdem war die Interviewerin für alle Patientinnen deutlich als Doktorandin wahrnehmbar, die dem Therapieteam der Kinderwunschsprechstunde nicht angehörte. Den Frauen wurde selbstverständlich Anonymität zugesichert und erklärt, daß ihre Angaben weder in Krankenakten notiert noch dem Klinikpersonal mitgeteilt würden.

3.1.2 Der Fragebogen von Hölzle

Die Diplompsychologin Hölzle hat einen 39 Tems umfassenden Fragebogen zum Kinderwunsch erarbeitet. Der Fragebogen spricht folgende Bereiche an: Bedeutung von Schwangerschaft und Elternschaft für die eigene Person, für die Paarbeziehung sowie Bedeutung eines Kindes für die soziale Umwelt. Der Originalfragebogen befindet sich im Anhang (5.3). Die Items sind als persönliche Aussagen von Frauen zu ihrem Kinderwunsch formuliert. Die Befragten sollen angeben, ob und wie stark diese Aussagen auch auf sie zutreffen. Der Vorteil dieser Methode besteht darin, daß auch bewußtseinsferne oder schwer zu verbalisierende Erwartungen und Ängste erfaßt werden können. Darüber hinaus kann durch dieses Vorgehen weitgehend vermieden werden, daß die Frauen unter Legitimationsdruck geraten und vermehrt normkonforme oder sozial erwünschte Angaben machen. Die standardisierte Form der Datenerhebung erlaubt den Vergleich zwischen verschiedenen Subgruppen. Als Nachteil dieses Erhebungsinstruments wird von der Autorin formuliert, daß ein skalierter Fragebogen nie alle komplexen Aspekte der Kinderwunschmotivation erfassen kann (Hölzle 1990). Die Kombination mit einer intensiveren Befragung durch ein mündliches, weniger strukturiertes Interview bietet sich also an.

3.1.2.1 Gütekriterien des Fragebogen von Hölzle

Der Fragebogen wurde in einer Voruntersuchung auf Verständlichkeit und Vollständigkeit des zu erfassenden Gegenstandsbereichs überprüft. Durch die schriftliche Form der Befragung und die standardisierte Auswertung ist von der Objektivität des Untersuchungsinstruments auszugehen. Zur Ermittlung der Reliabilität und Validität des Fragebogens wurden verschiedene statistische Tests durchgeführt. Die Ergebnisse wiesen auf eine hohe innere Konsistenz des Fragebogens hin (Einzelheiten vgl. Hölzle 1990). Bei einer Faktorenanalyse wurden die Items zu fünf Faktoren geordnet. Der erste Faktor bringt eine geringe Ambivalenz des Kinderwunsches in Zusammenhang mit der normativen Orientierung, daß Kinder zur Ehe gehören, und dem Wunsch, die Anerkennung des Partners zu bekommen bzw. die Partnerschaft zu bereichern. Der zweite Faktor faßt Motive zusammen, die sich auf ein Kind als Erfahrungs- und Entwicklungsmöglichkeit beziehen. Im dritten Faktor finden sich Variablen, die den Wunsch nach einem Kind als Schutz vor Einsamkeit thematisieren. Der Faktor vier macht deutlich, daß die Stärke des Kinderwunsches verbunden ist mit internalisierten sozialen Erwartungen und normativen Vorstellungen. Im fünften Faktor schließlich markiert sich die Angst vor sozialen Sanktionen im Falle der andauernden Kinderlosigkeit. Die vorher theoretisch abgeleiteten Merkmale des Kinderwunsches spiegeln sich empirisch in der aufgefundenen Faktorenstruktur wieder (Hölzle 1990).

3.1.3 Der Giessen-Test (GT)

Der GT ist ein seit 1972 etablierter Persönlichkeitsfragebogen, der auch psychoanalytische und sozialpsychologische Gesichtspunkte einbezieht, wodurch er sich als individualdiagnostisches Instrument von anderen Persönlichkeitstest unterscheidet. Von den Entwicklern des GT wird insbesondere der diagnostische Wert des Tests im Zusammenhang mit Interviews betont. Der GT ist auch geeignet, mit Hilfe von Gruppenanalysen psychosomatische Hypothesen zu überprüfen. Durch die Analyse von Mittelwertsprofilen können dabei typische Gruppenmerkmale herausgearbeitet werden (Beckmann, Brähler, Richter 1983). Mit den 40 Testitems werden im GT folgende Bereiche erfragt: emotionale Befindlichkeit wie Ängstlichkeit, Grundstimmung und Selbstkontrolle, Ich-Qualitäten wie Introspektion, Phantasie und Durchlässigkeit, soziales Befinden, wie Nähe, Abhängigkeit und Vertrauen, und schließlich soziale Reaktionen und soziale Resonanz. Die Ergebnisse werden in sechs Skalen mit folgenden Polen eingeordnet: Negative oder positive soziale Resonanz, Dominanz oder Gefügigkeit, Unterkontrolliertheit oder Zwanghaftigkeit, Hypomanie oder Depressivität, Duchlässigkeit oder Retentivität sowie soziale Potenz oder soziale Impotenz. In den Jahren 1968 bis 1991 wurde der GT in über 1000 Arbeiten verwendet, darunter in 110

Arbeiten aus den Bereichen Gynäkologie, Sexualmedizin, Urologie und Andrologie, und in 13 Studien zum Thema Sterilität (ZPID 1991). Inzwischen sind verschiedene Auflagen mit neuen Standardisierungen erschienen. In der Kinderwunschsprechstunde der Universitätsfrauenklinik Pulsstraße wurde routinemäßgig die 3. Auflage des GT mit der Standardisierung von 1983 an die Paare verteilt, womit auch in dieser Untersuchung gearbeitet wird. Der GT eignet sich auch zur Paardiagnostik und zur Ermittlung von Fremdbildern. Da diese Arbeit jedoch nur auf den weiblichen Kinderwunsch und auf die Situation der sterilen Frau fokussiert, wurde lediglich mit dem Selbstbild gearbeitet.

3.1.3.1 *Gütekriterien des GT*

Die Durchführung und Auswertung des Tests ist standardisiert und objektiv. Bei der Konstruktion des Tests wurde auf eine hohe Validität geachtet, nicht jedoch auf maximal homogene Skalen, so daß der klassische Reliabilitätsbegriff beim GT den Grenzbereich seiner Anwendbarkeit erreicht. Die Test-Retest-Korrelation der Skalen liegt zwischen 0,65 und 0,76 (ZPID 1991). Der Test soll eben auch zeitinstabile Merkmale messen und Persönlichkeitsveränderungen über die Zeit erfassen. Die Eichstichprobe umfaßt 1587 Personen einer Repräsentativumfrage im Alter von 18 bis 60 Jahren. Bei einer Vielzahl von klinischen Gruppen wurden unterschiedliche Skalenprofile der Selbstbilder mit bedeutsamen Abweichungen bei einzelnen Skalen gegenüber der Standardisierungsstichprobe nachgewiesen. Es liegen Untersuchungen zur Vorhersagevalidität und zur Konstruktvalidität vor (ZPID 1991).

3.1.4 Problematisierung der Rücklaufquote

Die Rücklaufquote der verschiedenen Untersuchungsinstrumente ist unterschiedlich. Das Interview wurde mit allen 80 Patientinnen durchgeführt. Der GT sowie der Fragebogen von Hölzle wurden an alle Untersuchungsteilnehmerinnen verteilt, jedoch nicht von allen ausgefüllt. Die Rücklaufquote für den GT betrug mit 40 zurückgegebenen Tests 50%. Für den Fragebogen von Hölzle lag dieser Wert mit 53 ausgefüllten Fragebögen bei 66%.

Ursprünglich umfaßte das geplante Untersuchungsdesign zusätzlich die Verwendung des Gießener Beschwerdebogens (GBB). Der GBB erfaßt psychosomatische Beschwerden und ist geeignet, eine möglicherweise bestehende Multisymptomatik zu erfassen. Hinweise für das Vorliegen multipler psychosomatischer Beschwerden bei Sterilitätspatientinnen sind in unterschiedlichen Studien gefunden worden (vgl. 2.4.1.3). Leider ist der ausgeteilte Beschwerdebogen nur von 22 Patientinnen ausgefüllt worden. Aufgrund dieser geringen Rücklaufquote von nur 18% wurde auf die genauere Beschreibung des GBB und auch auf die weitere Auswertung verzichtet.

Es stellt sich hier ein methodisches Dilemma dar. Die Kombination von verbalen Interviews und schriftlichen Tests ist grundsätzlich sinnvoll, da es einander ergänzende Untersuchungsinstrumente sind. Bei einer zu großen Anzahl auszufüllender Fragebögen tritt aber auch leicht eine Ermüdung der Befragten ein. Dieses Problem betrifft vor allem Frauen mit geringerer Schulbildung, die im Alltag wenig mit schriftlicher Kommunikation zu tun haben. Um die Untersuchungsgruppe nicht in Richtung Bildungsgrad unnötig zu verzerren, wurden auch Patientinnen in die Untersuchungsgruppe aufgenommen, die die Fragebögen nicht ausgefüllt hatten. Da das Interview das zentrale Untersuchungsinstrument darstellt, erscheint dieses Vorgehen legitim. Die Größe der Untersuchungsgruppe variiert also bei den verschiedenen Untersuchungsinstrumenten.

3.1.5 Statistische Datenauswertung

Bei der Auswertung der erhobenen Daten kommen verschiedene Verfahren zur Anwendung, die im folgenden dargestellt werden. Zur Datenanalyse mit Hilfe der EDV wurde das SPSS-Programm verwendet. Die Festlegung des Signifikanzniveaus erfolgte bei 5% ($p < 0,05$) bei zweiseitiger Fragestellung.

3.1.5.1 Auswertung der Interviewdaten

Im Rahmen des Interviews wurden vor allem nominalskalierte Daten erhoben. Zur Analyse der Häufigkeiten der unterschiedlichen Kinderwunschmotive in den Diagnosegruppen wurde der Spearmansche Rang-Korrelationskoeffizient berechnet. Dieses Verfahren hat den Vorteil, daß es auch mit nicht normalverteilten Daten durchgeführt werden kann (Werner 1992). Zunächst wird eine Rangliste der Häufigkeiten in den verschiedenen Diagnosegruppen aufgestellt, um dann den Grad des Zusammenhangs der Werte berechnen zu können. Nach Bündelung der Kinderwunschmotive in Gruppen wurden Gruppenunterschiede mit dem Chi²-Test berechnet. Dabei wurde die Korrektur nach Yates für kleine Stichproben angewendet. Bei Erwartungswerten unter fünf erfolgte bei Mehrfeldertafeln die Modifikation nach Craddock-Flood sowie bei Vierfeldertafeln die Durchführung des exakten Tests von Fisher, der bei kleinen Erwartungswerten eine größere Sensitivität hat.

3.1.5.2 *Auswertung des Fragebogens von Hölzle*

In der Originalarbeit von Hölzle konnten die 39 Items des Fragebogens mittels Faktorenanalyse zu fünf Faktoren gebündelt werden. Das Ziel der Faktorenanalyse ist es, aus einer Vielzahl von Variablen die voneinander unabhängigen Faktoren herauszukristallisieren (Schuchard-Ficher et al. 1980). Dies ermöglicht eine Datenreduktion. Die Faktoren können als thematische Überbegriffe der verschiedenen Variablen verstanden werden. Die Faktorenladung ist die Maßgröße für den Zusammenhang zwischen dem extrahierten Faktor und den Ausgangsvariablen. Mit der Faktorenanalyse können also Variablen gemäß ihrer korrelativen Beziehungen in voneinander unabhängige Gruppen klassifiziert werden. Als spezifisches Verfahren zur Identifikation von Unterscheidungsmerkmalen der Untergruppen wurde von Hölzle die Diskriminanzanalyse eingesetzt. Hierbei handelt es sich um ein Verfahren, um die Werte einer nominal skalierten Variablen (die Gruppenzugehörigkeit) durch die Werte der metrischen Variablen (der Items) zu prognostizieren (Schuchardt-Ficher et al. 1980). Das Ziel der Diskriminanzanalyse ist es, herauszufinden, ob durch eine bestimmte Kombination von Merkmalen die Gruppen getrennt und die Gruppenzugehörigkeit vorhergesagt werden kann. In der medizinischen Forschung findet die Diskriminanzanalyse häufig Verwendung zur Evaluation von Diagnoseverfahren.

Zur Auswertung der Fragebögen wurde zunächst ebenfalls eine Faktorenanalyse durchgeführt. Dabei ging es darum, zu evaluieren, ob die von Hölzle gefundene Faktorenstruktur in der vorliegenden Untersuchungsgruppe nachvollzogen werden kann. Auf die Durchführung einer Diskriminanzanalyse wurde verzichtet, da diese Analysemethode bei der gefundenen Verteilung der Daten und der Stichprobengröße der Problemstellung dieser Untersuchung nicht adäquat ist. Denn es kann in der vorliegenden Arbeit nicht darum gehen, mit Hilfe der Kinderwunschmotivation die Sterilitätsursache zu prognostizieren. Gerade bei kleinen Untersuchungsgruppen und einer Vielzahl von unabhängigen Variablen kann eine vollständige Trennung der Gruppen gelingen, ohne daß die Unterschiede zwischen den Gruppen insgesamt tatsächlich wesentlich sind. Stattdessen wurden die Ergebnisse des Fragebogens mit dem Kruskal-Wallis-Test ausgewertet. Hierbei handelt es sich um einen Mehr-Stichproben-Test, der mit Rängen arbeitet und der auch bei nicht normalverteilten Daten und Ordinalskalen zur Anwendung kommen kann. Ziel ist der Vergleich mehrerer Verteilungsfunktionen in den Untergruppen. In den Fällen, bei denen sich signifikante Unterschiede zwischen den Gruppen ergaben, erfolgte die weitere gezielte Prüfung mit dem U-Test (Mann-Whitney). Beim Vergleich von nur zwei Untersuchungsgruppen kam gleich der U-Test zur Anwendung. Zusätzlich werden die Ergebnisse graphisch mit Stabdiagrammen dargestellt.

3.1.5.3 Auswertung des Giessen-Tests (GT)

Da es sich beim GT wie bei dem Fragebogen von Hölzle um ein intervallskaliertes Untersuchungsintrument handelt, wurde die Auswertung ebenfalls mit dem Kruskal-Wallis-Test und mit dem U-Test (Mann-Whitney) vorgenommen. Desweiteren wurden die Mittelwertprofile der Untersuchungsgruppen auf dem Profilblatt GT eingetragen, so daß Abweichungen von der Standardisierungsstichprobe dort abgelesen werden können.

3.1.6 Zusammenfassung der Methode

Die Fragestellung dieser Untersuchung geht vor dem Hintergrund theoretischer Arbeiten zum Thema psychosomatische Sterilität von einer möglicherweise besonderen Motivation des Kinderwunsches als Ätiologiefaktor bei der Enstehung und Aufrechterhaltung funktioneller Sterilität aus. Um diese These zu prüfen, wurden insgesamt 80 Sterilitätspatientinnen unterschiedlicher Diagnosegruppen hinsichtlich ihrer Kinderwunschmotivation miteinander verglichen. Frauen mit funktioneller Sterilität wurden Patientinnen, die unter tubarer Sterilität litten, und Patientinnen, bei denen eine andrologische oder gemischte Sterilitätsursache vorlag, gegenübergestellt. Ferner wurden Patientinnen mit überwertigem Kinderwunsch gesondert untersucht und mit anderen Sterilitätspatientinnen verglichen. Als Untersuchungsinstrumente dienten ein selbstentwickeltes teilstrukturiertes Interview, das vor dem Hintergrund biographischer Fragestellungen auf die Kinderwunschmotivation fokussiert, der Giessener Persönlichkeitstests (GT) sowie ein skalierter Fragebogen zur Motivation des Kinderwunsches von Diplompsychologin Hölzle.

Bei dem semistrukturierten Interview handelt es sich um ein Instrument aus der qualitativen Forschung, während die beiden letztgenannten Untersuchungsinstrumente vor allem quantitative Daten liefern. Da es sich bei der Motivation des Kinderwunsches um ein komplexes emotionales Geschehen handelt, wurde ein multi-methodaler Untersuchungsansatz gewählt. Als Nachteil eines teilstrukturierten Interviews muß eine geringere Objektivität in der Durchführung und Auswertung genannt werden. Die offenere Gesprächssituation bietet aber auch viele Vorteile, da sie den Befragten erlaubt, frei ihre eigenen subjektiven Sinnstrukturen zu verbalisieren und Raum für Nachfragen und diskursive Elemente offenläßt. Die schriftlichen, strukturierten Befragungsmethoden durch Fragebögen und Tests ermöglichen auf der anderen Seite eine anonymere Befragungssituation. Dadurch wird ein möglicherweise empfundener Legitimationsdruck und die Tendenz zu Anworten der sozialen Erwünschtheit verringert. Der kombinierte Untersuchungsansatz ermöglicht es, den heterogenen Antworten auf die Frage nach der Kinderwunschmotivation gerecht zu werden.

3.2 Ergebnisse

Im folgenden Kapitel werden die Ergebnisse der Untersuchungen vorgestellt. Eingangs erfolgt die Vorstellung der Untersuchungsgruppe. In den weiteren Abschnitten werden dann die Resultate der einzelnen Untersuchungsinstrumente dargestellt und in einem abschließenden Abschnitt zueinander in Beziehung gesetzt.

3.2.1 Beschreibung der Untersuchungsgruppe

Von den untersuchten Frauen litten 39 unter tubarer Sterilität, bei 20 lagen andrologische oder gemischte Ursachen vor, und bei 21 Frauen fand sich eine funktionelle Sterilität. Eine primäre Sterilität lag bei 67 Frauen vor, 13 Patientinnen litten unter sekundärer Sterilität. Sechs Frauen hatten bereits ein Kind, davon zwei durch IVF-Behandlung, außerdem fanden sich Aborte sowie Extrauteringraviditäten in der Anamnese. 13 der befragten Frauen waren ausländische Patientinnen, die jedoch in Berlin lebten und ihren Lebensmittelpunkt hier hatten. Davon kamen sechs aus der Türkei, drei aus Polen, zwei aus dem Libanon, eine Patientin kam aus Rußland und eine weitere aus Italien. Von den deutschen Patientinnen kamen sieben aus den neuen Bundesländern.

Einen Überblick über einige Basisdaten der Untersuchungsgruppe geben die folgenden Tabellen.

Tabelle 1: Alter der Sterilitätspatientinnen

Alter in Jahren	Tubare Sterilität (n=39)	Funktionelle Sterilität (n=21)	Androl./gem. Sterilität (n=20)	Gesamt (n=80)
21 - 25	4	2	1	7
26 - 30	10	9	7	26
31 - 35	16	4	8	28
36 - 40	8	5	3	16
Über 40	1	1	1	3
Mittleres Alter	32	31	31	31

Tabelle 2: Dauer der ungewollten Kinderlosigkeit

Kinderwunsch, seit wieviel Jahren	Tubare Sterilität (n=39)	Funktionelle Sterilität (n=21)	Androl./gem. Sterilität (n=20)	Gesamt (n=80)
Bis 2	4	2	1	7
2 - 4	13	9	5	27
4 - 6	6	6	6	18
6 - 8	3	2	1	6
8 - 10	7	0	5	12
Über 10	6	2	2	10
Mittelwert	6	5	7	6

Die Vergleichbarkeit der Untersuchungsgruppen ist somit gegeben, da alle Patientinnen eine ähnlich lange Dauer der ungewollten Kinderlosgkeit aufweisen. Bei einer mittleren Sterilitätsanamnese von über fünf Jahren kann zudem davon ausgegangen werden, daß die erste Verarbeitung der Infertilitätskrise abgeschlossen ist (vgl. 2.4.3).

Tabelle 3: Schulabschluß

Schulabschluß	Tubare Sterilität (n=39)	Funktionelle Sterilität (n=21)	Androl./gem. Sterilität (n=20)	Gesamt (n=80)
Keinen	7	3	3	13
Hauptschule	12	1	6	19
Realschule	7	6	6	19
Hochschulreife	13	11	5	29

Tabelle 4: Beruf

Beruf	Tubare Sterilität (n=39)	Funktionelle Sterilität (n=21)	Androl./gem. Sterilität (n=20)	Gesamt (n=80)
Hausfrau	2	2	1	5
Angelernte	14	2	6	22
Angestellte	16	9	10	35
Selbständig	1	0	0	1
Akademikerin	6	8	3	17

Tabelle 5: Berufstätigkeit

Berufstätigkeit	Tubare Sterilität (n=39)	Funktionelle Sterilität (n=21)	Androl./gem. Sterilität (n=20)	Gesamt (n=80)
Ja	31	15	17	63
Nein	8	6	3	17

Auffällig ist der hohe Anteil an Frauen mit Hochschulreife sowie der Anteil an Akademikerinnen. Dies fällt insbesondere in der Gruppe der funktionell sterilen Patientinnen auf. Ingesamt sind die Unterschiede nicht signifikant. Das seltene Vorkommen des Hauptschulabschlusses sowie das häufige Vorkommen von Abitur in der Gruppe funktionelle Sterilität wäre bei einseitger Fragestellung signifikant. In allen Gruppen ist der Anteil der Angehörigen der sozialen Mittelschicht hoch: Angestellte, Selbständige und Akademikerinnen sind in der Gruppe der tubaren Sterilität mit 59% vertreten, in der Gruppe der funktionell Sterilen mit 81% und in der Diagnosegruppe andrologischer/gemischter Ursachen mit 65%. In der Gesamtgruppe liegt dieser Anteil bei 66%. Desweiteren ist auffällig, daß 21% aller Frauen zum Befragungszeitpunkt nicht berufstätig sind, obwohl sich nur 6,2% Hausfrauen in der Untersuchungsgruppe befinden. Dies deutet darauf hin, daß einige Patientinnen aufgrund der Sterilitätstherapie ihre Berufstätigkeit aufgegeben haben. Auf die Frage, wie sehr sie bereit seien, ihr Leben zu ändern, um den Kinderwunsch zu realisieren, antworteten immerhin 19% mit »sehr viel«.

3.2.1.1 Zusammenfassung

Insgesamt kann festgehalten werden, daß aufgrund des Alters und der Dauer der Sterilitätsanamnese eine gute Vergleichbarkeit zwischen den verschiedenen Diagnosegruppen gegeben ist. In sozioökonomischer Hinsicht ist eine Überrepräsentation von Abiturientinnen und Akademikerinnen in der Gruppe mit funktioneller Sterilität auffällig. Diese Auffälligkeiten sind jedoch nicht signifikant. Vor dem Hintergrund einer insgesamt großen Anzahl von Patientinnen, die der sozialen Mittelschicht angehören, schränkt dies die Vergleichbarkeit der Untersuchungsgruppen jedoch nicht grundsätzlich ein.

3.2.2 Ergebnisse des Interviews

Im folgenden werden unterschiedliche Aspekte der Interviewauswertung vorgestellt. Dabei geht es zunächst um die erste Untersuchungsfrage nach der Motivation des Kinderwunsches in den verschiedenen Diagnosegruppen. Zur Beantwortung der zweiten Untersuchungsfrage wird eine Untergruppe von Patientinnen mit überwertigem Kinderwunsch zunächst mit der restlichen Untersuchungsgruppe verglichen. Um die Frage nach Voraussetzungen und Ergebnissen von unterschiedlichen Verarbeitungsmechanismen zu vertiefen, wird gesondert eine Gruppe von Patientinnen, für die auch ein

Tabelle 6: Kinderwunschmotive

		Tubare Sterilität (n=39)	Funktionelle Sterilität (n=21)	Andr./gem. Sterilität (n=20)	Gesamt (n=80)
01	Lebensinhalt	18 (46,1%)	5 (23,8%)	12 (60,0%)	35 (43,7%)
02	Zuwendung	11 (28,2%)	12 (57,1%)	7 (35,0%)	30 (37,5%)
03	Konformität	20 (51,3%)	8 (38,1%)	7 (35,0%)	35 (43,7%)
04	Bereicherung	12 (30,7%)	10 (47,6%)	4 (20,0%)	26 (32,5%)
05	Wiedergut-machung	4 (10,2%)	2 (9,5%)	3 (15,0%)	9 (11,2%)
06	Sozialer Druck	9 (23,1%)	2 (9,5%)	4 (20,0%)	15 (18,7%)
07	Vollständige Familie	17 (43,5%)	8 (38,1%)	6 (30,0%)	31 (38,7%)
08	Partnerschaft bereichern	11 (28,2%)	5 (23,8%)	6 (30,0%)	22 (27,5%)
09	Jung bleiben	2 (5,1%)	3 (14,3%)	1 (5,0%)	6 (7,5%)
10	Gebraucht werden	7 (17,9%)	3 (14,3%)	3 (15,0%)	13 (16,2%)
11	Gestaltungs-lust	6 (15,3%)	4 (19,1%)	3 (15,0%)	13 (16,2%)
12	Weiterleben	5 (12,8%)	4 (19,1%)	3 (15,0%)	12 (15,0%)
13	Potenz beweisen	8 (20,2%)	5 (23,8%)	6 (30,0%)	19 (23,7%)
14	Problem entfällt	4 (10,2%)	3 (14,3%)	2 (10,0%)	9 (11,2%)
15	Emanzipation von Eltern	1 (2,6%)	0 (0,0%)	1 (5,0%)	2 (2,5%)
16	Flucht	2 (5,1%)	1 (4,8%)	2 (10,0%)	5 (6,2%)
17	Sinnl. Erfahrung	3 (7,6%)	3 (14,3%)	2 (10,0%)	8 (10,0%)

Spearmanscher Rang-Korrelationskoeffizient:
Kinderwunschmotive der Gruppe tubare und funktionelle Sterilität: 0,815*
Kinderwunschmotive der Gruppe funktionelle und androlog./gem. Sterilität: 0,776*
Kinderwunschmotive der Gruppe tubare und androlog./gem. Sterilität: 0,937*

Leben ohne Kind vorstellbar wäre, untersucht. Um die Besonderheiten dieser Gruppe herauszuarbeiten, werden die Ergebnisse aus dieser Untergruppe zuerst mit der restlichen Untersuchungsgruppe verglichen. Zuletzt werden die Ergebnisse dieser Copinggruppe den Untersuchungsresultaten aus der Gruppe mit überwertigem Kinderwunsch gegenübergestellt.

3.2.2.1 Kinderwunschmotive

Die Tabelle 6 gibt Auskunft über die Motive des Kinderwunsches in den verschiedenen Diagnosegruppen. Da meist nicht nur ein Grund für den Wunsch nach einem Kind ausschlaggebend ist, sind im Sinne der multiple response bis zu sieben Antwortmöglichkeiten pro Patientin gegeben. Die Addition der Prozentzahlen ergibt daher über 100 Prozent.

Eine Beschreibung der genannten Kinderwunschmotive findet sich im Kapitel 2.4.2.1.

Die Korrelation der Rangwerte ist im Vergleich aller Gruppen signifikant. Es besteht also ein Zusammenhang zwischen den Häufigkeiten der verschiedenen Kinderwunschmotive in den Diagnosegruppen. Das heißt, die einzelnen Motive sind in den Gruppen ähnlich häufig vertreten, und es ergeben sich kaum Unterschiede zwischen den Gruppen.

Zur Reduktion der Daten wurde versuchsweise eine Faktorenanalyse durchgeführt. Das Ziel der Faktorenanalyse ist es, eine Vielzahl von Variablen auf einige von einander unabhänige Einflußfaktoren zurückzuführen (Schuchard-Ficher et al. 1980). Die Scores der ermittelten Faktoren wiesen jedoch nur jeweils eine vertretene Variable pro Faktor aus. Die Faktorenanalyse ergab somit die Unabhängigkeit der Kinderwunschmotive voneinander. Obwohl mit dem statistischen Mittel der Faktorenanalyse keine Datenreduktion durch Zusammenfassung der Kinderwunschmotive in Gruppen möglich ist, wurde eine inhaltlich geleitete Sortierung der Kinderwunschmotive in Untergruppen vorgenommen. Das Ergebnis ist in der folgenden Liste dargestellt.

Motivgruppe 1: Partnerorientierung und Schutz vor Einsamkeit:
    02 Zuwendung
    07 Vollständige Familie
    08 Partnerschaft bereichern
    10 Gebraucht werden

264

Motivgruppe 2: Entwicklungsmöglichkeiten durch ein Kind:
    04 Bereicherung
    09 Jung bleiben
    11 Gestaltungslust
    12 Weiterleben
    17 Sinnl. Erfahrung

Motivgruppe 3: Soziale und gesellschaftliche Anforderungen:
    03 Konformität
    06 Sozialer Druck
    14 Problem entfällt
    15 Emanzipation von den Eltern

Motivgruppe 4: Kompensatorische Erwartungen an ein Kind:
    01 Lebensinhalt
    05 Wiedergutmachung
    13 Potenz beweisen
    16 Flucht

In dem ersten Motivkreis manifestiert sich der Wunsch, durch ein Kind die Gemeinsamkeit mit dem Partner zu vertiefen und die Beziehung zu ihm lebendig zu gestalten. Erst durch ein Kind werde aus der Partnerschaft eine vollständige Familie, so empfinden einige Frauen. Eine Familie vermittelt ihnen Stabilität. »Ich denke, daß eine Familie mit Kindern einen starken Halt, einen festen Bezugspunkt darstellt, der hilft, auch andere Lebensbereiche zu bewältigen«, formulierte es eine Patientin. Im Rahmen einer Familie die Verantwortung für ein Kind zu übernehmen, gibt auch das Gefühl, gebraucht zu werden. Das Bedürfnis, sich um jemanden kümmern zu können, kann auch einen Schutz vor Einsamkeit bedeuten und bei dem Wunsch nach Zuwendung eine Rolle spielen. Manche Frauen äußern die Hoffnung, durch eine Familie mit Kind im Alter nicht alleine zu sein. Hier spielen verschiedene Bedürfnisse, die auf der Ebene von Objektbeziehungen liegen, eine Rolle.

Die zweite Motivgruppe bündelt verschiedene Wünsche, durch ein Kind Neues zu erleben und sich weiterzuentwickeln. Das kann die sinnliche Erfahrung von Fruchtbarkeit sein sowie die Hoffnung, mit einem Kind jung zu bleiben oder die Welt wieder mit den Augen eines Kindes zu betrachten. Manche Frauen möchten etwas von sich selbst weitergeben an das Kind und begreifen die Erziehung eines Kindes als kreative Aufgabe. Eine Patientin äußerte, sie wolle im Kind eigene Ideen verwirklichen können. Der Wunsch, etwas weiterzugeben, kann auch stärker auf der biologischen Ebene liegen. Insgesamt bündeln sich hier expansive Kinderwunschmotive, in denen das Kind als Chance und Anregung zur schöpferischen Selbstverwirklichung eine Rolle spielt.

Die Orientierung an gesellschaftlichen Normen und die konkreten Erwartungen der sozialen Umwelt strukturieren die dritte Motivgruppe. Eine Patientin äußerte im Interview auf die Frage nach der Kinderwunsch-motivation, »weil mein Mann meint, Kinder gehören zur Ehe«, ihr eigener Kinderwunsch sei weniger stark, und sie selber habe eher Angst vor den Anforderungen, die ein Kind stelle. Sozialer Druck kann auch von den Eltern und Schwiegereltern ausgehen, wie es eine polnische Patientin berichtete, die sagte, deren Kinderwunsch sei im Grunde stärker als der Wunsch von ihr und ihrem Mann. In dieser Hinsicht spielt auch das Gefühl eine Rolle, die eigenen Eltern würden einen erst durch die Mutterschaft als erwachsene Person akzeptieren. Hier reproduzieren sich gesellschaftliche Normvorstellungen, daß zum erwachsenen Leben einfach Kinder dazugehören. Frauen, deren Kinderwunschmotivation sich an den Vorstellungen von sozialer Konformität orientiert, geben häufig an, »schließlich haben alle Kinder«. Die Erfüllung normativer Erwartungen kann dann auch als Leistungsdruck verstanden werden, und die Sterilitätstherapie wird um so verbissener verfolgt, je geringer die Chancen sind, die »Normalität« noch erfüllen zu können. Eine Patientin formulierte im Interview, sie wolle ihre Fähigkeit unter Beweis stellen, und ihr Körper solle endlich funktionieren. Es geht also um den Beweis einer normalen Funktion, wie alle anderen es schließlich auch können. Im Zusammenhang mit gesellschaftlichen und sozialen Erwartungen kann der Kinderwunsch zum Leistungstest werden.

In der letzten Motivklasse sind Wünsche zusammengefaßt, in denen sich die Hoffnung äußert, ein Kind möge ein Problem lösen helfen. Die erhoffte Mutterschaft kann zum einzigen Lebensinhalt werden, wenn die Frauen keine anderen Lebensbereiche oder Interessen haben. Eine Patientin formulierte im Interview die Erwartung, mit einem Kind hätte sie endlich eine Aufgabe. Das Kind kann dann als Ersatz für ein eigenes sinnerfülltes Leben gewünscht werden. Die Komponente Ersatzfunktion spielt auch eine Rolle beim Wunsch nach Wiedergutmachung eigener, negativer Kindheitserfahrungen. Wenn es den Frauen nicht gelingt, die eigene traumatische Kindheit zu verarbeiten, erhoffen sich einige Versöhnung durch ein Kind, an dem die eigenen Kränkungen wiedergutgemacht werden sollen. Während in den beiden ersten Motiven Erwartungen an das konkrete Leben mit einem Kind zum Ausdruck kommen, geht es beim Beweis der eigenen Potenz um das Kind als abstrakte Möglichkeit. Die eigene Geschlechtsidentität muß von außen durch den Beweis der Fertilität bestätigt werden. Diese Frauen empfinden ihre eigene sexuelle Identität als minderwertig und erhoffen sich durch das Kind das Gefühl der vollwertigen Weiblichkeit. Eine Patientin fragte im Interview, »warum bin ich sonst als Frau auf die Welt gekommen?«. Als Kompensation eines Mangels erscheint auch der Kinderwunsch im Kontext einer Schwellensituation wie Tod eines nahen Angehörigen oder eines anderen kritischen Lebensereignisses. Das Kind soll dann Flucht und und Ausweg aus dem chaotischen oder nicht zu bewältigenden Leben sein. Sie wünsche sich ein Kind, weil sie nicht wisse, wie sie ihre Zukunft gestalten solle, erzählte eine Patientin im Interview, die zur Zeit arbeitslos war und in einer krisenhaften Partnerschaft lebte.

Die Verteilung der Kinderwunschmotive ist heterogen: Nur bei zwei der 80 untersuchten Patientinnen ließen sich die Motive lediglich in eine Motivgruppe einordnen, meist herrscht eine Mischung unterschiedlicher Motivgruppen vor. Es ergibt sich folgende Verteilung:

Tabelle 7: Motivgruppen

	Tubare Sterilität (n=39)	Funktionelle Sterilität (n=21)	Andr./gem. Sterilität (n=20)	Gesamt (n=80)
Partner/Schutz vor Einsamkeit	30 (76,9%)	17 (80,9%)	15 (75,0%)	62 (77,5%)
Entwicklungsmöglichkeiten	20 (51,2%)	13 (61,9%)	10 (50,0%)	43 (53,7%)
Soz./gesell. Normen	25 (64,1%)	11 (52,3%)	10 (50,0%)	46 (57,5%)
Kompensatorische Erwartungen	25 (64,1%)	9 (42,8%)	15 (75,0%)	49 (61,2%)

Insgesamt ist die Verteilung in den Motivgruppen relativ homogen. Motive aus der Gruppe Partnerorientierung und Schutz vor Einsamkeit sind am häufigsten vertreten. Diese Tendenz ist besonders ausgeprägt in der Diagnosegruppe funktionelle Sterilität. Demgegenüber sind die Kinderwunschmotive aus der Gruppe Entwicklungsmöglichkeiten und expansive Bedürfnisse insgesamt am seltensten. Auffällig ist ferner das geringe Vorkommen von Motiven aus der Gruppe kompensatorische Erwartungen bei den Patientinnen mit funktioneller Sterilität im Vergleich zur den anderen Diagnosegruppen.

Zur Überprüfung der statistischen Signifikanz wurden Chi^2-Tests für die einzelnen Motivgruppen berechnet. Die Zahlen in den Klammern geben die Erwartungswerte an.

Tabelle 8: Motivgruppe 1

Partner/Schutz vor Einsamkeit	Tubare Sterilität	Funktionelle Sterilität	Androl./gem. Sterilität	Gesamt
Ja	30 (30,225)	17 (16,275)	15 (15,500)	62
Nein	9 (8,775)	4 (4,725)	5 (4,500)	18
Gesamt	39	21	20	80

Craddok-Flood-Chi^2 = 0,223 n.s.

Tabelle 9: Motivgruppe 2

Entwicklungs-möglichkeiten	Tubare Sterilität	Funktionelle Sterilität	Androl./gem. Sterilität	Gesamt
Ja	20 (20,963)	13 (11,288)	10 (10,750)	43
Nein	19 (18,038)	8 (9,713)	10 (9,250)	37
Gesamt	39	21	20	80

Chi^2 mit zwei Freiheitsgraden = 0,771 n.s.

Tabelle 10: Motivgruppe 3

Soz./gesell. Normen	Tubare Sterilität	Funktionelle Sterilität	Androl./gem. Sterilität	Gesamt
Ja	25 (22,425)	11 (12,075)	10 (11,500)	46
Nein	14 (16,575)	10 (8,925)	10 (8,500)	34
Gesamt	39	21	20	80

Chi^2 mit zwei Freiheitsgraden = 1,381 n.s.

Tabelle 11: Motivgruppe 4

Kompens. Erwartungen	Tubare Sterilität	Funktionelle Sterilität	Androl./gem. Sterilität	Gesamt
Ja	25 (23,888)	9 (12,863)	15 (12,250)	69
Nein	14 (15,113)	12 (8,138)	5 (7,750)	31
Gesamt	39	21	20	80

Chi^2 mit zwei Freiheitsgraden = 4,720 n.s.[86]

Beim Vergleich der Kinderwunschmotive in den jeweiligen Motivklassen zeigen sich also keine signifikanten Unterschiede in bezug auf die Diagnosegruppen. Die Verteilung der vier Motivgruppen in den verschiedenen Diagnosegruppen ist also ähnlich.

Des weiteren erfolgte die Signifikanzprüfung für die beiden Items mit den größten Rangdifferenzen. Diese bestanden bei den Motiven Lebensinhalt und sozialer Druck.

Tabelle 12: Motiv 06

Sozialer Druck	Tubare Sterilität	Funktionelle Sterilität	Androl./gem. Sterilität	Gesamt
Ja	9 (7,313)	2 (3,938)	4 (3,750)	15
Nein	30 (31,688)	19 (17,063)	16 (16,250)	65
Gesamt	39	21	20	80

Craddok-Flood-Chi^2 = 1,673 n.s.

Tabelle 13: Motiv 01

Lebensinhalt	Tubare Sterilität	Funktionelle Sterilität	Androl./gem. Sterilität	Gesamt
Ja	18 (17,063)	5 (9,188)	12 (8,750)	35
Nein	21 (21,938)	16 (11,813)	8 (11,250)	45
Gesamt	39	21	20	80

Chi^2 mit zwei Freiheitsgraden = 5,631 n.s.[86]

---

86 Die Spalte für funktionelle Sterilität wäre bei einseitiger Fragestellung signifikant.

Auch die Austestung der beiden Motive mit den größten Rangdifferenzen zeigt keine signifikanten Unterschiede.

3.2.2.1.1 Zusammenfassung der Kinderwunschmotive in den Diagnosegruppen

Ausgehend von der Frage nach einer auffälligen Kinderwunschmotivation bei Patientinnen mit funktioneller Sterilität im Sinne eines psychosomatischen Ätiologiekonzeptes, wurde diese Patientinnengruppe verglichen mit Patientinnen, die unter organisch manifester Sterilität litten. Die Kinderwunschmotive, die sich aus den Interviews ergaben, erbrachten bei den Frauen mit funktioneller Sterilität jedoch keine Besonderheiten. Vielmehr korrelieren die Ranglisten der Kinderwunschmotive in allen Diagnosegruppen signifikant. Zur weiteren Auswertung wurden die Kinderwunschmotive inhaltlich in vier Motivklassen geordnet.

Als unterschiedliche Motivklassen wurden erstens die Partnerorientierung im Zusammenhang mit dem Bedürfnis, vor Einsamkeit geschützt zu sein, zweitens der expansive Wunsch nach Entwicklungsmöglichkeiten, drittens die Orientierung an gesellschaftlichen und sozialen Normen und viertens kompensatorische Erwartungen an ein Kind herausgearbeitet. Auch im Vergleich dieser Motivklassen ergeben sich in den drei Diagnosegruppen keine signifikanten Unterschiede. Lediglich das seltene Vorkommen von kompensatorischen Erwartungen (darunter vor allem das Motiv Lebensinhalt) in der Gruppe der funktionellen Sterilität wäre bei einseitger Fragestellung signifikant. Insgesamt kann geschlußfolgert werden, das sich in den unterschiedlichen Diagnosegruppen keine besondere Verteilung der Kinderwunschmotive ergibt, vielmehr zeigen sich vor allem Ähnlichkeiten der Motivverteilung in den Gruppen.

3.2.2.2 Der überwertige Kinderwunsch

Der überwertige oder fixierte Kinderwunsch ist charakterisiert durch den sehr starken Leidensdruck der Patientinnen. Die betroffenen Frauen drängen gegnüber dem Arzt auf invasive Therapien auch in wenig aussichtsreichen Fällen und können, verstrickt in die Infertilitätskrise, keine alternativen Lebenskonzepte entwickeln. Des weiteren ergeben sich daher Besonderheiten in der Arzt-Patienten-Beziehung im Sinne einer unheilvollen Allianz, wenn alle Beteiligten den »Erfolg« nur in einer Schwangerschaft suchen und die Interaktion durch gegenseitige Leistungsansprüche gekennzeichnet ist (vgl. Kapitel 2.4.4). Die in der Literatur beschriebenen Charakteristika von Patientinnen mit überwertigem Kinderwunsch sind allerdings ausschließlich deskriptiver Natur, bisher ist kein diagnostisches Instrumentarium für den überwertigen oder fixierten Kinderwunsch erarbeitet worden. Ausgehend von den in der Literatur genannten Kriterien, wie massiver Leidensdruck und das Insistieren auf invasive reproduktionsmedizinische Methoden, wurde für diese Arbeit eine Checkliste für das Vorliegen eines überwertigen Kinderwunsches aufgestellt. Dabei mußten inhaltliche in formale Kriterien übersetzt werden.

In der Untersuchungsgruppe wurde das Vorliegen eines überwertigen Kinderwunsches definiert durch die mindestens fünfjährige Dauer der Sterilitätstherapie sowie durch mindestens zweimalige Nennung der Antwort »sehr viel« auf folgende Fragen: Wie stark ist der Kinderwunsch? Wieviel Aufwand sind Sie bereit zu betreiben, um eine Schwangerschaft zu erzielen? Wie sehr sind Sie bereit, Ihr Leben zu ändern, um den Kinderwunsch zu realisieren? Wieviel Schmerzen sind Sie bereit zu ertragen? Wie häufig denken Sie an den Kinderwunsch?

Das Merkmal Dauer der ungewollten Kinderlosigkeit weist auf die Fixierung des Kinderwunsches hin: Seit fünf Jahren orientieren sich diese Patientinnen auf die Erfüllung des Kinderwunsches, nehmen unterschiedliche reproduktionsmedizinische Angebote in Anspruch, ohne das Ziel, ein biologisches eigenes Kind zu bekommen, in Frage zu stellen, Alternativen zu entwickeln oder sich Zeit für andere Lebensschwerpunkte zu nehmen. Die mehrmalige Antwort »sehr viel« auf die oben genannten Fragen verweist auf die Intensität des Leidensdruckes, unter dem die Patientinnnen stehen, sowie auf die Bereitschaft, das eigene Leben der reproduktionsmedizinischen Therapie unterzuordnen.

Außerdem ergaben sich in der Interviewsituation Hinweise auf das Vorliegen einer Überwertigkeit durch eine anklagende Haltung der Patientin im Zusammenhang mit einer depressiven Stimmung und fehlenden Zukunftsperspektiven für den Fall der andauernden Kinderlosigkeit.

Anhand dieser Kriterien fand sich bei 14 Patientinnen der Unterschungsgruppe eine überwertiger oder fixierter Kinderwunsch. In allen Fällen lag eine primäre Sterilität vor.

Die folgenden Tabellen geben einen Überblick über die Untergruppe dieser Frauen:

Tabelle 14: Alter Untergruppe Überwertigkeit

Alter in Jahren	
21-25	2
26-30	3
31-35	4
36-40	4
Über 40	1
Mittleres Alter	32

Das durchschnittliche Alter der Patientinnen der Untergruppe Überwertigkeit ist also mit dem der Gesamtgruppe vergleichbar. Es treten aber auch Extremwerte in der Altersstruktur auf: Die älteste Patientin ist 41 und die jüngste ist 22 Jahre alt. In der Gruppe der Frauen mit überwertigem Kinderwunsch sind also alle Diagnosegruppe vertreten. Die Diagnose funktionelle Sterilität ist im Vergleich zu den anderen Diagnosegruppen eher selten. Der Unterschied zur restlichen Untersuchungsgruppe ist jedoch nicht signifikant.

Tabelle 15: Dauer der ungewollten Kinderlosigkeit

KW seit wieviel Jahren	
5-6	6
6-8	1
8-10	4
über 10	3
Mittelwert	7

Tabelle 16: Sterilitätsdiagnose

Diagnose	
Tubare Sterilität	7
Funktionelle Sterilität	2
Androl./ gem. Sterilität	5

Beim Schulabschluß (Tabelle 17) und bei der beruflichen Qualifikation fällt auf, daß keine Patientin einen Realschulabschluß hat. Es klafft also eine Lücke zwischen Frauen ohne Schulabschluß oder mit Hauptschulabschluß und Abiturientinnen. Der Anteil von Frauen ohne Schulabschluß in der Untergruppe mit überwertigem Kinderwunsch ist relativ hoch, im Vergleich zur restlichen Untersuchungsgruppe erreicht dieser Wert bei zweiseitiger Fragestellung jedoch nicht das Signifikanzniveau (p=0,045). Aber auch die Abiturientinnen haben ihre Qualifikation kaum weiterverfolgt, denn nur eine Frau hat auch einen Hochschulabschluß.

Tabelle 17: Ausbildung/Beruf

Schulabschluß	
Keinen	5[87]
Hauptschule	4
Hochschulreife	5
Beruf	
Hausfrau	1
Angelernte	6
Angestellte	6
Akademikerin	1

Zum Zeitpunkt der Untersuchung waren zehn der befragten Frauen erwerbstätig. Vier Patientinnen haben nicht gearbeitet. Elf Frauen gaben an, sie würden bei der Geburt eines Kindes den Beruf vollständig aufgeben.

Von den 14 Frauen dieser Untergruppe sind sechs Migrantinnen. Dies ist im Vergleich zu restlichen Untersuchungsgruppe signifikant (Chi² = 6,617*).

3.2.2.2.1 Kinderwunschmotive beim überwertigen Kinderwunsch

Die folgende Tabelle 18 zeigt die Kinderwunschmotivation in der Untergruppe der Patientinnen mit überwertigem Kinderwunsch. Da auch hier Mehrfachnennungen vorkommen, ergibt die Summe der Prozentzahlen über 100%.

---

87 Wäre bei einseitiger Fragestellung signifikant

Tabelle 18: Kinderwunschmotive Untergruppe Überwertigkeit

Kinderwunschmotivation	
01 Lebensinhalt	11 (78%)
02 Zuwendung	10 (71%)
03 Konformität	7 (50%)
06 Sozialer Druck	5 (36%)
07 Vollständige Familie	4 (28%)
08 Partnerschaft bereichern	1 (7%)
10 Gebraucht werden	3 (21%)
11 Gestaltungslust	1 (7%)
12 Weiterleben	3 (21%)
13 Potenz beweisen	8 (57%)
14 Problem entfällt	5 (36%)
16 Flucht	2 (14%)

Die Motive Bereicherung, Wiedergutmachung, Jung bleiben, Emanzipation von den Eltern und sinnliche Erfahrung kommen in der Untergruppe Überwertigkeit nicht vor. Im Vergleich zur Gesamtgruppe fällt auf, daß die Motive Lebensinhalt (78% im Vergleich zu 43,7%), Zuwendung (71% im Vergleich zu 37,5%), sozialer Druck (36% im Vergleich zu 18,7%), Potenz beweisen (57% im Vergleich zu 23,7%), und Problem entfällt (36% im Vergleich zu 11,2%) häufiger vorkommen. Leicht erhöht ist das Motiv Flucht (14% im Vergleich zu 6,2%). Weniger häufig kommen die Motive Partnerschaft bereichern (7% im Vergleich zu 27,5%), vollständige Familie (28% im Vergleich zu 38,7%) und Gestaltungslust (7% im Vergleich zu 16,2%) vor.

Hier wurde ebenfalls die Korrelation zur restlichen Untersuchungsgruppe berechnet:

Spearmansche Rangkorrelationskoeffizient 0,423 n.s.

Beim Vergleich der Rangverteilung der Kinderwunschmotive der Patientinnen mit überwertigem Kinderwunsch mit der restlichen Untersuchungsgruppe ergibt sich also keine signifikante Korrelation. Das heißt, die Verteilung der Kinderwunschmotive dieser Untergruppe unterscheidet sich von der restlichen Untersuchungsgruppe. In den Motivgruppen stellt sich folgende Verteilung dar:

Tabelle 19: Motivgruppen

Partner/Schutz vor Einsamkeit	9 (64%)
Entwicklungsmöglichkeiten	4 (28%)
Soz./gesell. Normen	10 (71%)
Kompensatorische Erwartungen	11 (78%)

Auffällig ist hier das geringe Vorkommen von Kinderwunschmotiven aus dem Themenkreis Entwicklungsmöglichkeiten und expansive Bedürfnisse, während die anderen Motivgruppen annähernd ähnlich häufig vertreten sind. Dieser Wert ist auch auffällig im Vergleich zur Gesamtgruppe, in der die Motive aus der Gruppe Entwicklungsmöglichkeiten ebenfalls am niedrigsten sind (28% im Vergleich zu 53,7%). Denkbar ist, daß die mehr lustvollen Kinderwunschmotive bei langer Sterilitätstherapie und bei Fixierung auf die Erreichung eines Ziels in den Hintergrund treten. Zur Überprüfung der Signifikanz wurden die Werte der Motivklassen im Chi²-Test verglichen mit den Werten der restlichen Untersuchungsgruppe:

Tabelle 20: Motivgruppe 1

Partner/Schutz vor Einsamkeit	Überwertig	Rest	Gesamt
Ja	9 (10,85)	53 (51,15)	62
Nein	5 (3,15)	13 (14,85)	18
Gesamt	14	66	80

$Chi^2 = 0,905$ n.s.

Tabelle 21: Motivgruppe 2

Entwicklungsmöglichkeiten	Überwertig	Rest	Gesamt
Ja	4 (7,52)	39 (35,47)	43
Nein	10 (6,47)	27 (30,52)	37
Gesamt	14	66	80

$Chi^2 = 3,187$ n.s.[88]

---

88 Wäre bei einseitiger Fragestellung signifikant.

Tabelle 22: Motivgruppe 3

Soziale/gesell. Normen	Überwertig	Rest	Gesamt
Ja	10 (8,05)	36 (37,95)	46
Nein	4 (5,95)	30 (28,05)	34
Gesamt	14	66	80

$$Chi^2 = 0,745 \text{ n.s.}$$

Tabelle 23: Motivgruppe 4

Kompensatorische Erwartungen	Überwertig	Rest	Gesamt
Ja	11 (8,57)	38 (40,42)	49
Nein	3 (5,42)	28 (25,57)	31
Gesamt	14	66	80

$$Chi^2 = 1,352 \text{ n.s.}$$

In den Motivklassen zeigen sich keine signifikanten Unterschiede zwischen den Frauen mit überwertigem Kinderwunsch und der restlichen Untersuchungsgruppe. Lediglich das geringe Vorkommen von Motiven aus der Gruppe Entwicklungsmöglichkeiten bei Patientinnen mit überwertigem Kinderwunsch wäre bei einseitiger Fragestellung signifikant. Da sich bei der Untersuchung der Rangverteilung jedoch keine Korrelation ergeben hat, bleibt die Frage nach den auffälligen Kinderwunschmotiven in der Untergruppe Überwertigkeit.

Zunächst wurden die beiden Items mit den größten Rangdifferenzen im Chi^2-Test untersucht. Das betrifft das Motiv Bereicherung und das Motiv Problem entfällt.

Tabelle 24: Motiv 04

Bereicherung	Überwertig	Rest	Gesamt
Ja	0 (4,55)	26 (21,45)	26
Nein	14 (9,45)	40 (44,55)	54
Gesamt	14	66	80

$$Chi^2 = 6,474*$$

Tabelle 25: Motiv 14

Problem entfällt	Überwertig	Rest	Gesamt
Ja	5 (1,57)	4 (7,42)	9
Nein	9 (12,42)	62 (58,57)	71
Gesamt	14	66	80

$$Chi^2 = 7,419*$$

Das Motiv Wunsch nach Bereicherung kommt in der Untergruppe mit überwertigem Kinderwunsch also signifikant seltener vor als in der Gesamtuntersuchungsgruppe, während das Motiv Problem entfällt in dieser Gruppe signifikant häufiger ist.
Ferner wurde für die Items Partnerschaft bereichern und Wiedergutmachung, bei denen in bezug auf die absoluten Zahlen die größten Differenzen auftraten, die Signifikanz mit dem Fisher's Test geprüft.

Tabelle 26: Motiv 08

Partnerschaft bereichern	Überwertig	Rest	Gesamt
Ja	1 (3,85)	21 (18,15)	22
Nein	13 (10,15)	45 (47,85)	58
Gesamt	14	66	80

Fisher's Test $P = 0,053$ n.s.

Tabelle 27: Motiv 05

Wiedergutmachung	Überwertig	Rest	Gesamt
Ja	0 (1,57)	9 (7,42)	9
Nein	14 (12,42)	57 (58,57)	71
Gesamt	14	66	80

Fisher's Test $P = 0,160$ n.s.

Bei den Motiven Partnerschaft bereichern sowie Wiedergutmachung eigener negativer Kindheitserfahrungen zeigen sich keine signifikanten Unterschiede, wobei in bezug auf das Motiv Partnerschaft bereichern die Signifikanz jedoch nur sehr knapp verfehlt wird.

3.2.2.2.2 Allgemeine Charakterstika beim überwertigen Kinderwunsch

Neben Kinderwunschmotiven wurden im Interview auch andere Lebensbereiche und Selbsteinschätzungen erfragt (3.1.1). Im folgenden werden Ergebnisse des Interviews vorgestellt, die sich auf den Charakter und die Intensität des Kinderwunsches, auf die Paarbeziehung sowie auf die Lebensschwerpunkte, wie Beruf, Hobbys und Freundschaften, und auf Meinungen und Selbstdarstellungen beziehen.

Von den 14 Frauen der Untergruppe Überwertigkeit gaben 13 an, sich schon immer Kinder gewünscht zu haben, und 12 meinten, noch nie an ihrem Kinderwunsch gezweifelt zu haben. Neun Frauen sagten, sie wollten »alles tun, was möglich ist«, um den Kinderwunsch zu erfüllen, und keine stand den Techniken der künstlichen Befruchtung kritisch oder ablehnend gegenüber. »Ich würde alles mit mir machen lassen«, bringt das eine Patientin auf den Punkt. Drei Patientinnen dieser Untergruppe verleugneten einen möglichen Mißerfolg der Sterilitätstherapie völlig und sagten: »Das will ich mir nicht vorstellen, damit setzte ich mich nicht auseinander!«. Elf der 14 Patientinnen beschrieben ihre vorherrschende Stimmungslage als häufig oder überwiegend depressiv. Eine der Frauen gab in der Anamnese eine Alkoholabhängigkeit an. In bezug auf die Partnerbeziehung schätzte nur eine der Befragten die Rollenverteilung als nicht traditionell ein, während sechs die traditionelle Rollenverteilung als mittelstark und sieben als ausgeprägt beschrieben. Nach gemeinsamen Lebensbereichen befragt, sagten sechs Frauen »wir machen alles zusammen«, sechs weitere meinten, es gäbe keine explizit gemeinsamen Lebensbereiche, und zwei nannten bestimmte gemeinsame Hobbys und Interessen. Vier Frauen gaben an, mit der Sexualität in der Beziehung zufrieden zu sein, sechs beschrieben ihre Zufriedenheit als mittelmäßg, und vier waren unzufrieden.

Insgesamt dreizehn Patientinnen beschrieben sich selbst als religiös. Zehn Fauen meinten, sie seien sehr glücklich, eine Frau zu sein. Demgegenüber äußerten elf der Interviewten, sie fühlten sich minderwertig, bisher noch kein Kind bekommen zu haben. Elf der Frauen bejahten die Frage, ob sie den Sinn ihres Lebens in der Mutterschaft sehen würden. »Sonst wäre man nicht als Frau auf die Welt gekommen«, so eine Patientin. Eine andere erzählte, sie empfinde, »keine Frau zu sein«, ohne eigenes Kind. »Als Frau muß man anscheinend Kinder haben«, erläuterte eine der Befragten, und illustrierte damit die Mischung aus sozialen Erwartungen und dem eigenen Wunsch, die weibliche Potenz zu beweisen. Dreizehn der befragten Patientinnen meinten, es sei natürlich, daß Frauen sich Kinder wünschten. Ebenfalls dreizehn sagten, Kinder gehörten einfach zum Leben dazu. Sechs Frauen stimmten der Aussage zu, Frauen sollten ihre biologische Funktion erfüllen. Zehn der Befragten gaben an, sich einsam zu fühlen, davon beschrieben acht ihre Situation als »sehr einsam«. Ebenfalls zehn Frauen sagten, sie wünschten sich Zuwendung von einem Kind.

Auf die Frage, welche Lebensbereiche ihnen wichtig seien, nannten drei Frauen ihre Berufstätigkeit, während fünf Frauen sagten, der Beruf sei ihnen nicht wichtig. Sechs Frauen nannten die Berufstäigkeit »mittelwichtig«. Für dreizehn der Befragten waren soziale, politische oder kulturelle Tätigkeiten unwichtig, und sechs Frauen hatten keine Hobbys. Von dreizehn Frauen wurde die Familie als sehr wichtiger Lebensbereich beschrieben. Nur dreien war ihr Freundeskreis besonders wichtig, und für zwei Frauen waren Freundschaften explizit unwichtig. Auf die Frage, ob sie mit sich und ihrem Leben zufrieden seien, antworteten sechs mit ja.

In der Fokussierung auf den Kinderwunsch, sagten drei der befragten Frauen, sie erhofften sich durch die Erfüllung des Kinderwunsches »endlich wieder zur Ruhe zu kommen«, fünf meinten euphorisch, ihr Leben würde durch ein Kind insgesamt besser werden. Eine Patientin äußerte die Erwartung, mit einem Kind hätte sie mehr Selbstwertgefühl. Eine andere Patientin hoffte, mit einem Kind wäre ihr Leben erfüllter, sie wäre ausgeglichener, und ihre depressiven Stimmungen würden verschwinden. Zehn der Frauen konnten sich keine negativen Veränderungen durch ein Kind vorstellen.

Beim Vergleich dieser Angaben mit den Werten aus der restlichen Untersuchungsgruppe ergeben sich in einigen Bereichen signifikante Unterschiede.

Tabelle 27: Selbsteinschätzung Rollenverteilung

Sehr traditionelle Rollen	Überwertig	Rest	Gesamt
Ja	7 (3,325)	12 (15,675)	19
Nein	7 (10,675)	54 (50,325)	61
Gesamt	14	66	80

$$\text{Chi}^2 = 4,820*$$

Tabelle 28: Selbsteinschätzung Minderwertigkeit

Minderwertig	Überwertig	Rest	Gesamt
Ja	11 (5,250)	19 (24,750)	30
Nein	3 (8,750)	47 (41,250)	50
Gesamt	14	66	80

$$\text{Chi}^2 = 10,182*$$

Tabelle 29: Bedeutung des Berufs

Beruf wichtig	Überwertig	Rest	Gesamt
Ja	3 (7,700)	41 (36,300)	44
Nein	11 (6,300)	25 (29,700)	36
Gesamt	14	66	80

$$\text{Chi}^2 = 6,171*$$

Tabelle 30: Weltanschauung

Frauen sollten biolog. Funktion erfüllen	Überwertig	Rest	Gesamt
Ja	6 (2,275)	7 (10,725)	13
Nein	8 (11,725)	59 (55,275)	67
Gesamt	14	66	80

$$\text{Chi}^2 = 6,617*$$

Tabelle 31: Selbsteinschätzung Unsicherheitstoleranz

Unsicherheitstoleranz	Überwertig	Rest	Gesamt
Ja	3 (7,7525)	40 (35,475)	43
Nein	11 (6,475)	26 (30,525)	37
Gesamt	14	66	80

$$\text{Chi}^2 = 5,642*$$

Patientinnen mit überwertigem Kinderwunsch schätzen die Rollenaufteilung in ihrer Partnerschaft als sehr traditionell ein. Die Frauen fühlen sich ausgesprochen minderwertig wegen der Kinderlosigkeit, sie vertreten häufiger die Meinung, daß Frauen ihre biologische Funktion erfüllen sollten, sie halten sich selbst für wenig unsicherheitstolerant, und ihnen ist ihr Beruf nicht sehr wichtig.

3.2.2.2.3 Fallbeispiele

Zur qualitativen Illustration werden im folgenden Abschnitt Fallbeispiele aus den Interviews ausführlicher zitiert. Diese Patientinnengeschichten sollen zur Veranschaulichung des Problems überwertiger Kinderwunsch dienen. Diese Gruppe ist insgesamt klein und in der vorliegenden Untersuchung wahrscheinlich noch überrepräsentiert (vgl. 3.1). Allgemeine Aussagen über Kinderwunschpatientinnen können aus diesen Fallgeschichten nicht abgeleitet werden. Die Interpretationen der jeweiligen Geschichten beziehen sich auf die Situation zum Interviewzeitpunkt, prognostische Einschätzungen, wie die Frauen sich nach der Erfüllung des Kinderwunsches in der Interaktion mit dem Kind entwickeln würden, können in dieser Form nicht gemacht werden. Persönliche Entwicklungen können durch die Geburt eines Kindes oder durch andere Lebensereignisse ausgelöst werden. Das Potential, sich durch die Geburt eines Kindes weiterzuentwickeln, soll keiner dieser Patientinnen abgesprochen werden. Bei den Beschreibungen geht es vielmehr um die Verarbeitung der ungewollten Kinderlosigkeit und um die Situation nach mehrjähriger Sterilitätstherapie.

Frau G. ist 36 Jahre alt und wünscht sich seit sechs Jahren ein Kind. Nach der Trennung von ihrem ersten Partner, mit dem sie 13 Jahre lang zusammengewesen ist, begann eine Alkoholproblematik. Nach zweijähriger Alkoholabhängigkeit hat sie eine Entzugsbehandlung durchgemacht und ihren neuen Partner kennengelernt. Seitdem besteht der Kinderwunsch. Während des Alkoholentzuges sei der neue Freund ihr »Nest und Zuflucht« gewesen, in der letzten Zeit bewerte sie die Partnerschaft jedoch zunehmend kritisch. Er weiche Auseinandersetzungen aus, unterstütze sie nicht in ihrer Alkoholabstinenz, und sie habe das Gefühl, daß sie sich beide auseinanderlebten. Frau G. bringt ihren Kinderwunsch mit ihrer ehemaligen Alkoholkrankheit in Verbindung und deutet ihn als »Suchtverlagerung«. Über die Zufriedenheit mit ihrem Leben befragt, zählt Frau G. auf, was sie bisher alles erreicht habe: Eine zumindest mäßig zufriedenstellende Partnerschaft und finanziellen Wohlstand. Nach der Erwähnung des Cabriolets, das sie vor der Tür stehen habe, sagt sie: »Das einzige, was ich nicht habe, ist ein

Kind«. Sie wünsche sich ein auch Kind, um »zu sehen, was ich in der Lage bin zu produzieren«. Bei der Geburt eines Kindes hätte sie ein Triumphgefühl, vor allem Teilen der Verwandschaft gegenüber, die sie wegen ihrer ehemaligen Alkoholkrankheit herabwürdigen. Ihnen, die denken »ich sei eine taube Nuß«, könne sie das Gegenteil beweisen. Negative Veränderungen, die ein Kind in ihr Leben bringen würde, kann sie sich nicht vorstellen. Frau G. war bereits in mehreren Kinderwunschsprechstunden, hat unterschiedliche Hormonbehandlungen sowie sechs homologe Inseminationen hinter sich gebracht und plant jetzt IVF.

Hier wird die Überwertigkeit im Rahmen der Kinderwunschmotivation Flucht aus einer Schwellensituation deutlich. An dem Punkt, an dem nach dem Alkoholentzug das Leben neu zu ordnen wäre, entsteht der Kinderwunsch. Das gewünschte Kind wird zum Synonym eines intakten Selbst. Mit dem Kind, so die Phantasie, würde die Verachtung durch die Umwelt aufhören, und die Gesundheit wäre unter Beweis gestellt. Im Kontext der Messiasvorstellung werden andere Probleme verleugnet, denn das einzige, was fehle, sei das Kind.

Frau W. ist 30 Jahre alt und hat seit fünf Jahren Kinderwunsch. Über ihre Kindheit berichtet Frau W., daß sich ihre Eltern, als sie fünf Jahre alt war, getrennt haben. Zu ihrem Vater hat sie seitdem keinen Kontakt mehr, sie kann sich auch nicht mehr an ihn erinnern. Als Jugendliche hatte sie einmal wegen eines Bafög-Antrags einen Versuch der Kontakaufnahme gemacht, die vom Vater jedoch abgelehnt worden ist. Damals war sie sehr enttäuscht. Die Mutter beschreibt sie als sehr mütterlich, jedoch auch sehr selbstbewußt. Von ihr habe sie sich »gut behütet gefühlt«. Frau W. hat ein Jurastudium begonnen, dies jedoch nach der ersten Laparoskopie abgebrochen, um sich ganz aufs Kinderkriegen zu konzentrieren. Sie hat dann eine Ausbildung als Steuerfachgehilfin gemacht, eine Arbeit, die ihr sehr viel Spaß gemacht hat, diese Berufstätigkeit jedoch wegen der IVF-Behandlung abgebrochen. In der Therapie würde sie bis zur heterologen Insemination gehen, sie meint, sie würde dem Kind dann seine genetische Vaterschaft verschweigen. Einer Adoption steht sie eher skeptisch gegenüber, aus Angst, daß das Kind, wenn es über seine Herkunft erführe, sich seinen »richtigen Eltern« zuwenden und sie verlassen würde. Mit einem Kind wäre ihr Leben erfüllter, und sie würde sich ausgeglichener fühlen, so ihre Erwartung. Negative Veränderungen mit einem Kind erwartet sie nicht. Sie wünsche sich ein Kind, um eine ganze

Familie zu sein, und würde ihren Lebensschwerpunkt in der Mutterschaft sehen. Über die Intensität ihres Kinderwunsches sagt sie, sie würde »ein Arm oder ein Bein dafür geben«. Mit ihrem Partner ist sie seit 13 Jahren zusammen, für beide ist dies die erste wichtige Beziehung. Ihren Partner beschreibt sie als »ruhig, ausgeglichen und immer freundlich«. Er sei beruflich sehr engagiert, sie fühle sich aber nicht zu kurz gekommen, erzählt sie spontan. Sie machen alles gemeinsam. Die Rollenaufteilung ist eher traditonell, sie habe sich im Laufe der Zeit mehr angepaßt und sei das »Puttchen«. Dies habe sich aber erst in den letzten Jahren, während sie häuslicher geworden ist, so entwickelt. Frau W. beschreibt sich selbst als wenig unsicherheitstolerant, Harmonie sei ihr sehr wichtig. Die sexuelle Beziehung zu ihrem Partner beschreibt sie als unbefriedigend, Sexualität hätte kaum noch eine Bedeutung für sie.

In der Geschichte von Frau W. wird deutlich, wie der sehr starke und präambivalente Kinderwunsch andere Lebenselemente verdrängt. Zunächst wird das Studium abgebrochen und später die als sehr befriedigend beschriebene Berufstätigkeit aufgegeben, so daß der frustrane Kinderwunsch immer stärker ins Zentrum der Lebenswirklichkeit rückt. Daneben verlieren andere Lebenselemente wie auch die sexuelle Beziehung zum Partner an Wichtigkeit. Als Kinderwunschmotivation wird hier, neben dem Wunsch nach einer Familie und einem Lebensinhalt durch die Mutterschaft, vor allem der Wunsch nach Zuwendung deutlich. In der Partnerschaft zählen vor allem die konstanten und harmonischen Elemente. Eine Kind würde den Stabilitäts-faktor Familie noch untermauern und ihr Sicherheit geben. Dieser Wunsch wird besonders deutlich, in der Angst enttäuscht zu werden. Denn auch von einem Kind befürchtet sie, wie vom Vater damals, verlassen zu werden.

Frau A. ist 22 Jahre alt und Türkin. Sie ist in Deutschland geboren und aufgewachsen. Hier ist sie neun Jahre zur Schule gegangen, hat aber keine Berufsausbildung absolviert. Für sie sei immer klar gewesen, daß sie einmal Kinder haben möchte. Nach der Geburt eines Kindes wolle sie sich nur der Mutterrolle widmen. Der Kinderwunsch besteht seit sechs Jahren, seitdem sie mit ihrem Partner zusammen ist. Sie hat drei homologe Inseminationen und zwei erfolglose IVF-Versuche hinter sich. Sollte der dritte Versuch auch scheitern, so möchte sie eine erneute Operation zur Tubensanierung vor-nehmen lassen. Als sie zwei Jahre alt war, haben sich ihre Eltern scheiden lassen, was sie sehr getroffen habe, da sie den Vater als nett und lieb, die

Mutter jedoch als sehr streng und autoritär empfand. Sie ist bei der Mutter aufgewachsen und hat den Vater nur selten gesehen. Sie habe sich immer gewünscht, »daß wir wieder alle zusammen sind«. Jetzt hat sie keinen Kontakt mehr zur Mutter, da diese die Beziehung zur Tochter abgebrochen hat, nachdem sie ihren Partner trotz Protesten der Mutter geheiratet hat. Mehrmalige Kontaktversuche der Tochter hat die Mutter immer wieder zurückgewiesen. Frau A. berichtet über ihre Phantasie, mit einem Kind im Arm zur Mutter zu kommen und den Kontakt wieder aufzunehmen. Sie ist sich sicher, daß die Mutter dann dazu bereit wäre. Sie fühlt sich auch von ihrer Umgebung, den Freunden und Schwiegereltern unter Druck gesetzt, endlich ein Kind zu bekommen. »Erst mit einem Kind ist man eine richtige Frau«, meint sie. Sie fühle sich oft schlecht und niedergeschlagen, berichtet sie, »irgend etwas ist nicht in Ordnung, ich glaube das Kind fehlt«. Sie stelle sich vor, mit einem Kind wäre »alles schöner« in ihrem Leben, und die Beziehung zu ihrem Partner wäre liebevoller. Negative Veränderungen mit einem Kind kann sie sich nicht vorstellen.

Die Geschichte von Frau A. zeigt, wie die einseitige Lebensplanung in Richtung Mutterschaft und der internalisierte Druck der sozialen Umgebung in die Überwertigkeit des Kinderwunsches führt. Die ersehnte Anerkennung durch die Mutterrolle soll die Versöhnung mit der eigenen Mutter bringen und im Leben alles schöner machen. Hier wird abermals die Messiashoffnung deutlich, das Kind könne alle Probleme lösen.

Frau K.-F. ist 36 Jahre alt und kommt aus den neuen Bundesländern. Ursprünglich wollte sie Medizin studieren, bekam aber aus politischen Gründen keinen Studienplatz, weil sie in einer kirchlichen Gruppe aktiv war. Sie hat dann Kinderkrankenschwester gelernt und arbeitete bis vor kurzem als Stationsleitung, hat diese Stellung jedoch aufgegeben, um den un-regelmäßigen Terminen der IVF Behandlung nachkommen zu können, und ist jetzt in der Ambulanz tätig, was sie jedoch nicht befriedigt. Über ihren Partner sagt sie, er sei ein ruhiger Mensch. Gemeinsame Hobbys hätten sie nur früher gehabt, jetzt hätte man ja durch die zeitaufwendige Kinder-wunschbehandlung keine Freizeit mehr. Ihre früheren Hobbys kann sie nicht spezifizieren. Frau K.-F. beklagt sich, im Aufnahmegespräch über ihr Sexual-leben befragt worden zu sein, denn schließlich sei es ja logisch, daß man, wenn man Kinderwunsch habe, auch Geschlechtsverkehr vollziehe. Sie hat bereits 13 Inseminationen hinter sich, die erfolglos verliefen, und macht jetzt

IVF. Auf die Fragen nach einem möglichen Leben ohne Kind, erwidert sie: »Man ist nicht normal in der Gesellschaft ohne Kind«. Sie fühle sich von ihrer Umwelt unter Druck gesetzt. Außerdem wünschten sich halt alle Kinder, und sie sei eben mit der Vorstellung, Kinder zu bekommen, aufgewachsen. Das Kind einer alleinstehenden Freundin habe sie quasi mitaufgezogen, das sei eine »Abwechslung« gewesen. Und dort habe sie auch das Bedürfnis, mit einem Kind kuscheln zu können, befriedigt. Auf die Frage, ob dieses Bedürfnis auch eine Rolle bei ihrem eigenen Kinderwunsch spiele, reagiert sie gereizt: Sonst wäre sie ja wohl nicht in der Kinderwunschbehandlung! Insgesamt ist Frau K.-F. im Verlauf des gesamten Gespräches sehr verschlossen, obwohl sie selbstverständlich freiwillig zum Interview gekommen ist, antwortet sie meist feindselig. Sie ergreift fast nie spontan das Wort und dann nur, um die Zustände und die Behandlung in der Klinik zu beklagen.

Das Gespräch mit Frau K.-F. ist eine anschauliche Illustration für die unheilvolle Arzt-Patientin-Beziehung im Kontext des überwertigen Kinderwunsches. Als Synonym für Arzt steht hier die ganze Institution der Klinik, die angegriffen wird. Frau K.-F. sucht ärztliche Hilfe und vermittelt gleichzeitig die antizipierte Resignation, denn sie ist nur vom Leben betrogen worden und erwartet auch jetzt nichts anderes. Die Kinderwunschbehandlung wird immer wieder gesucht und gleichzeitig für das eigene Unglück angeklagt. Der lebendige Wunsch nach einem Kind scheint zu verblassen neben dem Wunsch nach einem Erfolg.

Frau F. ist 33 Jahre alt und hat seit 15 Jahren Kinderwunsch. Die Patientin hat bis zur neunten Klasse die Schule besucht und dann als ungelernte Arbeiterin gearbeitet. Zur Zeit sei sie arbeitslos, da sie wegen der Kinderwunschtherapie ihre letzte Stellung aufgegeben habe. Sie meint, sie habe sich halt entscheiden müssen, für Kind oder für Arbeit. Über ihre momentane Lebenssituation sagt sie, sie sei »mit mir selber nicht zufrieden«. »Ich fühle mich nicht wohl«, berichtet sie. Sie bringt diese Unzufriedenheit vor allem mit ihrer Kinderlosigkeit in Zusammenhang, denn wenn sie mit ihrem Neffen zusammen sei, den sie oft über längere Zeiträume betreue, ginge es ihr viel besser. »Das Kind baut mich auf«, sagt Frau F. Insgesamt meint sie »das Leben verliefe besser mit Kind, und ich wäre ausgeglichener«. Sie berichtet, unter Kopfschmerzen, Kreislaufbeschwerden und Knochenschmerzen zu leiden. Sie sei wegen ihrer Beschwerden »ständig beim Arzt«. In Zeiten, während sie sich um ihren Neffen kümmere, leide sie nicht unter diesen

Beschwerden. »Wenn das Kind da ist, geht es mir besser.« Für sie sei das Gefühl sehr wichtig, gebraucht zu werden, ein Kind könne ihr vermitteln »es braucht Dich jemand«. Sie sei sehr viel alleine, erzählt sie, und sie hätten im Grunde keine Freunde, da sie mit Bekannten, die Eltern seien, immer schlechte Erfahrungen gemacht habe und sich dann als Kinderlose sehr unwohl fühle. Gerade deswegen sei das Zusammensein mit ihrem Neffen so schön, denn der »bringt Leben in die Bude«. »Wenn der Neffe weg ist, bricht für mich eine Welt zusammen«, faßt sie ihr Gefühl zusammen. Sie fühle sich auch als Frau minderwertig, bisher noch kein Kind bekommen zu haben. »Alle Frauen kriegen schließlich Kinder!«, sagt sie, sowie »Ich bin doch nur eine halbe Frau«. Wenn sie ein Kind hätte ,würde sie ihre Lebensaufgabe vor allem im Muttersein sehen, erklärt sie. »Wir möchten gerne eine Familie sein, und dazu gehören einfach Kinder«. Sie habe sich im Grunde schon immer Kinder gewünscht. Über die Intensität ihres Kinderwunsches sagt sie: »Ich bin versessen auf ein Kind«. In ihrem Leben stehe ihr Partner an erster Stelle, aber »alles andere danach ist nur noch Kinderwunsch«. Bei ihrem Mann sei der Kinderwunsch weniger stark ausgeprägt als bei ihr. Zu Anfang der Ehe habe er keine Kinder haben wollen, jetzt sei es ihm im Grunde egal. Bei ihr sei die Stärke ihres Kinderwunsches mit den Jahren »immer schlimmer geworden«.

An diesem Fallbeispiel werden wiederum unterschiedliche Aspekte deutlich. Wie in der Geschichte von Frau A. determinieren vor allem die fehlenden anderen Lebensinhalte und Alternativen zur Mutterschaft die Überwertigkeit des Kinderwunsches. Da auch Frau F. keine Ausbildung gemacht hat, fehlt ihr ebenfalls die Möglichkeit, im Beruf einen befriedigenden Lebensinhalt finden zu können. Vor diesem Hintergrund im Zusammenhang mit der sozialen Isolation, wie sie für die Infertilitätskrise typisch ist, stellt sich ein Aspekt der Kinderwunschmotivation in dem Wunsch, gebraucht zu werden, dar. Die verschiedenen wohl auch psychosomatischen Beschwerden werden gelindert durch das Kind, das Lebendigkeit vermittelt und sie als Person fordert.

3.2.2.2.4 Zusammenfassung der Ergebnisse des Interviews beim überwertigen Kinderwunsch

Anhand verschiedener Kriterien in bezug auf die Intensität des Kinderwunsches, die Bereitschaft, das Leben zu ändern, um ein Kind zu bekommen, und die bisherige Dauer der Sterilitätstherapie wurde bei 14 Patientinnen der Untersuchungsgruppe ein überwertiger Kinderwunsch diagnostiziert. Das durchschnittliche Alter entsprach dem der Gesamtgruppe, und es waren alle Diagnosegruppen vertreten. Auffällig war der hohe Anteil von Frauen ohne Schulabschluß. Im Vergleich zur restlichen Untersuchungsgruppe ist der Anteil von Migrantinnen signifikant erhöht. In bezug auf die Motivation des Kinderwunsches in dieser Untergruppe fiel eine Unterrepräsentation von Motiven aus dem Bereich Entwicklungsmöglichkeiten und expansive Wünsche auf. Dieses Ergebnis ist jedoch nicht signifikant. Insgesamt zeigten sich keine signifikanten Unterschiede in den verschiedenen Motivklassen im Vergleich zur restlichen Untersuchungsgruppe. In bezug auf die einzelnen Kinderwunschmotive war das Motiv Lebensbereicherung signifikant seltener und das Motiv Problem entfällt signifikant häufiger vertreten. Das heißt, in den Motivgruppen finden sich Ähnlichkeiten der Verteilung der Kinderwunschmotive im Vergleich zur restlichen Untersuchungsgruppe. Bei Betrachtung der einzelnen Motive fällt jedoch die seltene Nennung des Wunsches nach Lebensbereicherung sowie das häufige Vorkommen des Wunsches, das Sterilitätsproblem möge endlich gelöst sein, auf.

Im Vergleich zur restlichen Untersuchungsgruppe schätzen mehr Frauen die Rollenaufteilung in ihrer Partnerschaft als sehr traditionell ein, mehr Frauen fühlen sich minderwertig aufgrund der Kinderlosigkeit, die Meinung, Frauen sollten ihre biologische Funktion erfüllen, wurde häufiger vertreten, weniger schätzen sich als unsicherheitstolerant ein, und weniger Frauen ist der Beruf wichtig. Diese Unterschiede sind signifikant.

Exemplarisch wurden fünf Fallbeispiele aufgeführt. In der beschriebenen Gruppe der Patientinnen mit überwertigem Kinderwunsch wird die einseitige Ausrichtung des Lebens auf den Kinderwunsch deutlich. Entweder diese Einseitigkeit bestand bereits vorher durch die aussschließliche Ausrichtung der Lebensplanung auf die Mutterschaft, oder die intensive Sterilitätstherapie führte zu einer Vernachlässigung von anderen Lebenselementen. Die Berufstätigkeit, Hobbys oder Freundschaften sind den Frauen kaum wichtig. In diesem Kontext wird das gewünschte Kind idealisiert, negative Aspekte werden verleugnet, und viele geben der Messiashoffnung Ausdruck, das Leben würde mit dem Kind insgesamt besser, und auch andere Probleme ließen sich dann leichter lösen. Die starke Übernahme traditioneller Weiblichkeitsvorstellungen wird deutlich, anhand der Mindwertigkeitsgefühle als Frau, unter denen die Betroffenen aufgrund der Kinderlosigkeit leiden.

3.2.2.3 Coping-Mechanismen

Wenn der überwertige und fixierte Kinderwunsch als suboptimales Coping mit dem Streß der Infertilitätskrise verstanden wird, stellt sich die Frage nach den Bedingungen für die Verarbeitung der ungewollten Kinderlosigkeit.

Auf die Frage, wie sie mit einer möglicherweise endgültigen Kinderlosigkeit leben könnten, antworteten 34 der befragten Frauen, das könnten sie sich vorstellen und äußerten Ideen, wie sie ihr Leben ohne Kind gestalten könnten. Zehn der interviewten Frauen gaben resignative und fatalistische Antworten (»man muß sich halt abfinden«), 11 Patientinnen verleugneten diese Möglichkeit völlig und sagten, das wollten sie sich gar nicht vorstellen, und weitere 13 fanden diese Vorstellung »schlimm, schrecklich und sehr traurig«.

Aus den Reihen der Frauen, die sich auch ein Leben ohne Kind vorstellen können, kommentierten einige die Bedeutung des Kinderwunsches folgendermaßen: »Mit einem Kind käme noch etwas Schönes dazu im Leben« oder »Ein Kind wäre das i-Tüpfelchen im Leben«. Von der Erfüllung ihres Kinderwunsches hängt also nicht das gesamte Lebensglück der Patientinnen ab, sondern sie sehen ein Kind als eine erwünschte Ergänzung. Diese 34 Patientinnen werden im folgenden als Coping-Gruppe bezeichnet, da es ihnen besonders gut gelingt, sich auch mit Alternativen zum eigenen Kind auseinanderzusetzen und Handlungsspielräume zu gewinnen.

Die folgenden Tabellen 33 bis 36 geben Auskunft über einige Basisdaten der Untergruppe Coping. Die Altersstruktur dieser Untergruppe sowie die Dauer der ungewollten Kinderlosigkeit sind mit der Gesamtgruppe vergleichbar.

Tabelle 33: Alter Untergruppe Coping

Alter in Jahren	
21-25	3
26-30	8
31-35	13
36-40	9
Über 40	1
Mittleres Alter	33

Tabelle 34: Dauer der ungewollten Kinderlosigkeit

KW Dauer	
Bis 2 Jahre	4
2-4 Jahre	13
4-6 Jahre	8
6-8 Jahre	3
8-10 Jahre	4
Über 10 Jahre	2
Mittelwert in Jahren	5

Tabelle 35: Sterilitätsdiagnose

Diagnose	
Tubare Sterilität	14
Funktionelle Sterilität	11
Androl./gem. Sterilität	9

Tabelle 36: Ausbildung/Beruf

Schulabschluß	
Keinen	2*
Hauptschule	9
Realschule	11
Hochschulreife	12
Beruf	
Hausfrau	3
Angelernte	5
Angestellte	17
Selbständige	1
Akademikerin	8

Wie in der Gesamtgruppe ist auch hier wieder ein hoher Anteil von Frauen mit Hochschulreife und Universitätsausbildung zu beobachten. Insgesamt sind die Unterschiede zur restlichen Untersuchungsgruppe nicht signifikant. Lediglich das geringe Vorkommen von Patientinnen ohne Schulabschluß ist signfikant. Zum Untersuchungszeitpunkt waren 29 Frauen erwerbstätig, und fünf haben nicht gearbeitet. Für 23 der Frauen war ihre Berufstätigkeit wichtig. Auf die Frage, ob sie mit sich und ihrem Leben zufrieden seien, antworteten 29 der Befragten mit ja, 24 davon waren sogar sehr zufrieden. 21 der Patientinnen bezeichneten sich selbst als unsicherheitstolerant.

In Hinblick auf die Motivation des Kinderwunsches ergaben sich folgende Ergebnisse: In dieser Untergruppe sind alle Kinderwunschmotive der Gesamtgruppe vertreten. Im Vergleich zur Gesamtgruppe fällt auf, daß das Motiv Wiedergutmachung seltener (2,9% im Vergleich zu 11,2%) und das Motiv Bereicherung häufiger (41,1% im Vergleich zu 32,5%) vorkommt. Die Motive Lebensinhalt (29,4% im Vergleich zu 43,7%), Zuwendung (20,5% im Vergleich zu 37,5%), Konformität (32,3% im Vergleich zu 43,7%) und Potenz beweisen (14,7% im Vergleich zu 23,7%) sind ebenfalls seltener vertreten (vgl. Tab. 37).

Tabelle 37: Kinderwunschmotive der Untergruppe Coping

Kinderwunschmotiv	
01 Lebensinhalt	10 (29,4%)
02 Zuwendung	7 (20,5%)
03 Konformität	11 (32,3%)
04 Bereicherung	14 (41,1%)
05 Wiedergutmachung	1 (2,9%)
06 Sozialer Druck	5 (14,7%)
07 Vollständige Familie	12 (35,2%)
08 Partnerschaft bereichern	10 (29,4%)
09 Jung bleiben	4 (11,7%)
10 Gebraucht werden	4 (11,7%)
11 Gestaltungslust	6 (17,6%)
12 Weiterleben	6 (17,6%)
13 Potenz beweisen	5 (14,7%)
14 Problem entfällt	3 (8,8%)
15 Emanzipation von Eltern	1 (2,9%)
16 Flucht	1 (2,9%)
17 Sinnliche Erfahrung	4 (11,7%)

Spearmanscher Rangkorrelationskoeffizient in bezug zur restlichen Untersuchungsgruppe: 0,761 *.

Die Häufigkeiten der Kinderwunschmotivationen in dieser Untergruppe korrelieren also mit den Häufigkeiten der restlichen Untersuchungsgruppe. Da heißt, es ergeben sich in der Verteilung der Kinderwunschmotive keine wesentlichen Unterschiede zur restlichen Untersuchungsgruppe.

In den Motivgruppen ergibt sich folgende Verteilung:

Tabelle 38: Verteilung Motivgruppen

Motivgruppen	
Partner/Schutz vor Einsamkeit	24 (70,5%)
Entwicklungsmöglichkeiten	21 (61,7%)
Soz./gesell. Normen	15 (44,1%)
Kompensatorische Erwartungen	16 (47,0%)

Die Motivgruppe Entwicklungsmöglichkeiten ist häufiger (61,7% im Vergleich zu 53,7%), und die Motivgruppen soziale und gesellschaftliche Normen (44,1% im Vergleich zu 57,5%) sowie kompensatorische Erwartungen (47,0% im Vergleich zu 61,2%) sind seltener vertreten als in der Gesamtgruppe.

Die Berechnung der Chi²-Werte ergibt in den ersten beiden Motivgruppen im Vergleich zur restlichen Untersuchungsgruppe keine Signifikanz. Für die beiden letzten Motivgruppen ergeben sich folgende Werte:

Tabelle 39: Motivgruppe 3

Soz./gesell. Normen	Coping	Rest	Gesamt
Ja	15 (10,62)	10 (14,37)	25
Nein	19 (23,37)	36 (31,62)	55
Gesamt	34	46	80

$$\text{Chi}^2 = 3,575 \text{ n.s.}[89]$$

Das seltene Vorkommen von Kinderwunschmotiven aus der Gruppe kompensatorischer Erwartungen (Tabelle 40) ist im Vergleich zur restlichen Untersuchungsgruppe signifikant.

---

89 Wäre bei einseitiger Fragestellung signifkant.

Tabelle 40: Motivgruppe 4

Kompensatorische Erwartungen	Coping	Rest	Gesamt
Ja	16 (20,82)	33 (28,17)	49
Nein	18 (13,17)	13 (17,82)	31
Gesamt	34	46	80

$$Chi^2 = 4,031*$$

3.2.2.3.1 Fallbeispiele

Frau R. ist 36 Jahre alt und wünscht sich schon seit über zehn Jahren ein Kind. Sie ist mit dem unerfüllten Kinderwunsch jedoch durch verschiedene Phasen in ihrem Leben gegangen. Sie ist in Dänemark aufgewachsen, wo sie eine sehr glückliche Kindheit hatte. Zu ihrer jüngeren Schwester habe sie immer ein enges Verhältnis gehabt. Mit ihrer Mutter habe sie über alles reden können, ihr Vater dagegen sei häufig auf Geschäftsreisen gewesen, und wegen dieser Abwesenheit habe sie zu ihm kein so enges Verhältnis. Mit ihrer Familie insgesamt verbindet sie heute noch ein enger Kontakt. Frau R. ist nach dem Abitur nach Deutschland gekommen und hat hier eine Ausbildung als Stewardess gemacht. Bereits in ihrer damaligen ersten Ehe habe sie sich ein Kind gewünscht und auch Sterilitätsdiagnostik und Therapie durchführen lassen. Nachdem die Ehe gescheitert war, trat für sie auch der Kinderwunsch zunächst wieder in den Hintergrund. Erst nachdem sie ihren zweiten Mann kennengelernt habe, ist das Thema Kinderwunsch langsam wieder aktuell geworden. Jetzt würde sie das jedoch sehr viel gelassener angehen als damals, als sie wegen der Kinderlosigkeit zeitweise sehr deprimiert gewesen sei. Heute sei ihr Leben so abwechslungsreich, daß sie sich ein erfülltes Leben ohne Kind vorstellen könne. Frau R. ist jetzt zur mikrochirurgischen Tubensanierung eingewiesen. Eine angeratene IVF Behandlung kann sie sich nicht vorstellen, da diese Therapie ein zu großer Eingriff in ihr persönliches Leben wäre. Die Berufstätigkeit als Stewerdess habe sie vor einiger Zeit aufgegeben und sich gemeinsam mit ihrem zweiten Mann in der Gastronomie selbständig gemacht. Außerdem handeln sie mit Antiquitäten und Immobilien. Dieses Leben gefiele ihr jetzt sehr gut, da es besonders abwechslungsreich sei, erzählt sie. Ihren Partner beschreibt sie als »toll«, außerdem sei er »tolerant, einfühlsam und intelligent«. An gemeinsamen Hobbys verbindet das Paar neben dem Geschäftsleben noch das Interesse für klassische Musik und für alte Gemälde. Ihr persönliches Hobby sind Pflanzen. Sie sei insgesamt »rundherum glücklich«, faßt sie ihr Lebensgefühl zusammen. Sie wünsche sich vor allem ein Kind, »um sehen zu können, wie es sich entwickelt«. Es wäre für sie eine Herausforderung, mit einem Kind zu leben, und sie könne dabei vielleicht einen neuen Blickwinkel auf das Leben überhaupt erfahren. Schön sei außerdem, »daß die eigene Kindheit wieder lebendig wird« und sie selber ein Stück weit wieder Kind sein könne. Mit einem Kind wäre der Kontakt zu ihrer Familie auch noch stärker, und sie stelle sich ein intensives Leben in der Großfamilie schön vor, denn auch ihre jüngere Schwester hat schon zwei Kinder.

An der Geschichte von Frau R. wird deutlich, daß die Frage nach dem Coping keine Frage nach der Dauer der ungewollten Kinderlosigkeit ist. Die Sterilität kann auch über lange Jahre bestehen, ohne, daß sich eine Überwertigkeit des Kinderwunsches entwickelt. Wichtig ist hier, daß auch Auszeiten von der reproduktionsmedizinischen Behandlung genommen werden. Im Leben von Frau R. existieren verschiedene Interessen und Schwerpunkte, und sie hat entschieden, inwieweit sie bereit ist, sich durch die Sterilitätstherapie einschränken zu lassen und welche Therapieformen sie ablehnt. In ihrem jetzigen Leben fühlt sie sich glücklich, und ein Kind wäre lediglich eine Bereicherung für sie.

Frau F. wünscht sich seit drei Jahren ein Kind. Als Jugendliche habe sie keine Kinder bekommen wollen, vor allem wegen der zunehmenden Umweltzerstörung. Erst Anfang zwanzig habe sich der Kinderwunsch bei ihr entwickelt. Sie hätten diesen Wunsch anfangs »locker genommen« und erst in letzter Zeit begonnen, ärztliche Hilfe aufzusuchen. Sie ist 28 Jahre alt. Die Techniken der künstlichen Befruchtung lehnt sie für sich ab, denn es solle »ein Kind der Liebe« werden. Aus diesem Grund sei auch der Gedanke an eine Adoption für sie problematisch, denn sie möchte »es spüren« und die Schwangerschaft bewußt körperlich erleben. Ein Kind zu bekommen, sei für sie momentan »wichtig, aber nicht lebenswichtig«, da es in ihrem Leben genügend andere Möglichkeiten gäbe. Ihre Kindheit beschreibt die Frau F. als »sehr schön«. Sie habe drei ältere Schwestern und sei als Nesthäckchen verwöhnt worden. Zu ihrem Vater habe sie immer eine sehr enge Bindung gehabt, zu ihm sei sie mit all ihren Problemen gekommen. Ihre Mutter dagegen sei etwas strenger und vor allem eine aktive Frau, die die Haltung vermittle, daß man die Probleme in den Griff kriegen müsse. In ihrer jetzigen Problematik des unerfüllten Kinderwunsches fühle sie sich manchmal von der Mutter nicht genügend ernst genommen. Frau F. arbeitet als Arzhelferin, ein Beruf, der ihr viel Spaß mache. Allerdings habe sie momentan Probleme an ihrem konkreten Arbeitsplatz, was sie sehr bedrücke. Mit ihrem Partner ist sie seit zehn Jahren zusammen. Er sei »lieb, aber auch temperamentvoll und dickköpfig«. Er wolle gerne der Starke in der Beziehung sein, was zu zahlreichen Konflikten führe, da sie nicht gewillt sei nachzugeben. Sie beharre auf Gleichberechtigung und müsse sich damit jedesmal neu durchsetzen. Grundsätzlich sei sie jedoch glücklich in der Partnerschaft. Bis auf die partnerschaftlichen Konflikte und die Probleme am Arbeitsplatz sei sie mit ihrem Leben sehr zufrieden, resümiert die Patientin. Außerdem seien in ihrem Leben das Zusammensein mit Freundinnen und sportliche Hobbys wichtig. Sie wünsche sich ein Kind, damit »von ihm und mir etwas zusammen da ist«. Nach einer langen Partnerschaftsbeziehung empfinde sie ein Kind als eine neue, wichtige Etappe in der Beziehung. »Jetzt fehlt was in der Partnerschaft nach all den Jahren«, sagt sie. Sie wolle an ein Kind auch »etwas weitergeben«. Sie wünsche sich ein Kind, das »intelligent, aufgeschlossen, spontan und dynamisch« sei. Sie habe große Angst, ein behindertes Kind zu bekommen. Wichtig ist ihr auch »mit einem Kind gemeinsam die Welt zu entdecken« und von einem Kind zu lernen. Wenn sie die Welt wieder mit den Augen eines Kindes sehen könne, »könnte ich dabei selber wieder Kind sein« und ihre spielerischen Seiten ausleben.

Auch anhand der Geschichte von Frau F. wird deutlich, welche Bedeutung die Fähigkeit hat, eigene Grenzen in bezug auf die Sterilitätstherapie zu definieren. Sie weiß, was sie möchte und welche Therapien sie ablehnt. Frau F. hat einen realistischen Blick auf ihr Leben, erkennt Konflikte und benennt auch Ängste in bezug auf die Geburt eines Kindes. Der Kinderwunsch liegt vor allem in dem Motiv, die Partnerschaft zu bereichern. Sie ist mit sich und ihrem Leben zufrieden, hat Hobbys und soziale Kontakte und wünscht sich ein Kind, um die Gemeinsamkeit mit ihrem Mann zu vertiefen. Außerdem findet sich bei Frau F. die Motivation der Gestaltungslust, sie möchte an das Kind ihre Werte und Erfahrungen weitergeben und hat konkrete Vorstellungen, wie sie ein Kind erziehen will. Dazu kommt die Motivation jung bleiben, denn sie erhofft sich vom Kind ein Stück kontrollierte Regression. Neben der Partnerorientierung liegen die genannten Kinderwunschmotivationen im Bereich der expansiven Bedürfnisse und Entwicklungsmöglichkeiten.

Frau C. wünscht sich seit vier Jahren ein Kind. Sie habe sich schon immer Kinder gewünscht und »genaue Vorstellungen von einem Lebensplan mit Kindern« gehabt. Erst vor vier Jahren habe sie jedoch aufgehört zu verhüten, da sie bis Mitte dreißig erst im Beruf Fuß fassen wollte. Frau C. ist Ärztin, und in den darauffolgenden Jahren habe sich ihr jüngerer Partner noch nicht alt genug für die Vaterschaft gefühlt. Sie resümiert, daß sie halt den Kinderwunsch immer als weniger wichtig als die Partnerschaft eingeschätzt habe. Sie ist jetzt 42 Jahre alt. Frau C. kommt aus bürgerlichen Verhältnissen und beschreibt ihre Eltern als »vernünftig« und »pflichtbewußt«. Sie hat eine katholische Mädchenschule besucht. Als Kind und Jugendliche habe sie nie gegen die elterliche Autoriät rebelliert, ihre Kindheit habe sie im »goldenen Käfig« verbracht. Im Rahmen ihres Medizinstudiums ist sie in den 70er Jahren politisiert worden und hat sich aktiv in einer linken politischen Organisation betätigt. Bis vor einigen Jahren ist sie noch politisch aktiv gewesen, dieses Engagement sei aber seit einiger Zeit eingeschlafen. Frau C. arbeitet in der Klinik und ist seit kurzem nur noch halbtags berufstätig. Diese Reduktion hat auch stattgefunden, um die Kinderwunschtherapie intensiv betreiben zu können. Bald werde sie in einer Praxis tätig sein und könnte nach der Geburt eines Kindes gut weiterhin berufstätg bleiben. Ihren Partner beschreibt sie als »freundlich«, er habe »viele verrückte Ideen«. Am Anfang sei die Beziehung kein besonders festes Verhältnis gewesen, und erst mit den Jahren habe die Partnerschaft an Verbindlichkeit gewonnen. Jetzt fühle sie sich sehr zufrieden in der Partnerschaft und in ihrer jetzigen Lebenssituation. Die Gemeinsamkeiten sind vor allem durch kulturelle und politische Interessen und die Berufstätigkeit, auch er ist Chirurg, bestimmt. Über Sexualiät sagt sie, daß durch den beruflichen Streß, den beide haben, »nicht viel stattfinde«. Auf die Frage nach der Kinderwunschmotivation sagt Frau C., sie würde diesen natürlichen Vorgang gern erleben. Sie halte es für selbstverständlich, daß Menschen den Wunsch nach Fortpflanzung verspürten. Ein Kind adoptieren wolle sie eher nicht, das genetisch eigene Kind sie ihr wichtig. Als positve Veränderung durch ein Kind erhofft sie sich mehr Impulse und mehr Lebendigkeit. Sie habe auch ein idyllisches Bild im Kopf vom Leben als Mutter, das weniger durch Streß geprägt sei.

Frau C. hat Schwerpunkte in ihrem Leben gesetzt, und dazu gehörte lange Zeit nicht der Kinderwunsch. Sie weiß, daß ihre Chancen auf eine Schwangerschaft jetzt geringer sind als noch vor einigen Jahren und ist nun bereit, Abstriche zu machen und ihre Berufstätigkeit zu reduzieren, um Zeit für die IVF-Therapie zu haben. An der Kasuistik von Frau C. wird deutlich, daß eigene Grenzen zu setzen nicht heißen muß, invasive Therapien abzulehnen. Der souveräne Umgang mit reproduktionsmedzinschen Behandlungsmaßnahmen kann auch in der bewußten Entscheidung für eine Therapie zum Ausdruck kommen, die die Vor- und Nachteile abwägt. Obwohl der Kinderwunsch jetzt wichtig ist, hat Frau C. noch andere Interessen und Lebensschwerpunkte. Die Kinderwunschmotivation liegt vor allem im Wunsch nach Bereicherung. Neben dem anspruchvollen Beruf möchte Frau C. noch andere Seiten ihrer Person entwickeln können.

3.2.2.3.2 Zusammenfassung der Interviewergebnisse in der Copinggruppe

Im Interview äußerten 34 der befragten Patientinnen, für sie sei ein Leben ohne Kind vorstellbar, denn die Erfüllung des Kinderwunsches sei lediglich eine gewünschte Ergänzung in dem bisher als befriedigend empfundenen Leben. Diese Frauen konnten auch konkrete Perspektiven für ein Leben nach erfolgloser Sterilitätstherapie entwickeln. Diese Verarbeitung der ungewollten Kinderlosigkeit kann als günstiges Copingverhalten bezeichnet werden. Diese Untergruppe verfügt im Vergleich zur restlichen Untersuchungsgruppe über bessere Bildungsvoraussetzungen, das seltenere Vorkommen von Frauen ohne Schulabschluß ist signifikant. In bezug auf die Motivation des Kinderwunsches ergeben sich im Vergleich zur restlichen Untersuchungsgruppe wenig Auffälligkeiten, lediglich Kinderwunschmotive aus der Gruppe kompensatorische Erwartungen sind signifikant seltener vertreten. Bei der Analyse der Fallbeispiele wird deutlich, wie wichtig es ist, daß die Patientinnen eigene Grenzen in bezug auf die Sterilitätstherapie setzen können. Gleichzeitig ist es bedeutsam, daß neben dem Kinderwunsch noch andere Interessen bestehen, Hobbys und soziale Kontakte gepflegt werden. Die Dauer der ungewollten Kinderlosigkeit ist mit der Gesamtgruppe vergleichbar und scheint kein wesentlicher Faktor für das Copingverhalten zu sein.

3.2.2.4 Vergleich zwischen den Untergruppen Überwertigkeit und Coping

Im folgenden Abschnitt werden die Patientinnen mit überwertigem Kinderwunsch gezielt mit der Gruppe von Frauen, die ein günstiges Copingverhalten aufweisen, verglichen. Durch diesen Vergleich sollen wesentliche Merkmale, die die Verarbeitung der ungewollten Kinderlosigkeit strukturieren, herausgearbeitet werden. Zunächst werden einige Basisdaten und besondere Interviewfragen betrachtet.

Tabelle 41: Ausbildung im Vergleich

Schulabschluß	Überwertig	Coping	Gesamt
Keinen	5 (2,042)*	2 (4,958)*	7
Hauptschule	4 (3,792)	9 (9,208)	13
Realschule	0 (3,208)*	11 (7,792)*	11
Hochschulreife	5 (4,958)	12 (12,042)	17
Gesamt	14	34	48

Craddock-Flood Chi²= 10,595*

Die beiden Patientinnengruppen unterscheiden sich signifikant in bezug auf ihre Schulbildung. Während die Frauen mit überwertigem Kinderwunsch signifikant häufiger keinen Schulabschluß haben, haben die Patientinnen mit günstigerem Copingverhalten signifikant häufiger die Realschule besucht. Ingesamt ist die Schulbildung der Frauen aus der Copinggruppe besser. Bei den erlernten Berufe zeigen sich zwischen den Untergruppen keine signifikanten Unterschiede. Auch in Hinblick auf die Verteilung der Diagnosegruppen ergaben sich keine nennenswerten Unterschiede. In der Gruppe der Frauen mit überwertigem Kinderwunsch fühlen sich signifikant mehr minderwertig aufgrund der Kinderlosigkeit als in der Copinggruppe.

Tabelle 42: Selbsteinschätzung Minderwertigkeit im Vergleich

Minderwertigkeit	Überwertig	Coping	Gesamt
Ja	11 (6,12)	10 (14,87)	21
Nein	3 (7,87)	24 (19,12)	27
Gesamt	14	34	48

Chi²= 7,843*

Auch in der Antwort auf die Frage: »Sind sie mit sich und ihrem Leben zufrieden?« sowie in der Einschätzung der eigenen Unsicherheitstoleranz ergaben sich signifikante Unterschiede in den beiden Untergruppen.

Tabelle 43: Selbsteinschätzung Zufriedenheit im Vergleich

Zufriedenheit	Überwertig	Coping	Gesamt
Ja	6 (10,21)	29 (24,79)	35
Nein	8 (3,79)	5 (9,21)	13
Gesamt	14	34	48

Chi²= 7,022*

Tabelle 44: Selbsteinschätzung Unsicherheitstoleranz im Vergleich

Unsicherheitstoleranz	Überwertig	Coping	Gesamt
Ja	3 (7,00)	21 (17,00)	24
Nein	11 (7,00)	13 (17,00)	24
Gesamt	14	34	48

Chi²= 4,941*

Tabelle 45: Bedeutung des Berufs im Vergleich

Beruf ist wichtig	Überwertig	Coping	Gesamt
Ja	3 (8,16)	25 (19,83)	28
Nein	11 (5,83)	9 (14,16)	22
Gesamt	14	34	48

Chi²= 9,035*

In der Einschätzung der Bedeutung verschiedener Lebenselemente ergeben sich bei der Frage nach Hobbys, Freunden und sozialen, politischen oder kulturellen Tätigkeiten keine wesentlichen Differenzen zwischen den Untergruppen. Nur in bezug auf die Bedeutung der Berufstätigkeit ist der Unterschied signifikant (vgl. Tabelle 45)

Auch in der Kinderwunschmotivation zeigen sich einige Unterschiede. Der Spearmansche Rangkorrelationskoeffizient ist mit 0,355 nicht signifikant. Die Häufigkeiten korrelieren also in den beiden Gruppen nicht miteinander. Im folgenden wird daher die Kinderwunschmotivation zunächst in bezug auf die Motivklassen und dann in bezug auf die einzelnen Motive weitergehend betrachtet. In den Motivklassen Partnerorientierung und Schutz vor Einsamkeit sowie soziale und gesellschaftliche Anforderungen ergeben sich keine signifikanten Zusammenhänge. Lediglich in den Motivklassen Entwicklungsmöglichkeiten sowie kompensatorische Erwartungen sind die Ergebnisse bei einseitiger Fragestellung signifikant.

Tabelle 46: Motivgruppe 2 im Vergleich

Entwickungsmöglichkeiten	Überwertig	Coping	Gesamt
Ja	4 (7,29)	21 (17,71)	25
Nein	10 (6,70)	13 (16,29)	23
Gesamt	14	34	48

$$Chi^2 = 3,149^{90}$$

Tabelle 47: Motivgruppe 4 im Vergleich

Kompensatorische Erwartungen	Überwertig	Coping	Gesamt
Ja	11 (7,87)	16 (19,12)	27
Nein	3 (6,12)	18 (14,87)	21
Gesamt	14	34	48

$$Chi^2 = 2,824^{90}$$

Da es angesichts der bisherigen Forschungsergebnisse zum überwertigen oder fixierten Kinderwunsch plausibel erscheint, daß bei diesen Frauen weniger der Wunsch nach Entwicklungsmöglichkeiten und mehr kompensatorische Bedürfnisse im Vordergrund stehen, ist diesen Ergebnissen durchaus eine Bedeutung beizumessen, auch wenn die Arbeitshypothese formal zweiseitig getestet wird. Bei den einzelnen Motiven findet sich die größte Rangdifferenz beim Motiv Bereicherung. Dieser Unterschied ist signifikant.

Tabelle 48: Motiv 04 im Vergleich

Bereicherung	Überwertig	Coping	Gesamt
Ja	0 (4,08)	14 (9,92)	14
Nein	14 (9,92)	20 (24,08)	34
Gesamt	14	34	48

$$Chi^2 = 6,267*$$

---

90 Wäre bei einseitiger Fragestellung signifikant.

Hier zeigt sich der oben angedeutete Zusammenhang noch einmal deutlich: Der Wunsch nach Bereicherung spielt für Frauen mit überwertigem Kinderwunsch keine Rolle. Ferner zeigt sich beim Vergleich des Motivs Potenz beweisen ein signifikanter Unterschied.

Tabelle 49: Motiv 13 im Vergleich

Potenz beweisen	Überwertig	Coping	Gesamt
Ja	8 (3,79)	5 (9,21)	13
Nein	6 (10,21)	29 (24,79)	35
Gesamt	14	34	48

$$\text{Chi}^2 = 7{,}022*$$

Der Unterschied beim Motiv Problem entfällt, das ebenso in bezug auf die Ränge und die absoluten Zahlen auffällig ist, wäre wiederum nur bei einseitiger Fragestellung signifikant.

Tabelle 50: Motiv 14 im Vergleich

Problem entfällt	Überwertig	Coping	Gesamt
Ja	5 (2,33)	3 (5,66)	8
Nein	9 (11,66)	31 (28,33)	40
Gesamt	14	34	48

$$\text{Fisher-Test } p = 0{,}037^{90}$$

3.2.2.4.1 Zusammenfassung des Vergleichs der Untergruppen Überwertigkeit und Coping

Beim Vergleich der Patientinnen mit überwertigem Kinderwunsch mit den Frauen der Untergruppe, die ein günstigeres Copingverhalten zeigen, fallen folgende signifikanten Unterschiede auf: Frauen mit überwertigem Kinderwunsch haben eine schlechtere Schulbildung, insbesondere ist der Anteil ohne Schulabschluß erhöht, ihnen ist ihre Berufstätigkeit weniger wichtig, sie schätzen sich selbst als weniger unsicherheitstolerant ein, sie sind weniger zufrieden mit sich und ihrem Leben und fühlen sich häufiger minderwertig, weil sie bisher noch kein Kind bekommen haben. In bezug auf die Kinderwunschmotivation zeigt sich, daß den Frauen der Untergruppe Überwertigkeit der Wunsch nach Bereicherung weniger wichtig ist und das Bedürfnis, die Potenz zu beweisen, häufiger vertreten ist. Das Motiv Problem entfällt ist häufiger vertreten, dieser Unterschied erreicht jedoch bei zweiseitiger Fragestellung nicht das Signifikanzniveau. Dies ist auch der Fall für die Motivgruppe Entwicklungsmöglichkeiten, die seltener genannt wird, sowie für die Motivgruppe kompensatorische Erwartungen, die häufiger vorkommen. Signifikante Unterschiede in der Verteilung der Diagnosen ergeben sich nicht.

3.2.2.5 Zusammenfassung der Ergebnisse des Interviews

Um die Hypothese einer besonderen Motivation des Kinderwunsches bei funtktioneller Sterilität zu testen, wurde diese Patientinnengruppe mit Frauen verglichen, die unter organischen Sterilitätsursachen litten. Beim Vergleich der Häufigkeitsverteilung der Kinderwunschmotive fallen keine signifikanten Unterschiede auf, vielmehr korrelieren die Häufigkeiten der verschiedenen Kinderwunschmotive signifikant in allen drei Diagnosegruppen. Zur weiteren Strukturierung der 17 verschiedenen Kinderwunschmotive wurden vier Motivklassen erarbeitet. Diese Motivklassen sind inhaltlich begründet, da sich in der Faktorenanalyse die Unabhängigkeit der einzelnen Motive voneinander ergeben hat. Die Motivklassen lauten: Partnerorientierung und Schutz vor Einsamkeit, Wunsch nach Entwicklungsmöglichkeiten durch ein Kind, Orientierung an sozialen und gesellschaftlichen Anforderungen sowie kompensatorische Erwartungen an ein Kind. Nur zwei der 80 untersuchten Patientinnen ließen sich ausschließlich in eine Motivgruppe einordnen, dies spricht für die Heterogenität von Kinderwunschmotiven insgesamt, bei denen immer verschiedene Anteile eine Rolle spielen können. Bei der Betrachtung der Verteilung in den Motivgruppen fällt auf, daß Frauen mit funktioneller Sterilität seltener kompensatorische Erwartungen als Kinderwunschmotiv nennen. Diese Auffälligkeit ist jedoch nicht signifikant.

Zusammenfassend kann festgestellt werden, daß in bezug auf die erste Untersuchungsfrage, die Nullhypothese angenommen werden muß. Bei funktioneller Sterilität findet sich keine besondere Motivation des Kinderwunsches.

Ausgehend von verschiedenen Literaturarbeiten zur Problematik des überwertigen Kinderwunsches, wurde anhand von bestimmten Kriterien bei 14

301

Patientinnen eine Überwertigkeit festgestellt. Zu diesen Kriterien gehörte neben der mindestens fünfjährigen Dauer der ungewollten Kinderlosigkeit das sehr häufige Denken an den Kinderwunsch, die Bereitschaft für eine Schwangerschaft viel Schmerzen und Aufwand auf sich zu nehmen sowie das Leben zu ändern. In Hinblick auf das Alter der Frauen und die medizinische Ursache der Sterilität ergaben sich keine Unterschiede zur restlichen Untersuchungsgruppe. Der überwertige Kinderwunsch kommt also in allen drei Untersuchungsgruppen vor, auch bei funktioneller Sterilität ist der Anteil nicht auffällig hoch. Auffällig war die schlechte Schulbildung der Frauen: Der Anteil ohne Schulabschluß war hoch, wobei dieser Wert bei zweiseitiger Fragestellung jedoch nicht das Signifikanzniveau erreichte. Der Anteil von Migrantinnen in dieser Untergruppe war signifikant erhöht. Bei zehn der Frauen erschien der Kinderwunsch präambivalent: Sie konnten sich keinerlei negative Veränderungen oder Probleme in ihrem Leben durch ein Kind vorstellen. Keine stand den Techniken der Reproduktionsmedizin kritisch oder ablehnend gegenüber. Dreizehn gaben an, sich schon immer Kinder gewünscht zu haben, und elf der Frauen fühlten sich minderwertig, weil sie noch kein Kind haben. Signifikante Unterschiede im Vergleich zur restlichen Untersuchungsgruppe ergaben sich in folgenden Bereichen: Die Rollenaufteilung in der Partnerschaft wurde als sehr traditionell eingeschätzt, das Gefühl aufgrund der Kinderlosgkeit minderwertig zu sein, war weiter verbreitet, die Zustimmung zu der Aussage, Frauen sollten ihre biologische Funktion erfüllen, war stärker, die Berufstätigkeit wurde als weniger wichtig empfunden, und die Frauen schätzten sich selbst als weniger unsicherheitstolerant ein. Diese Charakteristika werden auch an den Fallbeispielen deutlich: Die betroffenen Frauen haben neben dem Kinderwunsch wenig andere Interessen und Lebensschwerpunkte. Entweder ihre Lebensplanung war von Anfang an eindimensional auf Mutterschaft ausgerichtet, oder die Sterilitätstherapie und die Orientierung am Kinderwunsch haben mit der Zeit andere Lebensbereiche verdrängt. Das Minderwertigkeitsgefühl kann auch vor dem Hintergrund einer starken Orientierung an sozialen und gesellschaftlichen Normen der traditionellen weiblichen Rolle verstanden werden. Diese Charakteristika können auch den hohen Anteil von Migrantinnen in der Untergruppe erklären, da konservative Geschlechternormen insbesondere bei ausländischen Familien stärker vertreten sind. Bei der Analyse der Kinderwunschmotivationen fällt auf, daß die Motive aus der Gruppe Entwicklungsmöglichkeiten seltener vertreten sind. Im Vergleich zur restlichen Untersuchungsgruppe ist dieser Unterschied bei zweiseitiger Fragestellung jedoch nicht signifikant. Die häufige Nennung des Motivs Problem entfällt und das seltene Vorkommen des Motivs Bereicherung sind signifikant. Hier wird wiederum deutlich, daß es beim überwertigen Kinderwunsch nicht um den lebendigen Wunsch geht, mit einem Kind Neues zu erleben, sondern darum, endlich ein bedrückendes Problem zu lösen und Erfolg zu haben. »Je erfolgloser die Therapie, desto verbissener der Wunsch« formulierte das eine Patientin.

Die Problematik des überwertigen oder fixierten Kinderwunsches wird noch einmal besonders deutlich in der Gegenüberstellung mit Patientinnen, die sich vorstellen können, auch ohne Kind zu leben, und die in der Lage sind, konkrete Perspektiven für ein Leben ohne Erfüllung des Kinderwunsches zu entwickeln. Insgesamt wurden 34 Frauen in der Gesamtgruppe identifiziert, die ein in diesem Sinne günstigeres Copingverhalten aufwiesen. Diese Frauen unterschieden sich nicht hinsichtlich des Alters, der Dauer der Kinderlosigkeit oder der Diagnose von der Gesamtgruppe. Auch die Kinderwunschmotivationen korrelierten signifkant mit der restlichen Untersuchungsgruppe. Nur die Motivklasse kompensatorische Erwartungen waren signifikant seltener vertreten. In den Fallgeschichten wird deutlich, daß diese Frauen neben dem Kinderwunsch noch weitere Interessen haben und Hobbys sowie soziale Kontakte pflegen. Sie haben sich mit den verschiedenen Möglichkeiten der Sterilitätstherapie auseinandergesetzt und können hinsichtlich der Behandlung eigene Grenzen formulieren. Beim Vergleich dieser Untergruppe mit der Gruppe des überwertigen Kinderwunsches werden noch einmal folgende Merkmale deutlich: Die Patientinnen mit überwertigem Kinderwunsch haben eine geringere Schulbildung, ihnen ist ihr Beruf weniger wichtig, sie schätzen sich selbst als weniger unsicherheitstolerant ein, fühlen sich eher minderwertig wegen der Sterilitätsproblematik und sind weniger zufrieden mit sich und ihrem Leben. Neben den bereits beschriebenen Auffälligkeiten in der Kinderwunschmotivation ist im Vergleich mit der Copinggruppe das Motiv »Potenz beweisen« signifikant häufiger. Auch hierbei geht es wieder um das Erbringen einer Leistung sowie um die Orientierung an der Norm Mutterschaft für die Bestätigung der eigenen Geschlechtsidentität.

Für die zweite Untersuchungsfrage kann die Nullhypothese verworfen werden. Patientinnen mit überwertigem Kinderwunsch unterscheiden sich sowohl von der Gesamtgruppe als auch von einer Untergruppe mit günstigem

Copingverhalten. Die schlechtere Schulbildung scheint dabei im Zusammenhang zu stehen mit der einseitigen Ausrichtung der Lebensplanung auf die Mutterschaft. Die Möglichkeiten, eine befriedigende Berufstätigkeit zu finden, sind mit einem niedrigen Schulabschluß schlechter, dementsprechend ist diesen Patientinnen ihre Berufstätigkeit auch weniger wichtig. Die objektiven Möglichkeiten, andere Lebenselemente zu erobern, sind also eingeschränkt. Hinzu kommt die geringe Unsicherheitstoleranz, die den Patientinnen weniger Spielraum gibt, auf neue Entwicklungen und Lebensbedingungen flexibel zu reagieren. Die Orientierung an der traditionellen weiblichen Rolle wird vor allem deutlich an dem Minderwertigkeitsgefühl, unter dem die Frauen leiden, sowie an der traditonellen Rollenaufteilung in der Partnerschaft und dem vertretenen Frauenbild, das die Erfüllung der biologischen Funktion vorschreibt. Insgesamt ist ihre Kompetenz, die ungewollte Kinderlosigkeit flexibel zu verarbeiten, eingeschränkt durch schlechtere soziale Ausgangsbedingungen sowie durch intrapsychische Charakteristika im Sinne eines zwanghaften Festhaltens an der Norm Mutterschaft.

3.2.3 Ergebnisse des Fragebogens von Hölzle

Im folgenden Abschnitt werden die Ergebnisse des von Hölzle erarbeiteten Fragebogens vorgestellt (vgl. 3.1.2). Die Darstellung der Untergruppen in bezug auf die einzelnen Fragestellungen folgt dabei der gleichen Strukturierung wie im vorangegangenen Abschnitt. Neben der Signifikanzprüfung wurden die Antworten des Fragebogens auch graphisch durch Stabdiagramme dargestellt (Abb. 1 - 39).

Zunächst erfolgt eine Faktorenanalyse, um zu klären, ob die von Hölzle gefundene Struktur reproduziert werden kann und ob sich die Auswertung der einzelen Items durch Faktoren strukturieren läßt. Die von Hölzle durchgeführte Faktorenanalyse ergab eine 5-Faktorenlösung, die 55,5% der Gesamtvarianz erklärte (Hölzle 1990). Mit der nun über die vorhandenen 53 Fälle (vgl. 3.1.4) gerechneten Faktorenanalyse konnte dieses Ergebnis jedoch nicht bestätigt werden. Vielmehr wurden 11 Faktoren extrahiert, die 75,4% der Varianz erklären. Unter Berücksichtung derjenigen Faktoren mit einer Faktorenladung > 0.50 ergab sich die folgende Faktorenstruktur. Eine negative Faktorenladung der Items markiert die Ablehnung der jeweiligen Aussage.

Faktor I (erklärt 25,9% der Varianz):	Faktorenladung
KW 32 Kind heißt vollwertige Frau	0.89
KW 30 Kind heißt Zuhause	0.83
KW 21 Ohne Kind Lebenssinn fraglich	0.73
KW 26 Ohne Kind Leben genießen	- 0.71
KW 29 Kind geben, was selbst vermißt	0.70
KW 24 Ohne Kind allein	0.69
KW 28 Ehe gleich Kind	0.67
KW 27 Mit Freunden Kinderwunsch stark	0.63
KW 07 Ohne Kind im Alter einsam	0.61
KW 16 Angst vor Mitleid ohne Kind	0.59
KW 22 Angst, zu alt für Schwangerschaft	0.52
Faktor II (erklärt 11,3% der Varianz)	
KW 17 Angst vor Anforderungen mit Kind	0.83
KW 18 Freizeit ohne Kind besser	0.84
KW 37 Mit Kind eigene Interessen zurückstellen	0.79
KW 35 Angst vor Problemen mit Kind	0.78
Faktor III (erklärt 8,9% der Varianz)	
KW 19 Kinder machen Welt menschlicher	0.74
KW 39 Kind ganze Liebe schenken	0.61
Faktor IV (erklärt 5,4% der Varianz)	
KW 03 Andere Aufgaben auch schön	- 0.81
KW 10 Mit Kind Zukunft klarer	0.61
KW 08 Ich für Kind wichtig und unentbehrlich	0.58
Faktor V (erklärt 4,3 % der Varianz)	
KW 31 Angst, ohne Kind Partner Rückzug	0.74
KW 33 Angst, ohne Kind Beziehung belastet	0.74
Faktor VI (erklärt 4,0% der Varianz)	
KW 04 Vom Kind lernen	0.85
KW 09 Selbst Kind sein	0.75
KW 02 Möchte Schwangerschaft erfahren	0.60
Faktor VII (erklärt 3,8% der Varianz)	
KW 25 Kind Teil von mir und Partner	0.85
KW 20 Kind kann Beziehung belasten	- 0.61
Faktor VIII (erklärt 3,3% der Varianz)	
KW 34 Probleme sprechen gegen Kind	- 0.73
KW 01 Stolz, Kind vorweisen	0.63

Faktor IX (erklärt 2,9% der Varianz)
    KW 12 Ideale weitergeben   0.89
Faktor X (erklärt 2,9% der Varianz)
    KW 36 Würde mich schwanger wohlfühlen   0.82
    KW 13 Entwicklung eines Kindes erleben   0.57
Faktor XI (erklärt 2,6% der Varianz)
    KW 05 Eltern erwarten von mir Kind   0.66

Die 5-Faktorenstruktur der Hölzle-Untersuchung kann somit hier nicht bestätigt werden. Im Generalfaktor I bilden sich kompensatorische Bedürfnisse (KW 32, KW 21, K KW 29) sowie Wünsche, die dem Themenkreis Schutz vor Einsamkeit zuzuordnen sind (KW 30, KW 24, KW 07), ab. Außerdem spielt im Faktor I die Orientierung an Normen, wie Ehe gleich Kind, und am Urteil des sozialen Umfelds, wie die Angst vor Mitleid ohne Kind, eine Rolle. Im Faktor II werden negative Aspekte des Lebens mit einem Kind sichtbar, hier zeigt sich also die vorhandene Ambivalenz des Kinderwunsches. Items der Kinderwunschmotivation Lebenssinn stellen sich im Faktor IV dar: Mit dem Kind erst wird die eigene Zukunft klar, andere Aufgaben können nicht die Mutterschaft ersetzen, das Gebrauchtwerden durch das Kind soll dem eigenen Leben Bedeutung verleihen. Faktor V faßt Aussagen zum Thema sozialer Druck durch den Partner zusammen. Die beiden Items des Faktors VIII sprechen für eine gewisse Idealisierung des gewünschten Kindes: Der Stolz, auf die Frage »Haben Sie Kinder?« endlich mit ja antworten zu können, deutet auf ein Gefühl hin, mit einem Kind wäre das Leben und das Selbstwertgefühl insgesamt endlich besser. Gleichzeitig werden Probleme, die gegen das Kinderkriegen sprechen, verleugnet. Die Faktoren VI und X drücken expansive Bedürfnisse aus. Die bisher theoretisch herausgearbeiteten Merkmale des Kinderwunsches, wie Ambivalenz und Idealisierung des gewünschten Kindes bei Sterilitätspatientinnen, sowie bestimmte Anteile der inhaltlichen Strukturierung der Kinderwunschmotive in Motivgruppen spiegeln sich in der Faktorenstruktur wieder. Es können jedoch nicht alle Faktoren sinnvoll und einheitlich interpretiert werden. Die Faktoren IX und XI enthalten nur je eine Variable. Die Varianzerklärung der letzten Faktoren ist sehr gering. Insgesamt ist eine inhaltlich sinnvolle Ordnung der Items in den Faktoren nur teilweise erkennbar. Da das Ergebnis der Faktorenanalyse sich nicht mit den Ergebnissen von Hölzle deckt, wird auf die von ihr erarbeitete Faktorenstruktur hier nicht zurückgegriffen. Die Faktorenstruktur in der vorliegenden Analyse erscheint nicht geeignet, um eine Daten-reduktion durch Faktorenbildung vorzunehmen. Im folgenden werden daher die einzelnen Items gesondert untersucht.

3.2.3.1 Kinderwunschmotive in den Diagnosegruppen

Mittels des Kuskal-Wallis Tests erfolgte die Signifikanzprüfung im Vergleich der drei Diagnosegruppen. In der Gruppe tubare Sterilität hatten 23 Frauen den Fragebogen ausgefüllt, in der Gruppe funktionelle Sterilität waren dies 16, und beim Vorliegen von andrologischer Sterilität beteiligten sich 14 Patientinnen. Es ergaben sich bei folgenden Items signifikante Unterschiede:

KW 12 Ideale weitergeben	$p = 0,0007*$
KW 27 Mit Freunden Kinderwunsch stark	$p = 0,0303*$

Die gezielte Analyse dieser beiden Items erfolgte mit dem U-Test (Mann-Whitney). Dabei zeigte sich die Auffälligkeit des Items KW 12 als Ausdruck des Unterschieds zwischen der Gruppe tubare und andrologische Sterilität. Der Wunsch, Ideale weiterzugeben, war für die Frauen in der Gruppe tubare Sterilität signifikant wichtiger als für die Frauen in der Gruppe andrologische Sterilität ($p=0,0003*$). Für die Gruppe funktionelle Sterilität ergaben sich auch im Vergleich mit der Gruppe andrologische Sterilität ($p=0,0100*$) signifikante Unterschiede: Den funktionell sterilen Frauen war es wichtiger, Ideale weiterzugeben, als den Frauen aus der Vergleichsgruppe. Im Vergleich zwischen den Gruppen tubare und funktionelle Sterilität zeigten sich jedoch keine signifikanten Unterschiede. Das Item KW 27 erwies sich als Ausdruck einer Differenz zwischen der Gruppe funktionelle und tubare Sterilität ($p=0,0123*$): Die Frauen mit tubarer Sterilität empfanden ihren Kinderwunsch im Zusammensein mit Bekannten und Freunden besonders stark. Der Vergleich zwischen funktioneller und andrologischer Sterilität verfehlte knapp die Signifikanz, und auch der Vergleich der tubaren mit der andrologischen Gruppe zeigte keine signifikanten Unterschiede.

Insgesamt sind die wenigen Unterschiede, die sich beim Vergleich der Kinderwunschmotivation bei funktioneller Sterilität mit organischen Sterili-tätsursachen ergeben, nicht sehr aussagekräftig.

Vielmehr werden bei der Betrachtung der einzelnen Items die Ähnlichkeiten in der Antwortstruktur der verschiedenen Diagnosegruppe deutlich. Dies läßt sich auch an der graphischen Darstellung der Antworten ablesen (vgl. 3.2.3.5).

3.2.3.2 Der überwertige Kinderwunsch

Da es sich hier um einen Vergleich der Untergruppe mit überwertigem Kinderwunsch mit der restlichen Untersuchungsgruppe handelt, kam gleich der U-Test (Mann-Whitney) zur Anwendung. Aus der Untergruppe Überwertigkeit liegen nur von 10 Frauen ausgefüllte Fragebögen vor. Die Aussagen können daher nur bedingt verallgemeinert werden. Es zeigten sich signifikante Unterschiede bei folgenden Items:

KW 01 Stolz, Kind vorweisen	$p = 0{,}0241*$
KW 02 Möchte Schwangerschaft erfahren	$p = 0{,}0475*$
KW 16 Angst vor Mitleid ohne Kind	$p = 0{,}0072*$
KW 21 Ohne Kind Lebenssinn fraglich	$p = 0{,}0070*$
KW 22 Angst, zu alt für Schwangerschaft	$p = 0{,}0362*$
KW 24 Ohne Kind allein	$p = 0{,}0239*$
KW 26 Kann ohne Kind Leben genießen	$p = 0{,}0227*$
KW 27 Mit Freunden Kinderwunsch stark	$p = 0{,}0010*$
KW 32 Kind heißt vollwertige Frau	$p = 0{,}0037*$
KW 33 Angst, ohne Kind Beziehung belastet	$p = 0{,}0031*$
KW 34 Probleme sprechen gegen Kind	$p = 0{,}0029*$

Das Item KW 30, Kind heißt richtiges Zuhause, verfehlt knapp die Signifikanz ($p = 0{,}0517$).

Frauen mit überwertigem Kinderwunsch wären eher stolz, auf die Frage »Haben Sie Kinder?« endlich mit »ja« antworten zu können. Ihnen ist es wichtiger, die Erfahrung der Schwangerschaft zu machen. Sie haben mehr Angst wegen der Kinderlosigkeit mit Mitleid betrachtet zu werden, sie sehen ohne eigene Kinder weniger Sinn in ihrem Leben, sie haben mehr Angst, bald zu alt für eine Schwangerschaft zu sein, sie fühlen sich ohne Kinder stärker allein. Sie können ohne Kind das Leben weniger genießen, sie empfinden den Kinderwunsch besonders stark im Zusammensein mit Freunden, sie sehen sich ohne Kind weniger als vollwertige Frau an, sie befürchten stärker, daß die Kinderlosigkeit die Sexualität belastet, und sie finden weniger als die restliche Untersuchungsgruppe, daß die Probleme der heutigen Zeit gegen Kinder sprechen.

Der Wunsch, endlich stolz sein zu können, verweist auf die Bedeutung, die die Schwangerschaft als Erbringen einer Leistung für diese Frauen hat: Sie wären stolz, wenn sie die Aufgabe des Kinderkriegens endlich gemeistert hätten. Die Angst vor Mitleid zeigt die Bedeutung gesellschaftlicher Normen für diese Untergruppe, denn das normative Urteil über Kinderlosigkeit in Form von Mißtrauen oder Mitleid scheint wichtiger zu sein als das eigene Bedürfnis, mit einem Kind zu leben. Die Bedeutung des sozialen Umfeldes im Zusammenhang mit der Stärke des Kinderwunsches zeigt auch das Item 27. Die Bedeutung kompensatorischer Erwartungen an das Kind wird an dem Item 21 deutlich: Ohne Kind fühlen sich die Frauen nicht in der Lage, ihrem Leben einen sinnvollen Inhalt zu geben. Dementsprechend können sie sich auch nicht vorstellen, ohne Kind das Leben zu genießen. Die Befürchtung, ohne Kind in ihrer Weiblichkeit minderwertig zu sein, wird an Item 32 deutlich. Die Verleugnung negativer Aspekte im Zusammenhang mit dem überwertigen Kinderwunsch zeigt die starke Ablehnung des Items 34.

3.2.3.3 Coping-Gruppe

Im folgenden werden die Ergebnisse des Fragebogens der Untergruppe, die sich auch ein Leben ohne Kind vorstellen können, im Vergleich mit der restlichen Untersuchungsgruppe dargestellt. In der Copinggruppe hatten 25 Patientinnen den Fragebogen ausgefüllt. Bei folgenden Items fanden sich im U-Test (Mann-Whitney) signifikante Unterschiede:

KW 01 Stolz, Kind vorweisen	$p = 0,0248*$
KW 06 Kind zum Kuscheln	$p = 0,0162*$
KW 08 Ich für Kind wichtig und unentbehrlich	$p = 0,0318*$
KW 10 Mit Kind Zukunft klarer	$p = 0,0007*$
KW 16 Angst vor Mitleid ohne Kind	$p = 0,0057*$
KW 21 Ohne Kind Lebenssinn fraglich	$p = 0,0056*$
KW 24 Ohne Kind allein	$p = 0,0010*$
KW 26 Kann ohne Kind Leben genießen	$p = 0,0032*$
KW 27 Mit Freunden Kinderwunsch stark	$p = 0,0001*$
KW 28 Ehe gleich Kind	$p = 0,0037*$
KW 30 Kind heißt richtiges Zuhause	$p = 0,0005*$

KW 31 Angst, ohne Kind Partner Rüchzug   p = 0,0242*
KW 32 Kind heißt vollwertige Frau   p = 0,0002*
KW 33 Angst, ohne Kind Beziehung belastet   p = 0,0167*
KW 34 Probleme sprechen gegen Kind   p = 0,0465*

Die folgenden Items verfehlen knapp die Signifikanz:

KW 07 Ohne Kind im Alter einsam   p = 0,0527
KW 02 Möchte Schwangerschaft erfahren   p = 0,0538

Die Frauen dieser Untergruppe wären weniger stolz, endlich ein Kind zu haben, sie legen etwas weniger Wert darauf, die Erfahrung der Schwangerschaft zu machen, sie wünschen sich weniger ein Kind zum Kuscheln, sie befürchten weniger, ohne Kind im Alter einsam zu sein. Für ein Kind wichtig und unentbehrlich zu sein, spielt für sie weniger stark eine Rolle. Sie meinen nicht, die Zukunft mit einem Kind klarer zu sehen, sie haben weniger Angst vor Mitleid, stellen sich weniger die Frage, welchen Sinn das Leben ohne Kinder haben kann, fühlen sich ohne Kind weniger allein, meinen, auch ohne Kind das Leben genießen zu können. Für sie ist der Kinderwunsch im Zusammensein mit Freunden und Bekannten weniger stark, sie vertreten weniger die Meinung, daß Kinder zur Ehe einfach dazugehören, sie brauchen kein Kind, um ein Zuhause zu haben, befürchten nicht, daß der Partner sich zurückzieht. Für sie ist ein Kind nicht der Beweis, eine vollwertige Frau zu sein, sie befürchten nicht, daß ohne ein Kind die Sexualität belastet wäre, und sie meinen eher, daß die heutigen Probleme gegen das Kinderkriegen sprechen.

Komplementär zur Gruppe der Überwertigkeit wird hier deutlich, daß die kompensatorischen Bedürfnisse an ein Kind sowie der Wunsch, durch ein Kind vor Einsamkeit geschützt zu werden, weniger im Vordergrund stehen: Die Zuwendung – Kuscheln, Gesellschaft im Alter – durch ein Kind wird weniger ersehnt, das Kind ist nicht so wichtig, um die Zukunft und den eigenen Lebenssinn definieren zu können oder um sich zu Hause zu fühlen. Soziale normative Erwartungen, wie Kinder gehören zur Ehe oder erst eine Mutter ist eine vollwertige Frau, spielen weniger stark eine Rolle. Auch die Angst vor dem Urteil des sozialen Umfelds, wie Mitleid oder Mißtrauen, hat weniger Bedeutung. Sie sind sich selbst und der Beziehung zum Partner sicherer, denn sie befürchten nicht, daß der Partner sich ohne Kind zurückzieht oder die gemeinsame Sexualität belastet wäre, während es für sie auch nicht ausschlaggebend ist, von einem Kind gerbraucht zu werden und dadurch selbst wichtig zu sein. Gleichzeitig sehen diese Patientinnen auch Probleme und Nachteile, die mit dem Kinderkriegen auf sie zukommen könnten. Die Ambivalenz des Kinderwunsches können sie besser ertragen und formulieren.

3.2.3.4 Vergleich der Untergruppen Überwertigkeit und Coping

Beim Vergleich der beiden Untergruppen fallen folgende signifikante Unterschiede auf:

KW 01 Stolz, Kind vorweisen	p = 0,0134*
KW 02 Möchte Schwangerschaft erfahren	p = 0,0416*
KW 06 Kind zum Kuscheln	p = 0,0401*
KW 07 Ohne Kind im Alter einsam	p = 0,0135*
KW 08 Ich für Kind wichtig und unentbehrlich	p = 0,0234*
KW 09 Selbst Kind sein	p = 0,0184*
KW 10 Mit Kind Zukunft klarer	p = 0,0138*
KW 16 Angst vor Mitleid ohne Kind	p = 0,0008*
KW 21 Ohne Kind Lebenssinn fraglich	p = 0,0005*
KW 24 Ohne Kind allein	p = 0,0008*
KW 26 Kann ohne Kind Leben genießen	p = 0,0081*
KW 27 Mit Freunden Kinderwunsch stark	p = 0,0001*
KW 28 Ehe gleich Kind	p = 0,0037*
KW 30 Kind heißt richtiges Zuhause	p = 0,0011*
KW 32 Kind heißt vollwertige Frau	p = 0,0001*
KW 33 Angst, ohne Kind Beziehung belastet	p = 0,0033*
KW 34 Probleme sprechen gegen Kind	p = 0,0014*
KW 38 Kind, Partner stolz auf mich	p = 0,0433*

Das folgende Item verfehlt knapp die Signifikanz:

KW 39 Kind ganze Liebe schenken	p = 0,0526

Die Gruppe mit überwertigem Kinderwunsch erhofft sich stärker als die Coping-Gruppe, mit einem Kind selbst wieder Kind sein zu können, und sie würde ihrem Kind ihre ganze Liebe schenken. Das letzte Item erreicht nicht ganz das Signifikanzniveau, ist inhaltlich aber interessant: Die Aussage »Meinem Kind würde ich meine ganze Liebe schenken«, deutet jenseits der Liebe zu Kindern auch auf eine einseitige Fixierung, sie impliziert, es gäbe kein Liebesobjekt neben dem gewünschten Kind, und die Beziehung zum Kind würde alle Liebesbedürfnisse befriedigen. Die restlichen Items waren bereits im Vergleich der jeweiligen Untergruppen mit der restlichen Untersuchungsgruppe signifikant und wurden dort besprochen.

3.2.3.5 Graphische Darstellung der Ergebnisse des Fragebogens

Im folgenden werden die Ergebnisse des Fragebogens von Hölzle durch Stabdiagramme dargestellt. Dabei erfolgte eine Zusammenfassung der Kategorien »trifft völlig zu« und »trifft überwiegend zu« zu »ja« sowie der Kategorien »trifft kaum zu« und »trifft gar nicht zu« zu »nein«. Alle Werte sind in Prozent angegeben.

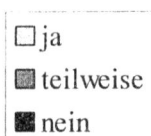

☐ ja
▒ teilweise
▓ nein

Abbildung 1: Ich wäre stolz, wenn ich auf die Frage ›Haben Sie Kinder?‹ endlich mit ›Ja‹ antworten könnte

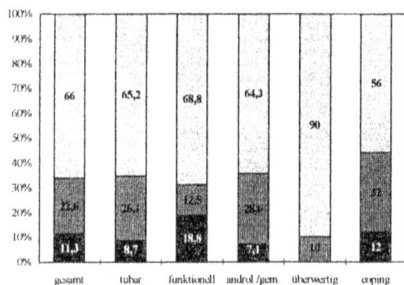

Abbildung 2: Ich möchte gern die Erfahrung von Schwangerschaft und Geburt machen

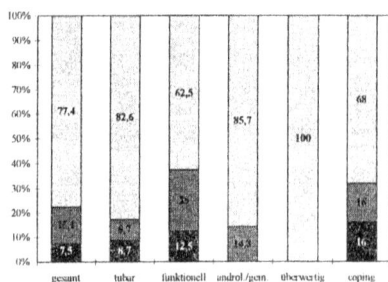

312

Abbildung 3: *Es gibt für mich andere Aufgaben im Leben, die ich genauso schön finde wie ein Kind zu erziehen*

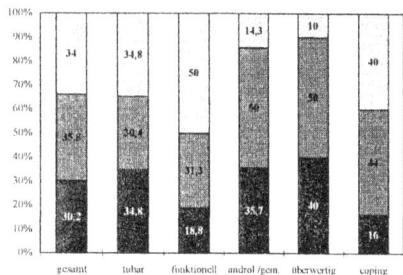

Abbildung 4: *Ich verspreche mir von einem Kind, daß ich von ihm lernen kann, viele neue Dinge neu zu sehen*

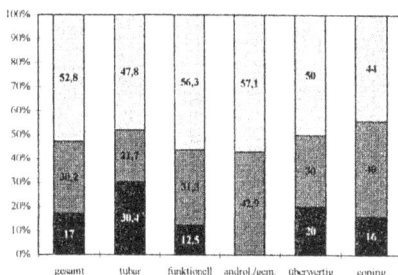

Abbildung 5: *Meine Eltern bzw. Schwiegereltern erwarten von mir, daß ich ein Kind bekomme*

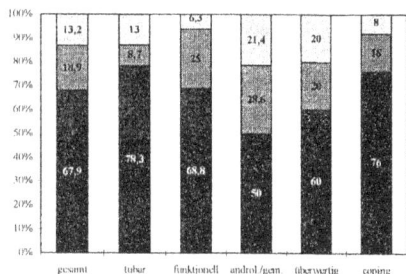

Abbildung 6: *Schön an Kindern finde ich auch, immer jemand zu haben, mit dem man kuscheln und schmusen kann*

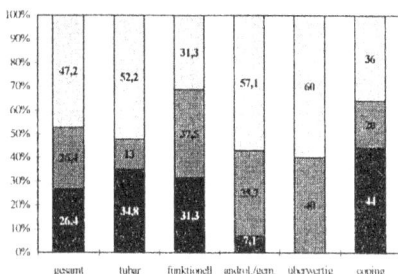

Abbildung 7: *Ich glaube, ohne Kind würde ich mich im Alter einsam fühlen*

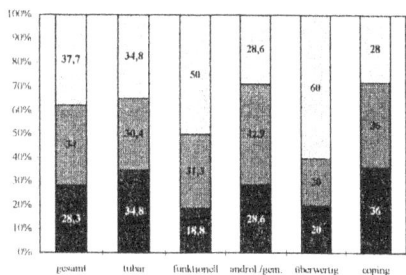

Abbildung 8: *Ein Kind zu haben, bedeutet für mich, einen Menschen zu haben, für den ich wichtig und für einige Zeit unentbehrlich bin*

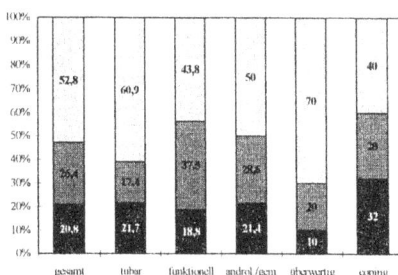

313

Abbildung 9: Bei dem Leben mit einem Kind könnte ich selbst wieder Kind sein

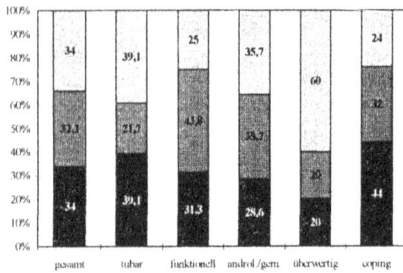

	gesamt	tubar	funktionell	androl./gem	überwertig	coping
oben	34	39,1	25	35,7	24	
mitte	33,3	21,7	43,8	35,7	60	32
unten	34	39,1	31,3	28,6	20	44

Abbildung 10: Ein Kind zu haben, heiß für mich auch, meine Zukunft klarer sehen zu können

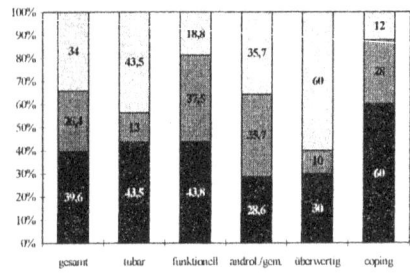

	gesamt	tubar	funktionell	androl./gem	überwertig	coping
oben	34	43,5	18,8	35,7	12	
mitte	26,4	13	37,5	35,7	60	28
				10		60
unten	39,6	43,5	43,8	28,6	30	

Abbildung 11: Ein Kind würde mich in meinen Berufswünschen möglicherweise beeinträchtigen

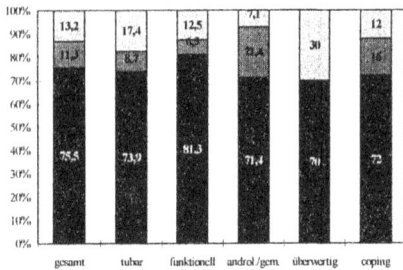

	gesamt	tubar	funktionell	androl./gem	überwertig	coping
oben	13,2	17,4	12,5	7,1		12
mitte	11,3	8,7	6,3	21,4	30	16
unten	75,5	73,9	81,3	71,4	70	72

Abbildung 12: Ich möchte gern meine Ideale und Wertvorstellungen an ein Kind weitergeben

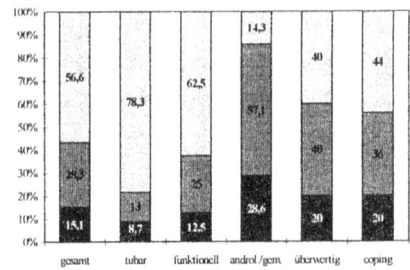

	gesamt	tubar	funktionell	androl./gem	überwertig	coping
oben	56,6	78,3	62,5	57,1	14,3	40 / 44
mitte	28,3		25		40	36
unten	15,1	8,7	12,5	28,6	20	20

Abbildung 13: Ich möchte gern erleben, wie mein Kind sich entwickelt und immer selbständiger wird

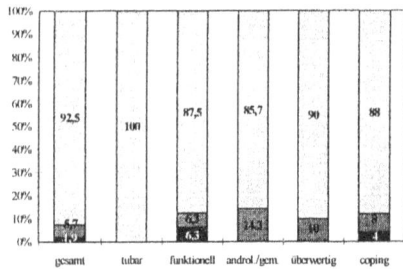

	gesamt	tubar	funktionell	androl./gem	überwertig	coping
mitte	92,5	100	87,5	85,7	90	88
unten	7,9	6,3	14,3	40	4	

Abbildung 14: Ein Kind würde unsere Partnerschaft bereichern

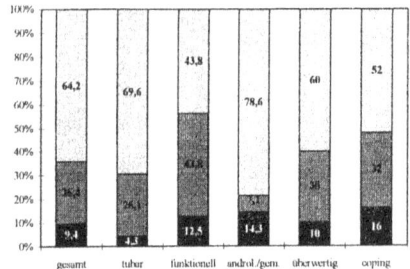

	gesamt	tubar	funktionell	androl./gem	überwertig	coping
oben	64,2	69,6	43,8	78,6	60	52
mitte	26,4	26,1	43,8		38	32
unten	9,4	4,3	12,5	14,3	10	16

314

Abbildung 15: Die Vorstellung, selbst neues Leben schaffen zu können, finde ich großartig

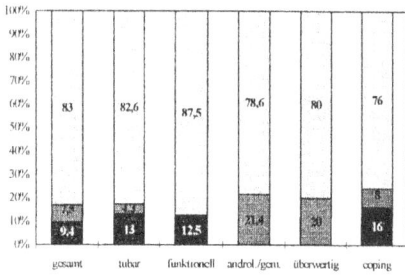

	gesamt	tubar	funktionell	androl./gen.	überwertig	coping
	7,5					8
	83	82,6	87,5	78,6	80	76
	9,4	13	12,5	21,4	20	16

Abbildung 16: Ich habe Angst, ohne Kind mit Mißtrauen oder Mitleid betrachtet zu werde

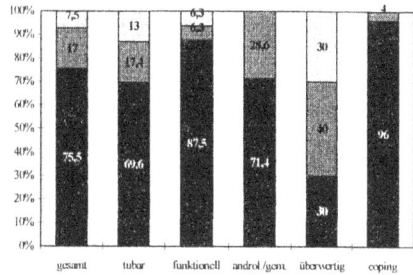

	gesamt	tubar	funktionell	androl./gen.	überwertig	coping
	7,5	13	6,3			4
	17	17,4		28,6	30	
	75,5	69,6	87,5	71,4	30	96
					30	

Abbildung 17: Ich habe Angst vor den Anforderungen, die ein Kind stellt

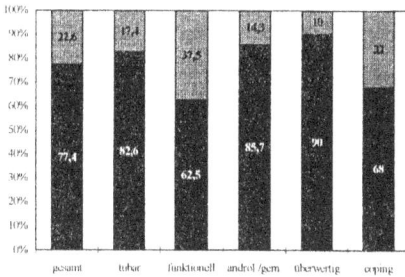

	gesamt	tubar	funktionell	androl./gen.	überwertig	coping
	22,6	17,4		14,3	10	22
			37,5			
	77,4	82,6	62,5	85,7	90	68

Abbildung 18.: Ohne Kind kann ich meine Freizeit besser genieße

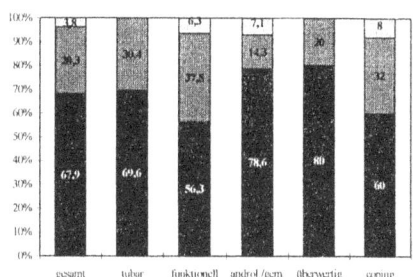

	gesamt	tubar	funktionell	androl./gen.	überwertig	coping
	18		6,3	7,1	20	8
	28,3	30,4	37,5	14,3		32
	67,9	69,6	56,3	78,6	80	60

Abbildung 19: Kinder machen die Welt menschlicher, finde ich

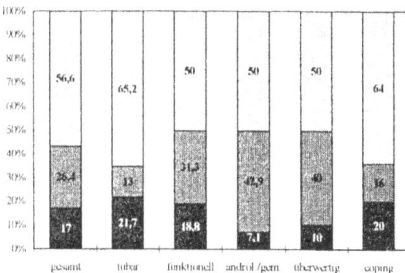

	gesamt	tubar	funktionell	androl./gen.	überwertig	coping
	26,4	13	31,3	42,9	40	16
	56,6	65,2	50	50	50	64
	17	21,7	18,8	7,1	10	20

Abbildung 20: Ich befürchte, daß die Beziehung zu meinem Partner durch ein Kind belastet würde

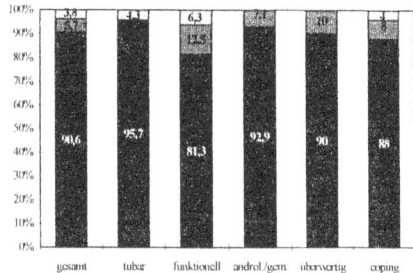

	gesamt	tubar	funktionell	androl./gen.	überwertig	coping
	3,8	4,3	6,3		10	
			12,5			
	90,6	95,7	81,3	92,9	90	88

315

Abbildung 21: Ohne eigene Nachkommen würde ich mir die Frage stellen, welchen Sinn mein Leben überhaupt hat

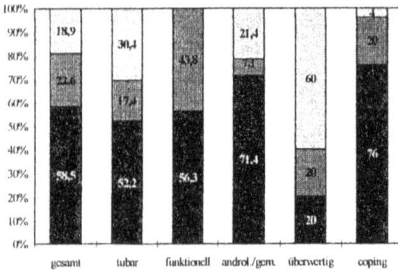

Abbildung 22: Ich habe Angst, bald zu alt für eine Schwangerschaft zu sein

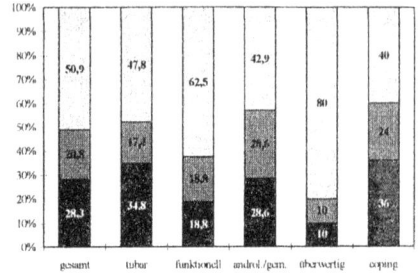

Abbildung 23: Wenn ich ehrlich bin, es würde mir Spaß machen, meinen Eltern und Verwandten zu zeigen, daß ich ein Kind erziehen kann

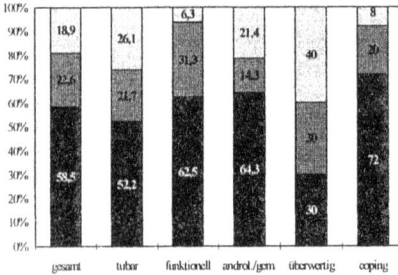

Abbildung 24: Ohne Kind würde ich mich sehr allein fühlen

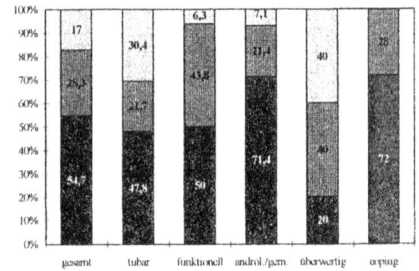

Abbildung 25: Ich finde die Vorstellung schön, ein Kind zu haben als Teil von mir und meinem Partner

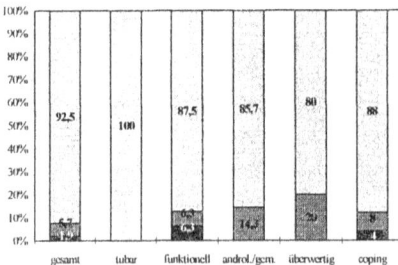

Abbildung 26: Mein Partner und ich können auch ohne Kind das Leben genießen

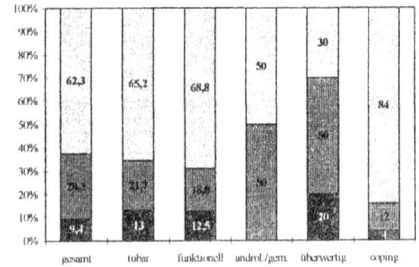

316

Abbildung 27: Wenn ich mit Freunden u. Bekannten, die Kinder haben, zusammen bin, fühle ich den Wunsch nach einem Kind besonders stark

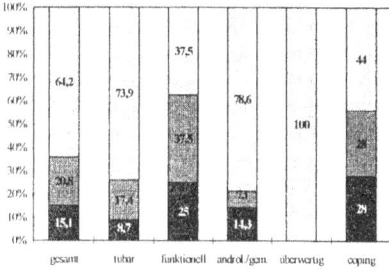

	gesamt	tubar	funktionell	androl./gem	überwertig	coping
	64,2	73,9	37,5	78,6		44
			37,5		100	28
	20,8	17,4	25	7,1		29
	15,1	8,7		14,3		

Abbildung 28: Ich finde Kinder gehören zu einer Ehe einfach dazu

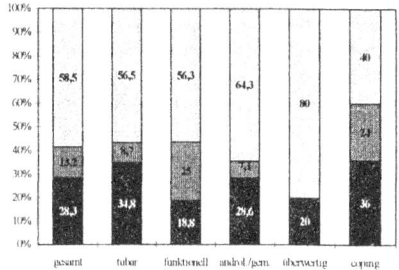

	gesamt	tubar	funktionell	androl./gem	überwertig	coping
	58,5	56,5	56,3	64,3		40
	13,2	8,7	25	7,1	80	24
	28,3	34,8	18,8	28,6	20	36

Abbildung 29: Ich möchte einem Kind das geben, was ich selbst als Kind vermißt habe

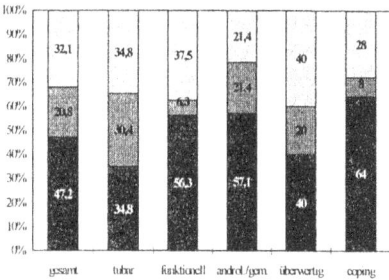

	gesamt	tubar	funktionell	androl./gem	überwertig	coping
	32,1	34,8	37,5	21,4	40	28
	20,8	30,4	6,3	21,4	20	8
	47,2	34,8	56,3	57,1	40	64

Abbildung 30: Erst mit einem Kind hätte ich das Gefühl, ein richtiges Zuhause zu haben

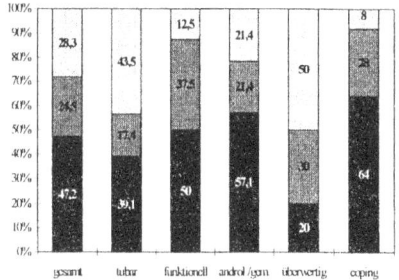

	gesamt	tubar	funktionell	androl./gem	überwertig	coping
	28,3	43,5	12,5	21,4	50	8
	24,5	17,4	37,5	21,4		28
	47,2	39,1	50	57,1	30	64
					20	

Abbildung 31: Ich befürchte, daß mein Partner sich zurückziehen könnte, wenn ich kein Kind bekomme

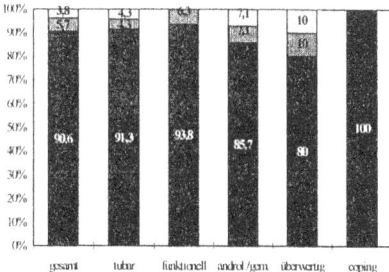

	gesamt	tubar	funktionell	androl./gem	überwertig	coping
	3,8	4,3		7,1	10	
	5,7	4,3		7,1	10	
	90,6	91,3	93,8	85,7	80	100

Abbildung 32: Ein Kind zu haben ist für mich gleichbedeutend mit "Eine ganze Frau sein"

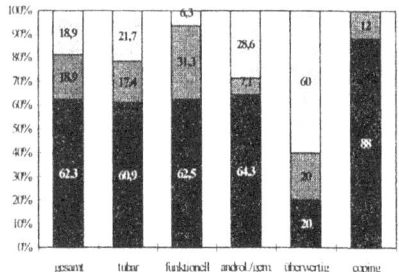

	gesamt	tubar	funktionell	androl./gem	überwertig	coping
	18,9	21,7	6,3	28,6		12
	18,9	17,4	31,3	7,1	60	
	62,3	60,9	62,5	64,3	20	88
					20	

Abbildung 33: Das Wissen, keine Kinder bekommen zu können, würde bestimmt das sexuelle Zusammensein mit meinem Partner belasten

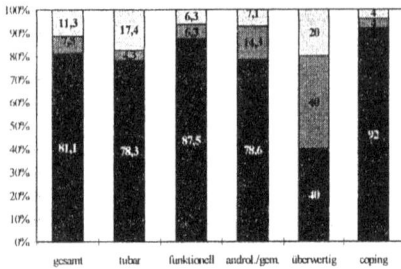

	gesamt	tubar	funktionell	androl./gam	überwertig	coping
	11,3	17,4	6,3	7,1		4
			65,5	14,3	20	
					40	
	81,1	78,3	87,5	78,6		92
					40	

Abbildung 34: Ich finde die Probleme der heutigen Zeit sprechen eher dagegen, ein Kind in die Welt zu setzen

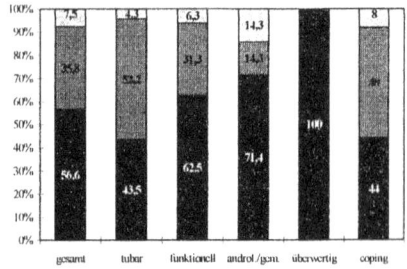

	gesamt	tubar	funktionell	androl./gam	überwertig	coping
	7,5	4,3	6,3	14,3		8
	25,3	52,2	31,2	14,3	40	
					100	
	56,6	43,5	62,5	71,4		44

Abbildung 35: Ich habe Angst vor den nicht vorhersehbaren Schwierigkeiten, die mit einem Kind auf mich zukommen

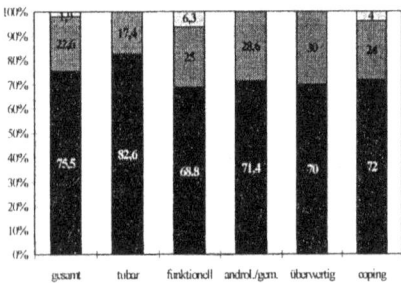

	gesamt	tubar	funktionell	androl./gam	überwertig	coping
			6,3			4
	22,6	17,4	25	28,6	30	24
	75,5	82,6	68,8	71,4	70	72

Abbildung 36: Ich glaube, daß ich mich während einer Schwangerschaft körperlich sehr wohlfühlen würde

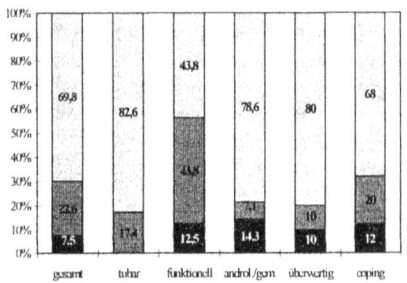

	gesamt	tubar	funktionell	androl./gam	überwertig	coping
				43,8		
	69,8	82,6	78,6		80	68
	22,6		44,8		10	20
	7,5	17,4	12,5	14,3	10	12

Abbildung 37: Ich befürchte, daß ich mit einem Kind meine eigenen Interessen zurückstellen müßte

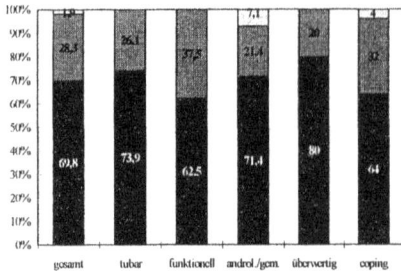

	gesamt	tubar	funktionell	androl./gam	überwertig	coping
			7,1	20		4
	28,3	26,1	37,5	21,4		32
	69,8	73,9	62,5	71,4	80	64

Abbildung 38: Mein Partner wäre stolz auf mich, wenn ich schwanger würde

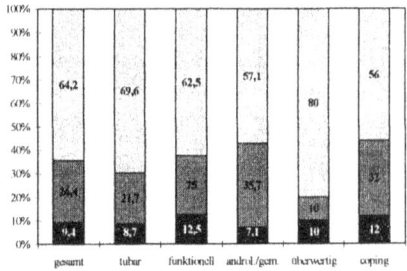

	gesamt	tubar	funktionell	androl./gam	überwertig	coping
	64,2	69,6	62,5	57,1	80	56
	26,4	21,7	25	35,7	10	32
	9,4	8,7	12,5	7,1	10	12

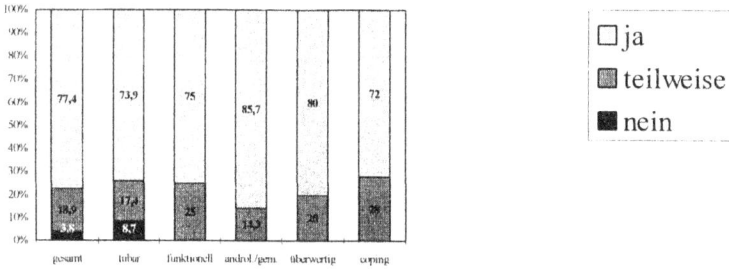

	□ ja	
	▦ teilweise	
	■ nein	

3.2.3.6 Zusammenfassung der Ergebnisse des Fragebogens von Hölzle

Die Erstellung einer Faktorenanalyse über die gesamte Untersuchungsgruppe erbrachte nur teilweise eine inhaltlich sinnvolle Faktorenstruktur.
Dabei bestätigten sich einige der theoretischen Annahmen zur Kinderwunschmotivation, wie die Ambivalenz des Kinderwunsches. Die in der
Interviewauswertung dargelegten Motivkonstellationen, wie kompensatorische Bedürfnisse, Schutz vor Einsamkeit und expansive Bedürfnisse im
Sinne von Entwicklungsmöglichkeiten, finden sich auch in der Faktorenstruktur wieder. Damit können die Aussagen zur Kinderwunschmotivation,
die aufgrund der Literaturanalyse im ersten Teil der Arbeit und der Interviewergebnisse gemacht worden sind, in der Faktorenanalyse wieder-
gefunden werden. Die Fünf-Faktorenstruktur, die Hölzle in ihrer Untersuchung gefunden hatte, konnte jedoch nicht bestätigt werden.[91]

Insgesamt zeigen sich in den drei Diagnosegruppen beim Vergleich der
Items des Fragebogens nur wenige Unterschiede. Dies zeigt sich auch sehr
deutlich an der graphischen Darstellung der Antworten. Hier bestätigt sich
die Annahme der Nullhypothese hinsichtlich der ersten Untersuchungsfrage

---

91 Die Bestätigung der Ergebnisse von Faktorenanalysen bei unterschiedlichen, relativ kleinen
Untersuchungsgruppen ist nicht immer gegeben, da es sich bei der Faktorenanalyse um ein
empfindliches Instrumentarium handelt. Dieses Ergebnis spricht also nicht unbedingt gegen die
innere Konsistenz des Fragebogens von Hölzle.

nach einer besonderen Kinderwunschmotivation bei funktioneller Sterilität, wie es sich schon in den Ergebnisses des Interviews gezeigt hat. In bezug die Patientinnen mit überwertigem Kinderwunsch zeigen sich sowohl im Vergleich mit der restlichen Untersuchungsgruppe als auch im Vergleich mit der Copinggruppe signifikante Unterschiede. Diese Auffälligkeiten betreffen kompensatorische Erwartungen an ein Kind in Hinblick auf den Lebenssinn, Stolz, eine Leistung zu erbringen, Angst vor Mitleid und vor sozialen Sanktionen sowie Angst vor Partnerschaftsproblemen bei anhaltender Kinderlosigkeit, das Gefühl, als kinderlose Frau minderwertig zu sein, sowie die Verleugnung von Problemen bei einem Leben mit Kindern. Sie können sich nicht vorstellen, auch ohne Kind das Leben zu genießen.

In der Coping-Gruppe sind die Erwartungen an ein Kind hinsichtlich des Schutzes vor Einsamkeit und kompensatorischer Bedürfnisse geringer. Das Kind wird in dieser Gruppe weniger gewünscht, um den eigenen Lebenssinn und die eigene Zunkunft zu strukturieren oder um Zuwendung zu bekommen. Soziale normative Erwartungen spielen weniger einer Rolle, und es bestehen weniger Ängste in bezug auf die Paarbeziehung bei anhaltender Kinderlosigkeit. Dagegen sehen die Frauen dieser Untergruppe mehr Probleme, die gegen das Kinderkriegen sprechen könnten.

Insgesamt bestätigen sich die Ergebnisse des Interviews also auch bei der Auswertung des Fragebogens: Während sich zwischen den drei Diagnosegruppen kaum signifikante Unterschiede zeigen, stellen sich in der Untergruppen Überwertigkeit und Coping signifikante Unterschiede dar. Die Nullhypothese muß in bezug auf die zweite Untersuchungsfrage verworfen werden. Die Besonderheiten der Gruppe überwertiger Kinderwunsch decken sich insbesondere in den Bereichen Minderwertigkeit und einseitige Ausrichtung des Lebensplans auf Mutterschaft mit den Ergebnissen des Interviews.

3.2.4 Ergebnisse des Giessen-Tests (GT)

Bei der Darstellung der Ergebnisse des GT ist insgesamt die sehr geringe Rücklaufquote (50%) zu berücksichtigen (vgl. 3.1.4). Die Interpretation dieser Ergebnissse muß also mit Vorsicht vorgenommen werden:

Bei der Rücklaufquote ergaben sich Unterschiede in den einzelnen Gruppen: Bei den funktionell sterilen Patientinnen lag die Quote mit 17 Fragebögen bei 81% relativ hoch, in der Gruppe tubare Sterilität lag dieser

Wert mit 17 Fragebögen bei 43%, und in der Gruppe andrologische und gemischte Sterilitätsursachen war er mit sechs Fragebogen bei 30% sehr niedrig. Für die Untergruppe Überwertigkeit (n=14) betrug die Rücklaufquote mit sechs zurückgegebenen Fragebögen nur 43%. Die Werte dieser Gruppe werden in diesem Abschnitt dargestellt. Weitergehende Schlußfolgerungen sollten aber aufgrund der geringen Zahl von nur sechs ausgefüllten Fragebögen nicht gezogen werden. Neben der Darstellung der statistischen Ergebnisse beim Vergleich der Untersuchungsgruppen werden die Mittelwerte der Gruppen im GT-Profilblatt dargestellt.

3.2.4.1 Ergebnisse des GT in den Diagnosegruppen

Der Vergleich zwischen den drei Diagnosegruppen erfolgte mit dem Kuskal-Wallis Test. Dabei ergaben sich keine signifikanten Unterschiede:

Skala 1: Soziale Resonanz	$p = 0,1523$ n.s.
Skala 2: Dominanz	$p = 0,9507$ n.s.
Skala 3: Kontrolle	$p = 0,2932$ n.s.
Skala 4: Grundstimmung	$p = 0,5413$ n.s.
Skala 5: Durchlässigkeit	$p = 0,5876$ n.s.
Skale 6: Soziale Potenz	$p = 0,9688$ n.s.

Wie aus der graphischen Darstellung im Profilblatt zu ersehen ist, ergeben sich auch in den Mittelwertprofilen der drei Diagnosegruppen keine wesentlichen Unterschiede. Der Vergleich aller untersuchten Sterilitätspatientinnen mit der Eichstichprobe ergab keine signifikanten Abweichungen. Insbesondere für die Untergruppe funktionelle Sterilität lassen sich keine Auffälligkeiten ablesen.

3.2.4.2 Ergebnisse der Gruppe überwertiger Kinderwunsch

Die Signifikanzprüfung erfolgte hier im Vergleich mit der restlichen Untersuchungsgruppe mittels des U-Tests (Mann-Whitney). Auch hier zeigten sich kaum signifikante Differenzen:

Skala 1: Soziale Resonanz	$p = 0,4359$ n.s.
Skala 2: Dominanz	$p = 0,2011$ n.s.

Skala 3: Kontrolle	p = 0,8941 n.s.
Skala 4: Grundstimmung	p = 0,3421 n.s.
Skala 5: Durchlässigkeit	p = 0,0461 *
Skale 6: Soziale Potenz	p = 0,4354 n.s.

Lediglich die Skala Durchlässigkeit erreicht das Signifikanzniveau: Die Patientinnen mit überwertigem Kinderwunsch schätzen sich selbst als retentiver ein als die restliche Untersuchungsgruppe. Das heißt, sie fühlen sich eher anderen fern, halten sich für verschlossener, meinen, sie würden eher wenig von sich preisgeben, halten ihre Liebesbedürfnisse eher zurück, schätzen sich selbst mißtrauischer ein und meinen, sie seien in der Liebe wenig erlebnisfähig. Bei der Betrachtung der Gruppenmittelwerte im Profilblatt zeigt sich jedoch, daß die Differenz auch aus einer leichten Abweichung der restlichen Untersuchungsgruppe in Richtung Durchlässigkeit resultiert. Insgesamt zeigen sich auch in der Untergruppe Überwertigkeit keine signifikanten Abweichungen von der Standardisierungsstichprobe.

3.2.4.3 Die Ergebnisse in der Copinggruppe

Auch hier erfolgte die Prüfung auf signifikante Unterschiede im Vergleich zur restlichen Untersuchungsgruppe mit dem U-Test (Mann-Withney). Es ergaben sich ebenfalls keine Signifikanzen. Auch im Profilblatt zeigen sich keine wesentlichen Abweichungen.

Skala 1: Soziale Resonanz	p = 0,5320 n.s.
Skala 2: Dominanz	p = 0,4865 n.s.
Skala 3: Kontrolle	p = 0,3481 n.s.
Skala 4: Grundstimmung	p = 0,2016 n.s.
Skala 5: Durchlässigkeit	p = 0,2713 n.s.
Skale 6: Soziale Potenz	p = 0,1781 n.s.

3.2.4.4 Vergleich der Untergruppen Überwertigkeit und Coping

Beim Vergleich der Copinggruppe mit der Gruppe von Frauen mit überwertigem Kinderwunsch durch den U-Test (Mann-Withney) zeigten sich auch keine signifikanten Differenzen:

322

Skala 1: Soziale Resonanz	p = 0,6386 n.s.
Skala 2: Dominanz	p = 0,2798 n.s.
Skala 3: Kontrolle	p = 0,8671 n.s.
Skala 4: Grundstimmung	p = 0,3319 n.s.
Skala 5: Durchlässigkeit	p = 0,1702 n.s.
Skale 6: Soziale Potenz	p = 0,2142 n.s.

3.2.4.5 Mittelwertprofile der Selbstbilder im Giessen-Test

Die folgenden Abbildungen 40 bis 45 zeigen die Mittelwerte der Selbsteinschätzung der Patientinnen der gesamten Untersuchungsgruppe sowie der verschiedenen Untergruppen. Auf dem Profilblatt des Giessen-Tests läßt sich die Beziehung zwischen den Werten der Untersuchungsgruppe und der Eichstichprobe ablesen.

Bei der graphischen Darstellung wird deutlich, daß sich die Mittelwertprofile weder innerhalb der Untergruppen noch im Vergleich zur Standardisierungsstichprobe wesentlich unterscheiden.

Abbildung 40: Gesamtgruppe (n = 40)

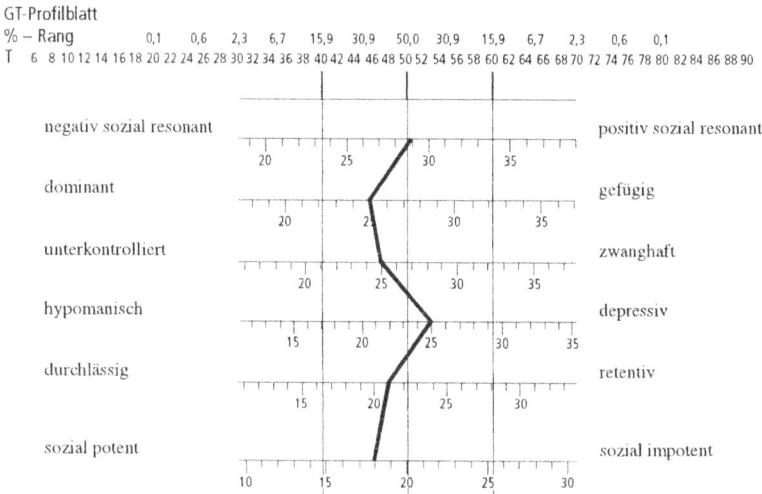

Abbildung 41: Gruppe tubare Sterilität (n = 17)

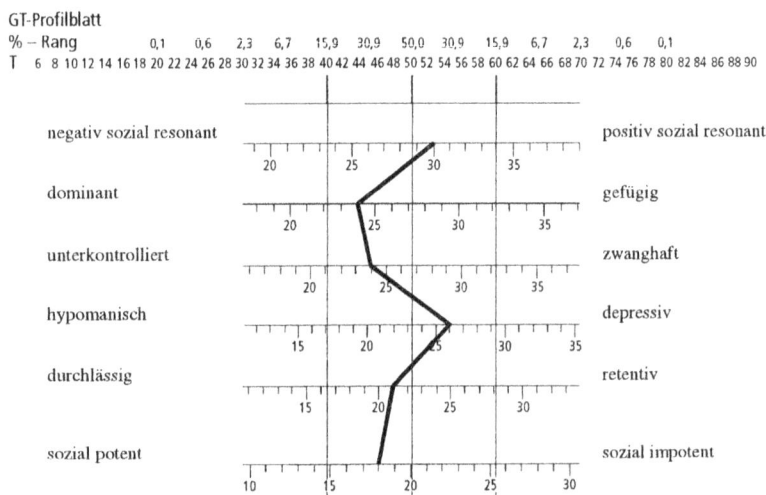

GT-Profilblatt
% – Rang   0,1   0,6   2,3   6,7   15,9   30,9   50,0   30,9   15,9   6,7   2,3   0,6   0,1
T   6   8 10 12 14 16 18 20 22 24 26 28 30 32 34 36 38 40 42 44 46 48 50 52 54 56 58 60 62 64 66 68 70 72 74 76 78 80 82 84 86 88 90

negativ sozial resonant   positiv sozial resonant

dominant   gefügig

unterkontrolliert   zwanghaft

hypomanisch   depressiv

durchlässig   retentiv

sozial potent   sozial impotent

Abbildung 42: Gruppe funktionelle Sterilität (n = 17)

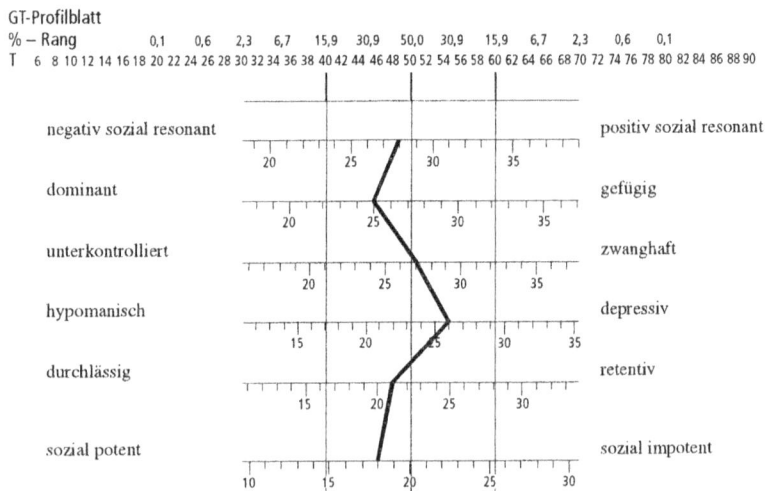

GT-Profilblatt
% – Rang   0,1   0,6   2,3   6,7   15,9   30,9   50,0   30,9   15,9   6,7   2,3   0,6   0,1
T   6   8 10 12 14 16 18 20 22 24 26 28 30 32 34 36 38 40 42 44 46 48 50 52 54 56 58 60 62 64 66 68 70 72 74 76 78 80 82 84 86 88 90

negativ sozial resonant   positiv sozial resonant

dominant   gefügig

unterkontrolliert   zwanghaft

hypomanisch   depressiv

durchlässig   retentiv

sozial potent   sozial impotent

324

Abbildung 43: Gruppe andrologisch/gemischte Sterilität (n = 6)

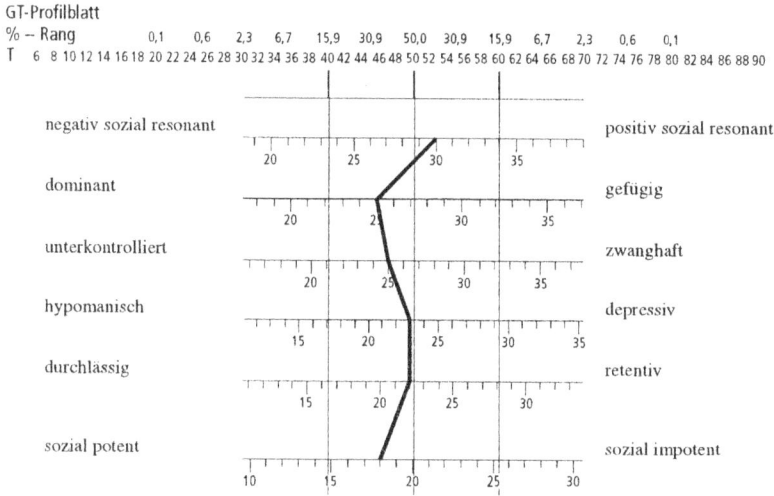

GT-Profilblatt

% – Rang	0,1	0,6	2,3	6,7	15,9	30,9	50,0	30,9	15,9	6,7	2,3	0,6	0,1
T	6 8 10 12 14 16 18 20 22 24 26 28 30 32 34 36 38 40 42 44 46 48 50 52 54 56 58 60 62 64 66 68 70 72 74 76 78 80 82 84 86 88 90

negativ sozial resonant		positiv sozial resonant
	20 25 30 35	
dominant		gefügig
	20 25 30 35	
unterkontrolliert		zwanghaft
	20 25 30 35	
hypomanisch		depressiv
	15 20 25 30 35	
durchlässig		retentiv
	15 20 25 30	
sozial potent		sozial impotent
	10 15 20 25 30	

Abbildung 44: Gruppe Überwertigkeit (n = 6)

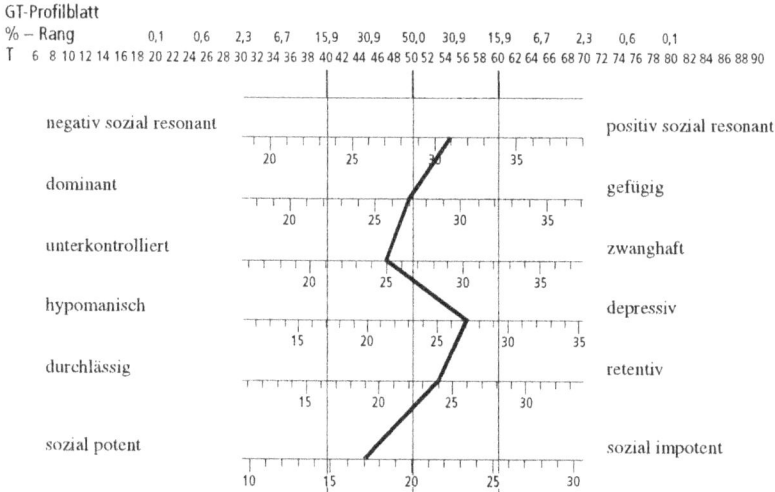

GT-Profilblatt

% – Rang	0,1	0,6	2,3	6,7	15,9	30,9	50,0	30,9	15,9	6,7	2,3	0,6	0,1
T	6 8 10 12 14 16 18 20 22 24 26 28 30 32 34 36 38 40 42 44 46 48 50 52 54 56 58 60 62 64 66 68 70 72 74 76 78 80 82 84 86 88 90

negativ sozial resonant		positiv sozial resonant
	20 25 35	
dominant		gefügig
	20 25 30 35	
unterkontrolliert		zwanghaft
	20 25 30 35	
hypomanisch		depressiv
	15 20 25 30 35	
durchlässig		retentiv
	15 20 25 30	
sozial potent		sozial impotent
	10 15 20 25 30	

325

Abbildung 45: Copinggruppe (n = 18)

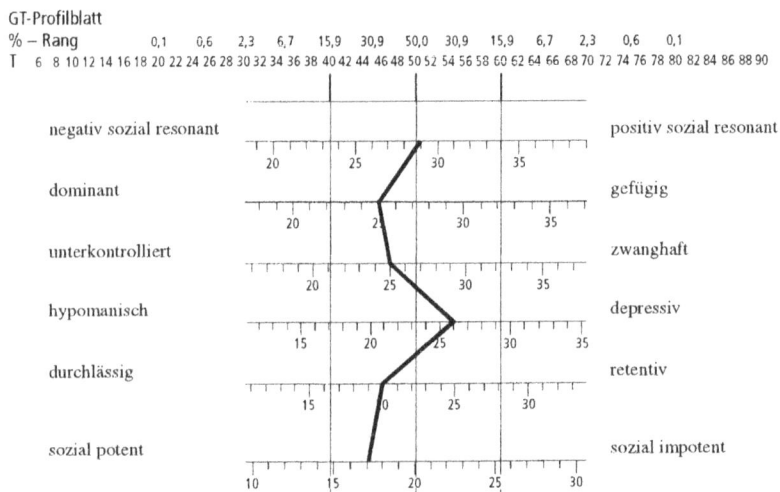

GT-Profilblatt

% – Rang   0,1   0,6   2,3   6,7   15,9   30,9   50,0   30,9   15,9   6,7   2,3   0,6   0,1
T   6   8 10 12 14 16 18 20 22 24 26 28 30 32 34 36 38 40 42 44 46 48 50 52 54 56 58 60 62 64 66 68 70 72 74 76 78 80 82 84 86 88 90

negativ sozial resonant				positiv sozial resonant
dominant				gefügig
unterkontrolliert				zwanghaft
hypomanisch				depressiv
durchlässig				retentiv
sozial potent				sozial impotent

3.2.4.6 Zusammenfassende Diskussion der Ergebnisse des Giessen-Tests

Insgesamt ergeben sich bei der Auswertung der Giessen-Tests kaum
signifikante Unterschiede. Auch auf dem Profilblatt läßt sich ablesen, daß
keine wesentlichen Abweichungen von der Standardisierungsstichprobe vorkommen.

Dies kann als Bestätigung der Annahme der Nullhypothese für die erste
Untersuchungsfrage gelesen werden: Im Persönlichkeitstest ergeben sich
keine Unterschiede zwischen den drei Diagnosegruppe. Auch in der Untergruppe funktionelle Sterilität lassen sich nirgends Auffälligkeiten ausmachen.
Angesichts der insgesamt niedrigen Rücklaufquote, die in dieser Untergruppe
mit 81% jedoch noch relativ hoch lag, ist dieses Ergebnis für die Patientinnen
mit funktioneller Sterilität durchaus interessant. Die Annahme, bei Sterilitätspatientinnen ohne organischen Befund lägen psychosomatische Ätiologiefaktoren in Fom von Persönlichkeitsstörungen vor, bestätigt sich hier nicht.
Dies steht im Widerspruch zu den Ergbnissen von Stauber (1988,1993), in
dessen Untersuchung mit dem GT sich die Frauen mit funktioneller Sterilität
negativ sozial resonant einschätzten. Auch in bezug auf die Sterilitätspatientinnen insgesamt werden die Ergbnisse von Stauber, diese seien negativ
sozial resonant, dominant, unterkontrolliert, stark depressiv, durchlässig und

326

sozial potent, nicht bestätigt. Schon Kentenich (1989b) konnte diese Auffälligkeiten im GT, insbesondere in bezug auf die negative soziale Resonanz und die starke Depressivität, bei seinen Untersuchungen nicht bestätigen.

Die Ergebnisse in der Untergruppe mit überwertigem Kinderwunsch lassen sich aufgrund der geringen Rücklaufquote kaum interpretieren. Zur zweiten Untersuchungsfrage kann aufgrund der Ergebnisse des GT daher nicht Stellung genommen werden.

3.3 Zusammenfassende Diskussion der empirischen Studie

Im empirischen Teil dieser Arbeit wurden psychosomatische Ätiologiefaktoren beim Vorliegen von funktioneller Sterilität sowie Voraussetzungen und Ergebnisse von Copingprozessen bei ungewollter Kinderlosigkeit untersucht.

In verschiedenen theoretischen Arbeiten zum Thema Psychosomatik der Sterilität, die im Literaturteil der Arbeit dargelegt worden sind, ist von unterschiedlichen Autoren die Hypothese vertreten worden, bei funktioneller Sterilität läge ein Motivationskonflikt des Kinderwunsches vor. Ausgehend von diesen Ansätzen psychosomatischer Theoriebildung wurde in dieser Untersuchung erstens der Frage nachgegangen, ob sich bei funktioneller Sterilität Kinderwunschmotivationen finden, die sich von der Motivation des Kinderwunsches beim Vorliegen organischer Sterilitätsursachen unterscheiden. Dazu wurden Patientinnen mit funktioneller Sterilität mit Frauen verglichen, die unter tubarer Sterilität oder andrologischen bzw. gemischten Infertilitätsursachen litten.

Die zweite Untersuchungsfrage beschäftigte sich mit der Verarbeitung der ungewollten Kinderlosigkeit. Der in der Literatur mehrfach beschriebene überwertige Kinderwunsch (vgl. 2.4.4) wird hier begriffen als ein Ergebnis ungünstiger Copingprozesse. Die Überwertigkeit eines starken Kinderwunsches entsteht, wenn die ungewollte Kinderlosigkeit über mehrere Jahre zum Lebensmittelpunkt der Betroffenen wird und andere vorher vorhandene Lebenselemente verdrängt. Das einseitige Festhalten an der Sterilitätstherapie verhindert dann eine Auseinandersetzung mit möglichen Alternativen, und das ersehnte Kind erscheint als einzig möglicher Ausweg aus der bedrückenden Realität. Es stellt sich also die Frage, ob sich Frauen mit überwertigem Kinderwunsch von einer anderen Untergruppe, die sich eher Alternativen zum biologisch eigenen Kind vorstellen können, unterscheiden. Um diese Frage zu beantworten, wurden Kriterien entwickelt, um die Zugehörigkeit zur Untergruppe überwertiger Kinderwunsch in der vorliegenden Untersuchung zu definieren. Dazu gehörten neben der langen Dauer der ungewollte Kinderlosigkeit die Intensität des Kinderwunsches und die Fixierung auf den Kinderwunsch und die Sterilitätstherapie im Denken und Handeln.

Da bei der Frage nach der Motivation des Kinderwunsches und nach der Verarbeitung der ungewollten Kinderlosigkeit bewußte sowie unbewußte Emotionen und Vorstellungen angesprochen werden, bot sich ein kombinierter Untersuchungsansatz an. Die Frauen wurden zunächst mit einem selbstentwickelten semistrukturierten Interview untersucht. Das Interview eignet sich zur Evaluation von subjektiven Sinnstrukturen und läßt den Befragten Raum, Ansichten und Erfahrungen frei zu äußern, zusätzlich bietet es mit seinen diskursiven Elementen die Möglichkeiten für ergänzende Nachfragen durch die Untersucherin. Das Interview wurde anhand eines Gesprächsleitfadens geführt, der die Themen Biographie, Selbsteinschätzung, Partnerschaft, Beruf, Freizeit, soziales Umfeld und Interessenschwerpunkte auf die Frage der Kinderwunschmotivation fokussiert.

Das beschriebene Interview wurde mit zwei strukturierten Fragebögen kombiniert. Erstens wurde der Fragebogen zum Kinderwunsch von Diplom-psychologin Hölzle eingesetzt, der 39 Items zu den Bereichen Bedeutung von Schwangerschaft und Elternschaft für die eigene Person, für die Paarbeziehung sowie für die soziale Umwelt enthält. Zweitens wurde der Giessen-Test (GT) verwendet. Beim GT handelt es sich um einen etablierten standardisierten Persönlichkeitsfragebogen, der bereits in zahlreichen psycho-somatischen Untersuchungen eingesetzt worden ist. Im GT werden die Bereiche emotionale Befindlichkeit, Ich-Qualitäten sowie soziales Befinden und soziale Resonanz erfragt.

In dem gewählten multi-methodischen Untersuchungsansatz ergänzen sich die Vorteile der verschiedenen Untersuchungsinstrumente. Auf der einen Seite bietet die offene Gesprächssituation die Möglichkeit, daß sich die Frauen emotional angenommen fühlen und Raum für Nachfragen und Zwischentöne bleibt, auf der anderen Seite besteht bei den objektiveren

formalisierten Tests weniger die Gefahr, daß die Untersuchungsteilnehmerinnen sich unter Legitimationsdruck fühlen, und in der anonymeren
Untersuchungssituation können eher Inhalte dargelegt werden, die subjektiv
als unangenehm oder peinlich empfunden werden.

Die Untersuchungsgruppe bestand aus 80 Kinderwunschpatientinnen. Davon
lag bei 39 eine tubare Sterilität vor, bei 20 spielten andrologische und
gemischte Sterilitätsursachen eine Rolle, und bei 21 Frauen fand sich eine
funktionelle Sterilität. Das durschnittliche Alter lag bei 31 Jahren. Die Dauer
der ungewollten Kinderlosigkeit betrug im Mittel sechs Jahre. In den
verschiedenen Diagnosegruppen ähnelten sich diese Werte, so daß eine gute
Vergleichbarkeit hinsichtlich Alter und Dauer der Sterilitätsanamnese
gegeben ist. Insgesamt waren unter den befragten Frauen viele mit Abitur
und Hochschulabschluß. Dies ist besonders auffällig in der Gruppe mit
funktioneller Sterilität, diese Unterschiede sind jedoch nicht signifikant. Der
Anteil von Angehörigen der sozialen Mittelschichten ist in allen Diagnosegruppen hoch. Ob der hohe Anteil von Frauen mit Abitur und Hochschulabschluß in der Gruppe funktioneller Sterilität zufällig ist oder ob
Frauen höherer Bildungsschichten eine unerklärte ungewollte Kinderlosigkeit
weniger leicht hinnehmen, kann nicht geklärt werden. Eine mögliche
Interpretation wäre, daß Frauen höherer Bildungsschichten gezielter und
schneller ärztliche Hilfe suchen, um in einer Spezialklinik weitere Diagnose-
und Therapieangebote in Anspruch zu nehmen.

In bezug auf die erste Untersuchungsfrage muß die Nullhypothese angenommen werden: Die Motivation des Kinderwunsches bei funktioneller
Sterilität unterscheidet sich nicht von der Kinderwunschmotivation bei
organischen Sterilitätsursachen. Die Ergebnisse des Interviews erbrachten
keine Unterschiede in der Verteilung der Kinderwunschmotivationen der
verschiedenen Diagnosegruppen. Vielmehr korrelierten die Häufigkeits-
verteilungen der Kinderwunschmotive in den drei verschiedenen Gruppen
signifikant miteinander. Zur weiteren Auswertung wurden die 17 Kinderwunschmotive in vier verschiedene Motivklassen geordnet: Partnerorientierung und Schutz vor Einsamkeit, Wunsch nach Entwicklungsmöglichkeiten durch ein Kind, Orientierung an sozialen und gesellschaftlichen Anforderungen und kompensatorische Erwartungen an ein Kind.
Auch bei der Analyse der Verteilung der Diagnosegruppen in den vier

Motivklassen ergeben sich keine signifikanten Unterschiede. Diese Ergebnisse bestätigen sich auch bei der Auswertung der Fragebögen von Hölzle: Die Gemeinsamkeiten der Anworten in den drei verschiedenen Diagnosegruppe übertreffen bei weitem die Unterschiede. Dies wird auch anhand der graphischen Darstellung der Ergebnisse des Fragebogens deutlich.

Im GT zeigte sich bei funktioneller Sterilität kein besonderes Persönlichkeitsprofil, auch unterschieden sich die Ergebnisse des GT in den drei Diagnosegruppen kaum voneinander. Dies entspricht nicht den Ergebnissen von Stauber (1988), in dessen Untersuchung sich Patientinnen mit funktioneller Sterilität im GT als negativ sozial resonant präsentierten. Widersprüchliche Untersuchungsergebnisse in der Gruppe funktioneller Sterilität könnten vor dem Hintergrund der uneinheitlichen Definition dieser Gruppe (vgl. 2.4.1.3) als Ausdruck der großen Heterogenität der entsprechenden Untersuchungsgruppen interpretiert werden. Insgesamt zeigte die Literaturanalyse zur Frage nach Besonderheiten bei funktioneller Sterilität ein sehr uneinheitliches Bild (vgl. 2.4.1.3.3). Zudem wird mit fortschreitenden Diagnostikmethoden in der Reproduktionsmedizin der Anteil der Gruppe funktionell steriler Patientinnen insgesamt kleiner. Die Gesamtheit der Untersuchungsergebnisse des GT in dieser Untersuchung sprechen nicht für eine besondere Sterilitätspersönlichkeit. Dieses Ergebnis steht wiederum im Widerspruch zu den Untersuchungsbefunden Staubers (1988), der ein besonderes Persönlichkeitsprofil bei Sterilitätspatientinnen gefunden hatte, die sich im GT als negativ sozial resonant, dominant, unterkontrolliert, stark depressiv, durchlässig und sozial potent beschrieben. Allerdings konnte schon Kentenich (1989b) diese Befunde im GT nicht bestätigen. Die sehr widersprüchlichen Ergebnisse der unterschiedlichen Autoren in bezug auf Sterilitätpatientinnen insgesamt (vgl. 2.4.1.3.1) sprechen nicht für ein besonderes Persönlichkeitsprofil bei Kinderwunschpatientinnen.

Insgesamt werden in bezug auf die erste Untersuchungsfrage die Ergebnisse der Untersuchungen von Lalos et al. (1985) bestätigt, die ebenfalls keine Unterschiede in der Kinderwunschmotivation zwischen infertilen und fertilen Paaren fanden. Im Widerspruch dazu stehen andere Untersuchungsergebnisse (Jeker et al. 1988, 1989, Schuth et al. 1989 sowie Kapamadzija 1994), die bei Sterilitätspatientinnen insgesamt oder bei funktioneller Sterilität konflikthafte, neurotische und funktionale Kinderwunschmotive fanden. Die Vergleichbarkeit dieser Befunde mit anderen Untersuchungen ist jedoch nur eingeschränkt möglich und ihre Aussagekraft insgesamt reduziert, da die Autoren die von ihnen vorgenommene Definiton und Wertung der Kinderwunschmotive nicht nachvollziehbar dargestellt haben.

Für die gesamte Untersuchungsgruppe ist festzuhalten, daß sich die in der Literaturanalyse herausgearbeitete allgemeinen Aussagen über Kinderwunschmotive bestätigten. Für die Heterogenität von Kinderwunschmotiven, die immer auch funktionelle und ambivalente Anteile beinhalten können (vgl. 2.4.2), spricht der Befund, daß sich fast keine der untersuchten Patientinnen ausschließlich in eine der Motivklassen, wie Partnerorientierung und Schutz vor Einsamkeit, Entwicklungsmöglichkeiten, soziale und gesellschaftliche Anforderungen oder kompensatorische Bedürfnisse, einordnen ließ.

Für die zweite Untersuchungsfrage muß die Nullhypothese verworfen werden: Patientinnen mit überwertigem Kinderwunsch unterscheiden sich sowohl von der Copinggruppe als auch von der restlichen Untersuchungsgruppe hinsichtlich der Kinderwunschmotivation und in bezug auf objektive und subjektive Charakteristika.

Bei 14 Frauen der Untersuchungsgruppe fand sich ein überwertiger Kinderwunsch. Das durchschnittliche Alter dieser Gruppen entsprach dem der gesamten Untersuchungsgruppe. In der Gruppe der Patientinnen mit überwertigem Kinderwunsch sind alle Diagnosegruppen vertreten, und die Häufigkeiten der verschiedenen Sterilitätsdiagnosen unterschieden sich nicht von der restlichen Untersuchungsgruppe. Der Anteil von Migrantinnen ist signifikant erhöht. Das Kinderwunschmotiv »Bereicherung« ist im Vergleich zur restlichen Untersuchungsgruppe signfikant seltener, und das Motiv »Problem entfällt« ist signifikant häufiger vertreten. Im Vergleich mit der Untergruppe, die auch für ein Leben ohne Kind konkrete Perspektiven entwickeln können (n=34), ist außerdem das Motiv »Potenz beweisen« signifikant häufiger vertreten. Bei zehn der 14 Frauen mit Überwertigkeit ist der Kinderwunsch zudem präambivalent: Sie können sich für ein Leben mit Kind keinerlei negativen Veränderungen oder Probleme vorstellen. Bei der Auswertung der Fragebögen von Hölzle bestätigen sich diese Kinderwunschmotive in der Gruppe Überwertigkeit. Im Vergleich zur restlichen Untersuchungsgruppe wären diese Frauen besonders stolz, ein Kind vorweisen zu können, sie haben mehr Angst wegen der Kinderlosigkeit mit Mitleid betrachtet zu werden, sie sehen ohne eigene Kinder weniger Sinn in ihrem Leben, sie fühlen sich ohne Kinder besonders allein, sie meinen, nicht ohne Kinder das Leben genießen zu können, sie empfinden den Kinderwunsch besonders stark im Zusammensein mit Freunden, sie meinen, ohne Kind keine vollwertige Frau zu sein, sie befürchten stärker, daß die Kinderlosigkeit die Sexualität belastet, und sie sehen weniger Probleme, die gegen Kinder sprechen würden. Die Idealisierung des gewünschten Kindes, die aus diesen Ergebnissen spricht, findet sich auch in der Arbeit von Hölzle (1990) in einem allgemeinen Kollektiv von Sterilitätspatientinnen. Hölzle interpretierte diese Idealisierung als notwendige Voraussetzung für das Festhalten an der reproduktionsmedizinischen Therapie: Ein Ziel, das nur mit Belastungen und Streß erreicht werden kann, muß besonders erstrebenswert erscheinen, um die notwendige Motivation zur Erreichung des Ziels aufzubringen. Für Patientinnen, die sehr lange und ohne Alternativen in Betracht zu ziehen, an ihrem Kinderwunsch festhalten, ist die Idealsierung des gewünschten Kindes im Sinne einer Messiaserwartung sowohl notwendige Voraussetzung als auch Folge der Fixierung auf die reproduktionsmedizinische Therapie.

Insgesamt wird bei der Betrachtung der Motive des Kinderwunsches in der Untergruppe Überwertigkeit deutlich, daß es vor allem darum geht, endlich ein bedrückendes Problem zu lösen und eine sozial und gesellschaftlich erwartete Leistung zu erbringen. Der Wunsch, positive Bereicherungen des Lebens durch ein lebendiges Kind zu erfahren, verblaßt dagegen. Auch in den Fallbeispielen wurde deutlich, daß die betroffenen Frauen neben dem erwünschten Kind und der Sterilitätstherapie wenig andere Interessen und Lebenselemente haben. Insgesamt fällt auf, daß die Frauen mit überwertigem Kinderwunsch eine geringere Schulbildung haben. Im Vergleich zur Copinggruppe ist insbesondere der Anteil ohne Schulabschluß signifikant erhöht. Bei der Selbsteinschätzung der Patientinnen fallen folgende signifikanten Unterschiede im Vergleich zur restlichen Untersuchungsgruppe auf: Frauen mit überwertigem Kinderwunsch fühlen sich weniger unsicherheitstolerant, stärker minderwertig aufgrund der bisherigen Kinderlosigkeit, bezeichnen die Rollenaufteilung in ihrer Partnerbeziehung als sehr traditionell, vertreten häufig die Ansicht, Frauen sollten ihre biologische Funktion erfüllen, und ihr Beruf ist ihnen weniger wichtig. Die empfundene Minderwertigkeit, die sich auch im Fragebogen von Hölzle bestätigt hat, verweist auf die Bedeutung, die die Erfüllung traditioneller Geschlechterrollen für die Bestätigung der eigenen Geschlechtsidentität hat. Dies, wie auch die Angst, ohne Kind mit Mitleid oder Mißtrauen betrachtet zu werden, deutet darauf hin, daß soziale Normen und Urteile der Umwelt für diese Untergruppe bedeutsam bei der Bewertung und Verarbeitung der eigenen Situation sind. Zudem eröffnet die geringere Unsicherheitstoleranz weniger Spielräume, den Streß der Infertilitätskrise flexibel zu verarbeiten. Diese intrapsychischen Voraussetzungen im Zusammenhang mit den aufgrund der geringeren Schulbildung objektiv schlechteren Bedingungen, sich in anderen Lebensbereichen zu verwirklichen, stukturieren die Verarbeitung der ungewollten Kinderlosigkeit in Richtung eines überwertigen oder fixierten Kinderwunsches.

Die Befunde hinsichtlich der Bedeutung traditioneller Geschlechternormen entsprechen den Ergebnissen anderer Autoren bei Sterilitätspatientinnen insgesamt (2.4.1.5). Ähnlich wie die Idealisierung des gewünschten Kindes kann dieser Befund auch als Folge des Durchlebens der Infertilitätskrise verstanden werden: Frauen, deren Geschlechtsidentität sich an traditionellen gesellschaftlichen Normen orientiert, fühlen sich durch die ungewollte Kinderlosigkeit besonders verunsichert, können wenig Alternativen zur Mutterrolle entwickeln, und die bedrohten Rollenvorstellungen müssen angesichts der erlebten Verunsicherung besonders verteidigt werden. Eine Bestätigung der Geschlechtsidentität jenseits der Mutterschaft wird so immer undenkbarer. Aufgrund dieser Überlegungen ist es wenig verwunderlich, daß viele Migrantinnen in der Gruppe mit überwertigem Kinderwunsch vertreten sind. Die wenigen Untersuchungen, die über Migrantinnen in der Sterilitätssprechstunde gemacht worden sind, bestätigen diese Überlegungen. Bei türkischen Sterilitätspatientinnen findet sich ein sehr intensiver Kinderwunsch und eine große Bereitschaft zu invasiven Therapien, darüber hinaus stehen zwei Drittel der erfragten Kinderwunschmotive im Zusammenhang mit sozialem Druck (Yüksel 1996, Kentenich 1997).

Die Frauen der Copinggruppe sind hinsichtlich des Alters, der Dauer der Kinderlosigkeit und der Sterilitätsdiagnose mit der restlichen Untersuchungsgruppe vergleichbar. Bei den Kinderwunschmotivationen wird deutlich, daß die Motivklasse »kompensatorische Erwartungen« an ein Kind signifikant seltener vertreten ist als in der restlichen Untersuchungsgruppe. Diese Motive bestätigen sich auch in den Ergebnissen des Fragebogens von Hölzle: Im Vergleich zur restlichen Untersuchungsgruppe spielen die Erwartungen an ein Kind in Bezug auf Schutz vor Einsamkeit und hinsichtlich kompensatorischer Bedürfnisse, wie der Wunsch, ein Kind möge die Zukunft strukturieren und dem Leben einen Sinn geben, weniger eine Rolle. Anhand der Fallgeschichten wird deutlich, daß diese Frauen neben dem Kinderwunsch noch weitere Interessen und Lebensschwerpunkte haben und Hobbys sowie soziale Kontakte pflegen. Außerdem haben sie sich mit den Methoden der Reproduktionsmedizin kritisch auseinandersetzt und können eigene Wünsche und Grenzen der Behandlung für sich formulieren.

Ausgehend von den Resultaten der verschiedenen Untersuchungsinstrumente kann hinsichtlich der Gütekriterien der Arbeit ein zufriedenstellendes Resümee gezogen werden: Da die Ergebnisse des Interviews sowie des Fragebogens und des GT bei beiden Untersuchungsfragen in die gleiche Richtung weisen und sich gegenseitig bestätigen, ist die Validitätskontrolle des Untersuchungskollektivs anhand der Vergleichbarkeit der Testergebnisse gegeben. Daher kann von der inneren Validität des gesamten Untersuchungsdesigns ausgegangen werden. Zudem bestätigen die Resultate die Schlußfolgerungen anderer empirischer Untersuchungen, so daß eine gute Konstruktvalidität des gewählten Untersuchungsansatzes festgestellt werden kann.

Inwieweit die Belastungen durch die ungewollte Kinderlosigkeit zur Gefahr für die Stabilität der Persönlichkeit und Lebenszufriedenheit werden, entscheidet sich nicht anhand der Sterilitätsätiologie, sondern anhand der Verarbeitung der Infertilitätskrise. Das Copingverhalten wird wiederum durch Faktoren strukturiert, die bereits vor der Sterilitätsdiagnose existent waren. Ob solche Faktoren im Sinne einer »high-risk-Situation« bereits zu Beginn der Kinderwunschbehandlung auszumachen sind und die weitere psychosomatische Begleitung danach ausgerichtet werden sollte, kann vorerst nicht geklärt werden. Brähler (1997) hat auf das Vorhandensein von Risikopaaren in der Kinderwunschsprechstunde hingewiesen, die im Verlauf der Therapie psychisch gefährdet seien. Es ist noch ungeklärt, anhand welcher Kriterien diese Risikopatientinnen identifiziert werden können und in welcher Hinsicht diese Probleme mit der Überwertigkeit des Kinderwunsches korrespondieren. Da es sich bei der Verarbeitung der ungewollten Kinderlosigkeit um ein prozeßhaftes Geschehen handelt, könnten nur Longitudinalstudien weiteren Aufschluß darüber geben, ob es möglich ist, prädisponierende Faktoren für die Überwertigkeit des Kinderwunsches zu identifizieren. Die Bedeutung von sozialen Normen und traditionellen Geschlechterrollen für Patientinnen mit überwertigem oder fixiertem Kinderwunsch deutet auf die Wichtigkeit von gesellschaftlichen Bedingungen bei der Verarbeitung eines unerfüllten Kinderwunsches hin.

4 Resümee und Ausblick

Die ungewollte Kinderlosigkeit stellt die Frauenheilkunde vor weitreichende Probleme. Diese betreffen neben der somatischen Diagnostik und Therapie auch die psychologische Begleitung der Patientinnen beim Durchleben der Infertilitätskrise und während der reproduktionsmedizinschen Behandlung. Der integrierte Behandlungsansatz, neben der medizinischen Untersuchung und Therapie von Anfang an die psychosomatische Betreuung gleichwertig in den Kinderwunschambulanzen zu verankern, findet zunehmende Zustimmung. Trotz der Bedeutung, die der professionellen psychosomatischen Begleitung von Kinderwunschpatientinnen beigemessen wird, spielen Klischees über Sterilitätspatientinnen im Alltagsverständnis von Laien und auch von Fachleuten teilweise immer noch eine Rolle. Ein Teil davon betrifft die Auffassung, Kinderwunschpatientinnen seien insgesamt psychisch auffällig und die Ursache der Sterilität liege in den meisten Fällen in psychologischen Problemen.

Um allerdings zu einer realitätsgerechten Bewertung psychosomatischer Anschauungen zu gelangen, müssen die Hypothesen über Sterilitätspatientinnen wissenschaftlich überprüft werden. Neben der Frage nach einer möglichen psychosomatischen Ätiologie der Sterilität ist die Frage nach den Bedingungen und Ergebnissen von Verarbeitungsprozesses des unerfüllten Kinderwunsches von Bedeutung. Schließlich stellt die ungewollte Kinderlosigkeit für die Betroffenen eine enorme psychosoziale Belastung dar. Häufig wird jedoch übersehen, daß Hilfe beim Umgang mit dieser Belastung auch jenseits der Erfüllung des Kinderwunsches liegen kann. Angesichts der Erfolgsaussichten und der Dauer von reproduktionsmedizinischen Therapien ist es eine Aufgabe der psychosomatischen Forschung, Copingprozesse zu verstehen und Kriterien für hilfreiche Interventionen zu erarbeiten. Dieses Anliegen gelingt nur vor dem Hintergrund der persönlichen Motivation und Bedürfnisse, der Paardynamik sowie einer Analyse der gesellschaftlichen

Bedingungen und Werte, die die Frage des Kinderwunsches für Frauen strukturieren.

Neben der empirischen Untersuchung psychosomatischer Fragen der Reproduktionsmedizin, wie der Frage nach der Kinderwunschmotivation bei Patientinnen mit funktioneller Sterilität sowie der Frage nach Besonderheiten beim überwertigen Kinderwunsch wurde im Rahmen einer Literaturstudie zunächst eine Bestimmung des Begriffs Kinderwunsch vorgenommen und das Problem ungewollte Kinderlosigkeit in den gesellschaftlichen und sozialen Kontext eingeordnet. Um eine interdisziplinäre Diskussion dieser Fragestellung zu ermöglichen, wurden historische, biologische, psychoanalytische, psychosomatische und sozialwissenschaftliche Aspekte einbezogen. Die Darlegung psychosomatischer Forschungsergebnisse im vierten Kapitel faßte dabei gleichzeitig den Stand der wissenschaftlichen Erkenntnisse zur Untersuchungsfrage nach der Motivation des Kinderwunsches zusammen.

Der Kinderwunsch ist weder biologisch noch instinktiv verankert. Es gibt keine Beweise für einen menschlichen Fortpflanzungstrieb (vgl. 2.2). Lediglich die Interaktion zwischen Säuglingen und Erwachsenen basiert auf gewissen instinktiv verankerten Mechanismen. Geschlechtsspezifische Arbeitsteilung und die Zuweisung von Familienarbeit an Frauen ist hingegen Resultat kultureller Traditionen. In diesem Sinne existiert kein natürlicher Kinderwunsch, denn erst die Trennung von Sexualität und Fortpflanzung ermöglicht einen expliziten Kinderwunsch. Nur durch zuverlässige Kontrazeptiva ist es möglich, eine Schwangerschaft bewußt herbeizuführen oder auszuschließen. Erst diese Wahlfreiheit bietet die Voraussetzungen für Wünsche. Ob Kinder in früheren Zeiten erwünscht, unerwünscht oder als Ergbnis der Sexualität einfach akzeptiert worden, darüber sind keine verläßlichen Aussagen möglich.

Forschungen belegen jedoch, daß sich mütterliches Verhalten in Abhängigkeit von den Produktionsverhältnissen und in Wechselwirkung mit den herrschenden Werten und Normen historisch verändert hat. Ein Beipiel dafür ist die Verbreitung des Ammenwesens als Massenphänomen in Teilen Europas während des Mittelalters. Durch die Weggabe der Säuglinge an Ammen wurde nicht nur die räumliche Trennung von Mutter und Kind manifestiert, sondern damit ging auch eine erheblich höhere Säuglingssterblichkeit einher als beim Stillen durch die Mütter (vgl. 2.1)

Genausowenig wie der Kinderwunsch das Resultat biologischer Instinkte ist, ist er das Ergebnis von psychischen Trieben. Die Freudsche These vom weiblichen Kinderwunsch als Ersatz für den Penisneid als obligatorischer Bestandteil der gesunden Sexualentwicklung von Mädchen ist weitgehend widerlegt worden. Inzwischen liegen alternative psychoanalytische Theorien zur weiblichen Sexualentwicklung vor, die sich mehr an der präödipalen Mutterbeziehung sowie an Theorien zur Objektbeziehung orientieren (vgl. 2.3.5). Neben psychoanalytischen Einwänden gegen die Freudsche Theorie der weiblichen Sexualentwicklung sind auch aus sexualphysiologischer Sicht zwei Grundparadigma der Freudschen Sichtweise, nämlich die Theorie vom phallischen Monismus sowie die These der Notwendigkeit des Libido-transfers, nicht mehr aufrechtzuerhalten (vgl. 2.3.3). Der weibliche Kinder-wunsch kann also weder als biologischer noch als psychischer Automatismus erklärt werden.

Sich ein Kind zu wünschen stellt vielmehr eine Biographieentscheidung dar. Diese Entscheidung wird von individuellen Voraussetzungen, der partnerschaftlichen Beziehung und gesellschaftlichen Bedingungen struktu-riert. Die Interaktion zwischen Selbst und Umwelt kann beim Thema Kinderwunsch sowohl die Form einer Bereicherung als auch die eines Zwangsverhältnisses annehmen. Geschlechtsspezifische Sozialisation beein-flußt Biographieentwürfe von Mädchen in Richtung traditioneller Ge-schlechterrollen. Individuen postitionieren sich aber auch aktiv in ihrer Umwelt und entwickeln sich in der Auseinandersetzung mit ihr. Die bestehenden Geschlechterverhältnisse werden durch die mütterliche Sorge für Kleinkinder reproduziert. Vor allem feministische psychoanalytische Autorinnen haben herausgearbeitet, daß durch das Arrangement der Kleinfamilie, in der Säuglinge primäre Liebe von Frauen erfahren, die Erwartungen an geschlechtsspezfisches Verhalten vorgezeichnet werden (vgl. 2.3.5.3). Ferner spielen bewußte und unbewußte Emotionen und Einstellungen eine Rolle beim Kinderwunsch. Die psychoanalytische Forschung hat dargelegt, welche intrapsychische Dynamik durch die Wieder-belebung oraler, analer oder genitaler Konflikte und Wünsche im Zusam-menhang mit dem Kinderwunsch ausgelöst werden kann. Ambivalente und funktionale Anteile der Kinderwunschmotivation sind dabei nicht Ausdruck neurotischer Verarbeitungsprozesse, sondern regelmäßig vorhandene Be-standteile der Konstellation verschiedener Motive. Diese Sichtweise wird auch durch die Ergebnisse der empirischen Untersuchung dieser Arbeit unterstützt: Bei den befragten Kinderwunschpatientinnen findet sich fast immer eine Mischung verschiedener Kinderwunschmotive, und es ist kaum möglich, eine Patientin ausschließlich einer der definierten Motivklassen zuzuordnen. Dabei können kompensatorische Wünsche genauso eine Rolle spielen wie expansive Bedürfnisse. Eine mögliche Schwangerschaft mobilisiert eigene Kindheitserfahrungen und macht eine Neuintegration des Selbst und der Paarbeziehung erforderlich. Dies eröffnet Räume für Entwicklungen genauso wie es Ängste hervorrufen kann. Eine simple Dichotomie in pathologischen oder gesunden Kinderwunsch wird daher der Komplexität des Phänomens nicht gerecht.

Die Konfrontation mit einem Fertilitätsproblem stellt für die Betroffenen eine tiefe Krise dar, die von verschiedenen Bestandteilen gekennzeichnet ist (vgl. 2.4.3). Zunächst löst das Sterilitätsproblem einen Schock aus, wenn die Frauen selbstverständlich von ihrer Fertilität ausgegangen sind und Kinder als Teil ihres Lebensentwurfes fest eingeplant waren. Die narzißtische Kränkung wird im Zusammenhang mit gesellschaftlichen Definitionen über die Rolle der Frau als Mutter auch als Minderwertigkeitsgefühl erlebt. Zusätzlich können Probleme der biographischen Planung zu einem Zeitpunkt auftreten, an dem bestimmte Entscheidungen, wie Berufswahl oder Wohnort, schon längst unter der Prämisse des Kinderkriegens getroffen worden sind. Auf die Verunsicherung durch den erlittenen Kontrollverlust reagieren viele der Betroffenen zunächst mit Verleugnung. Auch Wut, die die Arzt-Patientin-Beziehung erschweren kann, sowie teilweise irrationale Schuld-gefühle, wegen früherer vermeintlicher Fehlhandlungen, spielen als Re-aktionen eine Rolle. Die Isolation der Paare von der sozialen Umwelt sowie die Isolation der Betroffenen voneinander in der Paarbeziehung können die Probleme agravieren. Ursache dieser Isolation sind Schamgefühle, soziale Ausgrenzung durch die unterschiedlichen Lebensrealitäten von Freunden und Bekannten mit Kindern, die Vernachlässigung der Berufstätigkeit und anderer Interessen zugunsten der reproduktionsmedizinischen Therapie sowie Desychronisationen in der Partnerschaft infolge unterschiedlicher Be-wältigungsstratergien. Wenn nach dem Durchleben der Trauer eine Neu-integration des Selbst erarbeitet werden kann, könnte die Infertilitätskrise als durchlebt gelten. Häufig werden die unterschiedlichen Emotionen jedoch mehrfach durchlaufen, und auch die immer neuen reproduktions-medizinsichen Angebote tragen dazu bei, daß die Betroffenen über lange Zeit immer wieder den Wechsel zwischen Hoffnungen und Enttäuschungen erleben.

Die Ideen und Vorstellungen über die Natur des Kinderwunsches beeinflussen den Umgang von Betroffenen und Betreuenden mit der ungewollter Kinderlosigkeit. Die Urteile über einen gesunden, kranken oder natürlichen Kinderwunsch stehen im Kontext der gesellschaftlichen Realität. Ärzte und Ärztinnen sowie Psychologen und Krankenschwestern transportieren beim Gespräch mit Patientinnen nicht selten ihre eigenen Wertvorstellungen sowie ihren Umgang mit sozialen Normen. Viele halten es für selbstverständlich, daß Frauen sich Kinder wünschen, und ihnen erscheint die Suche nach alternativen Lebensentwürfen abwegig. Dies kann die Verarbeitung der Infertiltätskrise erschweren. Das hochtechnisierte Angebot der Reproduktionsmedizin selbst kann darüber hinaus als normative Erwartung verstanden werden, den Kinderwunsch auch in sehr schwierigen Fällen weiterzuverfolgen. Ein Bestandteil der gesellschaftlichen Realität für ungewollt kinderlose Frauen ist ihre biographische Situation im Kontext der weiterhin vorherrschenden geschlechtsspezifischen Arbeitsteilung. Diese erschwert es Frauen, nach anderen Lebensinhalten jenseits der Mutterschaft zu suchen. Die Effekte geschlechtsspezifischer Sozialisation zeigen sich in den Biographieentwürfen junger Mädchen, die in Antizipation von Mutterrolle und Familienarbeit ihre Berufswahl treffen. Dabei werden Tätigkeiten gewählt, die weniger karriereorientiert sind. Die jungen Frauen gehen vielfach davon aus, die Berufstätigkeit bald wieder zugunsten der Mutterschaft zu unterbrechen (vgl. 2.5.2.6). Das Scheitern dieses Lebensentwurfes durch die ungewollte Kinderlosigkeit trifft Frauen daher anders und, in bezug auf ihre Möglichkeiten andere Lebensschwerpunkte zu setzen, auch härter als die betroffenen Männer.

Kinderlosigkeit ist gesellschaftlich stigmatisiert (vgl. 2.5.2.7). Für Sterilitätspatientinnen besteht neben der Trauer um das erwünschte Kind das Problem, aufgrund ihrer Kinderlosigkeit von der sozialen Umwelt mit negativen Urteilen bedacht zu werden. Sie müssen sich mit Abwertungen auseinandersetzen, die besagen, sie seien egoistisch, unweiblich und karriereorientiert. Vielfach wird pauschal vermutet Frauen, die unter ungewollter Kinderlosigkeit leiden, seien psychisch auffällig. Nicht nur in der sozialen Umwelt und in Alltagsvorstellungen, sondern auch in Teilen der psychosomatischen Diskussion über Sterilitätspatientinnen spielen diese Urteile eine Rolle. In den Arbeiten von Benedek zum Beispiel wurden Einschätzungen über den natürlichen weiblichen Geschlechtscharakter reproduziert. Verschiedene, stark psychoanalytisch orientierte »frühe« Psychosomatiker (vgl. 2.4.1.1) postulierten das Konzept einer spezifischen Sterilitätspersönlichkeit, bei der beispielsweise männlich-aggressive Impulse zur Unterdrückung der Weiblichkeit und damit zur Sterilität führten. Neben der Tatsache, daß die Arbeiten von Benedek auch heutzutage in der psychosomatischen Diskussion noch rezipiert werden, spricht die Vielzahl, auch aktuellerer, Studien, die den Neurotizismus von Kinderwunschpatientinnen untersuchen, für die fortdauernde Attraktivität dieses Forschungsansatzes. Diese Herangehensweise ist problematisch, da die Betroffenen durch die professionelle Definitionsmacht der damit verbundenen Menschenbilder leicht Stigmatisierungen ausgesetzt sind. Die Analyse des Forschungstandes hat jedoch gezeigt, daß keine durchgängigen psychologischen Merkmale bei Sterilitätspatientinnen auszumachen sind (vgl. 2.4.1). Eine Sterilitätspersönlichkeit ist empirisch nicht belegbar. Als einzige Ausnahme könnte der Hinweis auf eine stärkere Normorientierung und eine stärkere Verankerung in traditionellen Geschlechterrollen gelten. Die Interpretation dieses Befundes ist jedoch offen. Auch die Untersuchung kleinerer Kollektive mit funktioneller Sterilität, bei denen eher eine psychosomatische Ursache vermutet wurde, erbrachte keine eindeutigen Ergebnisse. Diese Befunde bestätigten sich auch im empirischen Teil dieser Arbeit: In den Profilen des Giessen-Tests unterschieden sich weder die Kinderwunschpatientinnen insgesamt signifikant von der Eichstichprobe noch die Frauen mit funktioneller Sterilität von denen mit organischen Sterilitätsursachen.

Neben der Suche nach allgemeinen Persönlichkeitsstörungen als psychosomatische Sterilitätsursache wurden von vielen Autoren auch Auffälligkeiten in der Kinderwunschmotivation vermutet (vgl. 2.4.2). Die These, der Kinderwunsch sei bei Sterilitätspatientinnen auffällig konfliktiv oder ambivalent, basiert vor allem auf psychosomatischen Konzepten, die Sterilität als Abwehr von drohenden Konflikten begreifen. Um diese Frage zu untersuchen, wurde zunächst anhand einer umfangreichen Literaturrecherche im vierten Kapitel ein Katalog von 17 verschiedenen Kinderwunschmotiven erarbeitet. In der empirischen Untersuchung dieser Arbeit hat sich die These einer besonderen Motivation des Kinderwunsches bei funktioneller Sterilität nicht bestätigt. Dieses Ergebnis läßt sich einordnen in die bereits beschriebene Heterogenität von Kinderwunschmotiven, die bei funktioneller Sterilität genauso vorkommt wie bei tubarer oder andrologischer Sterilität. Auch ohne Ferilitätsproblematik kann die Idee einer Schwangerschaft Ängste oder Paarprobleme evozieren. Zum Beispiel interpretierte Allison (1979) die Sterilität bei Patientinnen, die traditionelle Rollenkonzepte hatten und trotzdem berufsorientiert waren, als Abwehr von drohenden Konflikten. Aber das Hinausschieben des Kinderwunsches, um Konflikten zwischen Beruf und Mutterpflichten auszuweichen, ist in der sozialwissenschaftlichen Diskussion als allgemeines Phänomen für Frauen beschrieben, die berufsorientiert sind und gleichzeitg traditionelle Meinungen zur Mutterrolle vertreten. Der konfliktive Kinderwunsch stellt also per se keinen psychosomatischen Ätiologiefaktor der Sterilität dar, sondern kann genauso potientiell fertile Frauen betreffen. Auch bei gesunden Paaren können sich neurotische Anteile der Kinderwunschmotivation finden. Dennoch kann das Konzept, Sterilität als psychosomatische Abwehrreaktion zu begreifen, im Einzelfall eine zutreffende und im Rahmen eines therapeutischen Settings eventuell eine hilfreiche Deutung sein.

Negative Urteile der sozialen Umwelt über Kinderlosigkeit genauso wie die Stigmatisierung als psychologisch abnorm erschweren den Verarbeitungsprozeß bei ungewollter Kinderlosigkeit. Patientinnen sind vielfach bemüht, durch die Inanspruchnahme der Reproduktionsmedizin ihren Kinderwunsch unter Beweis zu stellen, um sich deutlich von den sozial abwertend beurteilten, gewollt Kinderlosen abzugrenzen. Die Erschütterung der Lebensplanung und Minderwertigkeitsgefühle in bezug auf die Geschlechtsidentität sind weitere Elemente der Infertilitätskrise, die nicht losgelöst von gesellschaftlichen Bedingungen betrachtet werden können. Den Problemen Kontrollverlust, Schuldgefühle und Isolation begegnen die Patientinnen in der Reproduktionsmedizin jedoch teilweise wieder (vgl. 2.4.3.8). Ein Beispiel dafür ist der Verlust der Kontrolle über den eigenen Körper im Rahmen einer IVF-Therapie. Aber auch die diagnostizierte mangelhafte Qualität von Eizellen oder Tuben kann als Kränkung erlebt werden, die Scham, Schuld- und Insuffizienzgefühle auslöst. Somit ist es wichtig, im Umgang mit dem reproduktionsmedizinischen Therapieangebot eigene Grenzen definieren zu können und Autonomie beizubehalten. Die kritische Auseinandersetzung mit verschiedenen Therapiemöglichkeiten kann für die Betroffenen hilfreich sein, um zu klären, welche Behandlungen sie über welche Zeitdauer in Anspruch nehmen wollen. Demgegenüber zeichnet sich die Überwertigkeit des Kinderwunsches durch eine grenzenlose Therapiebereitschaft aus, die an Masochismus grenzen kann, da in der Schwangerschaft der einzige Ausweg aus der bestehenden Lebenskrise gesehen wird. Die immer neuen reproduktionsmedizinischen Therapieangebote sowie die ärztliche Orientierung am Erfolg Schwangerschaft interagieren dann mit der fixierten Haltung der Patientinnen zum Circulus virtiosus.

Im emprischen Teil dieser Arbeit wurden auch Patientinnen mit überwertigem Kinderwunsch untersucht. Diese Untergruppe unterschied sich in den folgenden Bereichen signifikant von der restlichen Untersuchungsgruppe: Sie fühlten sich minderwertiger aufgrund der Kinderlosigkeit, bewerteten die Rollenaufteilung in ihrer Partnerschaft häufiger als sehr traditionell, vertraten häufiger die Meinung, Frauen sollten ihre biologische Aufgabe erfüllen, schätzten sich selbst als weniger unsicherheitstolerant ein, waren mit ihrem Leben weniger zufrieden, und in der Kinderwunschmotivation spielte weniger der Wunsch nach Bereicherung eine Rolle als vielmehr das Bedürfnis, endlich das Sterilitätsproblem zu lösen. Sie wären besonders stolz, ein Kind vorweisen zu können, und haben viel Angst, ohne Kind mit Mitleid oder Mißtrauen betrachtet zu werden. Außerdem verfügten sie über eine schlechtere Schulbildung, und die Berufstätigkeit war ihnen weniger wichtig. Der Anteil der Migrantinnen in dieser Gruppe war signifikant erhöht. In der Gruppe von Frauen mit überwertigem Kinderwunsch fanden sich alle medizinischen Sterilitätsdiagnosen, der Anteil von Patientinnen mit funktioneller Sterilität entsprach dem der restlichen Untersuchungsgruppe. Dies deutet darauf hin, daß der überwertige Kinderwunsch eher das Resultat des Verarbeitungsprozesses der ungewollten Kinderlosigkeit ist als eine primär vorliegende psychosomatische Auffälligkeit, die insbesondere bei funktioneller Sterilität vermutet werden könnte. Bestimmte Voraussetzungen, wie die schlechtere Berufsausbildung im Zusammenhang mit einer eindimensionalen Ausrichtung des Lebensentwurfes auf die Mutterschaft, könnten den Weg in die Überwertigkeit vorzeichnen. Die Ausrichtung an traditionellen Geschlechternormen, die bei Migrantinnen häufig noch stärker ausgeprägt ist als bei deutschen Frauen, erschwert die Verarbeitung der ungewollten Kinderlosigkeit, erhöht den psychischen Druck und verstärkt das Gefühl der Kränkung. Demgegenüber können Frauen mit größerer Unsicherheitstoleranz auf Einbrüche in der Lebensplanung flexibler reagieren. Eine bessere Schulbildung ermöglicht darüber hinaus die Aneignung anderer Lebensschwerpunkte und die Sinnfindung in der Berufstätigkeit. Inwiefern anhand bestimmter Faktoren Risikopatientinnen identifiziert werden könnten, die zusätzlicher psychologischer Unterstützung bedürfen, kann jedoch vorerst nicht geklärt werden. Hier wären weitere langfristig angelegte Untersuchungen notwendig. Auffällig ist, daß die beschriebenen Ergebnisse im Einklang stehen mit bereits zitierten Befunden zur stärkeren Normorientierung und zur stärkeren Verankerung traditioneller Geschlechterrollen bei Sterilitätspatientinnen insgesamt. Es wäre denkbar, daß diese Eigenschaften sich beim Durchleben der Sterilitätskrise verstärken: Wenn die Geschlechtsidentität durch das Unvermögen, die traditionelle Mutterrolle zu erfüllen, verunsichert wird, verschlimmert sich der psychische Druck, dieses Problem gerade durch ein Kind zu beheben. Im Sinne eines Autonomiedefizites gelingt es diesen Patientinnen schlechter, eigene Grenzen der Behandlung zu definieren und eventuell nach anderen Lebensschwerpunkten zu suchen. Frauen mit einem weniger rigiden Geschlechterrollenverständnis können auf das Problem ungewollte Kinderlosigkeit flexibler reagieren und suchen auch nach Alternativen jenseits der Reproduktionsmedizin. Die Überwertigkeit des Kinderwunsches erscheint somit als prozeßhaftes Geschehen, das aus den psychosozialen Bedingungen der Verarbeitung der Infertilitätskrise resultiert.

Die Ergebnisse dieser Arbeit sprechen gegen eine besondere Kinderwunschmotivation als psychosomatischen Ätiologiefaktor von Sterilität. Daher erscheint die Begleitung im Copingprozeß von größerer Bedeutung zu sein als das Forschen nach psychosomatischen Sterilitätsursachen. Letzteres kann auch zur Stigmatisierung der Betroffenen beitragen.

Zur Minderung des psychischen Leidensdrucks bei ungewollter Kinderlosigkeit sind auch gesellschaftliche Veränderungen sinnvoll, die beim Umgang mit den psychosozialen Dimensionen des Problems größere Spielräume eröffnen. Dazu gehören Veränderungen in der Sozialisation von Mädchen, in der geschlechtsspezifischen Arbeitsteilung sowie in den Normen und Alltagsvorstellungen über Geschlechtscharaktere. Die Definiton von Kinderwunsch und Mutterschaft als orginär weibliches Bedürfnis und als natürliche Aufgabe von Frauen, wie sie auch heute noch von Medizinern und Psychologen als normative Vorstellung Patientinnen gegenüber transportiert wird, ist bei der Verarbeitung des unerfüllten Kinderwunsches hinderlich. Darüber hinaus sind Ärztinnen und Ärzte auch immer wieder mit

Veränderungen der gesellschaftlichen und sozialen Realität konfrontiert. Die Probleme und Konflikte von Patientinnen werden genauso von sich wandelnden Normen und Werten wie von Veränderungen in der Familienpolitik und am Arbeitsmarkt modelliert. Die Leitlinien konservativer Familienpolitik (vgl. 2.5.1) und die Verschlechterung der Beschäftigungssituation gerade für junge Frauen machen Flexibilität der Geschlechterrollen und Lebensentwürfe nicht einfacher.

Verschiedene Eckpunkte können in der konkreten Beratungs- und Behandlungssituation hilfreich für die Bewältigung der Infertilittätskrise und der Sterilitätstherapie sein. Erstens gibt es unabhängig von der Sterilitätsdiagnose keinen Anhalt für Persönlichkeitsstörungen bei Kinderwunschpatientinnen. Die Angst, psychisch abnorm zu sein, sollte also aufgegriffen und beruhigt werden. Zweitens kann das Nachdenken über die Motive des Kinderwunsches sinnvoll sein, um Klarheit über die eigenen Wünsche und Motivationen zu gewinnen. Anhand der Kinderwunschmotivation können nur im Einzelfall psychischen Auffälligkeiten diagnostiziert werden. Die Überlegung, welche positiven oder negativen Veränderungen ein Kind in das eigene Leben bringen könnte, kann dazu beitragen, Ambivalenzen zuzulassen und Phantasien zu entwickeln, ob einige der erhofften Veränderungen auch auf anderem Wege zu erreichen sind. Die Klärung der eigenen Motivation und Intensität des Kinderwunsches sollte drittens dabei helfen, vor dem Hintergrund einer realistischen Aufklärung über Erfolgssaussichten und Belastungen verschiedener reproduktionsmedizinischer Therapien zu entscheiden, welche Grenzen der Diagnostik und Behandlung gezogen werden. Das Festlegen zeitlicher und inhaltlicher Grenzen der Sterilitätstherapie kann den Betroffenen helfen, im Therapieablauf Autonomie zu bewahren. Das Gefühl, eigene Entscheidungen zu treffen, anstatt passiv und wartend den nächsten Behandlungssschritten ausgesetzt zu sein, stärkt die Compliance und das Selbstwertgefühl. Viertens kann psychologische Begleitung sinnvoll sein, um Kränkungen, Schuldgefühle, Wut und Trauer sowie Paarprobleme oder sexuelle Störungen, die im Rahmen der Infertilitätskrise auftreten, zu verarbeiten. Das Durchleben dieser Emotionen findet auch in der vor allem somatisch orientierten Praxis statt und sollte im Laufe aller Diagnose- und Therapieschritte ausreichend Raum haben. Für Patientinnen, die einen überwertigen Kinderwunsch entwickeln, ist die Stärkung des Selbstwertgefühls und der Autonomiefähigkeit von

346

zentraler Bedeutung, weil wegen des stärkeren Minderwertigkeitsgefühls und einer stärkeren Orientierung an traditionellen Geschlechterrollen das psychosoziale Leiden an der ungewollten Kinderlosigkeit gravierender und auch ausweglose erscheint. Fünftens sollte daher als Leitziel die Fokussierung auf die Situation der Betroffenen anstatt auf das nicht existente Kind formuliert werden.

Im Rahmen dieser Arbeit mußten verschiedene Fragen vorerst offen bleiben. Die Frage nach Besonderheiten bei Patientinnen mit funktioneller Sterilität kann nur eine eindimensionale Antwort erbringen. Da die Interaktionen zwischen Psyche und Soma jedoch vielfältig sind, muß zukunftsorientierte psychosomatische Forschung den vielfältigen Wechselwirkungen jenseits der Körper/Seele Dichotomie nachspüren. Im Rahmen der Literaturstudie dieser Arbeit wurden verschiedene Forschungsergebnisse zum Thema Pathomechanismen der Sterilität diskutiert (vgl. 2.4.1.4).

Die Frage nach der Bedeutung dieses Ansatzes, der zahlreiche Möglichkeiten für weitere Forschungen bietet, konnte jedoch nur angerissen werden. Ferner ist der Anteil von Patientinnen mit überwertigem Kinderwunsch mit 17,5% sicherlich nicht repräsentativ für die Kinderwunschsprechstunde. Wie häufig oder selten das Vorkommen eines überwertigen Kinderwunsches ist, könnte nur durch breiter angelegte Multi-Center-Studien geklärt werden. Ob bestimmte Kriterien tatsächlich eine »high-risk« Situation für das Zustandekommen eines überwertigen Kinderwunsches darstellen, müßte in Logitudinalstudien weitergehend evaluiert werden. Welche psychologischen Betreuungskonzepte insbesondere beim überwertigem Kinderwunsch hilfreich sind, um den Copingprozeß zu unterstützen, könnte Thema von Interventionsstudien sein. Der hohe Anteil von Migrantinnen in der Untergruppe Überwertigkeit verweist auf die besondere Situation dieser Gruppe auch in der Sterilitätstherapie. Dies kann durch die rigidere Geschlechterrollenkonzeption dieser Gruppe erklärt werden. Weitere Einzelheiten, wie die Frage nach der Notwendigkeit ethnomedizinischer Behandlungskonzepte in der psychosomatischen Gynäkolgie konnten im Rahmen dieser Untersuchung jedoch keine Beachtung finden. Insgesamt sind erst wenige Untersuchungen über Migrantinnen und ihre Probleme in der Gynäkologie publiziert worden. Hier besteht enormer Forschungsbedarf.

Diese Arbeit hat sich ausschließlich mit der Situation ungewollt kinderloser Frauen beschäftigt. Die Analyse des Verarbeitungsprozesses der Infertilitätskrise macht jedoch die Beschäftigung mit der Paardynamik erforderlich. Da die Themen Minderwertigkeit, Potenzgefühle, Kränkungen und Schuldgefühle als zentrale Begriffe der Infertilitätskrise herausgearbeitet werden konnten, stellt sich die Frage, inwiefern Veränderungen in der Paardynamik durch die Diagnostik der Fertilitätsstörung ausgelöst werden. Die Frage, welcher Partner »Schuld« ist an der ungewollten Kinderlosigkeit, führt vermutlich zu Veränderungen in der Balance der Paarbeziehung auch im Kontext der Kinderwunschmotivation. Inwiefern diese »Schuld« am unerfüllten Kinderwunsch die Lebensituation und die Paardynamik beeinflußt, hängt neben den Rollenkonzepten auch von der Lebensplanung und den Hoffnungen und Bedürfnissen ab, die die Betroffenen mit dem erwünschten Kind verbinden.

Der Kinderwunschmotivation von Sterilitätspatientinnen ist in der gynäkologischen Psychosomatik bislang wenig Aufmerksamkeit gewidmet worden. Dabei kann die Frage nach der Motivation des Kinderwunsches zum Begreifen der psychosozialen Belastungsfaktoren bei ungewollter Kinderlosigkeit beitragen und somit sowohl bei der reproduktionsmedizinischen Behandlung als auch bei der Suche nach alternativen Lebensentwürfen für die Verarbeitung des unerfüllten Kinderwunsches hilfreich sein. In der psychosomatischen Forschung sowie der medizinischen Praxis sollte dieser Frage daher mehr Aufmerksamkeit gewidmet werden. Eine Pathologisierung der Betroffenen aufgrund der Kinderwunschmotivation ist dabei nicht berechtigt.

5 Anhang

5.1 Interview-Fragebogen: Motivation des Kinderwunsches bei Sterilitätspatientinnen

1. Intensität

1.1 Seit wann besteht der KW?	Jahren
	Monaten

1.2 Wie war Ihre Lebenssituation als der KW aktuell wurde?

1.3 Haben Sie schon immer geplant ein Kind zu bekommen?

1.4 Wie stark ist der KW? (0) (1) (2) (3) (4) (5) (6)

1.5 Wieviel Aufwand sind Sie bereit zu betreiben? (0) (1) (2) (3) (4) (5) (6)

1.6 Wie sehr sind Sie bereit Ihr Leben zu ändern, um den KW zu realisieren? (0) (1) (2) (3) (4) (5) (6)

1.7 Wieviel Schmerzen zu ertragen? (0) (1) (2) (3) (4) (5) (6)

1.8 Wie häufig denken Sie an den KW? (0) (1) (2) (3) (4) (5) (6)

1.9 Wie würden Sie sich ohne Kind fühlen?

1.10 Wie gut könnten Sie mit der Frustration des KW leben? (0) (1) (2) (3) (4) (5) (6)

1.11 Zweifeln Sie manchmal an ihrem KW? (0) (1) (2) (3) (4) (5) (6)

1.12 Von wem geht der KW stärker aus?

1.13 Würden Sie auch ein Kind adoptieren?

1.14 Wie stehen Sie zu den Techniken der künstlichen Befruchtung?

2. Gynäkologische Anamnese

2.1 Haben Sie die erste Menstruation als positiv erlebt? (-3) (-2) (-1) (0) (+1) (+2) (+3)

2.2 Leiden Sie heute stark unter Regelbeschwerden? (-3) (-2) (-1) (0) (+1) (+2) (+3)

2.3 Schwangerschaftsabbrüche?

2.4 Aborte?

2.5 Frühere Schwangerschaften?

2.6 Gab es da Probleme?

2.7 Gynäkologische Erkrankungen und Operationen?

2.8 Jetzige Diagnose:

3. Psychische Anamnese

3.1 Fühlen sie sich gesund und ausgeglichen?   (-3) (-2) (-1) (0) (+1) (+2) (+3)

3.2.Vorherrschende Stimmung?   (-3) (-2) (-1) (0) (+1) (+2) (+3)

3.3 Hatten Sie mal psychiatrische Erkrankungen?

4. Lebensbiografische Einordnung des KW

4.1 Haben Sie eine gute Erinnerung an die eigene   (-3) (-2) (-1) (0) (+1) (+2) (+3)
Kindheit?

4.2 Haben Sie Geschwister?

4.3 Erinnern Sie starke Konflikte und Rivalitäten   (-3) (-2) (-1) (0) (+1) (+2) (+3)
mit Ihnen?

4.4 Hatten Sie ein gutes Verhältnis zu den Eltern?   (-3) (-2) (-1) (0) (+1) (+2) (+3)

4.5 Wie waren Ihre Eltern?

Mutter:

Vater:

4.6 Haben Sie sich von der Mutter angenommen   (-3) (-2) (-1) (0) (+1) (+2) (+3)
gefühlt?

4.7 Erinnern Sie eine besondere Zuneigung zum   (-3) (-2) (-1) (0) (+1) (+2) (+3)
Vater?

4.8 Wie gut ist jetzt Ihr Verhältnis zu den Eltern?   (-3) (-2) (-1) (0) (+1) (+2) (+3)

4.9 Fühlen Sie sich noch manchmal von ihnen   (-3) (-2) (-1) (0) (+1) (+2) (+3)
bevormundet?

4.10 Welchen Schulabschluß haben Sie?

4.11 Welchen Beruf?

4.12 Mögen Sie Ihren Beruf?   (-3) (-2) (-1) (0) (+1) (+2) (+3)

4.13 Würden Sie ihn bei der Geburt eines Kindes
aufgeben?

4.14 Wenn ja, wie lange?

4.15 Sind Sie selbst erwerbstätig?   (J)   (N)

5. Partnerschaft

5.1 Wie lange sind Sie schon mit Ihrem   Jahre   Monate
Partner zusammen?

5.2 Ist die Rollenaufteilung in der Ehe oder   (-3) (-2) (-1) (0) (+1) (+2) (+3)
Partnerschaft eher traditionell?

5.3 Sind Sie glücklich in Ihrer Partnerschaft?   (-3) (-2) (-1) (0) (+1) (+2) (+3)

5.4 Welche gemeinsame Lebensbereiche gibt es?

5.5 Was ist Ihr Partner für ein Mensch?

5.6 Sind Sie mit der Sexualität in Ihrer   (-3) (-2) (-1) (0) (+1) (+2) (+3)
Partnerschaft zufrieden?

6. Selbstbild

6.1 Sind Sie mit sich und ihrem Leben zufrieden?	(-3) (-2) (-1) (0) (+1) (+2) (+3)
6.2 Wie unsicherheitstolerant sind Sie?	(-3) (-2) (-1) (0) (+1) (+2) (+3)
6.3 Würden Sie sich als emanzipiert beschreiben?	(-3) (-2) (-1) (0) (+1) (+2) (+3)
6.4 Würden Sie sich als religiös beschreiben?	(-3) (-2) (-1) (0) (+1) (+2) (+3)
6.5 Fühlen Sie sich glücklich eine Frau zu sein?	(-3) (-2) (-1) (0) (+1) (+2) (+3)
6.6 Fühlen Sie sich einsam?	(-3) (-2) (-1) (0) (+1) (+2) (+3)
6.7 Wünschen Sie sich Zuwendung von einem Kind?	(-3) (-2) (-1) (0) (+1) (+2) (+3)
6.8 Fühlen Sie sich minderwertig, bisher kein Kind bekommen zu haben?	(-3) (-2) (-1) (0) (+1) (+2) (+3)

7. Welche Bedeutung haben folgende Lebenselemente?

7.1 Beruf	(0) (1) (2) (3) (4) (5) (6)
7.2 Soziale, politische oder kulturelle Tätigkeiten	(0) (1) (2) (3) (4) (5) (6)
7.3 Freundeskreis	(0) (1) (2) (3) (4) (5) (6)
7.4 Hobbys	(0) (1) (2) (3) (4) (5) (6)
7.5 Partnerschaft und Familie	(0) (1) (2) (3) (4) (5) (6)
7.5 Sexualität	(0) (1) (2) (3) (4) (5) (6)

8. Warum wünschen Sie sich ein Kind?

8.1 Was wären die Veränderungen, die ein Kind in Ihr Leben bringen würde?
positive:
negative:
8.2 Wie würden sich die Beziehungen zu Ihrer Umwelt (Freunde, Familie etc.) ändern?
8.3 Wie wäre das Kind?
8.4 Würden Sie denn Sinn Ihres Lebens darin sehen, Mutter zu sein?

9. Meinung zu folgenden Anschauungen

9.1 Der weibliche KW ist natürlich	(-3) (-2) (-1) (0) (+1) (+2) (+3)
9.2 Konventionellerweise gehören Kinder zum Leben	(-3) (-2) (-1) (0) (+1) (+2) (+3)
9.3 Für Mütter ist die Frage nach dem Sinn ihres Lebens befriedigend gelöst	(-3) (-2) (-1) (0) (+1) (+2) (+3)
9.4 Frauen sollten ihre biologische Funktion erfüllen	(-3) (-2) (-1) (0) (+1) (+2) (+3)
9.5 Durch Kinder wird die Welt menschlicher gestaltet	(-3) (-2) (-1) (0) (+1) (+2) (+3)

5.2 Codeliste

1.) Nummer: (z.B. 001)

2.) Alter: (z.b. 27)

3.) Seit wann: Anzahl in Monaten (z.b. 024)

4.) Lebenssituation

    1 ∅   2 neue Partnerschaft   3 Schwellensituation

5.) Schon immer geplant:

    1 ja   2 nein

6.-10.) 1.4.-1.8.

    (0) (1) (2) (3) (4) (5) (6)
     1   2   3   4   5   6   7

11.) Ohne Kind

    1 Wäre vorstellbare, würde mir neue Ziele im Leben setzen

    2 Resignation: müßte ich mich mit abfinden, Leben muß irgendwie weitergehen

    3 Verleugnung: das will ich mir nicht vorstellen, damit setzte ich mich nicht auseinander

    4 Schlimm, schrecklich, sehr traurig

12.-13.) 1.10.-1.11.

    vgl. oben

14.) von wem stärker

    1 von ihr   2 von ihm   3 gleich

14.) Adoption

    1 ja

    2 nein

    3 kaum möglich wegen bürokrat. Hindernisse

    4 vielleicht

15.) Reproduktionsmedizin

    1 positiv, macht, plant oder könnte sich Teilnahme gut vorstellen

    2 ablehnend, negativ

    3 skeptisch, zweifelnd, nimmt evtl. doch am Programm teil

    4 Alles tun was möglich ist! Alles ausprobieren und jede Chance nutzen

16.-17.) 2.1.-2.2.

    (-3) (-2) (-1) (0) (+1) (+2) (+3)
     1   2   3   4   5   6   7

18.-21.) 2.3.-2.5.

    Anzahl (z. B. 1)

22.) Da Probleme

    1 ja   2 nein   3 entfällt

23.) Gynäkolog. Anamnese

    1 ∅

    2 Konisation

3 Adnexitiden

4 Benigne oder maligne Tumore

6 Andere

24.) Jetzige Diagnose

    1 Tubare Sterilität

    2 Funktionelle Sterilität

    3 Andrologische oder gemischte Ursachen

25.-27.) 3.1.-3.3.

    vgl. oben

28.) Psychiatrische Erkrankungen

    1 ja   2 nein   3 leichte

29.) 4.1. vgl. oben

30.) Anzahl der Geschwister   z.B. 02

31.-32.) 4.3.-4.4. vgl. oben

33.) Mutter (drei Antwortmöglichkeiten)

    1 mütterlich, zugewandt, liebevoll

    2 oberflächlich, kein Verhältnis gehabt, hatte nie Zeit, wenig zugewandt

    3 sehr problematisches Verhältnis (Tabl. abh, gewaltätig)

    4 streng, kalt

    5 ordentlich, meckerig, pingelig

    6 aktiv, starke Persönlichkeit

    7 gefügig, unterwürfig

    8 nett, unverbindliche Äußerung

    9 keine weitere Antwort

34.) Vater (drei Antwortmöglichkeiten)

    1 autoritär, streng, Familienoberhaupt, tyrannisch

    2 lieb, zugewandt, war für einen da

    3 keine Erinnerung (Trennung, Tod)

    4 verschlossen, oft abwesend, kein emotionales Verhältnis, wenig präsent

    5 ruhig

    6 ich war seine Lieblingstochter, besonderes Verhältnis

    7 keine weitere Antwort

35.-38.) 4.6.-4.9.

    vgl. oben

39.) Schulabschluß

    1 Keinen

    2 Hauptschule

    3 Realschule

    4 Polytechnische Oberschule (ehemalige DDR)

    5 Hochschulreife

40.) Beruf

    1 Keinen, Hausfrau

    2 Angelernte oder ungelernte Tätigkeit, Arbeiterin

3 Angestellte, qualifizierte Berufsausbildung

4 Selbständig

5 Akademikerin

41.) 4.1. vgl. oben plus 8 entfällt

42.) Beruf aufgeben

    1 ja   2 nein   3 zeitweise oder reduzieren   4 entfällt

43.) Selbst erwerbstätig

    1 ja   2 nein

44.) Dauer der Partnerschaft

    Anzahl in Monaten (z.B. 060)

45.-46.) 4.2.-4.3. vgl. oben

47.) Gemeinsame Lebensbereiche

    1 wir machen alles zusammen

    2 keine

    3 gemeinsames Geschäft, berufliche Interessen oder ehrenamtliches Engagement

    4 gemeinsame Hobbys und Interessen

    5 gemeinsame Freunde

48.) Partner (drei Antwortmöglichkeiten)

    1 lieb, verständnisvoll, einfühlsam

    2 verschlossen, spricht nicht über Gefühle

    3 zuverlässig, stützend, hilfsbereit, hat mir sehr geholfen

    4 häuslich, harmoniebedürftig

    5 ruhig

    6 selbstbewußt, starke Persönlichkeit, kompetent, intelligent

    8 lebendig, extrovertiert

    9 keine weitere Antwort

49.-57.) 5.6.-6.8. vgl. oben

58.-63.) 7.1.-7.6. vgl. oben

64.) Warum Kinderwunsch (sieben Antworten möglich)

    01 Lebensinnhalt

    02 Zuwendung, im Alter nicht alleine sein

    03 Konformität

    04 Bereicherung

    05 Wiedergutmachung

    06 Sozialer Druck

    07 Vollständige Familie

    08 Partnerschaft bereichern

    09 Jung bleiben

    10 Gebraucht werden

    11 Gestaltungslust

    12 Weiterleben

    13 Potenz beweisen

    14 Problem entfällt

15 Emanzipation von Eltern

16 Flucht

17 Sinnl. Erfahrung

18 Keine weitere Antwort

65.) Veränderungen positiv (drei Antwortmöglichkeiten)

01 Keine

02 ?

03 Partnerschaft schöner

04 Leben in der Bude, etwas unternehmen mit dem Kind, mehr Lebendigkeit

05 Wieder zur Ruhe kommen, da Problem gelöst, ausgeglichener sein

06 Euphorie: glücklicher sein, alles wird anders, schöneres Leben

07 Anderer Lebensinhalt, Berufstätigkeit, Karriere wird weniger wichtig

08 Zuwendung bekommen

09 Andere Antwort, die mit Kinderwunschmotivation identisch ist

10 Keine weitere Antwort

negativ (drei Antwortmöglichkeiten)

1 Keine

2 ?

3 Persönliche Einschränkungen, Streß, weniger Zeit haben

4 Angst vor möglichen Schwierigkeiten in der Erziehung, mit dem Kind

5 Keine weitere Antwort

66.) Beziehungen ändern

1 ?

2 Nicht

3 Beziehung zu Partner intensiver

4 mögliche Konflikte in der Partnerschaft

5 mögliche Probleme mit Eltern oder Schwiegereltern

6 Eltern, soziales Umfeld wäre befriedigt

67.) Wie wäre das Kind

1 ?

2 wie ich

3 wie mein Mann

4 konkrete Vorstellungen, Erwartungen hinsichtlich Geschlecht und Eigenschaften

68.) Lebenssinn

1 ja   2 nein   3 teilweise, unter anderem

69.-73.) 9.1.-9.5.

vgl. oben

5.3 Fragebogen von Hölzle

Fragen zum Kinderwunsch:

Jede Frau verbindet mit dem Wunsch nach einem Kind eine positive Veränderung bzw. Bereicherung ihres Lebens und ihrer Beziehung, aber es treten auch Ängste auf. Dabei gibt es keine »richtigen« oder »falschen« Wünsche und es geht auch nicht darum, den eigenen Kinderwunsch zu rechtfertigen. Es gibt nur verschiedene Gesichtspunkte, die für eine Entscheidung mehr oder weniger wichtig sein können.

Im Folgenden haben wir Aussagen von Frauen zusammengestellt, in denen sie ihre Wünsche, Erwartungen und auch Befürchtungen im Hinblick auf ihren Kinderwunsch mitteilen. Wir möchten Sie nun bitten anzukreuzen, in welchem Ausmaß die einzelnen Aussagen auch auf ihren Kinderwunsch zutreffen:

Trifft...	...völlig zu	...über- wiegend zu	...teil- weise zu	...kau m zu	...gar nicht zu
1. »Ich wäre stolz, wenn ich auf die Frage ›Haben Sie Kinder?‹ endlich mit ›Ja‹ antworten könnte.«	4	3	2	1	0
2. »Ich möchte gerne die Erfahrung von Schwangerschaft und Geburt machen.«	4	3	2	1	0
3. »Es gibt für mich andere Aufgaben im Leben, die ich genauso schön finde wie ein Kind zu erziehen.«	4	3	2	1	0
4. »Ich verspreche mir von einem Kind, daß ich von ihm lernen kann, viele Dinge neu zu sehen.«	4	3	2	1	0
5. »Meine Eltern bzw. Schwiegereltern erwarten von mir, daß ich ein Kind bekomme.«	4	3	2	1	0
6. »Schön an Kindern finde ich auch, immer jemand zu haben, mit dem man kuscheln und schmusen kann.«	4	3	2	1	0
7. »Ich glaube, ohne Kind würde ich mich im Alter einsam fühlen.«	4	3	2	1	0
8. »Ein Kind zu haben, bedeutet für mich, einen Menschen zu haben, für den ich wichtig und für einige Zeit unentbehrlich bin.«	4	3	2	1	0
9. »Bei dem Leben mit einem Kind, könnte ich selbst wieder Kind sein.«	4	3	2	1	0

10. »Ein Kind zu haben, heißt für mich auch, meine Zukunft klarer sehen zu können.«	4	3	2	1	0
11. »Ein Kind würde mich in meinen Berufswünschen möglicherweise beeinträchtigen.«	4	3	2	1	0
12. »Ich möchte gerne meine Ideale und Wertvorstellungen an ein Kind weitergeben.«	4	3	2	1	0
13. »Ich möchte gern erleben, wie mein Kind sich entwickelt und immer selbständiger wird.«	4	3	2	1	0
14. »Ein Kind würde unsere Partnerschaft bereichern.«	4	3	2	1	0
15. »Die Vorstellung selbst neues Leben schaffen zu können, finde ich großartig.«	4	3	2	1	0
16. »Ich habe Angst, ohne Kind mit Mißtrauen oder Mitleid betrachtet zu werden.«	4	3	2	1	0
17. »Ich habe Angst vor den Anforderungen, die ein Kind stellt.«	4	3	2	1	0
18. »Ohne Kind kann ich meine Freizeit besser genießen.«	4	3	2	1	0
19. »Kinder machen die Welt menschlicher, finde ich.«	4	3	2	1	0
20. »Ich befürchte, daß die Beziehung zu meinem Partner durch ein Kind belastet würde.«	4	3	2	1	0
21. »Ohne eigene Nachkommen würde ich mir die Frage stellen, welchen Sinn mein Leben überhaupt hat.«	4	3	2	1	0
22. »Ich habe Angst, bald zu alt für eine Schwangerschaft zu sein.«	4	3	2	1	0
23. »Wenn ich ehrlich bin, es würde mir Spaß machen, meinen Eltern und Verwandten zu zeigen, daß ich ein Kind erziehen kann.«	4	3	2	1	0
24. »Ohne Kind würde ich mich sehr alleine fühlen.«	4	3	2	1	0
25. »Ich finde die Vorstellung schön, ein Kind zu haben als Teil von mir und meinem Partner.«	4	3	2	1	0

26. »Mein Partner und ich können auch ohne Kind das Leben genießen.«	4	3	2	1	0
27. »Wenn ich mit Freunden und Bekannten, die Kinder haben, zusammen bin, fühle ich den Wunsch nach einem Kind besonders stark.«	4	3	2	1	0
28. »Ich finde, Kinder gehören zu einer Ehe einfach dazu.«	4	3	2	1	0
29. »Ich möchte einem Kind das geben, was ich selbst als Kind vermißt habe.«	4	3	2	1	0
30. »Erst mit einem Kind hätte ich das Gefühl, ein richtiges Zuhause zu haben.«	4	3	2	1	0
31. »Ich befürchte, daß mein Partner sich zurückziehen könnte, wenn ich keine Kinder bekomme.«	4	3	2	1	0
32. »Ein Kind zu haben ist für mich gleichbedeutend mit ›Eine ganze Frau sein‹«.	4	3	2	1	0
33. »Das Wissen, keine eigenen Kinder bekommen zu können, würde bestimmt das sexuelle Zusammensein mit meinem Partner belasten.«	4	3	2	1	0
34. »Ich finde die Probleme der heutigen Zeit sprechen eher dagegen, ein Kind in die Welt zu setzen.«	4	3	2	1	0
35. »Ich habe Angst vor den nicht vorhersehbaren Schwierigkeiten, die mit einem Kind auf mich zukommen.«	4	3	2	1	0
36. »Ich glaube, daß ich mich während einer Schwangerschaft körperlich sehr wohlfühlen würde.«	4	3	2	1	0
37. »Ich befürchte, daß ich mit einem Kind meine eigenen Interessen zurückstellen müßte.«	4	3	2	1	0
38. »Mein Partner wäre stolz auf mich, wenn ich schwanger würde.«	4	3	2	1	0
39. »Meinem Kind würde ich meine ganze Liebe schenken.«	4	3	2	1	0

6 Literaturverzeichnis

Adey, E.: Female fertility and fruitful life. British Journal of Psychotherapy 8 (1992), S.295-299

Alexander, R.D. und Noonan, K.M.: Concealment of Ovulation, Parental Care and Human Social Evolution. In: Chagnon, N.A., Irons, W. (Hrsg): Evolutionary Biology and Human Social behavior, North Scituate, Massachusetts 1979, S.436-453

Allison, R.: Roles and role conflict of women in infertile couples. Psychology of women Quarterly 4 (1979), S.97-133

Appelt, H. und Strauß, B.: Psychoendokrinologie der weiblichen Sexualität. Gynäkologe (1986) 19, S.11-18

Ariés, P.: Geschichte der Kindheit, München 1978

Asso, D.: The Real Menstrual Cycle, Chichester 1983

Astor, J. und Pawson, M.: The value of psychometric testing in the investigation of infertility. Journal of Psychosomatic Obstetrics Gynaecology 5 (1985), S.107-111

Auhagen-Stephanos, U.: Kasuistischer Beitrag zur Diskussion psychosomatischer Zusammenhänge bei Hyperprolaktinämie. Gynäkologe 15 (1982), S.198-201

Auhagen-Stephanos, U.: Analytisch-psychosomatische Untersuchungen zur weiblichen Sterilität. In: Studt, H.H. (Hrsg.): Psychosomatik in Forschung und Praxis, München, Wien 1983, S.484-495

Auhagen-Stephanos, U.: Kinderwunsch, Kinderwahn. Zeitschrift für Sexualforschung 2 (1989) S.349-357

Badinter, E.: Die Mutterliebe, München 1981

Balint, A.: Liebe zur Mutter und Mutterliebe. In: Balilnt, M.: Die Urformen der Liebe und die Technik der Psyhoanalyse, München 1988 (Erstveröffentlichung 1939), S.103-120

Balint, M.: Zur Kritik der Lehre von den prägenitalen Libidoorganisationen. In: Balint, M.: Die Urformen der Liebe und die Technik der Psychoanalyse, München 1988 (Erstveröffentlichung 1935), S.48-68

Balint, M.: Frühe Entwicklungsstadien des Ichs – Primäre Objektliebe. In: Balint, M.: Die Urformen der Liebe und die Technik der Psychoanalyse, München 1988 (Erstveröffentlichung 1937), S.83-102

Bancroft, J., Sanders, D., Davidson, D., Warner, P.: Mood, Sexuality, Hormones and the Menstrual Cycle. III. Sexuality and the Role of Androgens. Psychosomatic Medicine Vol. 45 (1983) S.509-516

Bandura, A.: Lernen am Modell, Stuttgart 1976

Bandura, A.: Sozial-kognitive Lerntheorie, Stuttgart 1979

Bandura, A.: Exercise of personal and collective efficacy in changing societies. In: Bandura, A. (Hrsg.): Self-efficacy in Changing Societies, Cambrigde 1995, S.1-45

Baram, D., Tourtelot, E., Muechler, E., Huang, K.: Psychosocial adjustment following unsuccessful in vitro fertilization. Journal of Psychosomatic Obstetrics and Gynaecology 9 (1988), S.181-190

Basse, M., Nieder, J., Schrader, B.: Schwangerschafts- und Geburtsverlauf nach Sterilitätsbehandlung. Zentralblatt Gynäkologie 108 (1986), S.533-539

Beal, C.R.: Boys and Girls: The Development of Gender Roles, New York 1994

Becker, A.-M.: Die Magd des Herrn. In: Becker, A.-M. et al. (Hrsg.): Mutterpflichten-Vaterrechte?!, Frankfurt/ M. 1993, S.47-83

Becker, R.: Schwangerschaftsverlauf, Geburt und postnatale Entwicklung bei Sterilitätspatientinnen mit schließlich erfülltem Kinderwunsch, Berlin 1980

Beck-Gernsheim, E.: Vom Geburtenrückgang zur neuen Mütterlichkeit – Über private und politische Interessen am Kind, Frankfurt/M. 1989

Beckmann, D.: Zur Sozialgeschichte der Begriffe vom Unbewußten. Psychosozial 2/81 4.Jg. (1981) S.107-124

Beckmann, D., Brähler, E., Richter, H.-E.: Der Gießen-Test, Bern 1983

Beckmann, D.: Mutterideologie. Psychosozial 21 (1984), S.130-143

Beit-Hallahmi, B. und Rabin, A.I.: The Kibbutz as a Social Experiment and as a Child-Rearing Laboratory. American Psychologist 32 (1977) S.532-541

Bell, J.S., Bancroft, J., Philips, A.: Motivation for Parenthood. Journal of Comparative Family Studies 16 (1985), S.111-119

Belotti, E.G.: Was geschieht mit kleinen Mädchen?, München 1975 (Deutsche Erstausgabe)

Benedek, T.: Infertility as a psychosomatic defense. Fertility and Sterility 3 (1952), S.527-541

Benedek, T.: Die Funktionen des Sexualapperates und ihre Störungen. In Alexander, F.: Psychosomatische Medizin, Berlin 1971, S.170-210

Benedek, T.: The Psychobiology of Parenthood. In: Arieti, S. (Hrsg): American Handbook of Psychiatry, New York 1974 (zweite Auflage) S.482-495

Benedek, T.: Sexual functions in women and their disturbances. In: Arieti, S. (Hrsg): American handbook of psychiatry, New York 1974 (zweite Auflage), S.569-591

Benjamin, J.: Die Fesseln der Liebe – Psychoanalyse, Feminismus und das Problem der Macht. Frankfurt/ M. 1993

Bents, H.: Psychosomatische Aspekte ungewollter Kinderlosigkeit – Inaugural-Dissertation, Münster 1987

Bergmann, M.V.: The Effect of Role Reversal on Delayed Marriage und Maternity. Psychoanalytic Study of the Child 40 (1985), S.197-219

Berman, P.W., Monda, L.C., Rodney, P.M.: Sex Differences in Young Children's Responses to an Infant: An Observation within a Day-care Setting. Child Development 48 (1977), S.711-715

Berman, P.W.: Are Women More Responsive Than Men to The Young? A Review of Developmental and Situational Variables. Psychological Bulletin 88 (1980), S.668-695

Berninghausen, J.: Der Traum vom Kind – Geburt eines Klischees, Frankfurt/ M. 1980

Bernt, H., Sudik, R., Bernt, W.D., Scheunemann, P.: Psychologische Untersuchungen steriler Paare im Rahmen eines In-Vitro-Fertilisationsprogramms. Zentralblatt Gynäkologie 107 (1985), S.1424-1431

Bernt, H. und Bernt, W.-D.: Psychologische Aspekte der IVF und des intratubaren

Gametentransfers. In: Brähler, E., Meyer, A. (Hrsg): Psychische Probleme in der Reproduktiondmedizin, Jahrbuch der medizinischen Psychologie, Berlin 1991, S.75-86

Bernt, H., Bernt, W.D., Tacke, S.: Sterilität – Frauensache? Bewältigungsverhalten und Paarstruktur von sterilen Paaren verschiedener Diagnosegruppen. Psychotherapie, Psychosomatik, medizinische Psychologie 42 (1992), S.236-241

Bernt, H.: Sterilität – Frauensache?, Geburthilfe und Frauenheilkunde 55 (1995), S.M50-M51

Besch-Cornelius, J.: Psychoanalyse und Mutterschaft, Göttingen 1987

Bettendorf, G.: Idiopathische Sterilität. In: Bettendorf, G. und Breckwoldt, M. (Hrsg): Reproduktionsmedizin, Stuttgart 1989, S.407-409

Bilden, H.: Geschlechtsspezifische Sozialisation. In: Hurrelmann, K., Ulrich, D. (Hrsg): Handbuch der Sozialisationsforschung, Weinheim 1980, S.777-812

Bilden, H.: Geschlechtsspezifische Sozialisation. In: Hurrelmann, K., Ulrich, D. (Hrsg): Neues Handbuch für Sozialisationsforschung, Weinheim,Basel 1991, S.279-301

Blakemore, J.E.O.: Children`s Nurturant Interactions with Their Infant Siblings: An Exploration of Gender Differences ans Maternal Socialization. Sex Roles 22 (1990), S.43-57

Blakemore, J.E.O.: The Influence of Gender and Temperament on Children`s Interaction with a Baby. Sex Roles 24 (1991), S.531-537

Block, J.H.: Differential Premises Arising from Differential Socialization of the Sexes: Some Conjectures. Child Development 54 (1983), S.1335-1354

Boggiano, A. K. und Barrett, M.: Strategies to Motivate Helpless and Mastery-oriented Children: The Effect of Gender-Based Expectancies. Sex Roles 25 (1991), S.487-510

Bowlby, J.: Bindung – Eine Analyse der Mutter-Kind-Beziehung, Frankfurt/ M. 1984

Brähler, C. und Meyhöfer, W.: Psychologische Aspekte der Fertilisationsstörungen. Die Medizinische Welt 36 (1985), S.230-241

Brähler, C. und Meyhöfer, W.: Zur Bedeutung von Partnerschaft und Körpererleben bei heterologer Insemination. Fertilität 2 (1986), S.161-168

Brähler, C.: Familie, Kinderwunsch, Unfruchtbarkeit: Motivation und Behandlungs-verläufe bei künstlicher Befruchtung, Opladen 1990

Brähler, E.: Fruchtbarkeitsstörungen – Trends in der psychosomatischen Forschung. Geburtshilfe und Frauenheilkunde 54 (1994). S.M106-M110

Brähler, E., Felder, H., Strauß, B.: Psychologie der Sterilität: Foschungsergebnisse und praktische Umsetzung. Symposium Medical 4 (1997), S.2-3

Brand, H.J., Roos, S.S., van der Merve, A.B.: Psychological stress and infertility. Part 1: Psychophysiological reaction patterns. British Journal of Medical Psychology 55 (1982), S.379-384

Brand, H.J: Psychological stress and infertility. Part 2: Psychometric test data.. British Journal of Medical Psychology 55 (1982), S.385-388

Braun, M., Alwin, D.F., Scott, J.: Wandel der Einstellungen zur Rolle der Frau in Deutschland und den Vereinigten Staaten. In: Braun, M., Mohler, P.P. (Hrsg.): Blickpunkt Gesellschaft. 3. Einstellungen und Verhalten der Bundesbürger, Opladen 1994, S.151-174

Brehmer, I.: Schule im Patriarchat – Schulung fürs Patriarchat?, Weinheim, Basel 1991

Brody, B.E.: The context of desire: Reproductive Choice in an Era of Coercion and Freedom. In: Dennerstein, L., Senarclens, M. (Hrsg): The youg woman. Psychosomatic aspects of Obstetricia and Gynecology, Amsterdam 1983, S.229-244

Brunswick, R.: The preoedipal phase of the libido development. In: Fliess, R. (Hrsg): The psycho-analytic Reader, New York 1967 (Erstveröffentlichung 1940), S.231-253

Buss, D.M.: Psychological Sex Differences. American Psychologist 3 (1995), S.164-168

Bydlowski, M.: A Mother's wish for a child. Psychoanalytic viewpoint. In: Dennerstein, L., Senarclens, M. (Hrsg): The young woman. Psychosomatic aspects of Obstetricia and Gynecology, Amsterdam 1983, S.255-262

Callan, V.J. und Hennessey, J.F.: The psychological adjustment of women experiencing infertility. British Journal of Medical Psychology 61 (1988), S.137-140

Campbell, B.G.: Entwicklung zum Menschen, Stuttgart 1979 (2. Auflage)

Cerutti, R., Tosadori, G., Docetta, G. et. al.: Considerations on tubal sterility of presumed psychogenic origen. Clinical and Experimental Obstetrics and Gynecology 10 (1983), S.171-175

Chasseguet-Smirgel, J.: Die weiblichen Schuldgefühle. In: Chasseguet-Smirgel, J. (Hrsg): Psychoanalyse der weiblichen Sexualität, Frankfurt/M. 1974, S.134-191

Chasseguet-Smirgel, J.: Bemerkungen zu Mutterkonflikt, Weiblichkeit und Realitäts-zerstörung. Psyche (1975) S.805-812

Chehrazi, S.: Zur Psychologie der Weiblichkeit. Psyche 42 (1988), Erstveröffentlichung 1986, S.307-327

Chodorow, N.: Das Erbe der Mütter – Psychoanalyse und Soziologie der Geschlechter, München 1994 (4. Auflage)

Christiansen, K., Seeler, M.J., Bohnet, H.G.: Geschlechtsrollenidentifikation bei Paaren mit unerfülltem Kinderwunsch. Vortrag auf 25. Jahrestagung der Deutschen Gesellschaft für Psychosomatische Geburtshilfe und Gynäkologie in Bremen 1996

Collaer, M.L. und Hines, M.: Human Behavioral Ses Differences: A Role for Gonadal Hormones During Early Development?. Psychological Bulletin 118 (1995), S.55-107

Cornelius, I.: Von der Pyramide zum Pilz. In: Landeszentrale für politische Bildung Baden Württemberg (Hrsg.): Bevölkerungsentwicklung und Bevölkerungspolitik in der Bundesrepublik, Stuttgart 1988, S.11-37

Culler, J.: Dekonstruktion, Reinbek bei Hamburg 1988

Daniluk, J.C.: Strategies for counseling infertile couples. Journal of Counseling and Development (1991) 69, S.317-320

Datenreport: Datenreport 1997. Die Tageszeitung Berlin 23.5.1997, S.5

Davies-Osterkamp, S.: Künstliche Reproduktion aus psychologischer Sicht – die Rolle des Arztes, die Rolle der betroffenen Paare. In: Mohr, J., Schubert C., Jürgensen O. (Hrsg): Das Managment der Unfruchtbarkeit, Berlin 1989, S.116-128

Davies-Osterkamp, S.: Psychologie und Gynäkologie, Weinheim 1991a

Davies-Osterkamp, S.: Psychologische Untersuchungen im Rahmen künstlicher Befruchtungstechniken. In: Brähler, E., Meyer, A. (Hrsg): Psychische Probleme in der Reproduktionsmedizin, Jahrbuch der medizinischen Psychologie, Berlin 1991b, S.15-35

Davis, N.Z.: Frauen und Gesellschaft am Beginn der Neuzeit, Frankfurt/M. 1989

Dawkins, R.: Das egoistische Gen, Berlin, Heidelberg 1978

Delaisi de Parseval, G. und Jananud, A.: Ein Kind um jeden Preis. Ethik und Technik der künstlichen Zeugung, Weinheim 1986

deMause, L.: Evolution der Kindheit. In: deMause, L. (Hrsg): Hört Ihr die Kinder weinen? Eine psychogenetische Geschichte der Kindheit, Frankfurt a. M. 1977, S.12-111

Demyttenaere, K., Nijs, P., Ramon, W.: Wie neurotisch sind infertile Paare?, Sexualmedizin 17 (1988), S.620-624

Dennerstein, L. und Morse, C.: A review of psychological and social aspects of in vitro fertilisation. Journal of Psychosomatic Obstetrics and Gynaecology 9 (1988), S.156-170

Deragna, S., Agostini, R., Coghie, I., et al.: Psychosomatic sterility. Search for a hypothesis for personality structure using Moretti's graphology method. Minerva Ginecologica 46 (1994), S.31-40

Dessai, Elisabeth: »Kinder? Höchstens eins!« Vom Geburtenrückgang zur künstlichen Menschenproduktion, Reinbek bei Hamburg 1985

Deutsch, H.: Psychologie der Frau. Band 2, Bern 1954

Deutsch, H.: Die Psychologie der Frau. Band 1, Bern 1959 (2. Auflage)

Dinkel, R.: Demographie, Band 1, Bevölkerungsdynamik, München 1989

Dinnerstein, D.: Das Arrangement der Geschlechter, Stuttgart 1979

Doescher, S.M. und Sugawara, A.I.: Sex Role Flexibility and Prosocial Behavior Among Preschool Children. Sex Roles 22 (1990), S.111-123

Dorbritz, J.: Bericht 1994 über die demographische Lage in Deutschland. Zeitschrift für Bevölkerungswissenschaft 19 (1993/94), S.393-473

Downey, J., Yingling, S., McKinney, M., et al.: Mood disorders, psychiatric symptoms, and distress in women presenting for infertility evaluation. Fertility and Sterility 52 (1989), S.425-432

Duden, B.: Arbeit aus Liebe – Liebe als Arbeit. Zur Entstehung der Hausarbeit im Kapitalismus. Frauen und Wissenschaft – Beiträge zur Berliner Sommeruniversität für Frauen 1976

Dunn, P. P.: »Der Feind ist das Kind«: Kindheit im zaristischen Rußland. In: deMause, L. (Hrsg): Hört Ihr die Kinder weinen? Eine psychogenetische Geschichte der Kindheit, Frankfurt/M. 1977, S.535-564

Ehrhardt, A. und Meyer-Bahlburg, H.F.L.: Effects of Prenatal Sex Hormones on Gender-Related Behavior. Science Vol. 211 (1981) S.1312-1318

Eibl-Eibesfeld, I.: Die Biologie des menschlichen Verhaltens. Grundriß der Humanethologie, München, Zürich 1986, (2. Auflage)

Eibl-Eibesfeldt, I.: Grundriß der vergleichenden Verhaltensforschung, München 1978 (5. Auflage)

Eickelpasch, R.: Ist die Kernfamilie universal? Zur Kritik eines ethnozentristischen Familienbegriffes. Zeitschrift für Soziologie 3 (1974) S.323-338

Eisner, B.G.: Some psychological differences between fertile and infertile women. Journal of Clinical Psychology 19 (1963), S.391-395

Ellerbrock, D.U.: Frauenkörper gegen Volkskörper. In: Becker, A.M. et al. (Hrsg.): Mutterpflichten-Vaterrechte ?! Frankfurt/M. 1993, S.9-46

Erikson, E.H.: Kindheit und Gesellschaft, Stuttgart 1971

Erikson, E.H.: Die Weiblichkeit und der innere Raum. In: E.H. Erikson: Jugend und Krise – Die Psychodynamik im sozialen Wandel, Stuttgart 1980 (3. Auflage), S.274-308.

Fagan, P.J., Schmidt, C.W., Rock, J.A. et. al.: Sexual functioning and psychological evaluation of in vitro fertilization couples. Fertility and Sterility 46 (1986), S.668-672

Fagot, B.I. und Leinbach, M.D.: The Young Child's Gender Schema: Environmental Input, Internal Organization. Child Development 60 (1989), S.663-672

Fagot, B.I. und Hagan, R.: Observations of Parent Reactions to Sex-Stereotyped Behaviors: Age and Sex Effects. Child Development 62 (1991), S.617-628

Fast, I.: Von der Einheit zur Differenz: Psychoanalyse der Geschlechtsidentiät. Berlin, Heidelberg 1991

Fell, K.H.: Einleitung. In: Jans, B., Sehring, A. (Hrsg.): Familien im wiedervereinigten Deutschland: Dokumentation einer Fachkonferenz der Arbeitsgemeinschaft Deutscher Familienorganisationen, Bonn 1992, S.9-22

Fiegl, J. und Kemeter, P.: Die in-vitro-Fertilisation aus der Sicht einer gynäkologisch-psychologischen Zusammenarbeit. Fertilität 5 (1989), S.156-161

Fiegl, J.: Ungewollt kinderlos. Journal für Fertilität und Reproduktion 1 (1991), S.6-10

Fiegl, J. und Kemeter, P.: Katamnestische Untersuchung von Paaren mit Kindern nach In-vitro-Fertilisation oder Samenspende. In: Brähler, E., Meyer, A. (Hrsg.): Psychische Probleme in der Reproduktionsmedizin, Jahrbuch der medizinischen Psychologie, Berlin 1991, S.111-123

Firestone, S.: Frauenbefreiung und sexuelle Revolution, Frankfurt am Main 1975

Fitz, M.: Politikanregungen aus sozialpsychologischer Sichtweise. In: Schriftenreihe des Bundesministers für Jugend, Familie und Gesundheit (Hrsg.) Nr. 81: Der Kinderwunsch in der modernen Industriegesellschaft, Stuttgart 1980, S.138-143

Flaake, K. und King, V.: Psychosexuelle Entwicklung, Lebenssituation und Lebensentwürfe junger Frauen. Zur weiblichen Adoleszenz in soziologischen und psychoanalytischen Theorien. In: Flaake, K., King, V. (Hrsg.): Weibliche Adoleszenz, Frankfurt/M. 1992, S.13-39

Flandrin, J.-L.: Familien: Soziologie – Ökonomie – Sexualität, Frankfurt/M., Berlin, Wien 1978

Flapan, M.: A paradigm for the analysis of childbearing motivtions of married women prior to birth of the first child. American Journal of Orthopsychiatry 39 (1969), S.402-417

Fränznick, M. und Wieners, K.: Ungewollte Kinderlosigkeit, Weinheim, München 1996

Franke, P.R.: Kontraindikationen zu einer forcierten Sterilitätsbehandlung aus medizinpsychologischer Sicht. In: Brähler, E., Meyer, A. (Hrsg): Psychische Probleme in der Reproduktionsmedizin, Jahrbuch der medizinischen Psychologie, Berlin 1991, S.56-64

Freeman, E.W., Garcia, C.R., Rickels, K.: Behavioral and emotinal factors: comparison of anovulatory infertile women with fertile and other infertile women. Fertility and Sterility 40 (1983), S.195-201

Freeman, E.W., Boxer, A.S., Rickels, K., et al.: Psychological evalutaion and support in a programm of in vitro fertlization and embryo transfer. Fertility and Sterility 43 (1985), S.48-53

Freeman, E.W, Rickels, K., Tausing, et al.: Emotional and Psychosocial Factors in Follow-Up of Women after IVF-ET Treatment. Acta Obstetrica Gynecologica Scandinavia 66 (1987), Seite 517-512

Freud, S.: Drei Abhandlungen zur Sexualtheorie. In: Mitscherlich, Alexander et al. (Hrsg.): Studienausgabe Sigmund Freud, Band 5, Frankfurt/ M. 1975 (Erstveröffentlichung 1905), S.37-146

Freud, S.: Einige psychische Folgen des anatomischen Geschlechtsunterschiedes. In: Mitscherlich, Alexander et al. (Hrsg.): Studienausgabe Sigmund Freud, Band 5, Frankfurt/ M. 1975 (Erstveröffentlichung 1925), S.253-266

Freud, S.: Über die weibliche Sexualität. In: Mitscherlich, Alexander et al. (Hrsg.) Studienausgabe Sigmund Freud, Band 5, Frankfurt/M. 1975 (Erstveröffentlichung 1931), S.517-537

Freud, S.: Neue Folge der Vorlesungen zur Einführung in die Psychoanalyse – 33. Vorlesung: Die Weiblichkeit. Gesammelte Werke, Band 15, Frankfurt/M. 1975 (Erstveröffentlichung 1932), S.119-145

Frey, K.S., Ruble, D.N.: Gender Constancy and the »Cost« of Sex-Typed Behaviour: A Test of the Conflict Hypothesis. Developmental Psychology 28 (1992), S.714-721

Frick-Bruder, V: Das infertile Paar. In: Bettendorf, G. und Breckwoldt, M. (Hrsg): Reproduktionsmedizin, Stuttgart 1989, S.399-406

Frick-Bruder, V.: Die Arzt-Patient-Beziehung in der Sterilitätsbehandlung. In: Frick-Bruder, V. und Platz, P.: Psychosomatische Probleme in Gynäkologie und Geburtshilfe, Berlin, Heidelberg 1984, S.153-158

Frick-Bruder, V.: Gesunder und kranker Kinderwunsch in der Sterilitätsbehandlung. Schleswig-Holsteinisches Ärzteblatt 10 (1985), S.639-642

Frick-Bruder, V.: Die weibliche Sexualität aus psychoanalytischer Sicht. Gynäkologe (1986) 19, S.4-10

Frick-Bruder, V.: Die Betreuung des infertilen Paares unter Einbeziehung psychosomatischer und psychodynamischer Aspekte. In: Schirren, C., Bettendorf, G., Leidenberger, F., Frick-Bruder, V.: Unerfüllter Kinderwunsch, Köln 1989, S.187-205

Frick-Bruder, V.: Paarbeziehung und Paardynamik steriler Ehen. Archives of Gynecology and Obstetrics 245 (1989), S.1050-1052

Frick-Bruder, V. und Schütt, E.: Zur Psychologie des männlichen und weiblichen Kinderwunsches. Stauber, M., Conrad, F., Haselbacher, G. (Hrsg): Psychosomatische Gynäkologie und Geburtshilfe, Berlin 1991, S.15-21

367

Frick-Bruder, V. und Schütt, E.: Zur Psychologie des männlichen und weiblichen Kinderwunsches. Psychotherapie, Psychosomatik, medizinische Psychologie 42 (1992), S.221-227

Fromm, E.: Die Kunst des Liebens, Frankfurt/M. 1974

Gambaroff, M.: Das emotionale Erleben von Generativität. In: Gambaroff, M.: Utopie der Treue, Reinbek bei Hamburg 1990, (Erstveröffentlichung 1984) S.169-183

Gerson, M.J.: The lure of motherhood. Psychology of women Quarterly 5 (1980), S.207-218

Gildemeister, R.: Geschlechtsspezifische Sozialisation. Soziale Welt 39 (1988), S.486-503

Gissrau, B.: Weiblichkeitskonstruktionen in der Psychoanalyse heute. In: Voigt, D., Jawad-Estrak, H. (Hrsg): Von Frau zu Frau – feministische Ansätze in Theorie und Praxis psychotherapeutischer Schulen, Wien 1991, S.103-141

Gloger-Tippelt, G., Grimmig, R., Gomille, G.: Der Kinderwunsch aus psychologischer Sicht, Opladen 1993

Goebel, P. und Dieckhoff, U.: Zur Psychodynamik von Ehepaaren mit Kinderwunsch bei funktioneller und/oder organisch bedingter Sterilität. In: Studt, H.H. (Hrsg.): Psychosomatik in Forschung und Praxis, München, Wien 1983, S.496-503

Goldschmidt und de Boor: Psychoanalytische Untersuchung funktional steriler Paare. Psyche 30 (1976), S.899-923

Goldschmidt, O.: Funktionelle Sterilität der Frau. Psyche 27 (1973), S.69-86

Goldschmidt, O. und Jürgensen, O.: Ergebnisse und Katamnesen bei psychoanalytisch untersuchten funktionell sterilen Ehepaaren. In: Frick-Bruder, V. und Platz, P.: Psychosomatische Probleme in der Gynäkologie und Geburtshilfe, Heidelberg 1984, S.147-152

Goldschmidt, O. und Jürgensen, O.: Psychoanalytische Untersuchung funktionell steriler Ehepaare. Katamnesen und kritischer Rückblick. Psyche 39 (1985), S.538-552

Golombok, S., Cook, R., Bish, A., et al: Quality of parenting in families created by the new reproductive technologies: a brief report of preliminary findings. Journal of Psychosomatic Obstetrics and Gynecology 14 Suppl. (1993), S.17-22

Grandke, A:: Veränderte Lebenssituation der Familien in den neuen Bundesländern. In: Jans, B., Sering, A. (Hrsg.): Familien im wiedervereinigten Deutschland: Dokumentation einer Fachkonferenz der Arbeitsgemeinschaft der Deutschen Familienorganisationen, Bonn 1992, S.33-46

Greenberg, N.H., Loesch J., Lakin, M.: Life situations with the onset on pregnancy:I. The role of seperation in a group of unmarried pragnant women. Psychosomatic Medicine 21 (1959), S.296-310

Grimmig, R.E., Jaiser, F., Pfründer, D.: Selbstbild und Körpererleben bei unfreiwilliger Kinderlosigkeit. Psychotherapie, Psychosomatik und medizinische Psychologie 42 (1992), S.253-259

Grusec, J.E.: Socializing Concern for Others in The Home. Developmental Psychology 27 (1991), S.338-342

Hackett, G.: Self-efficacy in career choice and development. In: Bandura, A. (Hrsg.): Self-efficacy in Changing Societies, Cambridge 1995, S.232-258

Hagemann-White, C.: Die Kontroverse um die Psychoanalyse in der Frauenbewegung. Psyche 8 (1978), S.732-763

Hagemann-White, C.: Sozialisation: Männlich-Weiblich, Opladen 1984

Hagemann-White, C.: Frauenbewegung und Psychoanalyse. Stroemfeld 1986 (2. Auflage)

Hagemann-White, C.: Berufsfindung und Lebensperspektiven in der weiblichen Adoleszenz. In: Flaake, K., King, V. (Hrsg.): Weibliche Adoleszenz, Frankfurt/M. 1992, S.64-83

Hansen, C.H. und Hansen, R.D.: How Rock Music Videos Can Change What Is Seen When Boy Meets Girl: Priming Stereotypic Appraisal of Social Interactions. Sex Roles 19 (1988), S.287-315

Harrison, R.F., O'Moore, R.R., O'Moore, A.M.: Stress and Fertility: Some Modalities of Investigation and Treatment in Couples with Unexplained Infertility in Dublin. International Journal for Fertility 31 (1986), S.153-159

Haseltine, F.P., Mazure, C.M., Greenfield, D. et. al.: Psychological interviews in screening couples undergoing in vitro fertilization. Annals New York Academy of Sciences 442 (1984), S.504-521

Hatzold, O.: Ökonomische Einflüsse auf die Geburtenhäufigkeit. In: Schriftenreihe des Bundesministers für Jugend, Familie und Gesundheit (Hrsg.) Nr. 81: Der Kinderwunsch in der modernen Industriegesellschaft, Stuttgart 1980, S.43-55

Haug, F.: Erziehung zur Weiblichkeit. Hamburg 1991 (4. Auflage)

Haug, F. und Hauser, K. (Hrsg.): Subjekt Frau. Argument-Sonderband AS 117, Hamburg 1985

Hearn, M.T., Yuzpe, A.A., Brown, S.E., et al.: Psychological characteristics of in vitro fertilization participants. American Journal of Obstetrics and Gynecology 156 (1987), S.269-274

Heigl-Evers, A. und Weidenhammer, B.: Der Körper als Bedeutungslandschaft. Die unbewußte Organisation der weiblichen Geschlechtsidentität, Bern 1988

Heim, S.und Schaz, U.: »Das Revolutionärste, was die Vereinigten Staaten je gemacht haben« – Vom Aufstieg des Überbevölkerungsdogmas. In: Wichterich, C. (Hrsg.): Menschen nach Maß – Bevölkerungspolitik in Nord und Süd, Göttingen 1994, S.129-150

Herms, V. und Kubli, F.: Psychosomatische Aspekte von Schwangerschaft, Geburt und Wochenbett. Zeitschrift für Geburtshilfe und Perinatologie 182 (1978), S.3-15

Herold, K.: Erfahrungen mit einem Neurosescreening bei Ehepaaren mit Kinderwunsch. Zentralblatt Gynäkologie 106 (1984), S.585-589

Hertz, D.G. und Molinski, H.: Psychosomatik der Frau, Berlin, 1979

Hite, S.: Hite-Report, München 1977

Höckner, E.: Kinder – die Garanten der Zukunft? Die gesellschaftliche Produktion von Kindern bei den Lovedu. In: Neuwirth, B. (Hrsg.): Frauen, die sich keine Kinder wünschen, Wien 1988, S.176-185

Höhn, C.: Die Doppelbelastung der Frauen durch Kindererziehung und Beruf. In: Schriftenreihe des Bundesministeriums für Jugend, Familie und Gesundheit (Hrsg.) Bd. 81: Der Kinderwunsch in der modernen Industriegesellschaft, Stuttgart 1980, S.85-98

Höhn, C.: Einflußfaktoren des generativen Verhaltens. Zeitschrift für Bevölkerungswissenschaft 12 (1986), S.309-323

Hölzle, C.: Lokalisiertes Leiden. Sterilitätskrise und Reproduktionsmedizin. Psychosozial 9 (1986), S.21-32

Hölzle, C.: Die psychische Bewältigung der In-Vitro-Fertilisation: eine empirische Studie zu Kinderwunsch und Streßverarbeitungsmechanismen von Sterilitätspatientinnen, Münster 1990

Hölzle, C. und Wiesing, U.: In-vitro-Fertilisation – ein umstrittenes Experiment, Berlin 1991

Hoffman, L. und Wyatt, F.: Social change in the motivations for having larger families: Some theoretical considerations. Merrill-Palmer-Quarterly 6 (1960), S.235-244

Hoffman, L.W. und Hoffman, M.L.: The Value of Children to Parents. In: Fawcett, J.T. (Hrsg): Psychological Perspectives on Population, New York 1973, S.19-76

Hopf, C.: Qualitative Interviews in der Sozialforschung. Ein Überblick. In: Flick, U., v. Kardorff, E., Keupp, H., et al. (Hrsg.): Handbuch Qualitative Sozialforschung, Weinheim 1995 (2.Auflage), S.177-182

Horney, K.: Zur Genese des weiblichen Kastrationskomplex. In: Horney, K.: Die Psychologie der Frau, Frankfurt/M. 1984 (Erstveröffentlichung 1923), S.10-25

Horney, K.: Die Flucht aus der Weiblichkeit – Der Männlichkeitskomplex der Frau im Spiegel männlicher und weiblicher Betrachtung. In: Horney, K.: Die Psychologie der Frau, Frankfurt/M. 1985 (Erstveröffentlichung 1926), S.26-42

Horney, K.: Die prämenstruellen Verstimmungen. In Horney, K.: Die Psychologie der Frau, Frankfurft/M. 1985 (Erstveröffentlichung 1931), S.72-80

Horney, K.: Die Angst vor der Frau – Über den spezifischen Unterschied in der männlichen und weiblichen Angst vor dem anderen Geschlecht. In: Horney, K.: Die Psychologie der Frau, Frankfurt/M. 1985 (Erstveröffentlichung 1932), S.81-95

Horney, K.: Die Verleugnung der Vagina – Ein Beitrag zur Frage der spezifisch weiblichen Genitalängste. In: Horney, K.: Die Psychologie der Frau, Frankfurt/M. 1985 (Erstveröffentlichung 1933), S.96-110

Huber, J.: Kinderlos – warum?, München 1991

Hüttche, W.: Wissenschaftler fragen – Politiker antworten. In: Förderkreis Bad Nauheimer Gespräche (Hrsg.): Die Bevölkerungsentwicklung in der Bundesrepublik Deutschland, Mainz 1987, S.74-103

Hullen, G. und Schulz, R.: Bericht 1993 zur demographischen Lage in Deutschland. Zeitschrift für Bevölkerungswissenschaft 19 (1993/94), S.3-170

Hummel, B.: Psychosoziale Folgen der Endometriose – eine explorative Studie. Unveröffentlichtes Manuskript, Kassel 1996

Hurrelmann, K., Rosewitz, B., Wolf, H.K.: Lebensphase Jugend, Weinheim/München 1985

Illick, J.E.: Kindererziehung in England und Amerika im 17. Jahrhundert. In: deMause, L. (Hrsg.): Hört Ihr die Kinder weinen? Eine psychogenetische Geschichte der Kindheit, Frankfurt/M. 1977, S.422-489

Irigaray, L.: Speculum – Spiegel des anderen Geschlechts, Frankfurt/M. 1980

Irigaray, L.: Zur Geschlechterdifferenz – Interviews und Vorträge, Wien 1987

Irigaray, L.: Ethik der sexuellen Differenz, Frankfurt/ M. 1991

Jacobssohn, E.: Beitrag zur Entwicklung des weiblichen Kinderwunsches. Internationale Zeitschrift für Psychoanalyse 22 (1937) Erstveröffentlichung 1933, S.371-379

Jacobssohn, E.: Wege der weiblichen Über-ich-Bildung. Internationale Zeitschrift für Psychoanalyse 23 (1937) S.402-412

Jahofer, H.: Diskussion. In: Cappenberger Gespräche der Freiherr-vom-Stein-Gesellschaft, Band 22: Bevölkerungsentwicklung: Fakten und Folgen, Köln 1988, S.53-59

Jeker, L., Micioni, G., Ruspa, M., et al.: Wish of child and infertility. International Journal of Fertility 33 (1988), S.411-420

Jeker, L., Micioni, G., Ruspa, M., et al.: Kinderwunsch bei sterilen Ehepaaren: Einige psychodynamische Hypothesen. In: Kemeter, P., Lehmann, F. (Hrsg): Psychosomatik der Infertilität, Berlin, Heidelberg 1989, S.25-32

Johnson, M.: Fathers, Mothers and Sex-Typing. Sociological Inquiry 45 (1975), S.15-26

Jones, E.: Die erste Entwicklung der weiblichen Sexualität. Internationale Zeitschrift für Psychoanalyse 14 (1928), S.11-25

Jones, E.: Über die Frühstadien der weiblichen Sexualentwicklung. Internationale Zeitschrift für Psychoanalyse 21 (1935), S.331-341

Jürgens, H.W. und Pohl, K.: Kinderzahl – Wunsch und Wirklichkeit, Stuttgart 1975

Jürgensen, O. und Bardé, B.: Zur Psychodynamik der Hyperprolaktinämie. Gynäkologe 15 (1982), S.190-197

Kapamadzija, A.: Motivations for parenthood in infertile women. Medicinski pregled 47 (1994), S.38-41

Kemeter, P., Eder, A., Springer-Kremser, M.: Psychosocial Testing and Pretreatment of Women for in Vitro-Fertilisation. Annals of the New York Academy of Sciences 442 (1984), S.523-532

Kemeter, P.: Studies on psychosomatic implications of infertility – effects of emotional stress on fertilization and implantation in in-vitro fertilization. Human Reproduction 3 (1988), S.341-352

Kemeter, P.: In-vitro-Fertilisation – der Einfluß von psychischen Belastungen auf Fertilisation. In: Kemeter, P., Lehmann, F. (Hrsg): Psychosomatik der Infertilität, Berlin, Heidelberg 1989, S.84-105

Kemeter, P.: Beratungsgespräch und Erwartungshaltung steriler Paare. Journal für Fertilität und Reproduktion 4 (1992), S.10-21

Kemeter, P.: Reproduktionsmedizin aus psychosomatischer Sicht. Veröffentlichung in Vorbereitung. In: Körper – Geschlecht – Geschichte, Österreich 1996

Kentenich, H., Hölzle, C., Schmiady, H., et al.: Am Schlimmsten ist das Warten. Sexualmedizin 16 (1987), S.364-370

Kentenich, H.: Ergebnisse aus psychosomatischen Begleituntersuchungen bei IVF-Patientinnen. Archives of Gynecology and Obstetrics (1989a) 245(1-4), S.1052-1055

Kentenich, H.: Die In-Vitro-Fertilisation im Rahmen einer Kinderwunschsprechstunde unter besonderer Berücksichtigung psychosozialer Momente. Habilitationsschrift der Freien Universität Berlin (1989b)

Kentenich, H.: Psychological guidance of IVF patients. Human Reproduction 4 Supplement (1989c), S.17-22

Kentenich, H., Wilcke, M., Fuhrmann, S. et al.: Ergebnisse einer Nachuntersuchung von IVF Paaren und deren Kindern. In: Stauber, M., Conrad, F., Haselbacher G. (Hrsg): Psychosomatische Gynäkologie und Geburtshilfe 1990/91, Berlin, Heidelberg, S.37-50

Kentenich, H. und Stauber, M.: Schwangerschaft, Geburt und Partnerschaft in einer Familie mit »Retortenbaby«. Psychotherapie, Psychosomatik und medizinische Psychologie 42 (1992), S.228-235

Kentenich, H.: Die Emotionen des Arztes in der Sterilitätssprechstunde. Gynäkologe 26 (1993), S.205-209

Kentenich, H.: Psychosomatische Aspekte des unerfüllten Kinderwunsches. In: Rauchfuß, M., Kuhlmey, A., Rosemeier, P. (Hrsg): Frauen in Gesundheit und Krankheit: Die neue frauenheilkundliche Perspektive, Berlin 1996, S.97-107

Kentenich, H.: Türkische Patientinnen in der Gynäkologie: Probleme – Mißverständnisse – Lösungsansätze. Vortrag auf dem Symposium »Migration und Gesundheit« am 1.10.1997 im Virchow-Klinikum, Berlin

Kestenberg, J.S.: On the Development of Maternal feelings in early Childhood. Psychoanalytic Study of the Child 11 (1956), S.257-291

Kestenberg, J.S.: Discussion of Sherfey's paper on female sexuality. Journal of the American Psychoanalytic Association (1967), S.417-423

Kestenberg, J.S.: Outside – Inside, Male – Female. Journal of the American Psychoanalytic Association 16 (1968), S.457-520

Kestenberg, J.S.: Der komplexe Charakter weiblicher Identität. Betrachtungen zum Entwicklungsverlauf. Psyche 42 (1988) Erstveröffentlichung 1979, S.349-364,

Klaus, M.H., Jerauld, R., Kreger, N., et al.: Maternal Attachment: Importance of the first Post-Partum Days. The New England Journal of Medicine 286 (1972), S.460-463

Klein, M.: Frühstadien des Ödipuskomplexes. Internationale Zeitschrift für Psychoanalyse 14 (1928), S.65-77

Klein, M.: Neid und Dankbarkeit. In: Klein, M: Über das Seelenleben des Kleinkindes und andere Beiträge zur Psychoanalyse, Stuttgart 1983 (Ersteröffentlichung 1958), S.225-24

Klein, M.: Über das Seelenleben des Kleinkindes. In: Klein, M.: Das Seelenleben des Kleinkindes und andere Beiträge zur Psychoanalyse, Stuttgart 1983 (Erstveröffentlichung 1960), S.187-224

Klöckner, H.: Wissenschaftler fragen – Politiker antworten. In: Förderkreis Bad

Nauheimer Gespräche (Hrsg.): Die Bevölkerungsentwicklung in der Bundesrepublik Deutschland, Mainz 1987, S.105

Klomann, A.: Am Anfang war der Kinderwunsch. In: Klomann, A., Nyssen, F.: Der Kinderwunsch: Gegenwart und Geschichte, Frankfurt/M. 1994, S.9-107

Klüssendorf, R.: Soviel Mutter wie möglich – soviel Beruf wie nötig – Identiät und Lebenspläne von jungen Bankkauffrauen. In: Tillmann, K.-J. (Hrsg.): Jugend weiblich – Jugend männlich, Opladen 1992, S.65-78

Knieper, B.: Die natürlichste Sache der Welt – Familienpolitik seit 100 Jahren. In: Silkenbeumer, R. (Hrsg.): Geburtenrückgang: Risiko und Chance, Hannover 1979, S.84-96

Knieper, B.: Der Handel um den Kinderwunsch. Sexualpädagogik und Familienplanung (1981) Heft 2, S.8-11

Knorre, P.: Zu einigen psychologischen Faktoren der ehelichen Sterilität und ihre Bedeutung für die spätere Erfüllung der Kinderwunsches. 2. Mitteilung: Rollenverständnis, Beziehung zum Partner und subjektive Bewertung der Sterilitätsursache. Geburtshilfe und Frauenheilkunde 44 (1984a), S.114-117

Knorre, P.: Zu einigen psychischen Faktoren der ehelichen Sterilität und ihrer Bedeutung für die spätere Erfüllung des Kinderwunsches. 1. Mitteilung: Entwicklung der Partner bis zur Eheschließung. Geburtshilfe und Frauenheilkunde 44 (1984b), S.42-46

Knorre, P. und Hernichel, F.: Psychische Faktoren bei isthmischem Tubenverschluß. Zentralblatt Gynäkologie 107 (1985), S.288-293

Knorre, P. und Schüßling, G.: Zum Ausgang von Schwangerschaften nach Behandlung einer ehelichen Sterilität. Zentralblatt Gynäkologie 108 (1986), Seite 175-181

Knorre, P.: Fertilität und Infertilität aus psychosomatischer Sicht. In: Brähler, E., Meyer A. (Hrsg): Psychische Probleme in der Reproduktionsmedizin, Jahrbuch der Medizinischen Psychologie Berlin 1991, S.3-13

Köbsell, S.: Die Guten ins Töpfchen, die Schlechten...? Alte und neue Eugenik in Deutschland. In: Wichterich, C. (Hrsg.): Menschen nach Maß – Bevölkerungspolitik in Nord und Süd, Göttingen 1994, S.85-106

Köllmann, W.: Diskussion. In: Cappenberger Gespräche der Freiherr-vom-Stein-Gesellschaft, Band 22: Bevölkerungsentwicklung: Fakten und Folgen, Köln 1988, S.63-65

Kohlberg, L.: A Cognitive Developmental Analysis of Sex-Role Concepts and Attitudes. In: Maccoby, E. E. (Hrsg.): The Development of Sex Differences, London 1967, S.83-173

Koninckx, P.: Stress Hyperprolaktinaemia in Clinical Practice. The Lancet (1978), S.273

Koninckx, P.R., Heyns, W.J., Corvelyn, P.A., et al.: Delayed Onset of Luteinization as a cause of infertility. Fertility and Sterility 29 (1978), S.266-269

Kraft, A.D., Palombo, J., Mitchell D., et. al.: The psychological dimensions of fertility. American Journal of Orthopsychiatry 50 (1980), S.618-628

Krautschik, A.: Reifestadien der Mütterlichkeit. In: Mohr, J., Schubert, C., Jürgensen, O. (Hrsg.): Management der Unfruchtbarkeit, Berlin 1989, S.60-67

Kristeva, J.: Women's Time. In: Moi, T. (Hrsg.): The Kristeva-Reader, Oxford 1987 (Erstveröffentlichung 1979), S.186-213

Kroger, W.S.: Evaluation of personality factors in the treatment of infertility. Fertility and Sterility 3 (1952), S.542-553

Kummer, H.: Geschlechtsspezifisches Verhalten von Tierprimaten. In: Bischof, N., Preuschoft, H. (Hrsg): Geschlechtsunterschiede, Entstehung und Entwicklung: Mann und Frau in biologischer Sicht, München 1980 (Erstveröffentlichung 1973), S.146-153

Lalos, A., Jacobsson, L., Lalos, O., et al.: The wish to have a child. A pilot study of infertile couples. Acta Psychiatrica Scandinavia 72 (1985); S.476-481

Lalos, A., Lalos, D., Jacobsson, L., et al.: Depression, guilt and isolation among infertile women and their partners. Journal of Psychosomatic Obstetrics and Gynaecology 5 (1986), S.197-206

Lampl-de Groot, J.: Zur Entwicklungsgeschichte des Ödipuskomplexes der Frau. Internationale Zeitschrift für Psychoanalyse (1927), S.269-282

Langer, M.: Mutterschaft und Sexus. Freiburg 1988 (Erstveröffentlichung 1953)

Lapple, M. und Lukesch, H.: Psychologische und psychosoziale Faktoren und relevante therapeutische Maßnahmen beim spontanen, wiederholtem spontanem Abort sowie beim habituellen Abort. Zentralblatt Gynäkologie 110 (19), S.1185-1194

Lauritzen, C.: Natürliche und synthetische Sexualhormone. In: Schneider, H.P.G., Lauritzen, C., Nieschlag, E. (Hrsg.): Grundlagen und Klinik der menschlichen Fortpflanzung, Berlin 1988, S.229-307

Leiblum, S.R., Kemmann, E., Colburn, D., et al.: Unsuccessful in Vitro Fertilization: A Follow-Up Study. Journal of in Vitro Fertilization and Embryo-Transfer 4 (1987), S.46-50

Leonardt, H.: Taschenatlas der Anatomie – Innere Organe. Stuttgart 1986 (5. Überarbeitete Auflage)

Lerner, B., Raskin, R., Davies E.B.: On the need to be pregnant. The International Journal of Psycho-Analysis 48 (1967), S.288-297

Lerner, G.: Die Enstehung des Patriarchts, Frankfurt, New York 1991

Lerner, H.G.: Ursprünge der Frauenverachtung und des Neids auf Frauen. In: Lerner, H.G.: Das mißdeutete Geschlecht, Frankfurt/M. 1993 (Erstveröffentlichung 1974), S.13-34

Lerner, H.G.: Adaptive und pathogene Aspekte von Geschlechtsrollensterotypen. In: Lerner, H.G: Das mißdeutete Geschlecht, Frankfurt/M. 1993 (Erstveröffentlichung 1978), S.55-68

Lerner, H.G.: Eine Kritik des feministischen Beitrags zur Psychoanalyse. In: Lerner, H.G.: Das mißdeutete Geschlecht, Frankfurt/M. 1993, S.217-250

Leyendecker, G. und Wildt, L.: Endometriose – Epidemiologie, Ätiologie und therapeutische Aspekte. In: Runnebaum, B., Breckwoldt, M. (Hrsg): Leuprorelinacetat – ein neues GnRH-Analogon, Berlin 1992, S.1-10

Lidz, R.W.: Fruchtbarkeit und Selbstverwirklichung der Frau. Zeitschrift für Familiendynamik 4 (1979), S.49-58

Liebau, E.: Habitus, Lebenslage und Geschlecht – Über Sozioanalyse und Geschlechtersozilisation. In: Tillmamm, K.-J. (Hrsg.): Jugend männlich – Jugend weiblich, Opladen 1992, S.134-148

Liebich, W.: Wissenschaftler fragen – Politiker antworten. In: Förderkreis Bad Nauheimer Gespräche (Hrsg.): Die Bevölkerungsentwicklung in der Bundesrepublik Deutschland, Mainz 1987, S.83-85

Liebsch, K.: Vom Weib zur Weiblichkeit? Psychoanalytische Konstruktionen in feministischer Theorie, Bielefeld 1994a

Liebsch, K.: Feminismus und Psychoanalyse. Zeitschrift für Frauenforschung (1994b) S.125-141

Locke, J. L.: The child's path to spoken language, London 1993

Lukesch, H.: Schwangerschafts- und Geburtsängste, Stuttgart 1981

Lukesch, H.: Psychosoziale Aspekte der extrakorperalen Berfruchtung und des Embryotransfers beim Menschen. In: Jüders, U. (Hrsg): IVF und Embryotransfer, Stuttgart 1983, S.199-222

Lundberg, U., Hansson, U., Andersson, K., et al.: Hirsute women with elevated androgen levels: psychological characteristics, steroid hormones, and catecholamines. Journal of Psychosomatic Obstetrics and Gynaecology 2-2 (1983) S.86-93

Lytton, H. und Romney, D.M.: Partens' Differential Socialization of Boys and Girls: A Meta-Analysis. Psychological Bulletin 109 (1991), S.267-296

Maccoby, E.E., Jacklin, C.N.: The Psychology of Sex Differences. Stanford 1975

Maccoby, E.E.: Gender as a Social Category. Developmental Psychology 24 (1988), S.755-765

Maccoby, E.E.: Gender and Relationships. American Psychologist 45 (1990), S.513-520

Mahler, M.S., Pine, F., Bergmann, A.: Die psychische Geburt des Menschen, Frankfurt/M. 1978

Mahlstedt, P.: The psychological component of infertility. Fertility and Sterility 3 (1985), S.335-346

Mahlstedt, P., Macduff, S., Bernstein, J.: Emotional Factors and the in Vitro-Fertilization and Embryo Transfer Process. Journal of in Vitro Fertilizaiton ans Embryo Transfer 4 (1987), S.232-236

Maier, C. und Herms, V.: Funktionelle Sterilität. In: Runnebaum, B., Rabe, T. (Hrsg): Gynäkologische Endokrinologie, Berlin 1987, S.419-437

Maier-Ziegler, M.-T., Stolz ,W., Wallwiener, D., et al.: Psychosomatische Aspekte und Persönlichkeitsmerkmale der Sterilitätspatientin: Untersuchungen im Rahmen einer begleitenden psychosomatischen Sprechstunde. Archives of Gynecology and Obstretrica (1989) 245, S.1057-159

Marplan Forschungsgesellschaft: Repräsentative Umfrage, Offenbach 1994

Marsh, E.M. und Vollmer, A.M.: Possible psychogenic aspects of infertility. Fertility and Sterility 2 (1951), S.70-79

Martin, A., Gerhard, I., Runnebaum, B.: Beitrag zur emotionalen Belastung von Paaren mit Kinderwunsch; Messung mittels psychologischer Parameter. Archives of Gynecology and Obstetrica 245 (1989), S.1059-1060

Martin, C.L.: Attitudes and Expectations About Children with Nontraditional and

Traditional Gender Roles. Sex Roles 22 (1990), S.151-165

Martin, C.L. und Little, J.K.: The Relation of Gender Understanding to Children's Sex-typed Preferences and Gender Stereotypes. Child Development 61 (1990), S.1427-1439

Maruani, M.: Immer weniger Arbeit für immer mehr Frauen. Le Monde diplomatique 9 (1997), S.19

Marvick, E. W.: Natur und Kultur: Trends und Normen der Kindererziehung in Frankreich im 17. Jahrhundert. In: deMause, L. (Hrsg.): Hört Ihr die Kinder weinen? Eine psychogenetische Geschichte der Kindheit, Frankfurt/M. 1977, S.364-421

Masters, W.H. und Johnson, V.E.: Die sexuelle Reaktion. Reinbek bei Hamburg 1984 (Erstveröffentlichung 1966)

Max-Planck-Institut für Bildungsforschung: Third International Math and Science Study. Die Tageszeitung Berlin, 19.2.1997 S.5

Mayring, P.: Zur Notwendigkeit qualitativer Forschung in der Psychologie. In: Flick, U., v. Kardorff, E., Keupp, H., et al. (Hrsg.): Handbuch Qualitative Sozialforschung, Weinheim 1995 (2. Auflage), S.33-35

McDonald, S. M.: Sex Bias in the Representation of Male and Female Characters in Children's Picture Books. Journal of Genetic Psychology 150 (1991), S.389-401

McEwan, K.L., Costello, C.G., Taylor, P.J.: Adjustment to Infertility. Journal of Abnormal Psychology 96 (1987), S.108-116

McLaughlin, M. M.: Überlebende und Stellvertreter: Kinder und Eltern zwischen dem neunten und 13. Jahrhundert. In: deMause, L. (Hrsg.): Hört Ihr die Kinder weinen? Eine psychogenetische Geschichte der Kindheit, Frankfurt/M. 1977, S.147-262

Mead, M.: Mann und Weib – Das Verhältnis der Geschlechter in einer sich wandelnden Zeit, Stuttgart, Konstanz 1955

Meehan, A.M. und Janik, L.M.: Illusory Correlation and the Maintance of Sex Role Stereotypes in Children. Sex Roles 22 (1990), S.83-95

Menning, B.E.: The emotional needs of infertile couples. Fertility and Sterility 34 (1980), S.313-319

Meyer-Bahlburg, H. F. L.: Geschlechtsunterschiede und Aggression: Chromosomale und hormonale Faktoren. In: Bischof, N., Preuschoft, H. (Hrsg): Geschlechtsunterschiede, Entstehung und Entwicklung: Mann und Frau in biologischer Sicht, München 1980, S.123-145

Meyer-Schwickrath, K.: Diskussion. In: Cappenberger Gespräche der Freiherr-vom-Stein-Gesellschaft Band. 22, Köln 1988, S.69-70

Miller, W.B.: Chance, choice and the future of reproduction. American Psychologist 38 (1983), S.1198-1205

Millet, K.: Freud und der Einfluß der Psychoanalyse. In: Hagemann-White, C.: Frauenbewegung und Psychoanalyse, Stroemfeld 1986 (2. Auflage), Erstveröffentlichung in deutscher Sprache 1971, S.277-321

Mitchell, J.: Psychoanalyse und Feminismus, Frankfurt/M. 1985

Mitchell, J.: Frauen – die längste Revolution, Frankfurt/M. 1987

Mitscherlich, A.: Krankheit als Konflikt. Studien zur Psychosomatischen Medizin 2,

Frankfurt/M. 1970

Mitscherlich-Nielsen, M.: Psychoanalyse und weibliche Sexualität. Psyche 9 (1975), S.769-804

Mitscherlich-Nielsen, M.: Zur Psychoanalyse der Weiblichkeit. Psyche 32 (1978), S.669-694

Mittag, O. und Jagenow, A.: Psychosoziale Aspekte der Empfängnisverhütung, Schwangerschaft und Sterilität: Eine Literaturstudie. Medizinische Psychologie 8 (1982), S.85-99

Mittag, O. und Jagenow, A.: Der Wunsch nach dem Kind. Sexualpädagogk und Familienplanung 1 (1983), S.4-6

Mittag, O. und Jagenow, A.: Motive zu Schwangerschaft, Geburt und Elternschaft. Psychotherapie, Psychosomatik, medizinische Psychologie 34 (1984), S.20-24

Mittag, O. und Jagenow, A.: Weiblicher Kinderwunsch und Sexualität. Psychosozial 21 (1984) S.7-26

Mittag, O. und Jagenow, A.: Motive zu Schwangerschaft, Geburt und Elternschaft – Ergebnisse einer zweiten Untersuchung an verhütungswilligen Frauen. Sexualmedizin 8 (1985), S.431-437

Molinski, H.: Psychologische Aspekte der Sterilität. In: Kaiser, R., Schumacher, G.F.B. (Hrsg): Menschliche Fortpflanzung, Stuttgart 1981, S.279-286

Molinski, H.: Schwangerschaft als Konflikt. In: Poettgen, H., Stauber, M. (Hrsg): Psychosomatische Probleme in Gynäkologie und Geburtshilfe, Berlin 1985, S.67-80

Money, J. und Mathews, D.: Prenatal Exposure to Virilizing Progestins: An adult Follow-up Study of Twelve Women. Archives of Sexual Behavior Vol. 11 (1982) S.73-83

Money, J. und Ehrhardt, A.: »Männlich-Weiblich« Die Entstehung der Geschlechtsunterschiede. Reinbek bei Hamburg 1975

Morris, D.: Der nackte Affe, München, Zürich 1968

Morse, C. und Dennerstein, L.: Infertile couples entering an In Vitro Fertilisation Programme: a Preliminary Survey. Journal of Psychosomatic Obstetrics and Gynaecology 4 (1985), S.207-219

Münch, U.: Familienpolitik in der Bundesrepublik Deutschland: Maßnahmen, Defizite, Organisation familienpolitischer Staatstätigkeit, Freiburg im Breisgau 1990

Munz, C.: Ergebnisbericht der Arbeitsgruppe. In: Schriftenreihe des Bundesministers für Jugend, Familie und Gesundheit (Hrsg.) Nr. 81: Der Kinderwunsch in der modernen Industriegesellschaft, Stuttgart 1980, S.123-127

Murdock, G.P.: Social Structure, New York 1949

Nave-Herz, R.: Kinderlose Ehen. Die Lebenssituation kinderloser Ehepaare und die Gründe für ihre Kinderlosigkeit, Weinheim, München 1988

Nave-Herz, R., Onnen-Isemann, C., Oßwald, U.: Die hochtechnisierte Reproduktionsmedizin – Strukturelle Ursachen ihrer Verbreitung und Anwendungsinteressen ihrer Akteure, Bielefeld 1996

Nijs, P., Koninchx, P., Verstraeten, D. et. al.: Psychological factors of female infertility.

European Journal of Obstetrics and Gynecology and Reproductive Biology 18 (1984), S.375-379

Nijs, P., Demyttenaere, K., Hoppenbrouwers, L.: Donor-Insemination, Adoption, In Vitro Fertilisation: Psychosoziale und Psychosexuelle Aspekte. Gynäkologe (1986) 19: 23-27

Nijs, P. und Demyttenaere, K.: Streß und Infertilität. In: Kemeter, P., Lehmann, F. (Hrsg): Psychosomatik der Infertilität, S.33-57, Berlin, Heidelberg 1989

Noyes, R.W. und Chapnick, E.M.: Literature on psychology and infertility. Fertility and Sterility 15 (1964), S.543-558

Nyssen, F.: Der verzerrte Kinderwunsch in der christlichen Vergangenheit. In: Klomann, A., Nyssen, F.: Der Kinderwunsch: Gegenwart und Geschichte, Frankfurt/M. 1994, S.108-162

Odes Fliegel, Z.: Current status of Freud's controversial views on women. The Psychoanalytic Review 69 (1982), S.7-28

Odes-Fliegel, Z.: Freuds Theorie der psychosexuellen Entwicklung der Frau. Psyche (1975) S.813-833

Olivier, C.: Jokastes Kinder – die Psyche der Frau im Schatten der Mutter, Düsseldorf 1988 (6. Auflage)

Olshansky, E.F.: Infertility and its Influence on Women's Career Identities. Health Care for Women International (1987), S.185-196

O'Moore, A.M., O'Moore, R.R., Harrison, R.F. et. al.: Psychosomatic aspects in idiopathic infertility. Journal of Psychosomatic Research 27 (1983), S.145-151

Papousek, M.: Die Rolle des Vaters in der frühen Kindheit. Kind und Umwelt 54 (1987), S.29-49

Parker, S. und Parker, H.: Women and the emerging family on the Israeli kibbutz. American Ethnologist 8 (1981) S.758-773

Pasini, W., Rouge, S., Meylan, J.: Sterilität und psychosomatische Infertilität. In: Pasini, W. (Hrsg): Psychosomatik in Sexualität und Gynäkologie, Stuttgart 1980, S.125-167

Paulson, J.D., Haarmann, B.S., Salerno, R.L., et al.: An investigation of the relationship between emotional maladjustment and infertility. Fertility and Sterility 49 (1988), S.258-262

Pesch, U., Weyer, G., Taubert H.-D.: Coping mechanisms in infertile women with luteal phase insufficiency. Journal of Psychosomatic Obstetrics and Gynaecology 10 (1989), S.15-23

Petersen, P.: Fruchtbarkeit und die Freiheit zum Kinde. Zeitschrift für Familiendynamik 4 (1979), S.255-267

Petersen, P.: Manipulierte Fruchtbarkeit. Problematik der Retortenbefruchtung (In-Vitro-Fertilisation) aus der Sicht eines Psychosomatikers. Fertilität 3 (1987), S.99-109

Petri, E., Nevinny-Stickel, J.: Entwicklung und Entwicklungsanomalien der weiblichen Geschlechtsorgane. In: Psyrembel (Hrsg.): Praktische Gynäkologie, Berlin 1990 (5. neubearbeitete Auflage) S.661-670

Peuckert, R.: Familienformen im sozialen Wandel, Opladen 1996, (2. überarbeitete

Auflage)

Pines, D.: Emotional aspects of infertility and its remedies. International Journal of Psychoanalysis 71 (1990), S.561-568

Piwonka, B.: Der Kinderwunsch ein Egotrip?, Frankfurt/M. 1995

Pohl, K.: Wende- oder Einstellungswandel? Heiratsabsichten und Kinderwunsch 18-20 jähriger deutscher Frauen 1978-1983. Zeitschrift für Bevölkerungswissenschaft 11 (1985), S.89-110

Pohl, K.: Familienbildung und Kinderwunsch in Deutschland – Design und Struktur des deutschen FFS. Materialen zur Bevölkerungswissenschaft, Heft 82a, Wiesbaden 1995

Promp. D.W.: Sozialisation und Ontogenese, Berlin, Hamburg 1990

Purcell, P. und Stewart, L.: Dick and Jane in 1989. Sex Roles 22 (1990), S.177-185

Pusch, H.H., Urdl, W., Walcher, W.: Untersuchungen zum psychosozialen Hintergrund von Sterilitätspatienten. Archives of Gynecology and Obstetrics 245 (1989), S.1055-1057

Quitmann, S.: Künstliche Befruchtung und weibliche Identität oder die künstliche Befruchtung der weiblichen Identität. Psychosozial 9 (30) 1986, S.33-37

Rabe, B. und Runnebaum, T. (Hrsg.).: Gynäkologische Endokrinologie, Band 1, Berlin 1994

Rabin, A.I. und Greene, R.J.: Assessing motivation for parenthood. Journal of Psychology 69 (1968), S.39-49

Randeria, S.: Die sozio-ökonomische Einbettung reproduktiver Rechte: Frauen und Bevölkerungspolitik. Feministische Studien 1 (1995), S.119-132

Raoul-Duval, A., Bertrand-Servais, M., Frydman, R.: Comparative prospective study of the psychological development of children born by in vitro fertilization and their mothers. Journal of Psychosomatic Obstetrics and Gynaecology 14 (1993) S.117-126

Rauchfuß, M.: Psychosomatische Aspekte von Schwangerschaftskomplikationen. In: Rauchfuß, M., Kuhlmey, A., Rosemeier, P. (Hrsg.): Frauen in Gesundheit und Krankheit: Die neue frauenheilkundliche Perspketive, Berlin 1996, S.65-96

Reboul, J.: Experience with sterile woman. In: Dennerstein, L., Senarclens, M. (Hrsg.): The young woman. Psychosomatic Aspects of Obstetrica and Gynecology. Amsterdam 1983, S.245-254

Rechenberger, I.: Zur psychischen Situation der Frauen mit erschwertem Kinderwunsch. Gynäkologe 23 (1990), S.222-227

Reinisch, J.M. und Sanders, S.A.: Prenatal Gonadal Steroidal Influences on Gender-Related Behavior. In: De Vries, G.J. (Hrsg.): Progress in Brain Research, Vol. 61 (1984), Amsterdam, S.407-416

Reinke-Körberer, E.K.: Zur heutigen Diskussion der weiblichen Sexualität in der psychoanalytischen Bewegung. Psyche 23 (1978), S.695-731

Rerrich, M.S. und Urdze, A.: Frauenalltag und Kinderwunsch, Frankfurt/M. 1981

Richter, D.: Psychosomatisch und endokrinologisch orientierte Diagnositik und Therapie des sekundären Amenorrhoe-Syndroms. Gynäkologe 15 (1982), S.173-189

Richter, H.E.: Eltern, Kind und Neurose, Suttgart 1963

Richter, H.E.: Patient Familie, Reinbeck bei Hamburg 1970

Rippl, G.: Feministische Literaturwissenschaft. In: Pechlivanos, M. (Hrsg.): Einführung in die Literaturwissenschaft, Stuttgart 1994, S.230-240

Robertson, P.: Das Heim als Nest: Mittelschichten-Kindheit im Europa im 19. Jahrhundert. In: deMause, L. (Hrsg.) Hört Ihr die Kinder weinen? Eine psychogenetische Geschichte der Kindheit, Frankfurt/M. 1977, S.565-602

Rönsch, H.: Familienpolitik im geeinten Deutschland. In: Jans, B., Sering, A. (Hrsg.): Familien im wiedervereinigten Detuschland: Dokumentation einer Fachkonferenz der Arbeitsgemeinschaft der Deutschen Familienorganisationen, Bonn 1992, S.23-32

Rohde-Dachser, C: Unbewußte Phantasien und Mytenbildungen in psychoanalytischen Theorien von der Differenz der Geschlechter. Psyche 43 (1989),S.193-218

Rohde-Dachser, C.: Expedition in den dunklen Kontinent: Weiblichkeit im Diskurs der Psychoanalyse. Berlin, Heidelberg 1992 (2. Auflage)

Roloff, J.: Familienbildung und Kinderwunsch in Deutschland – Sozio-ökonomische Rahmenbedingungen generativer Verhaltensentscheidungen. Materialen zur Bevölkerungswissenschaft Heft 82b, Wiesbaden 1995

Roppel, U.: Die Auswirkungen auf das System sozialer Sicherung. In: Landeszentrale für politische Bildung Baden Württemberg (Hrsg.): Bevölkerungsentwicklung und Bevölkerungspolitik in der Bundesrepublik, Stuttgart 1988, S.116-153

Rosenstiel, L. v.: Sozialpsychologische Aspekte des generativen Verhaltens unter besonderer Berücksichtigung von Erhebungsmethoden. In: Schriftenreihe des Bundesministers für Jugend, Familie und Gesundheit (Hrsg.), Nr. 81: Der Kinderwunsch in der modernen Industriegesellschaft, Stuttgart 1980, S.143-154

Rosenstiel, L.v., Spiess, E., Stengel, M., et al.: Lust auf Kinder? Höchstens eins. Psychologie heute 5 (1984), S.20-31

Ross, J. B.: Das Bürgerkind in den italienischen Stadtkulturen zwischen dem 14. und dem frühen 16. Jahrhundert. In: deMause, L. (Hrsg.) Hört Ihr die Kinder weinen? Eine psychogenetische Geschichte der Kindheit, Frankfurt/M. 1977, S.263-325

Roth, R.: Psychologische Aspekte von ungewollter Kinderlosigkeit. In: Pauritsch, G., Frakele, B., List, E. (Hrsg.): Kinder machen. Strategien der Kontrolle weiblicher Fruchtbarkeit, Wien 1988, S.22-39

Rothman, D., Kaplan, A.H., Nettles, E.: Psychosomatic infertility. American Journal of Obstetrics and Gynecology 83 (1962), S.373-381

Rousseau, J.J.: Emile oder Über die Erziehung/in neuer deutscher Fassung, Paderborn 1978 (Erstveröffentlichung 1762)

Rubenstein, B.: An emotional factor in infertility. Fertility and Sterility 2 (1951), S.80-86

Rudolph, W.: Geschlechterrollen im Kulturvergleich. In: Bischof, N., Preuschoft, H. (Hrsg): Geschlechtsunterschiede, Entstehung und Entwicklung: Mann und Frau aus biologischer Sicht, München 1980, S.154-201

Sachverständigenkommission sechster Jugendbericht: Alltag und Biographien von Mädchen, Opladen 1988

Sanders, D., Warner, P., Bäckström, T., et al.: Mood, Sexuality, Hormones and the Menstrual Cycle I. Changes in Mood and Physical State: Despriction of Subjects and Method. Psychosomatic Medicine Vol. 45 (1983) S.487-501

Sarrel, P.M. und De Cherney, A.H.: Psychotherapeutic intervention for treatment of couples with secondary infertility. Fertility and Sterility 43 (1985), S.897-900

Schenkel, S.: Mut zum Erfolg, Frankfurt/M. 1992 (7. aktualisierte Neuauflage)

Schetelig, H.: Entscheidend sind die ersten Lebensjahre, Freiburg 1989 (6. Auflage)

Scheu, U.: Wir werden nicht als Mädchen geboren, wir werden dazu gemacht, Frankfurt/M. 1977

Schlesier, R.: Mythos und Weiblichkeit bei Sigmund Freud, Frankfurt/M. 1990 (Erstveröffentlichung 1981)

Schmerl, C. und Ziebell, L.: Wie natürlich ist der Kinderwunsch?. Psychologie heute 9 (1989) S.38-45

Schmid, J.: Der Kinderwunsch in der modernen Industriegesellschaft. In: Schriftenreihe des Bundesministers für Jugend, Familie und Gesundheit (Hrsg.) Nr. 81: Der Kinderwunsch in der modernen Industriegesellschaft, Stuttgart 1980, S.20-36

Schmidt-Kaler, T.: Diskussion. In: Cappenberger Gespräche der Freiherr-vom-Stein-Gesellschaft Bd. 22: Bevölkerungsentwicklung: Fakten und Folgen, Köln 1988, S.79-80

Schmitz-Köster, D.: Frauen ohne Kinder – Motive, Konflikte, Argumente, Reinbek bei Hamburg 1987

Schneewind, K.A., Backmund, V., Gotzler, P., et al.: Ergebnisse der psychologischen Teilstudie. In: Schriftenreihe des Bundesministeriums für Familie und Senioren (Hrsg.) Bd. 9.1: Optionen der Lebensgestaltung junger Ehen und Kinderwunsch Stuttgart 1994, S.77-126

Schreiner-Engel, P., Schiavi, R.C., Smith, H., et al.: Sexual Arousability and the Menstrual Cycle. Psychosomatic Medicine Vol 43 (1981), S.199-214

Schuchard-Ficher, C., Backhaus, K., Humme, U. et al.: Multivariate Analysemethoden, Berlin 1980

Schütze, Y.: Vereinbarkeit von Familie und Beruf. In: Jans, B., Sering, A. (Hrsg.): Familien im wiedervereinigten Deutschland: Dokumentation einer Fachkonferenz der Arbeitsgemeinschaft der Deutschen Familienorganisationen, Bonn 1992, S.87-94

Schulz-Ruthenberg, C.: Untersuchung über Auswirkung und Verarbeitung eines nicht erfüllten Kinderwunsches, Berlin 1980

Schuth, W., Neulen, J., Breckwoldt, M.: Ein Kind um jeden Preis? Psychologische Untersuchungen an Teilnehmern eines In-Vitro-Fertilisationsprogramms. Ethik in der Medizin 1 (1989), S.206-221

Schwarz, K.: Zum Stand der bevölkerungspolitischen Diskussion und zur Thematik. In: Schriftenreihe des Bundesministers für Jugend, Familie und Gesundheit (Hrsg.) Nr. 81: Der Kinderwunsch in der modernen Industriegesellschaft, Stuttgart 1980, S.15-19

Schwarz, K.: Kinderwunsch und Kinderzahl. Zeitschrift für Bevölkerungswissenschaft 19 (1993/94), S.231-234

Seibel, M.M. und Taymor, M.L.: Emotional aspects of infertility. Fertility and Sterility 37

(1982), S.137-145

Semm, K.: Endometriose. In: Schneider, H.P.G., Lauritzen, C., Nieschlag, E. (Hrsg.): Grundlagen und Klinik der menschlichen Fortpflanzung, Berlin 1988. S.1009-1057

Semm, K.: Sterilität – Infertilität. In: Psychrembel, W., Strauss, G., Petri, E. (Hrsg.): Praktische Gynäkologie, Berlin, New York 1990 (5.Auflage), S.577-628

Serbin, L.A., Powlishta, K.K., Gulko, J.: The Development of Sex Typing in Middle Childhood. Monographs of the Society for Research in Child Development 1993

Seward, G.H., Bloch, S.K., Heinrich, J.F.: The question of psychophysiological infertility: Some negative answers. Psychosomatic Medicine 29 (1967), S.151-152

Shahar, S.: Kindheit im Mittelalter, München 1991

Shatford, L.A., Hearn, M.T., Yuzpe, A.A. et al.: Psychological correlations in differential infertility diagnosis in an in vitro fertilization program. American Journal of Obstetrica and Gynecology 158 (1988), S.1099-1107

Sherfey, M.J.: The evolution and nature of female sexuality in relation to psychoanalytic theory. Journal of the American Psychoanalytic Association 14 (1966), S.28-128

Shorter, E.: Die Geburt der modernen Familie, Reinbek bei Hamburg 1977

Sichtermann, B.: Ein Stück neuer Weltlichkeit: Der Kinderwunsch. Freibeuter 5 (1980), S.37-46

Silverman, D.K.: What Are Little Girls Made Of? Psychoanalytic Psychology 4 (1987), S.315-334

Slade, P.: Sexual Attitudes and Social Role Orientations in Infertile Women. Journal of Psychosomatic Research 3 (1981), S.183-186

Slijper, F.M.E.: Androgens and Gender Role Behavior in Girls with Congential Adrenal Hyperplasia (CAH). In: De Vries, G.J. (Hrsg.): Progress in Brain Research, Vol. 61 (1984), S.417-422

Sluckin, W., Herbert, M., Sluckin A.: Mutterliebe – auf den ersten Blick? Genese und Wachstum einer menschlichen Beziehung, Bern 1986

Small, M.F.: Female Choice – Sexual Behavior of Female Primates, New York 1993

Sobrinho, L.G.: The pschogenic effects of prolactin. Acta Endocrinolologica Copenhagen 129 Supplement 1 (1993), S.38-40

Sommer, V.: Weibliche und männliche Reproduktionstrategien der Hanuman-Languren, Göttingen 1985

Sommer, V.: Die Affen – unsere wilde Verwandtschaft, Hamburg 1989

Sommer, V.: Wider der Natur? Homosexualität und Evolution, München 1990

Spiller, I.: Das Objekt »Frau« in Familienplanungsprogrammen. In: Wichterich, C. (Hrsg.): Menschen nach Maß – Bevölkerungspolitik in Nord und Süd, Göttingen 1994, S.151-162

Spiro, M. E.: Preculture and Gender. Culture and human nature, Chicago 1987

Springer-Kremser, M.: Management der Unfruchtbarkeit. In: Mohr, J., Schubert, C., Jürgensen, O. (Hrsg.): Management der Unfruchtbarkeit, Berlin 1989, S.44-53

Springer-Kremser, M.: Fallstudien zu IVF unter besonderer Berücksichtigung der Position der Ehemänner. In: Brähler, E., Meyer, A. (Hrsg): Psychische Probleme in der Reproduktionsmedizin, Jahrbuch der medizinischen Psychologie, Berlin 1991, S.66-74

Stalmann, F.: Die Schule macht die Mädchen dumm, München 1991

Stanton, F. und Golombok, S.: Maternal-fetal attachment during pregnancy following in vitro fertilization. Journal of Psychosomatic Obstetrics and Gynecology 14 (1993), S.153-158

Statistisches Bundesamt: Im Blickpunkt: Familien heute, Stuttgart 1995

Stauber, M.: Psychosomatische Befunde bei Sterilität. In: Frick-Bruder, V., Platz, P. (Hrsg): Psychosomatische Probleme in Gynäkologie und Geburtshilfe, Berlin 1984, S.139-146

Stauber, M.: Zur Psychosomatik der modernen Reproduktionsmedizin. Praxis der Psychotherapie und Psychomsomatik 31 (1986), S.285-297

Stauber, M.: Psychosomatik in der sterilen Ehe, Berlin 1988

Stauber, M.: Psychosomatische Probleme bei kinderlosen Paaren. Archives of Gynecology and Obstetrics 245 (1989), S.1047-50

Stauber, M.: Psychosomatische Aspekte der Sterilität. In: Bettendorf, G. und Breckwoldt M. (Hrsg): Reproduktionsmedizin, Stuttgart 1989, S.390-398

Stauber, M.: Kinderwunschbehandlung aus psychosomatischer Sicht – Ergebnisse und Schlußfolgerungen. In: Stauber, M., Conrad, F., Haselbacher, G. (Hrsg): Psychosomatische Gynäkologie und Geburtshilfe, Berlin, Heidelberg 1991, S.22-36

Stauber, M.: Psychosomatik der ungewollten Kinderlosigkeit, Berlin 1993 (3. Auflage)

Steer, C.V., Lin Tan, S., Mason, B.A., et al.: Midluteal-phase vaginal color Doppler assessment of uterine atery impedance in a subfertile population. Fertility and Sterility 61 (1994), S.53-58

Stephanos, S. und Auhagen-Stephanos, U.: Psychosomatische Theorie und Praxis in der Frauenheilkunde. Psychotherapie, Medizinische Psychologie 32 (1982), S.101-106

Stiksrud, H.A.: Der »Kinderwunsch« als Gegenstand der Motivforschung. In: Schriftenreihe des Bundesministeriums für Jugend, Familie und Gesundheit (Hrsg.) Nr. 81: Der Kinderwunsch in der modernen Industriegesellschaft, Stuttgart 1980, S.154-164

Stoddart, T. und Turiel, E.: Children's Concepts of Cross-Gender Activities. Child Development 56 (1985), S.1241-1252

Störtzbach, B.: Deutschland nach der Vereinigung – Meinungen und Einstellungen zu Familie, Kindern und zur Familienpolitik in Ost und West. Zeitschrift für Bevölkerungswissenschaft 19 (1993/94), S.151-167

Stoleru, S., Teglas, J.P., Fermanian, J., Spira, A.: Psychological factors in the aetiology of infertility: a prospectiv cohort study. Human Reproduction 8 (1993), S.1039-1046

Stoller, R.J.: A Contribution to the Study of Gender Identity. International Journal of Psycho-Analysis 45 (1964), S.220-226

Stoller, R.J.: Overview: The Impact of New Advances in Sex Research on Psychoanalytic Theory. American Journal of Psychiatry 130 (1973), S.241-251

Strauß, B. und Appelt, H.: Der Menstruationszyklus der Frau – Psychische Begleiterscheinungen und deren Determinanten. In: Appelt H., Strauß, B.: Psychoendokrinologische Gynäkologie, Stuttgart 1988, S.66-96

Strauß, B., Gärtner, S., Appelt, H.: Psychosomatik androgenabhängiger Symptome und der Hyperandrogenämie. In: Appelt, H., Strauß, B.: Psychoendokrinologische Gynäkologie, Stuttgart 1988, S.120-146

Strauß, B., Appelt, H., Bohnet, H.G., et al.: Untersuchungen zur Psychoendokrinologie des Prolaktins. In: Appelt, H., Strauß, B.: Psychoendkrinologische Gynäkologie, Stuttgart 1988, S.147-171

Strauß, B.: Psychosomatik der Sterilität und der Sterilitätsbehandlung, Stuttgart 1991

Strauß, B., Didzus, A., Speidel, H.: Eine Untersuchung zur Psychosomatik der Endometriose. Psychotherapie, Psychosomatik und medizinische Psychotherapie 42 (1992), S.242-252

Strauß, B.: Eine Studie zur Bewältigung ungewollter Kinderlosigkeit. Symposium Medical 4 (1997), S.14-19

Strobl, I.: Strange fruit – Bevölkerungspolitik: Ideologien, Ziele, Methoden, Widerstand, Berlin 1992 (2. Auflage)

Strohmeier, K.P.: Geburtenrückgang als Ausdruck von Gesellschaftswandel. In: Landeszentrale für politsche Bildung Baden Württemberg (Hrsg.): Bevölkerungsentwicklung und Bevölkerungspolitik in der Bundesrepublik, Stuttgart 1988, S.55-83

Süssmuth, R.: Bevölkerungsentwicklung – Fakten und Folgen. In: Cappenberger Gespräche der Freiherr-vom-Stein-Gesellschaft, Band 22: Bevölkerungsetnwicklung: Fakten und Folgen, Köln 1988, S.11-22

Svejda, M.J., Campos, J.J., Emde, R.N.: Mother-infant »Bonding«: Failure to Generalize. Child Development 51 (1980), S.775-779

Tarlatzis, I., Tarlatzis, B.C., Diakogiannis, I., et al.: Psychosocial impacts of infertility on Greek couples. Human Reproduction 8 (1993), S.396-401

Tegtmeier, W.: Diskussion. In: Cappenberger Gespräche der Freiherr-vom-Stein-Gesellschaft, Bd. 22: Bevölkerungsentwicklung: Fakten und Folgen, Köln 1988, S.44-52

Teichmann, A.T.: The Meanings of the Notion ›Desire for a Child‹. Some Considerations Based on an Empirical Study of 400 Patients Applying for Legal Abortion. Journal of Psychosomatic Obstetrics and Gynaecology 3 (1984), S.215-222

Thomae, H.: Biographische Methoden in der Psychologie. In: Flick, U., v. Kardorff, E., Keupp, H., et al. (Hrsg.): Handbuch Qualitative Sozialforschung, Weinheim 1995 (2. Auflage), S.249-253

Thormann, K.: Schwierigkeiten mit der Kontrazeption. Teil II: Eine Analyse zur Ambivalenz des Kinderwunsches. Sexualmedizin 13 (1984), S.81-84

Thurer, S.: Mythos Mutterschaft, München 1995

Tietze, K.W.: Dem Kinderwunsch entgegenstehende physiologische Hindernisse. In: Schriftenreihe des Bundesministers für Jugend, Familie und Gesundheit (Hrsg.) Nr. 81: Der Kinderwunsch in der modernen Industriegesellschaft, Stuttgart 1980, S.128-137

Tillmann, K.-J.: Sozialisationstheorien, Reinbek bei Hamburg 1989

Tillmann, K.-J.: Söhne und Töchter in bundesdeutschen Familien – Mehr Kontinuität als Wandel?. In: Tillman, K.-J. (Hrsg): Jugend weiblich – Jugend männlich, Opladen 1992, S.40-47

Toppe, S.: Die Erziehung zur guten Mutter, Oldenburg 1993

Torok, M.: Die Bedeutung des »Penisneides« bei der Frau. In: Chasseguet-Smirgel, J. (Hrsg): Psychoanalyse der weiblichen Sexualität, Frankfurt 1974, S.192-232

Trivers, R.L.: Parental Investment and Sexual Selection. In: Campbell, B. (Hrsg): Sexual Selection and the Descent of Man, Chicago 1972, S.136-179

Tubert, S.: Die Forderung nach einem Kind und der Wunsch, Mutter zu sein. Psyche 48 (1994), S.653-681

Tucker, M. J.: Das Kind als Anfang und Ende: Kindheit in England im 15. und 16. Jahrhundert. In: deMause, L. (Hrsg.): Hört Ihr die Kinder weinen? Eine psychogenetische Geschichte der Kindheit, Frankfurt/ M. 1977, S.326-364

Ulrich, D., Strauß, B., Appelt, H., er al.: Psychosomatische Aspekte von Fertilisationsstörungen. In: Appelt, H., Strauß, B.: Psychoendokrinologische Gynäkologie, Stuttgart 1988, S.172-189

Ulrich, D: Eine katamnestische Untersuchung zu psychologischen Aspekten der ungewollten Kinderlosigkeit, Frankfurt/M. 1994

van Hall, E.V.: Psychosocial and emotional aspects of infertility. Journal of Psychosomatic Obstetrics and Gynaecology 2 (1983), S.251-255

van Hall, E.V.: The Gynaecologist and Artifical Reproduction. Journal of Psychosomatic Obstetrics and Gynaecology 4 (1985), S.317-320

Vandenbergh, R.: Seelische Erkrankungen bei Frauen mit habituellem Abort nach operativem Verschluß der Cervix. Psyche 21 (1967), S.419-428

Vartiainen, H., Saarikoski, S., Halonen, P., et al.: Psychosocial factors, female fertility and pregnancy: a prospective study – Part I: Fertility. Journal of Psychosomatic Obstetrics and Gynecology 15 (1994), S.67-75

Vaskovics, L.A., Rost, H., Salih, A.: Ergebnisse der soziologischen Teilstudie. In: Schriftenreihe des Bundesministeriums für Familie und Senioren (Hrsg.) Bd. 9.1.: Optionen der Lebensgestaltung junger Ehen und Kinderwunsch, Stuttgart 1994, S.15-75

Visser, A.P., Haan, G., Zalmstra, H., et al.: Psychosocial aspects of in vitro fertilization. Journal of Psychosomatic Obstetrics and Gynecology 15 (1994), S.35-43

von Werder, K.: Hypophysentumoren. In: Runnebaum, B., Rabe, T. (Hrsg): Gynäkologische Endokrinologie, Band 1, Berlin 1994, S.341-349

Wagner, A.: Die Auswirkungen der Bevölkerungsentwicklung auf Wirtschaftswachstum und Beschäftigung. In: Landeszentrale für politische Bildung Baden-Württemberg (Hrsg.): Bevölkerungsentwicklung und Bevölkerungspolitik in der Bundesrepublik, Stuttgart 1988, S.103-115

Walzer, J. F.: Ein Zeitalter der Ambivalenz: Kindheit in Amerika im 18. Jahrundert. In: deMause, L. (Hrsg.): Hört Ihr die Kinder weinen? Eine psychogenetische Geschichte der Kindheit, Frankfurt/M. 1977, S.490-534

Weaver, S.M., Clifford, E., Gordon , A.G., et al.: A follow-up Study of successful

IVF/GIFT couples: social-emotional well-being and adjustment to parenthood. Journal of Psychosomatic Obstetrics and Gynecology 14 Suppl. (1994), S.5-16

Weiner, Bernard: Motivationspsychologie, München, Weinheim 1988

Weller, J.: Zur psychologischen Situation der kinderlosen Ehe. Geburtshilfe und Frauenheilkunde 38 (1978), S.507-512

Weller, J., Sobeslavsky, I., Guzy, J.: Wie entwickeln sich Partnerschaft und Kinder?. Sexualmedizin 18 (1989), Seite 84-90

Wenner, N.K. und Ohanson, E.M.: Motivations for pregnancy. American Journal of Orthopsychiatry 37 (1967), S.357-358

Werner, J.: Biomathematik und medizinische Statistik, München, Wien, Baltimore 1992

White, H., Morris, A., Arthur, A.G.: Gender Role Stereotyping in Picture Interpretation. Journal of Genetic Psychology 157 (1996), S.119-120

Wichterich, C.: Menschen nach Maß – Bevölkerung nach Plan – Die Neue Weltordnung der Fortpflanzung. In: Wichterich, C. (Hrsg.): Menschen nach Maß – Bevölkerungspolitik in Nord und Süd, Göttingen 1994, S.9-38

Wickler, W.: Die Biologie der zehn Gebote, München 1971

Wickler, W. und Seibt, U.: Männlich Weiblich – Ein Naturgesetz und seine Folgen, München 1990

Wikman, M., Gustavsson, L., Jacobsson, L., et al.: Devolopment of a psychometric instrument for the assessment of a reproductive profile in men and women. Journal of Psychosomatic Obstetrics and Gynaecology 11 (1990), S.37-45

Wildt, C., Naundorf, G., Hurrelmann, K.: Jungenschule auch für Mädchen?, Opladen 1986

Wingen, M.: Entwicklungsperspektiven und Konsequenzen der Bevölkerungsstruktur in der Bundesrepublik Deutschland. In: Förderkreis Bad Nauheimer Gespräche (Hrsg.): Bevölkerungsentwicklung in der Bundesrepublik Deutschland, Mainz 1987, S.12-26

Wingen, M.: Einführung in das Thema. In: Förderkreis Bad Nauheimer Gespräche (Hrsg.): Die Bevölkerungsentwicklung in der Bundesrepublik Deutschland, Mainz 1987, S.65-68

Wingen, M. und Schwartz, W.: Die Auswirkungen der Bevölkerungsentwicklung auf Familie und Bildungssystem. In: Landeszentrale für politische Bildung Baden-Württemberg (Hrsg.): Bevölkerungsentwicklung und Bevölkerunpolitik in der Bundesrepublik, Stuttgart 1988, S.84-102

Wingen, M.: Eine gesellschaftspolitische Herausforderung. In: Landeszenrtale für politische Bildung Baden-Württemberg (Hrsg.): Bevölkerungsentwicklung und Bevölkerungspolitik in der Bundesrepublik, Stuttgart 1988, S.154-173

Winkler, P. und Borries, C.: Von Harmes, Männergruppen und Junggesellenbanden. Forschung – Mitteilungen der DFG 2-3 (1995), S.16-19

Winnicott, D.W.: Die Reifungsprozesse und fördernde Umwelt, München 1974

Wissenschaftlicher Beirat für Familienfragen: Leitsätze und Empfehlungen zur Familienpolitik im vereinigten Deutschland. Schriftenreihe des Bundesministeriums für Familie und Senioren, Band 1 (Hrsg.): Gutachten des Wissenschaftlichen Beirats für Familienfragen, Stuttgart 1991

Wolff, H.: Konsequenzen aus der Entwicklung der Bevölkerungsstruktur für die Bundesrepublik Deutschland. In: Förderkreis Bad Nauheimer Gespräche (Hrsg.): Bevölkerungsentwicklung in der Bundesrepublik Deutschland, Mainz 1987. S.49-60

Wright, E.: Feminism and Psychoanalysis: a critical Dictionary, Oxford 1992

Wright, J., Allard, M., Lecours, A., et al.: Psychosocial distress and infertility: a review of controlled research. International Journal for Fertility 34 (1989), S.126-142

Wright, J., Duchesne, C., Sabourin, S., et al.: Psychosocial distress and infertility: men and women respond differently. Fertility and Sterility 55 (1991), S.100-108

Wyatt, F.: Clinical notes on the motives of reproduction. Journal of Social Issues 23 (1967), S.29-56

Wyatt, F.: The Psychoanalytic Theory of Fertility. International Journal of psychoanalytic Psychotherapy 4 (1975) S.568-585

Yüksel, E.: Zur Situation türkischer Patientinnen in der Sterilitätssprechstunde. Vortrag im Rahmen der Ringvorlesung »Frauen in Gesundheit und Krankheit – Eine neue frauenheilkundliche Perspektive« am 15.1.1996 in der Charité, Berlin

Zickgraf, T.: Wissenschaftler fragen – Politiker antworten. In: Förderkreis Bad Nauheimer Gespräche (Hrsg.): Die Bevölkerungsentwicklung in der Bundesrepublik Deutschland, Mainz 1987, S.72

Ziebell, L., Schmerl, C., Queisser, H.: Lebensplanung ohne Kinder, Frankfurt/M. 1992

Zimmermann, K.F.: Eine ökonomische Theorie von Familie und Bevölkerungsentwicklung. In: Landeszentrale für politische Bildung Baden Württemberg (Hrsg.): Bevölkerungsentwicklung und Bevölkerungspolitik in der Bundesrepublik, Stuttgart 1988, S.38-54

ZPID – Zentralstelle für Psychologische Information und Dokumentation (Hrsg.): Der Giessen-Test: 1968-1991, Trier 1991

Helga Krüger-Kirn, Marita Metz-Becker, Ingrid Rieken (Hg.)

Mutterbilder
Kulturhistorische, sozialpolitische und psychoanalytische Perspektiven

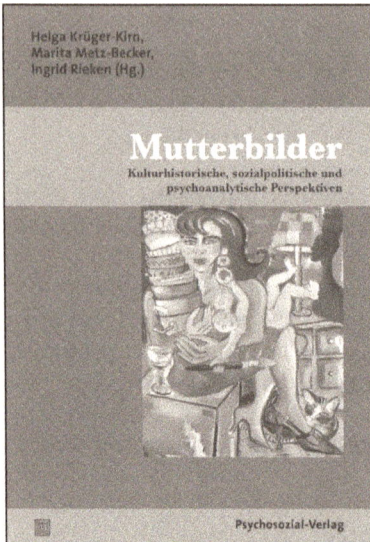

Das Bild der Mutter ist sowohl traditionell geformt als auch einem stetigen Wandel unterworfen. Kulturelle Ideale und Leitbilder sowie das individuelle Selbstverständnis prägen unser Bild von Mutterschaft. Vor diesem Hintergrund ist zu fragen: Wie »natürlich« sind Muttersein und Mutterliebe? Wie wirken sich gesellschaftliche Anforderungen – zum Beispiel die Vereinbarkeit von Beruf und Familie – auf die Rolle der Frau und Mutter und die neu zu definierende Rolle des Vaters aus?

Die Autorinnen gehen diesen Fragen nach und beleuchten sowohl die historische Dimension der jeweiligen Mutterbilder als auch gegenwärtige Probleme und Phänomene des Mutterschaftsmythos. Sie hinterfragen Stereotype und Familienleitbilder, untersuchen die körperlichen und psychischen Dimensionen von Mutterschaft und zeigen Handlungsspielräume und Gestaltungsmöglichkeiten für selbstbestimmtes Mutter- und Vatersein auf.

November 2015 · 199 Seiten · Broschur
ISBN 978-3-8379-2500-5

Karrierefrau vs. Vollzeitmama, Arbeitsteilung vs. Doppelbelastung, schwaches Geschlecht vs. Powerfrau – welche Auswirkungen hat Muttersein auf das Frauenbild und welche Rollenbilder lassen sich auch mit Kind realisieren?

Mit Beiträgen von Karin Flaake, Helga Krüger-Kirn, Marita Metz-Becker, Ingrid Rieken, Elisabeth de Sotelo, Sabine Toppe und Ulrike Wagner-Rau sowie einem Beitrag des Galeristen Michael W. Schmalfuß

Walltorstr. 10 · 35390 Gießen · Tel. 0641-969978-18 · Fax 0641-969978-19
bestellung@psychosozial-verlag.de · www.psychosozial-verlag.de

Christina Detig-Kohler
Hautnah
Im psychoanalytischen Dialog mit Hautkranken

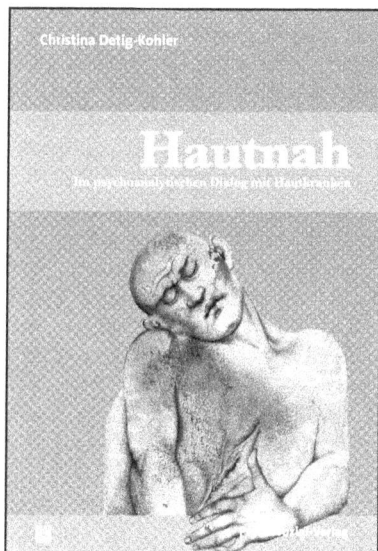

2. Auflage 2013 · 237 Seiten · Broschur
ISBN 978-3-8379-2280-6

»Ein Genuss ist die warme, affizierte Darstellung der Gegenübertragungsgefühle und insbesondere die Offenheit der Beschreibung, in der auch eigene Unsicherheiten und Ängste in der therapeutischen Situation angesprochen werden können. [...] Hautnah ist nicht nur psychodynamisch arbeitenden Psychotherapeuten zur Lektüre ans Herz gelegt, sondern allen, die an einem tieferen Verständnis von Patienten mit Hauterkrankungen interessiert sind.«
Volker Niemeier
in Der Psychotherapeut

Es ist sicher ein besonderes Verdienst der Autorin, im Bereich zwischen psychosomatischer Dermatologie und psychoanalytischer Therapie eine Lücke entdeckt zu haben und mit psychoanalytischem Inhalt zu füllen. Im vorliegenden Buch stellt sie ein zeitlich begrenztes psychoanalytisches Beratungskonzept vor und schildert in drei weiteren Langzeitbehandlungen Zusammenhänge, die sich zwischen den psychischen und körperlichen Reaktionen im Kontext der Übertragungsbeziehung entwickelten. Detig-Kohler plädiert für eine sorgfältige Übertragungsanalyse, um sowohl das neurotische Miteinanderverzahntsein als auch den schöpferischen Prozess mit dem hautkranken Analysepatienten aus der Welt seiner inneren Objekte heraus weitgehend verstehen zu können.

Heinz Walter, Andreas Eickhorst (Hg.)
Das Väter-Handbuch
Theorie, Forschung, Praxis

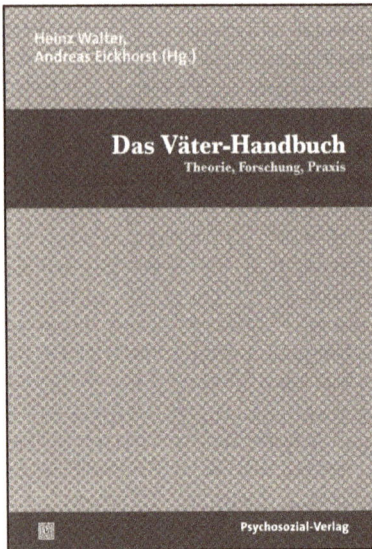

Einerseits extrem verurteilt, andererseits aufs Höchste idealisiert, hat der Vater in den Medien, in der sozialwissenschaftlichen Forschung und der Familienpolitik an Bedeutung gewonnen.

In den letzten zehn Jahren hat ein neues Vaterbild zunehmend Konturen angenommen. Ob als Schlüsselfigur zugkräftiger Werbeslogans oder als Adressat gezielter Initiativen, werden erzieherische Kompetenzen des Vaters immer mehr herausgestellt.

Die 38 Originalbeiträge des Handbuchs fokussieren auf Vaterschaft und Vatersein in einem bislang nicht erreichten Perspektivenreichtum. Dabei wird nicht nur der aktuelle Stand der Väterforschung akzentuiert, sondern es werden ebenso Einblicke in die konkrete Väterarbeit eröffnet. So ist das Handbuch ein solides Nachschlagewerk für all jene, die sich mit Väter-, Familien-, Gender- und Gleichstellungsfragen auseinandersetzen.

2012 · 732 Seiten · Gebunden
ISBN 978-3-8379-2088-8

Walltorstr. 10 · 35390 Gießen · Tel. 0641-969978-18 · Fax 0641-969978-19
bestellung@psychosozial-verlag.de · www.psychosozial-verlag.de

Svenja Taubner

Konzept Mentalisieren
Eine Einführung in Forschung und Praxis

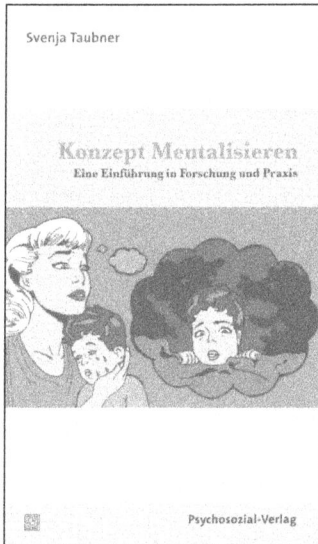

Juli 2015 · 202 Seiten · Broschur
ISBN 978-3-8379-2531-9

Sich selbst, das Gegenüber, das Selbst mit anderen, andere mit dem Selbst – Mentalisieren als multiperspektives Konzept ermöglicht es, sich der eigenen Gefühle und der Gefühle anderer bewusst zu werden, und stellt damit eine Schlüsselkompetenz für TherapeutInnen dar.

Die Theorie des Mentalisierens gehört zu den innovativsten wissenschaftlichen Neuerungen der letzten Jahrzehnte und ist Inspiration für zahlreiche Forschungsprojekte, die unser Wissen über die Entstehung und Bedeutung der menschlichen Fähigkeit erweitert haben, mentale Zustände wie Gedanken und Gefühle im eigenen Selbst und in anderen zu verstehen. Als Brücke zwischen psychoanalytischer Objektbeziehungstheorie, Bindungstheorie und empirischer Entwicklungspsychologie hat die Theorie des Mentalisierens die Auswirkungen früher Eltern-Kind-Interaktionen detailliert beschrieben. Als Klinische Theorie hat sie herausgearbeitet, dass die Fähigkeit, andere und sich selbst interpretieren zu können, einen Schüssel zu psychischer Gesundheit darstellt und ein maßgeblicher Faktor für Veränderungsprozesse in Psychotherapien ist.

Svenja Taubner, die zu den renommiertesten Forscherinnen in diesem Feld gehört, gibt eine fundierte Einführung in die Theorie des Mentalisierens und in den aktuellen Forschungsstand in Bezug auf entwicklungspsychologische wie auch klinische Aspekte. Dabei wird auch die Bedeutung des Konzepts für Psychotherapie und Prävention herausgearbeitet.

www.ingramcontent.com/pod-product-compliance
Lightning Source LLC
Chambersburg PA
CBHW021026210326
41598CB00016B/923